第三版
创面综合管理
Comprehensive Wound Management

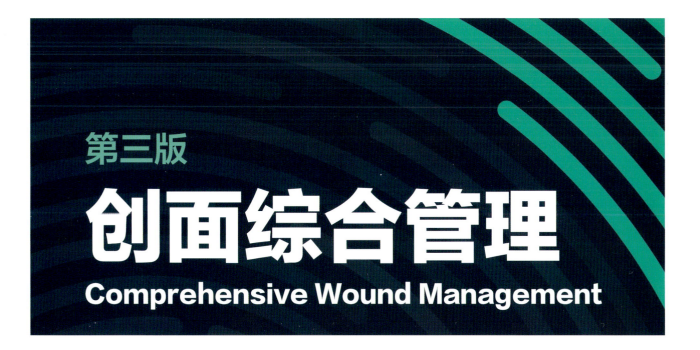

主 编

[美] 格伦·L. 伊理安 (Glenn L. Irion),
PhD, PT, CWS
Retired Professor of Physical Therapy

[美] 詹妮弗·A. 加德纳 (Jennifer A. Gardner),
PT, DPT, MHA, CWS
Clinical Wound Care Specialist

[美] 罗丝·M. 皮格纳塔罗 (Rose M. Pignataro),
PT, DPT, PhD, CWS, CHES
Physical Therapy Program
Emory & Henry College
Emory, Virginia

主 审 夏照帆

主 译 纪世召

副主译 房 贺 郑勇军 伍国胜

北方联合出版传媒（集团）股份有限公司
辽宁科学技术出版社

The original English language work, *Comprehensive Wound Management* (9781630915216) by Glenn Irion, Jennifer A. Gardner, Rose Pignataro has been published by:

SLACK, Incorporated

Thorofare, New Jersey, USA

Copyright © 2024 by Taylor & Francis Group.

© 2025 辽宁科学技术出版社。

著作权合同登记号：第 06-2024-50 号。

图书在版编目（CIP）数据

创面综合管理：第三版 / （美）格伦·L.伊理安 (Glenn L. Irion)，（美）詹妮弗·A.加德纳 (Jennifer A. Gardner)，（美）罗丝·M.皮格纳塔罗 (Rose M. Pignataro) 主编；纪世召主译. -- 沈阳：辽宁科学技术出版社, 2025. 6. -- ISBN 978-7-5591 -4170-5

Ⅰ.R64

中国国家版本馆 CIP 数据核字第 2025ZM8195 号

出版发行：辽宁科学技术出版社
　　　　　（地址：沈阳市和平区十一纬路25号　邮编：110003）
印 刷 者：河南瑞之光印刷股份有限公司
经 销 者：各地新华书店
幅面尺寸：210 mm × 285 mm
印　　张：26
字　　数：520千字
出版时间：2025年6月第1版
印刷时间：2025年6月第1次印刷
出 品 人：陈　刚
责任编辑：凌　敏　于　倩
封面设计：周　洁
版式设计：袁　舒
责任校对：高雪坤

书　　号：ISBN 978-7-5591-4170-5
定　　价：298.00元

联系电话：024—23284356
邮购热线：024—23284502
E-mail：lingmin19@163.com
http://www.lnkj.com.cn

这本教科书献给我的孩子 Lindsay, Kyle, Christina, Phillip 和 Connor，以及我的妻子 Jean。我也把这本书献给我的患者们，他们激励我创作了第三版，以便更好地帮助其他人改善患者的生活。

——Glenn L. Irion, PhD, PT, CWS

我想将这本书献给我的丈夫 Wes Harbison 以及我们的女儿（Delaney 和 Pyper）。我还想将这本书献给我的父母，他们一直支持我，帮助我实现梦想。

——Jennifer A. Gardner, PT, DPT, MHA, CWS

我将这项工作献给我的丈夫 Jack Murry Jr 以及父母（Rose 和 Anthony Pignataro），以感谢他们的爱和支持。我很感激我职业生涯中的同事、患者和学生们，他们为我提供了持续的个人和职业成长机会。

——Rose M. Pignataro, PT, DPT, PhD, CWS, CHES

致　谢

作者谨向为第三版的出版做出贡献的人表示感谢。本书通过患者、学生和同事的照片得到了改进，他们很乐意让我们使用他们的照片来扩充本书的内容。非常感谢 SLACK Incorporated 的人员（包括 Tony Schiavo 和 Jennifer Cahill）的帮助。

主编简介

Glenn L. Irion，PhD，PT，CWS，是美国伤口管理学会认证的伤口专家，现已退休，同时也是物理治疗学教授。他在 Central Arkansas 大学和 South Alabama 大学教授皮肤、心血管和肺部物理治疗和基础科学超过 30 年，最近从 Emory & Henry 学院退休。他的临床实践包括病房和门诊的伤口管理、心肺康复和重症监护。他在 Temple 大学医学院获得生理学博士学位，并在 Virginia 医学院（Virginia 联邦大学）和 Cincinnati 大学 /Cincinnati 儿童医院进一步深造。发表了 50 多篇研究论文，与妻子 Jean 共同出版了《物理治疗中的女性健康》。

Jennifer A. Gardner，PT，DPT，MHA，CWS，自 1997 年起担任物理治疗师，2001 年担任美国伤口管理学会认证的伤口专家。她是 Reapplix 及其产品 3C Patch 的临床总监。在加入伤口护理行业之前，Gardner 博士管理着一家伤口护理中心，与一支由外科医师和护士组成的多学科团队合作。此外，她还是 Stockton 大学（位于美国新泽西州加洛韦）的兼职教授，为物理治疗博士生教授皮肤学。Gardner 博士还是美国物理治疗协会皮肤专业委员会的创始成员之一。她在 Ithaca 学院获得物理治疗硕士学位，在 Temple 大学获得物理治疗博士学位，在 Walden 大学获得卫生保健管理硕士学位。

Rose M. Pignataro，PT，DPT，PhD，CWS，CHES，是美国伤口管理学会认证的伤口专家、美国国家健康教育认证委员会认证的健康教育专家。自 1990 年开始担任物理治疗师，临床背景包括伤口预防和管理、心肺物理治疗、成人康复和家庭保健。Pignataro 博士从 1999 年开始教授皮肤物理治疗。获得纽约市立大学 Hunter 学院的物理治疗学士学位、Stony Brook 大学的健康科学教育硕士学位和物理治疗博士学位，以及 West Virginia 大学的公共卫生博士学位。Pignataro 博士目前是 Emory & Henry 学院物理治疗系的教员和助理主任，是美国物理治疗学院临床电生理学和伤口管理教育委员会委员。

主译简介

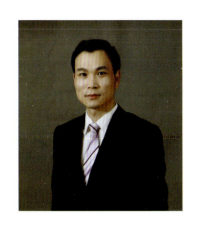

　　纪世召，博士，副主任医师，副教授，博士研究生导师，长海医院烧伤外科执行主任、战创伤中心副主任。兼任中华医学会烧伤外科分会常务委员、青年委员会副主任委员、上海市医学会烧伤外科分会副主任委员、海峡两岸医药卫生交流协会理事、海峡两岸医药卫生交流协会烧创伤暨组织修复分会副会长等职务。先后入选国防生物优秀青年人才、上海市优秀学术带头人（青年）、全军高层次科技创新人才、全军医学科技青年培育拔尖人才、上海市首届青年科技英才扬帆计划、海军军医大学"深蓝"工程等多项人才计划。

　　长期从事危重烧、创伤救治及各种急慢性创面修复的临床救治与研究工作，围绕临床瓶颈难题，以组织工程皮肤技术为突破口，成功研发并开展多项临床新技术，形成了以危重烧、创伤救治及瘢痕防控为综合救治特色的临床、科研工作，牵头发表临床专家共识 4 部，包括国际首部《Ⅱ度烧伤创面治疗专家共识（2024 版）》（以中英文同步刊发在《中华烧伤与创面修复杂志》与《Burns & Trauma》杂志），系统完善并规范了烧伤创面的相关诊断、分类和处置流程，提供了切实可行的临床实践指导。先后参与上海"11·15 特大火灾"、昆山"8·2 工厂特大爆炸事故"等 30 余批次重大影响突发灾难事故伤员的抢救，执行"和谐使命 –2017"环非医疗等重大任务和演习，受到新华社、中央电视台、中国新闻网、国防部网、解放军报等国内主流媒体的专题报道，先后荣立个人三等功 2 次，获评第二军医大学 A 级教员、长海医院十佳优秀青年医师、优秀青年科技工作者及"和谐之星"等称号。

　　科研方面聚焦从损伤修复到瘢痕防治的关键科学问题和救治技术难题，采用单细胞测序、空间转录、蛋白组学等高通量生物信息分析技术，结合组织工程、干细胞技术及新型材料，建立了主动调控创面局部微环境、诱导皮肤原位修复再生策略，构建了临床研究结构化数据库、临床标本组织库、生物组织信息库，为解决临床瓶颈难题、开发新的诊疗技术提供可持续发展思路和途径。相关研究获得包括国家重点研发计划、国家自然基金重点项目、军队重大 / 重点项目、国防优才基金、上海市科技创新行动计划等 20 余项基金的支持，相关成果发表在 Ann Surg、Diabetes、Burns & Trauma、Biomaterials、Int J Surg 等相关专业领域权威杂志，共计 60 余篇，授权专利 20 余项，主编 / 副主编专著 6 部。以主要完成人获得国际烧伤学会（ISBI）青年研究学者金奖、军队科技进步一等奖（2 项）、上海市医学科技一等奖、上海市医疗成果推广奖等多项奖励。

译者名单

主　审：夏照帆

主　译：纪世召

副主译：房　贺　郑勇军　伍国胜

译　者：陈　浩　丁欣然　杜翼遥　房　贺　房景超　房筱婉　古敏仪　郭新雅
　　　　何　恒　黄洪超　纪世召　季　超　蒋络峰　靳顺欣　李婧竹　李艺栩
　　　　林洁志　刘天毅　刘　智　柳文璋　陆剑瑜　马艺程　庞嘉越成
　　　　佟希睿　王康安　王　琳　王雨翔　吴宜昕　伍国胜　谢苏杰　严珍珍
　　　　于横凯　张礼科　张　伟　郑勇军　朱　沁

前　言

　　《创面综合管理（第三版）》重新组织了内容。与前一版本相比，此版本增加了两位作者，提供了他们在行业、门诊和家庭健康创面管理方面的独特经验。尽管书中内容不再按照单元进行划分，但总体布局与以前的版本大致相似。前几章涉及基础科学；随后几章包括患者检查、创面评估、常见创面类型、创面管理技术和非典型伤口类型；最后几章讨论制度相关问题。

　　尽管本书是从物理治疗师的角度撰写的，但本书内容仍然适用于护士、医师、医师助理、职业治疗师和其他涉及伤口管理的医疗保健提供者的实践。

　　本书另一撰写重点是为学生提供专业课程内容，包括大量的详细描述、表格和图表，以帮助他们成功完成课程和委员会考试。此外，本书内容翔实，旨在帮助临床医师调整临床实践重点或帮助他们进行创面管理实践。

　　在这个版本中，常见的创面类型单独成章，以增加查找特定主题的便利性。感染控制和疼痛管理已被转移到基础科学和瘢痕管理部分，其余附属内容已合并为一章。

　　如前几版前言所述，我们鼓励读者使用系统的方法来管理患者创面，而不是单纯治疗创面。能够在整个护理过程中根据患者的变化调整管理过程是真正的伤口管理专家的标志。

　　"护理计划"一章总结了我们从基础科学到病史采集、体格检查和评估创面类型及制订治疗方案的全部流程，我们希望本书读者能够在医疗实践中践行这一流程，以提升患者的生活质量。

——Glenn L. Irion, PhD, PT, CWS

目　录

《创面综合管理（第三版）》包括专供教职员工使用的辅助材料。请访问 www.facultylounge.com 获取访问权限。

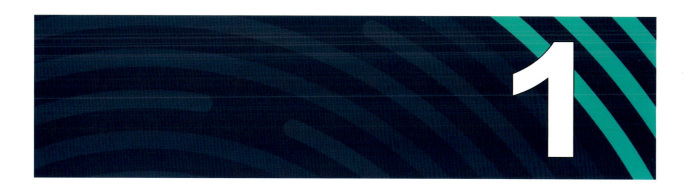

皮肤解剖及生理学

目 标

- 阐述皮肤的功能。
- 阐述表皮细胞的类型。
- 讨论表皮细胞向外迁移的成熟过程。
- 对比乳头层真皮和网状真皮的结构和功能。
- 阐述皮肤的感觉器官，包括位置及刺激。
- 阐述皮肤附属器及其在受伤后表皮再生中的作用。
- 阐述皮肤的基本病理变化。

了解皮肤的解剖和生理过程对于讨论伤口愈合至关重要。做出诊断和预后、与患者或护理人员协商选择适当的治疗方法，以及根据个人的生活和寿命特点制订最佳护理计划都有赖于此。

皮肤的视觉评估有时可以揭示潜在病变的最初迹象。例如，发绀（皮肤变蓝）可能表明心血管或呼吸系统疾病导致的供氧不足。皮肤暂时干燥和弹性丧失可能是脱水的信号。发红和发热可能是炎症的征兆。检查皮肤附属器，如毛发生长和指甲生长，可提供有关患者营养状况的信息。在对患者进行检查时，医护人员应对所有暴露在外的皮肤进行视觉评估，尤其是患者不易看到的部位，如腰部、大腿和颈后等区域。

皮肤是人体最大的器官。根据身高和体重，皮肤的面积约为 2 m^2，重量约为 4 kg。到成年时，人体约有 3 亿个皮肤细胞。尽管皮肤的外观和作用看似简单，只是身体内部组成部分的保护层，但皮肤的完整性涉及多个不同的生理过程，而且还存在地区差异，以保持其完整性。随着年龄的增长，皮肤耐受外界压力的能力也会发生变化，但皮肤结构使其具有灵活性和弹性，允许其移动并抵御创伤。

皮肤可作为物理屏障抵御微生物、创伤、紫外线和体液流失。紧密的细胞间连接、表面油脂和脂质形成防水屏障，使人体维持适当的电解质和蛋白质浓度。尽管它并不是完美的屏障，但完整的皮肤通常能成功地保护下面的组织。皮肤表面的酸性环境（pH 略低于 5）可消除许多细菌，维持正常的皮肤菌群。通常，皮肤上的细菌数量保持在较低的非致病性物种水平，但由于个体特征，一些患者会频繁出现皮肤脓肿。碱性水、肥皂、某些外用药物（如酒精或丙酮）和化妆品导致的皮肤 pH 变化可能会反过来改变皮肤菌群。剥离皮脂和皮肤表面脂肪酸保护层的药剂也会增加组织破裂和感染的风险。

皮肤还通过阳光对维生素 D 的激活作用在钙代谢中发挥作用。维生素 D 通过调节消化过程中从小肠吸收的钙和磷的量，以及肾小管对钙的重吸收，在维持骨骼和牙齿健康方面发挥着至关重要的作用。维生素 D 还对免疫力及神经系统、心血管系统和呼吸系统的正常功能至关重要。合成足量维生素 D 所需的阳光或紫外线照射量取决于多种因素，包括人的肤色、地理位置和暴露时间（即太阳的位置和辐射强度），以及暴露的皮肤表面积。由于过度紫外线辐射的相关危害，通常建议使用维生素 D 补充剂。

运动科学、解剖学、生理学和病理生理学的培训有助于风险评估、预防皮肤损伤、指导伤口管理。这使临床医师能够筛查导致创面愈合延迟的因素，包括多系统的影响、进行有效自我护理的能力、感染识别和疼痛管理。历史上，物理治疗师曾参与过第一次世界大战期间受伤士兵的伤口管理，并将其作为康复治疗的一部分。如今，康复专家在跨专业创面管理团队中继续发挥着重要作用。当患者的运动障碍会影响创面愈合和延迟愈合的风险，或者存在皮肤损伤会增加运动功能障碍的风险时，康复专家的参与就显得尤为重要。根据执业环境的不同，康复专业人员可能会遇到各种急性伤口，包括手术切口、创伤性撕裂伤、穿刺伤、擦伤和烧伤等。慢性伤口在接受康复服务的患者中也很常见。

伤口会影响各种日常活动，如工作、教育、休闲活动、自我护理和社会活动等。除了直接管理伤口部位外，康复医师还可以在疼痛管理、功能活动和促进角色参与等方面提供帮助。此外，临床医师可以接受培训，通过确定参与自身伤口管理和预防的替代方法，与患者合作，恢复自我效能感。

皮肤的大体解剖

皮肤与其他系统之间的相互关系是康复专业人员的主要考虑因素。肌肉骨骼损伤和神经损伤会对皮肤，以及皮肤损伤后的恢复造成极大的压力。异常运动或缺乏运动会增加伤口形成和延迟愈合的风险。同样，开放性伤口、延迟愈合和瘢痕组织的形成也会对力量、灵活性和功能活动度产生负面影响。

外皮系统是人体最大的器官，对维持人体内环境起着至关重要的作用。外皮系统由皮肤及其附属器组成。皮肤可分为 3 层——表皮、真皮和皮下组织。真皮层和表皮层的皮肤厚度根据部位不同从 0.5 ~ 4 mm 不等，例如，背部、手掌和脚底的皮肤最厚。没有皮下脂肪的组织（如眼睑或鼻梁）要薄得多且柔韧，可支持面部表情所需的细微动作。手掌和脚底的皮肤最厚，可在行走和其他负重活动期间保护皮肤免受摩擦和剪切。皮下脂肪组织厚度的变化会影响整个皮肤厚度的变化。

大体上只能看到皮肤的表皮和部分附属器。附属器包括毛发、指甲、汗腺和皮脂腺。表皮由复层鳞状上皮组成。真皮由纤维状致密的不规则结缔组织组成（图 1–1）。皮下组织由脂肪、疏松的网状结缔组织组成，可使皮肤围绕下层组织移动和变形（图 1–2）。在皮下组织深层，筋膜将皮肤与其他结构分隔开来，包括主要血管（浅静脉除外）、神经、肌肉、肌腱、韧带和骨骼。脂肪较多的皮下组织能够变形并分散压力和其他机械力，从而降低了上层皮肤和其下方其他组织受伤的可能性。营养不良导致的身体脂肪流失会使皮肤面临更大的损伤风险，尤其是在长时间的静态体位情况下。然而，过多的皮下脂肪会导致上层皮肤变得紧绷且不易变形，从而使皮肤处于危险之中。

真皮和表皮的胚胎起源不同。表皮和皮肤附属物几乎都来自外胚层表层，而真皮则由中胚层发育而来。表皮细胞大多是角质形成细胞，因其内部产生角蛋白丝而得名。为皮肤提供色素的黑色素细胞和为皮肤提供部分感觉输入的 Merkel 细胞在发育过程中从神经嵴迁移到表皮。表皮的另一种细

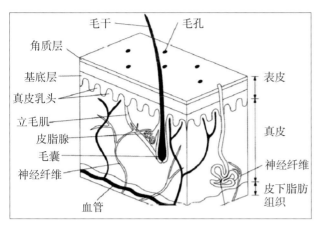

图 1-1 皮肤的组成部分，包括表皮的附属结构。请注意毛囊和汗腺是如何深入真皮的

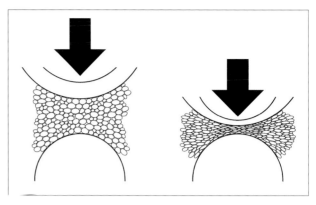

图 1-2 皮下脂肪的缓冲作用。皮肤和骨突之间的压力和剪切力在皮肤和皮下组织受到损伤之前，就会被皮下脂肪缓冲

胞——朗格汉斯细胞，起源于单核细胞，迁移到表皮后充当常驻巨噬细胞。

皮肤组织学

由于皮肤结构的区域差异，我们通常将皮肤分为厚皮肤和薄皮肤。厚皮肤通常光滑无毛。厚皮肤仅限于手掌和脚底，这些部位的皮肤在正常活动（如行走和用手操作物体）中会受到剪切力的作用。身体其他部位的皮肤被认为是薄皮肤，会长出毛发。这些毛发大部分短而细，不如头皮上的毛发明显。然而，在整个生命周期中，尤其是在青春期，身体上的毛发可能会变长、增粗。薄皮肤的表皮厚度为 70 ~ 150 nm，而厚皮肤的厚度为 1 ~ 1.5 mm，由薄皮肤中没有的细胞层组成。

表皮和真皮的连接处，即真皮与表皮交界处，结构非常复杂，血管密集，而真皮的其余部分血管稀少。表皮完全没有血管。真皮层占皮肤厚度的大部分（根据位置不同，1.5 ~ 4 mm 不等）。真皮的上层由毛细血管网组成，下层包含较大的血管、淋巴管和穿过皮肤的神经分支。无血管表皮的健康取决于其下方真皮层毛细血管网的营养物质的扩散。

真皮层还包含 300 万 ~ 400 万个汗腺。根据环境和身体温度的不同，汗液产生量从每天 100 mL 到 1 h 内 2 L 不等。浅表真皮层和汗腺的毛细血管网络有助于体温调节。血管扩张和排汗可促进散热，而血管收缩则有助于机体在寒冷环境中保存热量。真皮层内的皮脂腺分泌油脂或皮脂，以润滑皮肤并帮助维持皮肤的防水屏障。

真皮和表皮界面具有相对规则的交替峰谷／波纹，形成了三维拼图。这些特征有助于保持真皮表皮边界的完整性。这些三维脊被称为"网状脊"或"表皮钉突"，它们提供了巨大的表面积，可为表皮提供附着力和营养。

真皮的上部形成表皮钉突，血管丰富，被称为真皮乳头。乳头层是用来描述有凸起的组织的一般术语。真皮乳头层由 I 型和 III 型胶原蛋白组成的疏松结缔组织组成，此层中还存在散布的弹性纤维和成纤维细胞，密集的毛细血管网络是其主要特征。

真皮的下半部分不参与乳头结构。它由致密的不规则结缔组织组成，具有很高的强度。这部分被称为网状真皮，指的是其"网状"纤维结构。网状真皮内的纤维由真皮中成纤维细胞产生的分子生成。这种非常厚的胶原蛋白束网络为皮肤提供了拉伸强度，同时保持足够的变形能力以允许运动。除成纤维细胞外，真皮层中还包括巨噬细胞、肥大细胞、浆细胞和淋巴细胞。血管和免疫细胞使真皮层发生炎症。虽然真皮的炎症通常可以通过表皮看到，但缺乏血管系统的表皮本身并不会发生炎症。表皮在炎症时的伸展能力有限。与此相反，在真皮层发生严重炎症（包括过敏反应和感染）时，真皮层会大幅肿胀，导致表皮起水泡和剥脱。

表皮组织学

表皮由复层上皮细胞（也被称为角质形成细胞）组成。这些细胞与真皮－表皮边界处的基底膜一起发育。这些细胞以典型的方式向外迁移，产生具有不同特征的表层，在光学显微镜下可见。细胞迁移包括有丝分裂、分化、成熟、角质化、细胞器丢失、细胞死亡和脱落等有序过程。新的上皮细胞从基底层迁移到最外层一般需要14天，再需要14天细胞才能脱落。脱落过程被称为脱屑。

表皮层

薄皮肤的表皮有4层，表1-1和图1-3对此进行了说明。厚皮肤的这4层表皮更厚，并且存在额外的分层，在很大程度上遮盖足底和手掌的色素沉着。基底层（生发层）是位于基底膜上的一层角质形成细胞。这些细胞不断进行有丝分裂，取代向外迁移的细胞。这些细胞的形状近似于柱状到立方体，在向表层迁移的过程中逐渐变得扁平。在部分皮层损伤的伤口中，基底层内产生的新角质形成细胞会促进再上皮化和创面愈合。

棘层位于基底层外层。这一层的名称是指细胞在显微镜下的组织学外观。在制片过程中，棘层内的细胞会收缩，突出其中发育的角蛋白纤维，与基底层形成明显的组织学差异。这种"多棘"或多刺的外观就是该层另一个术语——棘细胞的由来。棘层有几层细胞的厚度，随着细胞向外迁移，细胞变得越来越扁平。每个细胞通过桥粒与相邻细胞相连，

提供了更大的表皮结构的完整性。出现在棘层中的角蛋白颗粒含有一种叫作丝聚蛋白的蛋白质，它能与角蛋白交联。一些自身免疫性疾病会破坏连接相邻表皮细胞的桥粒蛋白，从而损害皮肤的完整性。

棘层往外一层是颗粒层，由3~5层细胞组成，特征是形成颗粒，最终释放出一种有助于表皮防水的脂质物质。由于溶酶体的作用，颗粒层内的细胞几乎变得扁平，并且失去了大部分细胞器，包括细胞核。在厚皮肤中，下一层是透明层。透明层由少数没有细胞核和细胞器的扁平细胞组成。这一层有助于厚皮肤抵抗行走或使用工具时产生的剪切力。透明层因其对光透明而得名，含有3~5层透明的角质形成细胞。

厚皮肤和薄皮肤的最外层都是角质层。产生富含角蛋白组织的过程被称为角化。表皮最外层的细胞被称为角质细胞。这些细胞非常扁平，其作用类似屋顶上的瓦片。细胞以一种在3个维度上都紧密连接的方式堆叠。颗粒层中形成的颗粒释放的脂质有助于皮肤的防水功能。过度洗手会去除脂质成分，降低表皮的物理屏障功能，可能导致皮肤皲裂，尤其是在寒冷干燥的天气。角质层的厚度有很大的差异，在厚皮肤中非常厚，在皮肤薄的区域，如眼睑中则非常薄。细胞间的桥粒在角质层细胞向外迁移时被破坏，导致脱屑。室内灰尘中的很多成分由脱落的表皮细胞组成。这些来自动物皮肤或毛发的颗粒会导致动物皮屑过敏，并为引起过敏反应的尘螨提供食物。

细胞包膜

细胞包膜是角质形成细胞特有的结构。当细胞

表1-1　表皮层		
深度	分层	特征
最深的	基底层	再生层；通过真皮乳头的扩散接受营养
	棘层	角蛋白丝的发育
	颗粒层	协助防水的脂质颗粒发育
	透明层	仅出现在手掌和脚底的厚皮中；掩盖了色素沉着
最浅的	角质层	退化的扁平细胞在细胞层中停留约14天

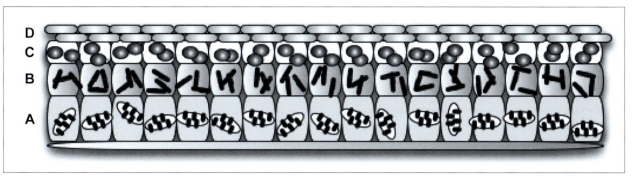

图 1-3 细胞及表皮分层。表皮由 4 层组成：（A）基底层、（B）棘层、（C）颗粒层和（D）角质层。有关各层的详细信息请参阅正文。各层均由几层细胞组成。为清晰起见，图经过简化

成熟并通过表皮向表面迁移时，细胞包膜在细胞膜下形成。该包膜由几种交联蛋白构成。这些蛋白质最初可在棘层中检测到。包膜在颗粒层中形成，在角质层中完整。合成细胞包膜所需的酶会随着细胞的成熟而发展。内披蛋白是细胞包膜的一个成分，它在基底层产生，并且似乎负责细胞包膜在发育时从基底层迁移。在银屑病中内披蛋白也显著增加，这种蛋白在银屑病中对角质细胞的异常迁移方面发挥作用。

脂质

表皮内的脂质形成了相邻角质形成细胞之间的通透性屏障。在角质层中可以观察到明显的脂质层次结构。角质层内的脂质来源包括皮脂腺、细胞膜和板层颗粒。板层颗粒在棘层中发育，并在颗粒层中排出。在缺乏必需脂肪酸的患者中（见第 4 章），表皮内脂质减少会导致皮肤干燥、鳞状皮肤和皮肤通透性增加。

影响皮肤的生长因子

影响皮肤的生长因子有多种，包括表皮生长因子（EGF）、酸性和碱性成纤维细胞生长因子、胰岛素、胰岛素样生长因子 -1（IGF-1）、白细胞介素 2、集落刺激因子、神经生长因子、血小板源性生长因子（PDGF）和转化生长因子 - β（TGF-β）。这些生长因子有多个作用位点。EGF 和 TGF-β 的受体存在于基底角质形成细胞、汗腺导管细胞、毛囊、鞘细胞、基底皮脂腺细胞、血管平滑肌细胞和立毛肌细胞上。EGF 和成纤维细胞生长因子可增加成纤维细胞的数量；TGF-β 与血管生成和纤维增生有关；PDGF 与趋化、DNA 合成、胶原沉积和伤口收缩有关。

实验表明，PDGF 使糖尿病动物的伤口修复正常化，但也可能与动脉粥样硬化和肿瘤形成有关。促进生长因子释放的信号包括磷脂酶 C/ 蛋白激酶 C，它可以被缓激肽、组胺、凝血酶、EGF 和 PDGF 激活。磷脂酶 C/ 蛋白激酶 C 与皮肤细胞的增殖和分化、前列腺素的释放和基因表达的增加有关。另一种信号机制是酪氨酸激酶，与 TGF-β、胰岛素和碱性成纤维细胞生长因子相关，可促进皮肤细胞增殖。前列腺素和白三烯与炎症有关，是正常愈合的重要组成部分。然而，持续的炎症会阻碍愈合。

正常皮肤的外观和功能取决于细胞增殖和分化之间的平衡。两个过程的失衡可能导致皮肤出现鳞屑、斑块和其他疾病。正常表皮的分层需要活跃的角质形成细胞及时产生有丝分裂及有丝分裂后的细胞分化。除了影响皮肤外观之外，增殖和分化失衡还可能影响创面愈合和导致皮肤癌的发生。IGF-1 是细胞增殖和分化的重要调节因子。表皮角质形成细胞和真皮成纤维细胞都具有与 IGF-1 结合的特异性受体。IGF-1 与位于表皮角质形成细胞和真皮成纤维细胞中的特定受体结合，导致这些细胞增殖。缺乏 IGF-1 会导致皮肤变薄、脆弱，而过量的 IGF-1 则可能产生从增厚到肿瘤形成的一系列效应。过量的 IGF-1 还抑制了表皮正常分层所需的角质形成细胞的分化。不同生长因子平衡的

改变与疾病有关，包括白细胞介素 –17 和白细胞介素 –22 相关银屑病，白细胞介素 –17B、白细胞介素 –17E 和白细胞介素 –17F 亚型有关的硬皮病。表 1–2 列出了几种已知生长因子的特征。

角质形成细胞

在基底层内，角质形成细胞含有大量线粒体和核糖体，以满足增殖和产生细丝及颗粒的需求。角蛋白的张力丝（或中间丝）存在于所有上皮细胞中。皮肤大约有 50 种角蛋白，导致角质层、毛发和指甲的结构差异。桥粒通过连接相邻细胞内的张力丝来连接基底层和棘层内邻近的角质形成细胞，形成了紧密复杂的细胞间连接。桥粒是一个复杂的结构，由角蛋白丝在自身膜上的锚定点和相邻细胞膜上的锚定点组成，通过大量蛋白连接相邻细胞的斑块。这些复杂的黏附赋予皮肤抗拉强度。

基底细胞通过半桥粒附着在表皮基底膜上。半桥粒具有单个附着斑块，可将基底细胞附着在表皮基底膜上。桥粒则有两个连接点，连接相邻的角质形成细胞。桥粒和半桥粒的结构如图 1–4 所示。真皮细胞通过带附着斑的桥粒与相邻细胞附着，附着斑上有相邻细胞和纤维穿过。真皮细胞产生基底膜，该基底膜使得由多种蛋白构建的锚定丝牢固地连接在细胞之间。基底膜的表皮面衬有表皮细胞，而真皮面则衬有细胞外基质和提供附着的纤维。

水泡形成

蛋白聚糖和纤维的存在使真皮可以在不受损伤的情况下显著肿胀。然而，当真皮肿胀时，连接真皮和表皮的半桥粒可能会受到损伤。浅表的损伤，如轻度烧伤引起的真皮炎症会导致真皮和表皮之间的液体渗漏。液体的积聚会将表皮连接延伸至其断裂点，形成水泡。如果水泡内的张力超过组织的耐受能力，水泡可能会破裂，使真皮暴露于潜在的污染物中，从而可能发生感染。

此外，几种自身免疫性疾病会特异性地损害桥粒或半桥粒，导致液体在表皮内（表皮内水泡）或真皮和表皮之间（表皮下水泡）积聚。水泡可由炎症或液体积聚形成，导致半桥粒的破裂。此外，水泡可能也会因半桥粒连接的破裂而导致液体在层间积聚而形成。要区分是哪种机制导致水泡的形成需要进行诊断性检查和了解病史。水泡的形成过程如图 1–5 所示。

黑色素细胞

黑色素使皮肤、头发和身体其他结构产生色素沉着。黑色素小体是由黑色素细胞产生的黑色素包，通过类似于神经元的树突分布给周围的角质形成细胞。黑色素细胞源自神经嵴，其组织学特征与神经元相似。在胚胎发育过程中，黑色素细胞从神经嵴迁移至表皮、毛囊、眼、耳和脑膜。每个黑色素细胞向大约 30 个邻近的角质形成细胞提供黑色素。色素沉着的决定因素通常是黑色素细胞的活性，而不是数量。黑色素产生的数量基于种族和遗传基因的差异而因人而异。紫外线、促肾上腺皮质激素及黑色素细胞刺激素决定了黑色素的产生。随

表 1–2　生长因子	
生长因子	功能
EGF	刺激表皮细胞生长
FGF	刺激内皮生长 / 血管生成、促进成纤维细胞增殖、促进颗粒化、刺激上皮细胞的趋化性
KGF	负责角质形成细胞生长的 FGF 的特殊形式
PDGF	在伤口愈合时刺激间质细胞的生长
TGFα	EGF 家族成员，结合与 EGF 相同的受体
TGFβ	参与皮肤老化，阻止真皮成纤维细胞转化为脂肪细胞，增加皮肤皱纹
VEGF	PDGF 家族成员，参与血管生成，通过缺氧诱导因子在缺氧时触发血管生成

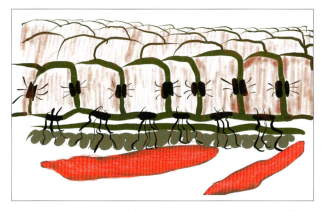

图 1-4　角质形成细胞通过桥粒相互连接，通过半桥粒附着到基底膜

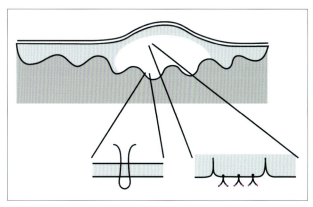

图 1-5　水泡形成。炎症引起的积液导致半桥粒破裂和表皮与真皮分离

着年龄的增长，黑色素的沉积会发生不规则变化，导致老年性雀斑，即老年斑的形成。

人类会产生两种不同类型的黑色素。尽管两者都由酪氨酸产生，但一种基因变异导致红头发的人只产生褐黑素。褐黑素是嘴唇和类似组织颜色变红的原因，而基因变异会使头发和肤色更红。褐黑素不能产生足够的防晒作用，紫外线不会引起褐黑素的更深的色素沉着，以褐黑素为主的皮肤更容易被晒伤和患上皮肤癌。其他发色的人会产生两种黑色素。真黑色素是棕色或黑色的。真黑色素的黑色亚型比棕色亚型产生更深的色素沉着。

黑色素的含量还可以受到非传染性疾病的影响，即白癜风。尽管其确切病因尚不清楚，但患有白癜风的人会在黑色素细胞被破坏时失去该皮肤区域的色素。创面护理专业人员应该注意到，患有白癜风的人会出现更高比例的某些自身免疫性疾病，如恶性贫血、Addison 病、重症肌无力和系统性红斑狼疮。此外，白癜风患者的皮肤缺乏色素，而白化病患者的黑色素生成量非常少，这使得患者患皮肤癌及视网膜损伤的风险增加。

朗格汉斯细胞

表皮中驻留的单核细胞源性细胞被称为朗格汉斯细胞。这些细胞在红骨髓中生成，并作为单核细胞从血液中迁移而来。朗格汉斯细胞也存在于真皮、淋巴系统和胸腺中。这些细胞被归类为树突状细胞，而不是巨噬细胞。虽然巨噬细胞和树突状细胞都能进行吞噬作用，但树突细胞在向 T 细胞呈递抗原方面起着更重要的作用。朗格汉斯细胞巡视组织并吞噬异常细胞，并将这些细胞的表面抗原，以及其他免疫反应性抗原（如植物油和与结核分枝杆菌相关的蛋白质）呈递给 T 细胞，以激活靶向免疫应答。这些细胞位于棘层和颗粒层。虽然朗格汉斯细胞对病原体起到了预防性打击的作用，但它们也可能引起许多干扰性反应，如接触毒葛和衣物上的化学物质的反应等。朗格汉斯细胞组织细胞增生症是一种罕见的儿童肿瘤。朗格汉斯细胞还参与通过将病毒转移到辅助性 T 细胞来传播病毒，如人类免疫缺陷病毒、单纯疱疹病毒和人乳头瘤病毒等。表 1-3 总结了表皮和真皮的细胞。

真皮结构

真皮是一种致密结缔组织。致密结缔组织分为两种类型：规则致密结缔组织和不规则致密结缔组织。规则致密结缔组织（如肌腱和韧带等）具有很大的抗拉强度，但对变形力的适应能力较弱。相反，真皮的不规则致密结缔组织在抗拉强度和变形能力之间取得了平衡，并在外力去除后能够恢复到其静息状态。抗拉强度和适应能力之间的平衡是由于基质较多和不规则纤维排列。真皮还必须允许神经和血管结构穿过它，同时仍提供足够的抗拉强度以防止血管和神经结构受损。真皮的基质发挥多种作用：维持适当的水合作用、提供紧实和抗变形能力、强化纤维。基质中的大分子可以吸引大量

表 1-3　表皮细胞及真皮细胞

细胞	位置	特征
表皮形成细胞	表皮	在向表面迁移时变扁平并失去细胞器
黑色素细胞	基底层	占表皮细胞的 3%，产生黑色素小体。黑色素小体被转运至邻近的角质形成细胞
朗格汉斯细胞	表皮中部	常驻巨噬细胞，将抗原提呈给免疫细胞
成纤维细胞	真皮	产生基质和纤维

的水分子，并起到缓冲作用。糖胺聚糖可以形成保水凝胶。这些分子由带负电荷的大量糖分子链组成，能够保留水分子和钠离子。蛋白聚糖是更大的分子，将糖胺聚糖与蛋白质骨架连接起来，外观类似于试管刷。这种排列结构使基质具有弹性，使皮肤能够变形和回弹，这个特性被称为弹性。弹性取决于水的含量。在脱水状态下，紧实度较低，解除变形力不会产生迅速回弹，在皮肤被捏起时形成皮褶。这种现象在老化皮肤中很常见，特别是颈部和肘部，如图 1-6 所示。水肿时过度的水合会导致自由水进入皮肤，皮肤受外力后会产生凹陷，导致凹陷性水肿，如图 1-7 所示。

真皮层

真皮由具有重要功能差异的 2 个主要层和 3 个基本成分组成，如图 1-8 所示。成纤维细胞是真皮层的主要细胞，虽然成纤维细胞在稳定的皮肤中数量不多，也不活跃，但在愈合过程中成纤维细胞会分泌重要的大分子物质——纤维，尤其是胶原纤维和弹性纤维，在真皮层中很常见，在下一节中会进行描述。

乳头层

乳头状真皮（乳头层），即最上层，很薄，与表皮脊/沟相接。与较深的网状真皮相比，乳头层的胶原纤维更小、分布更松散。与网状真皮不同，乳头层内的纤维主要由Ⅲ型和Ⅳ型胶原组成。真皮乳头层的主要特征是组织成丛的血管和淋巴管网。乳头层及其血管丛对调节热量流失和为基底层提供营养非常重要。真皮乳头层的血流量增加会导致更多的热量散失到环境中。

网状层

真皮网状层的厚度远大于乳头层，与其他组织相比，网状层相对无细胞、无血管。与乳头层相比，网状层的纤维更密集、凝胶性更弱。它含有大量的Ⅰ型胶原纤维，呈网状排列，优先定向组织。网状纤维的这种组织结构产生了 Langer 线，使皮肤呈现颗粒状。Langer 线对于使用皮褶卡尺进行身体成分分析非常重要。只有捏起皮肤，使 Langer 线垂直于卡尺，才能得到合适的皮褶。它们对于了解受伤后皮肤收缩的优先方向也很重要。如果可能，手术切口应与 Langer 线平行，以减少瘢痕的宽度。Langer 线的大致方向如图 1-9 所示。

真皮纤维

真皮层中的纤维蛋白包括胶原蛋白、纤维蛋白、弹性蛋白和纤连蛋白。胶原蛋白是一大类聚合蛋白质家族，其形状分为串状、纤维状和缆状。组织中胶原蛋白和其他纤维的类型在很大程度上决定了组织的特性，真皮层中的胶原蛋白具有抗拉强度。此外，真皮层中胶原纤维的多向排列也会产生皮肤的部分弹性。纤维在皮肤中的沉积会在某些方向产生比其他方向更大的张力，从而形成皮肤应力的优先方向，即 Langer 线。当皮肤上的张力消除时，胶原纤维会重新收缩，使组织恢复静止的形状。

成纤维细胞合成胶原蛋白，胶原蛋白以多肽形式合成并释放到成纤维细胞周围的细胞外间隙。维生素 C 对脯氨酸和赖氨酸的羟化作用是使其充分发挥作用的必要条件。缺乏维生素 C 会导致坏血病，使胶原纤维变弱。胶原蛋白的三螺旋结构在成

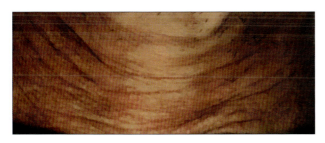

图1-6　继发于衰老的皮肤褶皱。皮下组织的缺失、皮肤脱水，以及真皮-表皮交界处变薄，使得皮肤在静止时失去张力而产生皱纹

纤维细胞的内质网形成，并通过外泌作用释放到细胞外间隙。在细胞外间隙前胶原转化为原胶原，与其他分子聚集形成胶原纤维。胶原纤维会自行组装成纤维，纤维聚集成束，产生胶原纤维的强度。胶原纤维的厚度与所受应力成正比，对胶原施加适当的应力会增加结缔组织的强度。然而，过大的应力，无论强度过大还是频率过高，都会破坏结缔组织，如压力性损伤。

　　Ⅰ型胶原蛋白是最常见的类型，它形成的纤维具有极强的抗拉强度，能抵抗伸长的力量。沿着胶原纤维的自然起伏可使组织有所延长，并在力量消失后反弹。进一步拉伸会受到阻力，直到纤维被永久拉长，然后进一步的拉长会导致结构撕裂。皮肤的生物力学将在本章后面讨论。不同类型的胶原蛋白可形成纤维状（如真皮中的Ⅰ型胶原蛋白）、片状或网状。Ⅲ型胶原蛋白形成网状纤维，在真皮周围形成网状结构，为血管和神经提供空间。Ⅳ型胶原蛋白主要存在于真皮和表皮之间的基底膜，以及受伤皮肤形成的肉芽组织中。胶原纤维的形成如图1-10所示。

　　弹性纤维为真皮层提供额外的弹性。弹性纤维由原纤维蛋白和弹性蛋白组成。原纤维蛋白是弹性纤维的重要组成部分。在马方综合征中，纤连蛋白的缺陷会导致弹性组织缺陷。真皮层中的弹性纤维附着在胶原纤维上，当皮肤上的变形力消失后，弹性纤维能更好地恢复到静息状态。

真皮血管

　　皮肤血管由真皮网状结构中的深层血管丛（深丛）和真皮乳头结构中的浅层血管丛（浅丛）组成。真皮乳头的血管非常丰富，而网状真皮既含

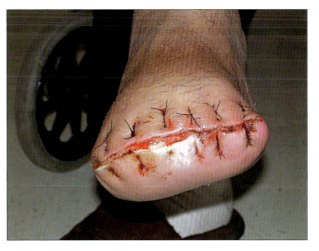

图1-7　炎症引起的凹陷性水肿会导致缝合线产生张力，缝合线之间出现间隙

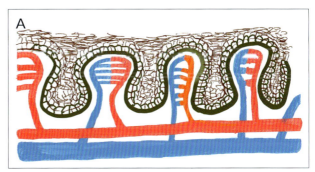

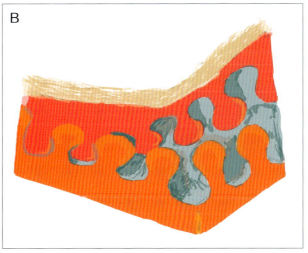

图1-8　真皮结构。（A）真皮乳头内的乳头状血管丛。血管扩张使热量通过皮肤散发。（B）表皮钉突在真皮和表皮之间形成三维拼图样的凸起，以增加层间的黏附

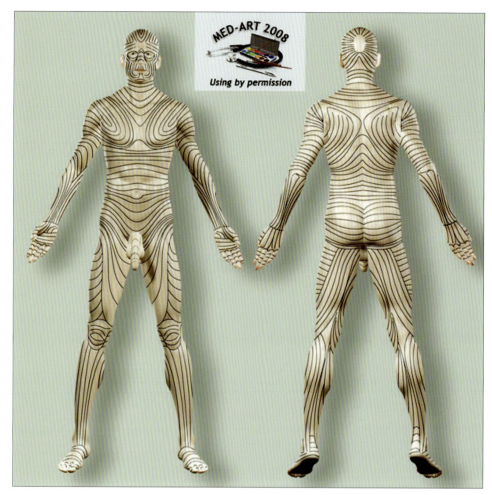

图 1-9　Langer 线。这些线表示皮肤的自然张力线。沿着这些线的伤口受到的应力很小，而垂直于这些线的伤口会在其边缘受到应力（经 Davide Brunelli 博士许可转载）

有为真皮乳头提供营养的血管，又含有负责体温调节的血管丛。最大的血管位于皮下结缔组织中，可将血液带入和带出皮肤。每个汗腺和皮脂腺周围都有额外的血管网。网状真皮深丛和真皮乳头浅丛之间的连接在生理上是体温调节的一部分。在温暖的环境中，血液更多流向真皮乳头层以散热。在寒冷的环境中，浅丛的血流可转向深丛以保存热量。淋巴管位于皮肤深丛和浅丛中，紧随皮肤中的静脉血管。淋巴管能够处理的液体约为皮肤血管正常渗漏量的 10 倍。当淋巴管无法从皮肤回流液体和蛋白质时，就会出现淋巴水肿的特征性肿胀和纤维化。

感觉受体

皮肤有丰富的感觉结构，能够检测到某些部位（如指尖）的微小变化。除感觉神经外，自主运动神经还支配汗腺、血管和使毛发垂直于皮肤表面的立毛肌（即"鸡皮疙瘩"）。在真皮浅层网状神经丛中发现了广泛的与感觉受体相关的神经丛。

帕奇尼小体是有包膜的板层终末器官，类似于洋葱鳞茎。它们位于网状真皮和皮下深处。帕奇尼小体在变形和变形释放时会产生反应，但在持续受压时不会做出反应。这些特征使帕奇尼小体在探测振动、用手抓放物体时非常有用。

麦斯纳小体是位于无毛皮肤乳头真皮层中的包裹型感受器，外观呈松果状。与帕奇尼小体一样，麦斯纳小体对初始变形和变形释放有反应，但对持续压力没有反应。它们的感受野很小，密集地分布在厚而无毛的皮肤上，尤其是指尖。麦斯纳小体可以检测物体的形状和质地，因此非常适合辨别触觉，如阅读盲文。在有毛发的皮肤上不存在麦斯纳小体，其功能由毛发感受器提供。这些感受器决定

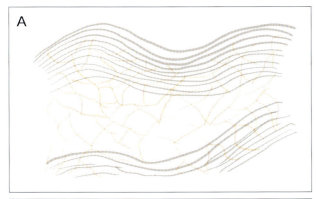

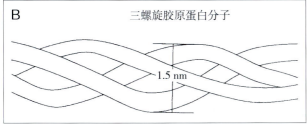

图 1-10 （A）胶原束起伏结构的三维描绘。注意连接相邻胶原束的弹性纤维。（B）单个胶原纤维的三股结构。胶原纤维结合成多股，沿着皮肤的应力线粗

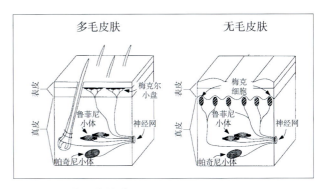

图 1-11 皮肤内的感受器

了毛发弯曲和松弛的轻微触觉，但持续的弯曲并不能被感受到。

鲁菲尼小体是位于真皮中层的纺锤形感受器，能缓慢适应形变，从而检测到持续的拉伸和压力。

梅克尔细胞位于表皮内，与相关神经分离，而皮肤上其他被命名的感受器则是神经元的特化末梢。梅克尔细胞大量存在于指尖，适应能力较慢，因此能够检测到因压力和静态触摸造成的持续变形。来自梅克尔细胞受体的信息可实现两点辨别。

游离神经末梢是皮肤中最丰富的神经末梢，它们像植物根一样遍布真皮层并穿透表皮。这些游离神经末梢对多种模式做出反应，包括温度、机械和伤害性刺激。皮肤内的感受器及其位置如图 1-11 和表 1-4 所示。

附属结构

皮肤有几种附属结构，它们在全身的分布各不相同。下文将介绍汗腺、毛囊，以及相关的皮脂腺和指甲。

汗腺

人类有两种类型的汗腺——小汗腺（又称外泌汗腺）和大汗腺（又称顶泌汗腺）。绝大多数是分布在全身的小汗腺。小汗腺负责通过出汗散热，由真皮深层的一条盘曲的小管组成，通过一个相对直的排泄管延伸到皮下。小汗腺由表皮内陷发育而成，内衬表皮细胞。当受伤导致表皮组织脱落时，汗腺与毛囊成为新生表皮细胞的重要来源。在温度和湿度适宜的情况下进行适度运动时，汗腺深层卷曲的性质会提供足够的长度来重新吸收从血液过滤到汗腺的液体中的离子，从而产生低渗汗液。低渗汗液时无须补充电解质。钠和氯的重吸收受醛固酮调节，可防止电解质过度流失。出汗率取决于局部皮温和全身温度，这种体温调节机制由下丘脑控制，由胆碱能交感神经执行。由于这种差异，精神压力导致的血清儿茶酚胺水平升高并不会增加小汗腺的排汗量。在温度较高和相对湿度较大的环境中进行剧烈运动时，小汗腺的分泌速度可能会变得过快，无法重新吸收足够的电解质，因此需要同时补充水分和电解质。在囊性纤维化患者中，汗腺无法重吸收氯离子，可能导致皮肤表面盐分干燥，因此需要补充电解质。图 1-1 描述了小汗腺的位置。

大汗腺由肾上腺素能交感神经支配，与精神紧张时出汗增多有关。被认为是信息素的分子会随着汗液从这些腺体中释放出来。大汗腺位于青春期体毛较粗的部位，包括腋窝、阴囊、大阴唇、会阴、肛门周围和乳晕。大汗腺感染可能是难以处理的感染的来源，被称为化脓性汗腺炎，第 18 章将讨论这种感染，以及其他会导致开放性伤口的皮肤感染。

感受器	位置	特征
梅克尔小盘	表皮基部	慢适应；对静态刺激有反应，如两点辨别、形状
麦斯纳小体	真皮乳头	快适应；对振动、纹理有反应
鲁菲尼小体	真皮深部	慢适应；对运动做出反应
帕奇尼小体	真皮深部	快适应；响应振动、抓握 / 释放

表 1-4　皮肤内的感受器

毛囊皮脂腺单位

毛囊、立毛肌和分泌油脂的皮脂腺的组合被称为毛囊皮脂腺单位（图 1-1）。立毛肌附着在毛发上，当寒冷或其他刺激交感神经系统的应激时，立毛肌会收缩，将毛发从与皮肤表面的正常斜向移动到接近垂直的位置。收缩与皮肤表面的隆起有关，通常被称为鸡皮或起鸡皮疙瘩。

皮脂腺的导管斜向进入毛囊，皮脂腺本身位于毛囊和立毛肌之间。除厚皮（手掌和脚底）外，皮脂腺遍布全身。这些腺体产生一种被称为皮脂的油性分泌物，由腺体本身的分解细胞组成。雄性激素会增加皮脂的分泌。随着青春期的到来，皮脂腺的活动增加，皮脂分泌物往往会阻塞皮脂腺，从而导致痤疮。维生素 A 的衍生物能减少皮脂腺的分泌，可用于治疗痤疮。

毛囊也是由表皮内陷形成的。与汗腺一样，毛囊也可以在受伤后成为新生表皮细胞的来源。在毛发的生命周期中，毛囊的深度会发生变化。在妊娠22 周左右大约 500 万个毛囊发育完成。在发育过程中，毛囊的密度会随着皮肤面积的增加而降低，但毛囊的数量不会改变。头部的毛囊数量很多，约有 100 万个，仅头皮就有 10 万个毛囊。

毛囊由来自表皮的根鞘和来自真皮组织的外部结缔组织部分组成。根鞘的上皮部分又分为内根鞘和外根鞘。外根鞘的作用类似于表皮的基底层和棘层，在毛发周期的生长阶段不断产生新细胞以延长毛发。内根鞘承担着颗粒层和角质层的作用，并通过产生额外的细胞分层将毛发固定在毛囊中。内根鞘的基部加宽，形成一个球状体，使生长的毛发不易从毛囊中脱落。与表皮类似，随着形成毛发的细胞变平，连接相邻细胞的桥粒也会解体，并通过形状被物理锁定。这有助于将毛发从毛球向外推，使头发变长。毛鞘的末端位于皮脂腺开口的下方，因此，当毛发以每天 0.3 ~ 0.4 mm 的速度生长时，油性皮脂会沉积在毛干上。

睾酮会促进毛发生长和皮脂分泌。与表皮的角质形成细胞类似，黑色素小体沉积在毛发细胞中，然后变平，成为角质化的细胞残余。毛发和指甲的角蛋白与表皮不同，因此两者的特性也有所不同。发育中的毛干有 3 个不同的层次：毛髓质、毛皮质、毛鳞片。毛皮质和毛髓质中含有色素。黑色素的种类和毛发的粗细决定了毛发的颜色。较粗的毛发颜色较深，而较细的毛发则呈金色。黑色黑色素比例越高，毛发颜色越深；棕色黑色素比例越高，毛发颜色越棕；褐黑素含量越高，毛发颜色越红。随着年龄的增长或疾病的影响，黑色素脱失会导致毛发变灰或变白。

毛发在身体各部位按不同的周期呈周期性生长，这导致毛发长短不一。例如，头皮毛发的长度可能超过 1 m，面部毛发（如睫毛）可能比其他部位的毛发长得更长。头发的生长周期包括 3 个阶段，分别为生长期、退行期和休止期。在生长期，毛囊细胞会积极制造新细胞，并随着毛囊向真皮层的深入而向外推动毛发。根据部位和个体的不同，生长期可持续 2 ~ 6 年。在这一过程中，毛囊中仍存在的以前的毛干（被称为"杵状毛"）会被挤出毛囊并脱落。在任何时候，大多数毛发（约 85%）都处于生长期。在退行期，毛干停止变长，外鞘附着在毛干上，形成杵状毛。正常情况下，约有 1%的毛发处于退行期。

随着毛囊黑色素细胞的凋亡，黑色素渗入也会停止。大约2周后，毛囊本身会缩小到最大长度的1/6，并远离真皮血液供应。由于毛囊的收缩，毛干会继续向外移动。大约15%的毛发处于休止期。头皮上的毛囊休眠期约为100天，其他部位则更长。在休止期，毛囊中的杵状毛完全形成，并形成一个坚硬的球形块状毛根。这往往会使毛发保持在毛囊内，直到新生期重新开始。生长期重新开始循环，在新毛发生长时将毛囊中的杵状毛推出毛干。当其他毛发脱落时，一些毛发会在毛囊密集的区域生长，从而使毛发密度相对稳定。男性型脱发、衰老、营养不良和缺血性疾病的皮肤会因新生毛发无法补充损失，逐渐出现脱发。

由于毛囊细胞是人体中分裂速度最快的细胞之一，损害细胞分裂的癌症化疗药物也会导致脱发。毛囊对用于治疗癌症的辐射也很敏感。这可能会导致暴露部位局部脱发。

指甲

经过修饰的角质层细胞能生成由更坚硬的角蛋白纤维组成的指甲。指甲不会像角质层那样脱落。相反，它们会发育成半透明的甲板，由紧实、交错的角质化鳞状细胞从生发层不断向外推挤而成。皮肤外只能看到指甲的一部分。指甲的下表面，即甲床，由再生的皮肤基底层细胞组成，其下的真皮层与下面的骨膜紧紧相连，形成手指/脚趾的髓质（图1-12）。甲脊可增加表皮细胞与甲床真皮部分的附着力。这些甲脊可使甲板向甲床远端移动。

角质化细胞从指甲近端半月形的白色区域（称为半月痕）以楔形向外推挤。甲基质是甲板近端下方的增厚区域，新细胞在这里不断增生，将甲床向外推成楔形。半月痕是指甲在基质上的可见部分。甲基质的最近端产生甲床的最表层，而甲基质的最远端产生甲床的最深层。近端甲襞和侧方甲沟是覆盖在指甲近端和两侧的皮肤，用于保护下层组织。这些区域可能会受到感染，尤其是在指甲修剪不当的情况下。甲沟炎就是指指甲周围的组织受到感染。表皮细胞（角质层）的生长超出褶皱和凹槽，延伸到指甲表面，进一步保护这一交界处。

指甲从内侧到外侧一般呈凸状，但从近端到远端弯曲度很小，因此呈圆柱形。指甲的生长速度与

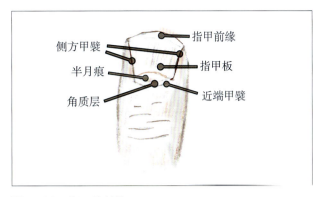

图1-12 指甲的结构

末节指骨的长度成正比，因此手指甲的生长速度比脚指甲快得多。手指甲每月生长约3 mm，脚指甲每月生长约1 mm。不定期修剪的指甲会变得很长，并在脚趾下弯曲。外伤和疾病通常会导致指甲发生变化。慢性贫血会导致指甲呈勺状凹陷。从近端到远端弯曲度很大的球形指甲被称为杵状指，发生在冠状动脉疾病、肺癌、艾森曼格综合征和囊性纤维化等疾病中，但也可能是正常的变异（图1-13）。许多指甲变化与疾病有关。

脚指甲可能会变得很厚，尤其是糖尿病控制不佳的患者，因此需要磨甲以减少其厚度（图1-14）。否则，鞋子对脚指甲造成的压力会损伤甲床。慢性创伤会导致透明角质颗粒的产生、角化增加和指甲增厚。严重的外伤可能会导致永久性甲脱落，较轻的损伤则会导致持续性甲营养不良。当指甲向外生长时，可以看到夹杂着凝固血液的出血点。手指甲需要6个月才能完全长出，脚指甲可能需要1~1.5年才能长出。严重损伤的指甲可能会停止生长。随着甲床的恢复，新的指甲可能会挤出旧的指甲，就像新头发挤出杵状毛一样。受创甲床产生的颗粒层会阻碍指甲与甲床的正常黏附，导致指甲上表面分层、分离和过早脱落。银屑病经常会造成指甲凹陷。许多疾病都会导致指甲带状、劈裂和萎缩。动脉疾病合并糖尿病时，常出现粗大的黄色真菌感染指甲，如图1-14所示。

皮肤病理学

在描述皮肤病时必须引入几个术语。这些术语有的适用于小的皮损，有的则适用于同一外观的较

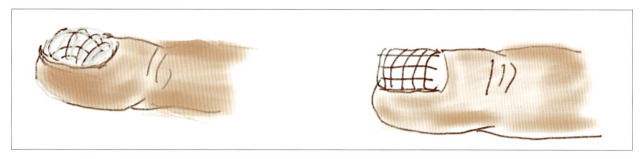

图 1-13 杵状指指甲结构特征的改变。正常的指甲是柱状的，只有侧向弯曲。杵状指呈球形，侧面和近端到远端均有弯曲，如线框所示

大皮损。有些皮损是扁平的，有些是隆起的，还有些是充满液体或固体的。介绍完这些术语后，我们将介绍一些基本的皮肤病。与这些皮肤病有关的伤口处理将在"伤口处理"的章节中讨论。

表皮的过早脱屑和迁移与多种皮肤病有关。角质形成细胞的加速成熟会导致最外层细胞堆积，产生鳞屑，这是银屑病等疾病的特征。一般来说，当角质层堆积的速度快于脱落的速度时，就会出现鳞屑。鳞屑可轻微或更明显地隆起，颜色可以是正常的褐色、棕色或淡白 / 银色，这就是银屑病的典型外观。与皮肤表面干燥的液体碎屑结成的痂相比，鳞屑更加干燥、更加容易脱屑。

斑疹、斑片、丘疹、斑块、水泡、大疱、囊肿、脓疱、风团、荨麻疹和鳞屑是用来识别皮肤病变的术语。斑疹是一个扁平的区域，既不隆起也不凹陷，通常具有不同的颜色。斑疹可以表现不规则的形状，颜色通常比周围皮肤更深，最常见的是白色、棕色和淡红色。根据严格的定义，斑疹应小于 5 mm 或更小。常见的雀斑就是斑疹的一个例子。超过 5 mm 的类似区域被称为斑片。

小的、实性的、隆起的病变被称为丘疹。同样，该定义将大小限制在直径 5 mm 以内。丘疹的顶部可以是扁平的、尖的或圆的。丘疹的出现并无特异性，但可出现在多种皮肤病中，尤其是痤疮、真菌感染和扁平苔藓。真菌感染是临床上最常见的皮肤病之一，在老年人、免疫力低下、新生儿和幼儿，以及患有循环系统疾病或糖尿病等易感人群中尤为常见。全球有 20% ~ 25% 的人受到局部真菌感染的影响。虽然这些疾病具有传染性，但可以通过正确的卫生习惯和减少皮肤接触水分的机会来预

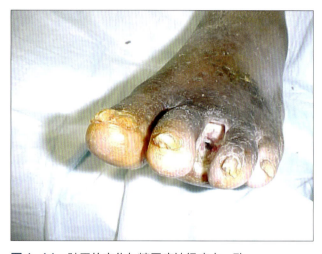

图 1-14 趾甲的变化与糖尿病神经病变一致

防。危险因素包括鞋袜和公共设施，如淋浴室或更衣室。适当清洁浴垫、毛巾等物体对降低传播风险至关重要。最常见的皮肤表层真菌感染被称为癣，并根据部位进一步分类（如头癣，影响头皮；足癣，影响足部；股癣，影响臀部；甲癣，涉及指甲的真菌感染）。

直径 > 5 mm 的隆起实心区域为斑块。斑块多呈板状，隆起的高度有些许不同。斑块还可能伴有其他特征，如脱屑，尤其是在银屑病患者中。

充满液体的病变还有其他名称。长到几毫米的小水泡就是水泡。水泡与多种皮肤病有关，尤其是单纯疱疹病毒引起的病变。较大的水泡被称为大疱。大疱与损伤桥粒或半桥粒的免疫紊乱有关，使皮肤内液体积聚。中度和重度烧伤也可能出现大疱。如果一个水泡内充满感染引起的脓性物质，则被称为脓疱。充满液体或半固体的包裹性病变则被称为囊肿。化脓性物质周围的囊肿通常是由于免疫

系统攻击细菌但不奏效而形成的。囊肿出现在囊肿性痤疮和其他毛囊导管阻塞时。较大的"疖"被称为疖肿更为恰当，而疖肿的聚合（尤其是在颈下部/胸部上部）被称为痈。由过敏或过敏性反应引起的皮肤隆起、紧实、肿胀被称为风团，但俗称荨麻疹。

皮肤的生物力学

与骨骼、韧带和肌腱等致密结缔组织相比，皮肤更具弹性。这些弹性差异是由组织成分差异及这些成分在组织中的排列差异造成的。肌腱非常坚硬，受力时几乎不会伸长。肌腱的硬度主要是由非常粗的胶原束平行排列造成的。不过，如前所述，肌腱中糖胺聚糖的比例与弹性软骨或皮肤不同。除了弹性之外，正常皮肤还具有拉伸性和黏性。这种弹性大部分来自黏性元素，因此皮肤被描述为具有黏弹性。

在一个简单的模型中，胶原纤维的作用是提供抗拉强度（即抗拉伸的能力）。然而，胶原纤维既卷曲又起伏。当胶原纤维受到拉伸时，它们会变直。沿着每束胶原纤维的几个点，几条弹性纤维相互连接，并与其他胶原束相连。几个弹性纤维相互连接，并与每个胶原束在几个点上连接。进一步拉伸可使胶原纤维和弹性纤维的排列变直。胶原纤维的三维互动和弹性纤维（由弹性蛋白制成）的附着使皮肤在张力释放时能够回缩。

由糖胺聚糖和水组成的基质也能为皮肤提供一定的弹性。随着年龄的增长，皮肤缺水会降低皮肤的弹性，使皮肤纤维变得松弛。这种松弛表现为"帐篷现象"，当皮肤被捏紧时可以看到，但当这种力被释放时不会回缩。材料对外力的反应用应力 – 应变曲线表示（图 1-15）。施加在组织上的力代表应力（Y 轴上的因变量）；组织的长度代表应变（X 轴上的自变量）。因此，应力 – 应变曲线代表的是随着组织长度的变化跨组织的力的测量值。

结缔组织的应力 – 应变曲线可分为 5 个区域，并细分为 2 个主要区域。在弹性区域，拉伸不会引起组织长度的永久性变化（图 1-15）。弹性区域又分为 3 个阶段。顺应阶段（脚趾区域）代表单个

纤维的松弛。在顺应阶段，拉伸时整个组织的力几乎没有变化。第二阶段是过渡阶段，其斜率较大，在拉长过程中会产生更多的力，但仍然相对较小。然而，在第三阶段，即线性阶段，由于纤维晶格变得与穿过它的力一致，应力应变关系的斜率变成线性。

塑性区域代表的是达到一定长度后组织长度的永久性变化。达到塑性区域的这一点被称为屈服点，因为材料会屈服于施加的力，拉力实际上会产生长度的增加。在塑性区域内，纤维之间的连接在微观层面上被破坏，从而改变了纤维的三维晶格。拉伸的释放使组织处于拉长和减弱的状态。在第二个屈服区，单个纤维进一步散开，屈服于外力直至破坏点，表现为组织撕裂。

随着年龄的增长，胶原蛋白和弹性纤维的流失，以及皮肤脱水会导致皮肤的延展性变差，变得更脆弱。皮肤撕裂伤（尤其是在使用黏合剂不适当的情况下）和多处瘀斑（瘀伤）在老年患者中变得很常见。另外，在愈合的成熟阶段，适当应用外力可以帮助皮肤功能性修复。瘢痕的管理见第 13 章。

瘢痕组织的生物力学

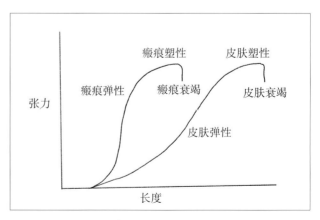

图 1-15　瘢痕组织与正常皮肤的长度 – 张力关系。注意这 5 个区域。在第一个区域，瘢痕组织在几乎没有应力的情况下拉长。接下来的 3 个阶段（见正文）展示了延长和压力之间的线性关系。随着应力的增加（塑性区域），纤维被破坏，弹性丧失。还要注意，在给定的应力下，皮肤具有更大的延展性

瘢痕组织在多个方面与正常皮肤不同。瘢痕内的胶原蛋白是不同类型的，基质成分的分子成分比例也不同。在瘢痕组织中，胶原主要是比Ⅰ型更硬的Ⅳ型胶原。在正常皮肤中，透明质酸、硫酸软骨素和硫酸皮肤素分别占糖胺聚糖的 41%、5% 和 54%。瘢痕组织中的透明质酸急剧减少，而硫酸软骨素则增加到与肌腱和骨骼相似的比例。由于这些变化，瘢痕组织比正常皮肤更加坚硬。由于所有的皮肤都是连在一起的，其整个部分就像一个弹性储存库。因此，弯曲手指会收紧手背和前臂的皮肤。手指屈曲对手部的影响要大得多，但即使是覆盖在另一只手或脚上的皮肤，也会失去部分弹性。在小的损伤的情况下，这种弹性储存库的损失可能不会被注意到，并可能随着时间的推移得到补偿。然而，当大部分皮肤受伤时，以烧伤为例，我们会看到烧伤时关节的活动范围受限，相邻关节的活动范围也会逐渐减小。在肘部造成大面积瘢痕的烧伤会导致肘部活动范围的严重丧失，并使手腕、手部和肩部的活动范围减小。更大面积的烧伤也会限制颈部的活动范围。针对维持烧伤后关节活动度的干预措施见第 14 章。

总结

皮肤由表皮、真皮和皮下脂肪层组成。表皮主要由角质形成细胞组成，起到防水作用。当细胞成熟并向表皮迁移时，不同层的细胞会维持表皮的功能。朗格汉斯细胞具有免疫功能，黑色素细胞则保护皮肤免受紫外线辐射。真皮由乳头层和网状层组成，乳头层附着在表皮上并为表皮提供营养。真皮由成纤维细胞组成，其周围包围着胶原蛋白、弹性纤维和基质。真皮纤维的结构及其排列提供了真皮层的拉伸强度和弹性。过度拉伸皮肤会导致撕裂。老年人的皮肤更容易发生撕裂。皮下脂肪具有保温和缓冲骨突的作用。由于骨突和皮肤之间缺乏软组织，瘦的人受压伤的风险要高得多。

问题

1. 物理治疗在创面管理方面的历史是怎样的？

2. 皮肤与其他 3 个系统（心血管和呼吸系统、神经肌肉系统和骨骼肌肉系统）在健康和疾病中是如何相互作用的？

3. 皮肤如何被动和主动地保护人体免受感染？

4. 皮肤菌群的利弊是什么？

5. 当皮肤菌群的环境发生改变（热度、湿度等）时，会发生什么情况？

6. 皮肤如何参与体温调节？

7. 皮肤的作用在自主神经功能障碍和烧伤时发生了什么变化？

8. 皮肤温度如何体现血管系统的功能？

9. 神经系统的损伤 / 疾病如何影响皮肤的完整性？
   a. 感觉
   b. 运动
   c. 自主神经

10. 什么是弹性库？弹性如何被清空？

11. 皮肤的 3 层结构的基本功能是什么？
    a. 表皮层
    b. 真皮层
    c. 真皮下层 / 皮下脂肪

12. 请说出表皮的 3 个主要细胞及其作用。
    a. 角质形成细胞
    b. 朗格汉斯细胞
    c. 黑色素细胞

13. 请说出表皮的 5 个层次及其功能。
    a. 基底层
    b. 棘层
    c. 颗粒层
    d. 角质层
    e. 透明层

14. 描述皮肤附属器的位置和作用。
    a. 毛囊
    b. 皮脂腺
    c. 汗腺
    d. 指甲

15. 每个附属器是如何排列的？在伤口愈合中如何起作用？

16. 指甲随着衰老和疾病通常会发生哪些变化？

17. 说出真皮的两层结构及其在真皮功能中的作用。

18. 对比两层真皮的血液供应。

19. 基质有哪些成分？

20. 真皮中有哪些不同类型的纤维？它们的特性是什么？

21. Langer 线有什么意义？

22. 导致水泡形成的两种基本机制是什么？

23. 什么促成了健康皮肤的生物力学特性？

24. 瘢痕组织的生物力学特性与健康皮肤有何不同？

25. 皮肤老化有哪些典型变化？

参考文献

[1] Canty EG, Kadler KE. Procollagen trafficking, processing and fibrillogenesis. *J Cell Sci*. 2005;118:1341–1353. doi:10.1242/jcs.01731.

[2] Ekman AK, Bivik Eding C, Rundquist I, Enerbäck C. IL-17 and IL-22 promote keratinocyte stemness in the germinative compartment in psoriasis. *J Invest Dermatol*. 2019;139(7):1564–1573.e8. doi:10.1016/j.jid.2019.01.014.

[3] Lambers H, Piessens S, Bloem A, Pronk H, Finkel P. Natural skin surface pH is on average below 5, which is beneficial for its resident flora. *Int J Cosmet Sci*. 2006;28(5):359–370. doi:10.1111/j.1467-2494.2006.00344.x.

[4] Ovalle WK, Nahirney PC. *Netter's Essential Histology*. 2nd ed. Saunders; 2013.

[5] Robak E, Gerlicz-Kowalczuk Z, Dziankowska-Bartkowiak B, Wozniacka A, Bogaczewicz J. Serum concentrations of IL-17A, IL-17B, IL-17E and IL-17F in patients with systemic sclerosis. *Arch Med Sci*. 2019;15(3):706–712. doi:10.5114/aoms.2019.84738.

[6] Stevens A, Lowe J. *Human Histology*. 4th ed. Mosby; 2014.

[7] Watt FM. Involucrin and other markers of keratinocyte terminal differentiation. *J Invest Dermatol*. 1983;81(1 Suppl):100s–103s.

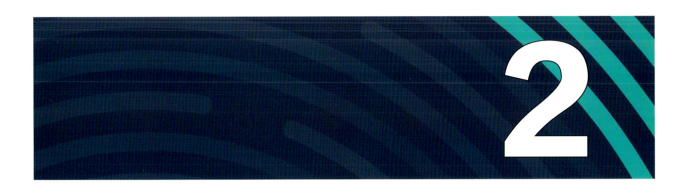

正常愈合

目　标

- 确定与正常伤口愈合的 4 个阶段相关的重要方面，包括伤口闭合和最终愈合。
- 列出正常伤口愈合的阶段及其时间框架。
- 列出伤口愈合过程中发生的 6 个过程。
- 描述炎症（滞后）阶段，包括止血和免疫细胞的作用。
- 描述肉芽组织形成。
- 描述协调肉芽组织形成和再上皮化的条件。
- 描述重塑阶段和决定伤口强度的因素。
- 将浅表、部分和全厚皮层伤口的损伤和愈合与皮下组织受累进行对比。

皮肤伤口通常无须过多干预即可完成良好愈合。本章旨在阐述伤口良好愈合的过程，以作为伤口可能发生延迟愈合或不愈合等问题的序言。部分组织在伤口愈合过程中能够再生，而另一些组织则必须通过肉芽组织修复而愈合，肉芽组织只能填充缺损并闭合皮肤缺损，但无法在缺损处恢复正常皮肤组织。

正常组织愈合

损伤程度不同的皮肤伤口修复时存在差异，浅表损伤可能仅需简单的表皮再生即可。更深的损伤可能导致皮肤以外的组织缺损，甚至可能伤及骨骼。由于损伤涉及无法再生的组织，愈合时必须用新组织填充以桥接缺损。本章所描述的伤口大多涉及全厚皮层损伤，通常是皮下组织损伤。

全厚皮层皮肤损伤后，一系列程序化的事件随即展开，伤口内肉芽组织生成并最终成熟而形成覆盖有再生表皮的瘢痕。临床医师可通过医疗措施促进或干扰这一修复过程。本章将描述皮肤伤口愈合过程中的这些事件，关于如何促进和避免干扰这些愈合过程的方法将在之后的章节中进行阐述。

再生与修复

再生是指由与损伤组织相同的细胞和细胞外基

质将组织恢复到损伤前相同的状态。只有皮肤的表皮层才具有完全再生能力。如果仅是部分深度的真皮层受损，伤口愈合的结果是包括附属结构在内的表皮完成再生，真皮层可通过存活的成纤维细胞产生细胞外基质恢复厚度，但可能会发生组织色素沉着。然而，在全厚皮层和皮下组织损伤中，被破坏的附属结构无法完成再生，最终也不会在愈合后的瘢痕中出现。修复后的皮肤组织中毛发、皮脂腺和汗腺缺失，导致一定程度的外形和功能改变，皮肤的色素沉着和轮廓也可能发生明显变化。在全厚皮层皮肤损伤中，伤口边缘的表皮再生可提供覆盖，但不能恢复皮肤的完整功能。组织损伤的深度如图2-1所示。

受伤部位的碎片被清除后形成的中间组织被称为肉芽组织。它由产生临时细胞外基质的成纤维细胞和构建临时血管系统以支持修复过程的内皮细胞组成。尽管在修复过程中存在的成纤维细胞和内皮细胞通常也存在于真皮中，但当修复完成时，它们会离开该区域，形成具有不同特征的组织，仅用于填补损伤造成的组织缺损。因此，该过程中的真皮只能修复，而不能再生。肉芽组织只发生在没有有活性的真皮组织存留的全厚皮层皮肤损伤中，最终在愈合后发生收缩，导致皮肤失去弹性。

伤口愈合的类型

浅层皮肤伤口主要是由剪切、摩擦和轻度烧伤（一度）引起的。由于失去接触抑制，表皮细胞跨表面迁移，创面上皮细胞再生并最终完成伤口愈合。由于皮肤连续性没有中断，这种愈合不会造成瘢痕，附件结构保持完整（图2-1A）。然而，严重的深部损伤有时由于表皮依然完整，无法及时发现深部的组织坏死，而会被错误地识别为浅表伤口。在许多压力性和剪切性因素致伤情况下，坏死组织都可能隐藏在受损但仍然完整的表皮之下。这些坏死组织可能会因全厚皮层中残存的皮肤组织的侵蚀（冰山／火山状，图2-1D）从伤口中排除，在损伤部位形成一个大缺损。图2-2为一个由磨损引起的部分厚度皮肤损伤的小面积浅表伤口。

部分厚度创面（图2-1B）以类似于浅表伤口

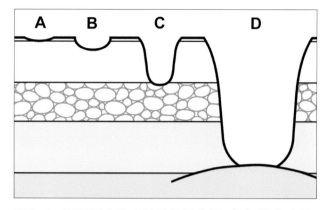

图2-1　不同深度的皮肤结构示意图。（A）浅表皮肤。（B）部分厚度皮肤。（C）全厚皮层皮肤。（D）全厚皮层累及皮下

的方式愈合。真皮会受到损伤，但附属结构不会受到损伤。根据致伤原因不同，伤口可能会形成干燥、坏死的组织，即焦痂，尤其是发生烧伤时。部分厚度伤口可能具有与浅表伤口相似的致伤原因，但通常具有更大的损伤强度或更长的损伤持续时间。与先前闭合的伤口相邻的部分厚度伤口如图2-3所示。

全厚皮层创面（图2-1C）和皮下受累创面（图2-1D）可通过以下过程闭合：原发性伤口闭合、延迟原发性伤口闭合（也被称为三级伤口闭合）或二级伤口闭合。虽然炎症与血管组织相关，但由于释放促进炎症的化学信使，即使是浅表损伤也可能产生一些炎症而无组织坏死。化学物质从受损的表皮弥散到下面的血管化组织会产生明显的炎症。伤口闭合的方法将在下面的章节中描述。累及皮下的全厚皮层伤口的实例如图2-4所示。

全厚皮层皮肤伤口（图2-1C）和皮下受累伤口（图2-1D）可通过以下过程闭合：一期愈合、延迟一期愈合（也被称为三期愈合）或二期愈合。尽管炎症与血管组织有关，但由于促进炎症的化学介质的释放，即使是浅表损伤也可能产生一些炎症，但不足以导致组织坏死。化学介质从受损的表皮扩散到下面血管化的组织中会产生明显的炎症反应。以下章节介绍了伤口闭合的过程。图2-4所示为一个皮下受累的全厚皮层伤口的病例。

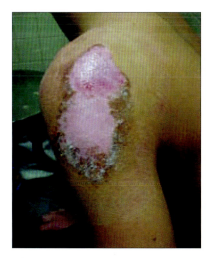

图 2-2 浅表伤和半层伤的伤口图

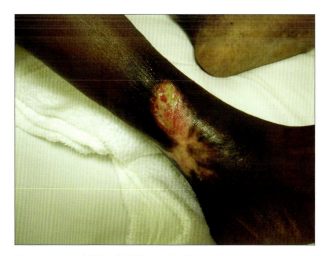

图 2-3 与先前闭合的伤口相邻的半层伤口

一期愈合

伤口的一期缝合可以通过缝合、吻合器或使用黏合剂来完成。这种闭合方式（图 2-5）用于创缘清洁、整齐且皮下组织损失可忽略的手术或创伤性伤口。若对于不具备这些特征的伤口进行一期缝合，则会增加伤口感染风险或可能导致愈后美学问题。与二期缝合或延迟一期缝合相比，一期缝合愈合更快，愈合后形成瘢痕更少，因为创面修复所需肉芽组织产生量最少。如果创缘毗邻，上皮化可在最初 24 h 内开始，并可能在 48 ~ 72 h 内完成。

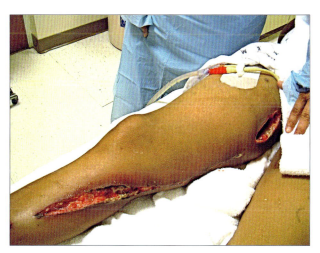

图 2-4 因截取大隐静脉行冠状动脉旁路移植术而累及皮下的全厚皮层伤口

延迟一期愈合（三期愈合）

在这种类型的愈合中，通常在对脓肿或骨髓炎进行数天的伤口灌洗和脓肿引流并形成部分肉芽组织后才使用缝合线或皮钉闭合伤口。选择这种闭合方式是因为伤口存在污染、组织丢失或感染风险。在闭合伤口前保持开放并应用适当的敷料覆盖保护，最终视情择机闭合伤口。可对伤口的无效腔填充适当的材料，以防止伤口过早闭合。过早闭合很可能造成含有有害细菌的伤口或导致机体发生败血症或死亡。因此，这类伤口最初被允许保持伤口开放，并将以二期愈合方式完成修复。然而，对于三期愈合的伤口不会完全填充肉芽组织并重新上皮化。反之，当伤口清洁、稳定而无明显感染风险时，则可采用缝合线或皮钉闭合伤口，以使其达到

一期愈合。

二期愈合

二期愈合指的是让伤口自行愈合，而不是直接闭合伤口。在二期愈合中，伤口完全被肉芽组织填充、收缩，并被再生的表皮覆盖。伤口收缩会减少填充缺损所需的肉芽组织量，但这会减少愈合后皮肤组织的弹性储备。理想情况下，伤口填充、再上皮化和伤口收缩是协调的，从而形成在外观和功能上均可接受的瘢痕。二期愈合应用于组织缺失、边缘不规则、组织坏死、微生物计数高或存在其他碎片的伤口（图 2-4）。下文描述了二期愈合事件

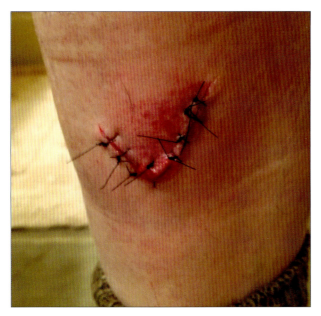

图 2-5　一期缝合固定下肢前侧的撕裂伤

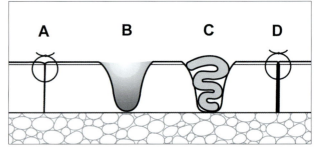

图 2-6　（A）一期愈合。（B）二期愈合，以及（C、D）三期愈合的比较。C 为填充伤口缺损，待闭合。D 为 C 中的伤口闭合。请注意伤口一期愈合时清洁的创缘和极少的肉芽组织。二期愈合的特征是肉芽组织的产生和伤口的收缩。延迟一期愈合（三期愈合）可能与一定数量的肉芽组织和收缩有关，这取决于坏死、损失的组织量

和必要的过程部分。图 2-6 总结了 3 种伤口闭合方式。

二期愈合事件

二期愈合通常包括致伤原因的处理，以及坏死组织的降解和清除。这可能需要启动包括伤口止血和针对感染原的免疫反应等过程。伤口需要止血和炎症反应以停止血液流失，恢复受伤区域的血流，并清除大量坏死组织。因此，在去除组织损伤的原因和坏死组织的同时，还需要额外且耗时的步骤。愈合过程的复杂性给愈合中问题的发生提供了机会，下一章将对这些问题进行讨论。二期愈合将主要用于描述创伤性损伤后的简单愈合，而不是感染病因所致损伤的愈合。因此，止血将被作为愈合的第一阶段，之后是炎症、增殖、重塑及瘢痕成熟时期。这一过程还涉及促进增殖的几种生长因子和清除创面碎片以实现正常愈合的基质金属蛋白酶（MMPs）等分子。二期愈合的时间线如图 2-7 所示。

止血

血管化组织损伤片刻后即进入止血阶段。这一过程可以通过创面暴露的胶原刺激血小板或损伤组织释放组织因子来启动。血小板黏附在受伤的血管

上并得以激活，释放的二磷酸腺苷与更多的血小板上的特异性受体结合，将其招募到损伤部位，使其改变形状并相互结合（聚集）。血小板活化后激动正反馈机制以快速产生血小板血栓，并刺激凝血级联反应，通过纤维蛋白加固血栓结构。在正常止血过程中，血小板血栓可止血并允许损伤血管再生，随之纤维蛋白降解，损伤区域的血流得以恢复。除了黏附和补充额外的血小板外，血小板的活化还可释放血小板衍生生长因子（PDGF）并激活炎症。

炎症期

炎症的激活有多种机制。伤后中性粒细胞最先被招募到损伤区域，大量吞噬伤口存在的细菌，控制细菌增殖，直到免疫系统中更特异的成分到达损伤区域。一些细菌上的分子可以刺激中性粒细胞的吞噬作用。中性粒细胞释放的分子可以非特异性杀伤细菌，但也会损伤周围的正常组织。中性粒细胞还可以吞噬受损和死亡的细胞及其碎片。之后到达损伤区域的巨噬细胞将在清除死亡细胞、碎片和残留细菌方面发挥重要作用。清除碎片的重要性在于可使肉芽组织逐渐形成瘢痕。在巨噬细胞将抗原提呈给特异性辅助 T 细胞和杀伤 T 细胞，以及浆细胞产生针对细菌抗原的抗体之后，更加特异的免疫细胞将到达损伤区域。与细菌细胞成分结合的补体蛋白也可能产生大量炎症。

肥大细胞存在于结缔组织中，可受到损伤和炎症过程事件的刺激而脱颗粒。组胺是肥大细胞颗粒

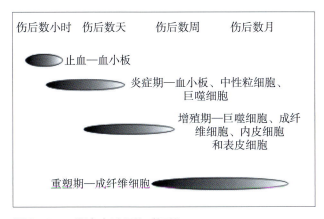

伤后数小时　伤后数天　　伤后数周　　　伤后数月

止血—血小板

炎症期—血小板、中性粒细胞、
巨噬细胞

增殖期—巨噬细胞、成纤
维细胞、内皮细胞
和表皮细胞

重塑期—成纤维细胞

图 2-7　二期愈合过程的时间线

的主要成分，可导致机体产生大量与炎症相关的血管扩张。

基质金属蛋白酶

　　MMP 酶有助于坏死组织的降解以清洁损伤部位，为修复做准备。不同的 MMP 种类被命名为 MMP1、MMP2 等。炎症反应中释放的 MMP 可降解细胞外基质蛋白，包括不同类型的胶原蛋白、弹性蛋白、层粘连蛋白、纤维连接蛋白和聚集蛋白。细胞外基质的降解也触发了生长因子的释放，这些生长因子有助于新生血管的形成和新的组织基质的产生。

　　金属蛋白酶组织抑制剂（TIMPs）提供了MMPs 的制动机制。这 4 种类型被命名为 TIMP-1、TIMP-2、TIMP-3 和 TIMP-4。这些分子结合 MMP的锌以使酶发生失活。随着炎症源从伤口清除，MMP 基因的表达降低，TIMP 表达增加，从而允许永久性基质的建立。第 3 章将讨论 MMP 基因在慢性创伤中的持续表达。

增殖期

　　增殖期包括肉芽组织形成、表皮覆盖层再生（再上皮化）和伤口收缩。肉芽组织是由内皮祖细胞的血管生成（新生血管的形成）以及成纤维细胞的临时细胞外基质和Ⅳ型胶原沉积这两个协调过程产生的。

　　临时血管是在多种因素下由现有血管生成的。血管内皮生长因子（Vascular endothelial growth factor，VEGF）和组织低氧是这一过程中的主要因素。被招募到损伤部位的成纤维细胞分泌 Ⅳ 型胶原和纤维连接蛋白，从而产生临时的细胞外基质。清洁的表面如筋膜或骨膜有助于肉芽的形成，若不能为临时基质提供一个清洁的表面则会导致愈合非常缓慢。

　　表皮再生是由于接触抑制作用的丧失而沿皮肤表面发生。增殖的表皮细胞要么从损伤区域的边缘爬行穿出，要么从汗腺、毛囊和皮脂腺扩散迁移，直到与其他表皮细胞发生接触。在正常情况下，再上皮化仅限于已达到之前皮肤表面水平的肉芽组织，以为伤口提供正常轮廓。肉芽组织可见于图 2-4 和图 2-8。在这两张照片中，肉芽组织与坏死组织混杂在一起。图 2-8 中的肉芽组织非常健康，但图 2-4 中的组织由于该手术部位的感染，伤口呈线状，外观不健康。图 2-8 可见边缘有上皮化的良好肉芽组织。增殖事件如图 2-9 所示。

收缩

　　随着皮肤缺损的填充和覆盖，具有收缩成分和与周围组织粘连作用的肌成纤维细胞将伤口的边缘向彼此牵拉。收缩更容易发生在与外科医师规划切口的线对应的方向上。这些线中最著名的是 Langer线，其通常与下方肌肉的牵拉线垂直。例如，腹部的横向伤口会比纵向伤口闭合得更快。在收缩的过程中，一个圆形的伤口会在一个平面上多方向发生闭合，在闭合之前会变成椭圆，然后变成线性。图2-10A ~ D 可见周围皮肤收缩瘢痕的牵拉。

重塑

　　在之后数月到 2 年的时间里，闭合性伤口会继续重塑或成熟。最初的纤维增生产生的胶原束方向随机且强度降低。在成熟期，胶原束将被降解和重建。与伤口应力方向一致的胶原束会得到加强，不会发生降解。在成熟过程的早期，伤口闭合后肉芽组织内的血管随着氧气需求的下降而降解，组织过度灌注。即将闭合的伤口局部会出现轻微红肿，但由于血管的消退，在后续几天至几周内红肿即会消失。图 2-5 所示为成熟瘢痕。注意，该瘢痕尚未达到正常色素沉着。周围皮肤的色素沉着不均匀地过渡到瘢痕方可表明黑素细胞迁移到新表皮。预计

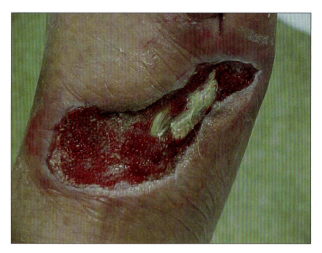

图 2-8 来自接受负压伤口治疗的伤口的肉芽组织和再上皮化边缘。注意伤口床内裸露的肌腱

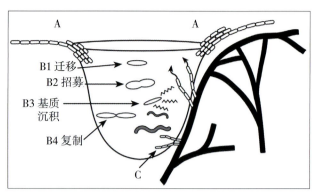

图 2-9 增殖期事件。（A）创缘上皮细胞的增殖和迁移。（B）成纤维细胞增殖和胶原纤维生成。（C）内皮祖细胞增殖和血管生成

在之后的数周至数月时间内，愈合的伤口表面色素沉着将恢复正常。

愈合

当伤口的功能和外观得到优化时，即认为伤口已愈合。伤口闭合后必须继续成熟并恢复其强度，才被认为完成愈合。处理伤口的卫生保健专业人员需要认识到闭合伤口和愈合伤口之间的区别。单纯闭合的伤口可能缺乏足够的强度和功能来承受施加在皮肤上的压力，从而重新开放或出现裂开（指手术闭合伤口的重新开放）。众所周知，身体的一些部位由于施加在皮肤上的压力而发生愈合不良。这一内容将在下一章中进一步讨论。

手术修复

急性伤口最好直接缝合（一期缝合），以防止发生污染和慢性炎症。直接缝合的适应证包括组织损失最小的撕裂伤、外科伤口和其他切口。无论致伤原因为何，只有清洁且有愈合潜力的伤口方可选择直接缝合。在直接缝合之前，必须对损伤部位进行冲洗和清创，清除任何异物或坏死组织。如果存在明显的损伤或污染，外科医师可以选择延迟一期缝合（三期缝合）。如果选择直接缝合，在伤口深处缝合，以减少皮肤表面的应力并去除无效腔。皮下无效腔是感染的主要危险因素，因为这个空间充满了液体（血液或血清），可以滋养细菌，保护它们不受免疫系统的影响。

可使用外科缝合钉或黏合剂（胶水）代替缝合线。缝合钉主要用于头皮和线状切口。对于非线性伤口，首选缝线。甚至对于瘢痕形成迹象较小的复杂伤口，整形外科医师也有许多可选的缝合技术。然而，在某些情况下，一期缝合不足以完成愈合，则需要移植物。

移植

当伤口过大而无法以最佳方式闭合时，可以将组织从身体的一个部位移植到另一个部位。在整形外科中使用的移植物类型包括没有血供的断层皮片和带血供移植的皮瓣。移植物也可以根据它们的来源来定义。自体移植物取自患者自身其他部位。虽然不会发生排斥反应，但伤口愈合后植皮部位会出现明显的收缩和瘢痕。同种异体移植物是来自他人的皮肤。它们可能不是永久性覆盖。自体移植或来自同卵双胞胎的移植物（同基因移植）会持续存在，尽管随着时间的推移，组织会像正常皮肤一样发生变化。同种异体移植物可以提供预防伤口感染和体液丢失所必需的临时覆盖，但同种异体移植物可能传播感染性病原体，特别是病毒性疾病，或发生排斥反应。这类移植物可用于大面积烧伤、创伤后继发的皮肤缺损或坏死性筋膜炎。异种移植物来自人类以外的物种。异种移植可暂时提供伤口覆盖，直到它们被患者自己的皮肤所取代。猪皮已被

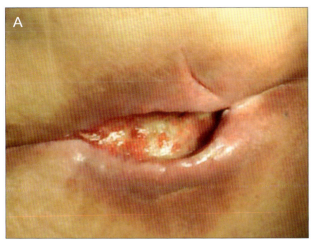
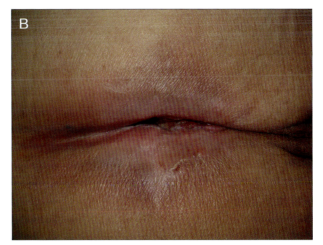
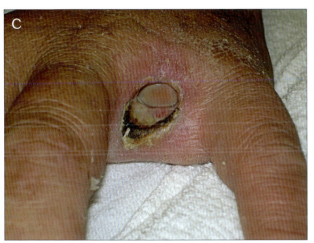
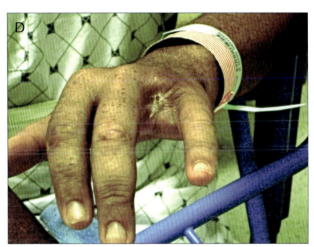

图 2-10 伤口收缩示例。(A) 直肠癌切除术后伤口。(B) A 创面肉芽组织增殖、再上皮化和收缩后形成的伤口图。(C) 左手第四指缺血坏死截肢所致创面。(D) C 创面肉芽化、上皮化、创面收缩后。在 B 和 D 中，注意收缩给周围皮肤造成的牵拉张力和收缩的不均匀性

广泛使用，但也可能会传播疾病，或因宗教原因可能不被一些患者所接受。鱼皮最近也被建议用作一种异种移植物。

皮片移植

皮片移植适用于预期在合理时间内不能自发闭合的创面，前提是患者在移植物受体处有足够的血供。只有当伤口部位不需要皮下组织作为填充时，才适用皮片移植。其他考虑包括移植部位愈合后的美学。根据要覆盖的区域，可以使用刃厚或全厚皮片。刃厚皮片的优势在于可使用网状划分，覆盖更大的伤口面积，约为供皮区 3 倍的表面积。此外，供皮区也可多次重复供皮。

网状刃厚皮片的另一个优点是允许渗液通过引流，避免皮片下积液并防止粘连。网状皮片的拉伸特性具有重要作用，它将皮肤上的单个大缺损转化为多个小创面，这些创面可以比与其累积表面积相同大小的单个大创面更快地通过再上皮化而闭合。当供皮区通过再上皮化愈合时，可以在 10～14 天后重新取皮，为身体的其他区域提供皮片（图 2-11）。刃厚皮片的缺点包括美学问题和屈肌表面功能下降。面部、手和屈肌表面等部位如植皮可能需要全厚皮片。全厚皮片移植可为屈肌表面（如肘关节前、腋窝和膝关节后）有足够的强度而不影响这些部位愈合后的功能发挥，并且在美学上比拉网刃厚皮片移植部位愈合后遗留的残余菱状外形更容易接受。然而，全厚皮片只能覆盖刃厚皮片所能覆盖的面积的 1/3，而且可取用全厚皮片的身体部位有限。体外培养皮肤是另一种覆盖伤口的方法。从患者身上获取一小块皮肤，在实验室中最佳

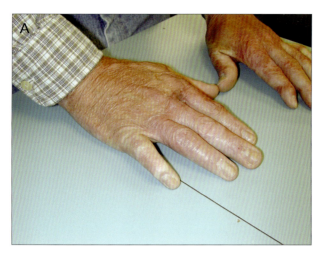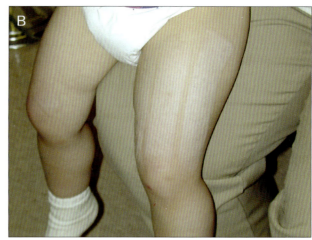

图 2-11　皮肤移植结果。（A）网状刃厚皮片移植后。（B）刃厚皮片的供皮区。该部位将再上皮化并恢复厚度，可从该部位再次取皮（Reproduced with permission from Arkansas Children's Hospital, Little Rock, Arkansas.）

条件下培育。一块数平方厘米的皮肤经培养几周后即可能会扩大到接近 1 m^2 大小。成功移植后的注意事项包括感染风险，移植后 7~14 天内保护移植物免受剪切力影响，以及必要的润滑。

组织瓣移植

在某些情况下，组织瓣移植比皮片移植更可取。组织瓣的优点包括皮肤覆盖质量更好、感觉功能更可能完整保留、提供伤口缺损的填充物、能够覆盖暴露的解剖结构和假体、能够维持血液供应、美学外形更好，以及具备功能恢复的可能性。组织瓣分类的依据包括移植组织的类型和组织瓣供区与移植部位的解剖关系。组织类型可包括皮肤和皮下组织，肌肉上覆或不覆皮肤，骨上覆或不覆原始组织。组织瓣供区与移植部位的解剖关系可归为：①局部邻位瓣，切取的组织邻近待填充缺损的伤口。②远位瓣，在组织瓣与缺损处完成血管化前暂时附着于原供区。③游离瓣，将组织瓣从其供区切除，血管与新位置的血管进行吻合。

皮瓣

虽然使用皮瓣移植而非皮片移植的目的在于保留完整的血管，但皮瓣的血液供应可能无法预测。如果皮瓣内含有可识别的血管，首选是作轴型皮瓣，动脉供应贯穿皮瓣全长。轴向供血的皮瓣比水平供血的皮瓣更大。

肌瓣

这类组织瓣可以在无被覆皮肤的情况下获取，但此时移植后必须用刃厚皮片覆盖。与皮瓣一样，轴向供血首选穿通血管，以重建皮肤的血运。与皮瓣相比，肌瓣为伤口缺损提供填充。良好的血液供应可以降低感染或移植物失败的风险。

游离瓣

采用游离皮瓣时，外科医师必须能够识别皮瓣和受区吻合的血管。如能完成这种血管吻合，游离皮瓣就可以为局部血运不佳的部位提供血管化良好的组织。此外，熟练的外科医师还可能完成神经的吻合。其他的特殊皮瓣将在相应的文本中进行介绍。

微移植

微移植是移植技术最近的另一项发展，是对刃厚皮片移植的扩展。皮肤细胞被分布在一个干净的肉芽床上，通过一种设备，可以让细胞扩散，最终凝聚成完整的皮肤。皮肤细胞被分隔在一个干净的肉芽组织床上，通过特定的装置允许细胞扩散，最终融合成完整的皮肤。不同的技术涵盖从小皮片移植到类似在肉芽床上喷涂皮肤细胞的技术。

皮肤替代物

皮肤替代物通常作为一种市售的临时覆盖物，使受者最终可以用自身皮肤替代应用的产品。目前，已经开发出大量的皮肤替代物。较老的类型是基于真皮衍生和表皮 / 真皮衍生过程。历史上曾利用从新生儿包皮中获取的细胞来避免排斥反应。该材料在没有免疫标记或皮肤附属结构的培养环境中生长。产品可能含有人角质形成细胞、成纤维细胞和其他成分（如非人胶原）。通常，在人类皮肤中发现的细胞外基质、细胞因子和生长因子据称可刺激伤口愈合。

新型皮肤替代品不断被开发，同时也制订了产品适用的不同应用场景。最近开发的产品包括部分胎盘膜。生长因子和间充质干细胞的可用性被认为是胎盘膜使用的机制。产品可能含有羊膜、绒毛膜或这两种成分，包括冷冻和冻干产品。鱼皮现在也可以作为临时的皮肤替代物。鱼皮被宣传为比必须经过处理以消除任何潜在传染性因子的哺乳动物组织更安全的替代物。

皮肤替代物并不总是能成功应用，有时可能需要再次应用，特别是在有动脉疾病或应用部位过度水肿的情况下。即使效果良好，也可能需要额外应用以促进完全闭合。

总结

正常的伤口愈合因损伤的深度而异。单纯浅层皮肤伤口可通过再上皮化愈合，而全厚皮层皮肤伤口可通过一期或二期愈合。一期愈合指的是手术闭合干净、狭窄的伤口。延迟一期愈合或三期愈合是在伤口足够干净和狭窄之后进行缝。二期愈合需要止血、炎症、再上皮化、肉芽组织生成、伤口收缩和瘢痕组织重塑的协调。在某些情况下，这些过程的结局都无法令人满意，则需要使用皮片、组织瓣或皮肤替代物来实现愈合。图 2-12 总结了伤口愈合的类型，图 2-13 总结了正常愈合的进程。表 2-1 总结了参与正常愈合的细胞的作用。

问题

1. 以下名词的区别是什么？

   a. 愈合

   b. 伤口闭合

   c. 再生

   d. 瘢痕

2. 浅表伤口是如何愈合的？

3. 是什么阻止了上皮细胞迁移？

4. 为什么红斑经常发生在浅表的伤口？

5. 我们对浅表伤口的愈合有什么期望？

6. 修复半层皮肤伤口的表皮细胞的潜在来源是什么？

7. 为什么在半层伤会出现水泡或血凝块？

8. 我们对半层伤口的愈合范围有什么期望？

9. 我们如何区分深半层皮肤伤口和浅半层皮肤伤口？

10. 对于全厚皮层或更深的伤口，还有哪些潜在的表皮细胞来源？

11. 我们如何区分全厚皮层伤口和深半层皮肤伤口？

12. 全厚皮层伤口的结局是什么？

13. 什么是一期愈合？常用的机制是什么？

14. 什么时候是一期愈合的禁忌证？

15. 什么是二期愈合？

16. 哪些特征的伤口是二期愈合的指征？

17. 什么是三期愈合 / 延迟一期愈合？

18. 哪些特征是伤口三期愈合的适应证？

19. 哪些类型的物理治疗干预措施有助于通过以下方式促进伤口闭合？

   a. 一期愈合

   b. 二期愈合

   c. 三期愈合

20. 以下二期愈合过程的作用是什么？

   a. 止血

   b. 炎症

   c. 肉芽组织形成

   d. 再上皮化

   e. 收缩

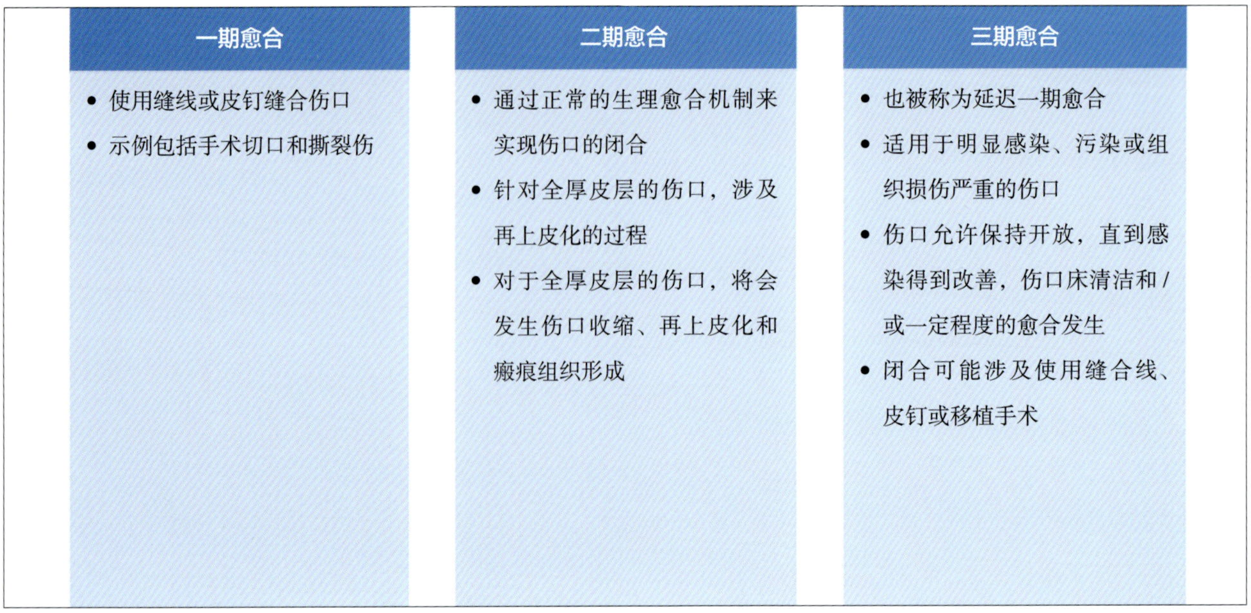
一期愈合
• 使用缝线或皮钉缝合伤口
• 示例包括手术切口和撕裂伤
二期愈合
• 通过正常的生理愈合机制来实现伤口的闭合
• 针对全厚皮层的伤口，涉及再上皮化的过程
• 对于全厚皮层的伤口，将会发生伤口收缩、再上皮化和瘢痕组织形成
三期愈合
• 也被称为延迟一期愈合
• 适用于明显感染、污染或组织损伤严重的伤口
• 伤口允许保持开放，直到感染得到改善，伤口床清洁和/或一定程度的愈合发生
• 闭合可能涉及使用缝合线、皮钉或移植手术

图 2-12　伤口愈合类型

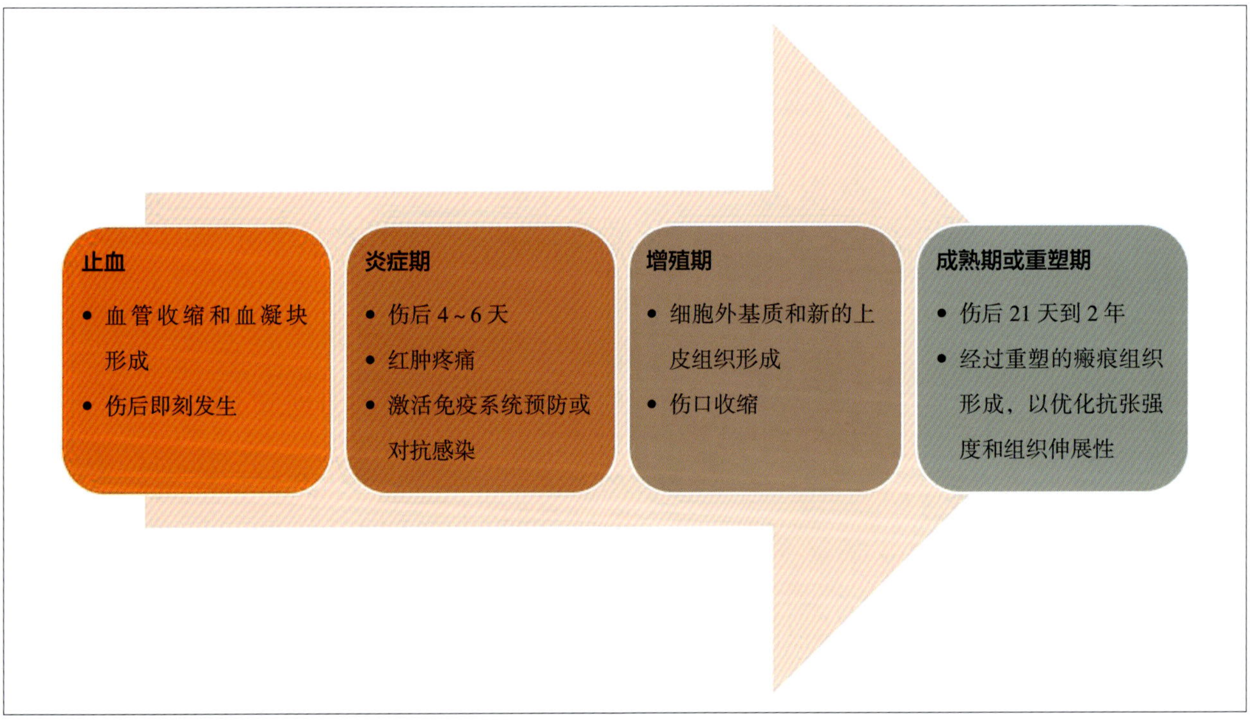
止血
• 血管收缩和血凝块形成
• 伤后即刻发生
炎症期
• 伤后 4～6 天
• 红肿疼痛
• 激活免疫系统预防或对抗感染
增殖期
• 细胞外基质和新的上皮组织形成
• 伤口收缩
成熟期或重塑期
• 伤后 21 天到 2 年
• 经过重塑的瘢痕组织形成，以优化抗张强度和组织伸展性

图 2-13　伤口愈合级联过程

表 2-1 表皮修复 / 伤口愈合所必需的细胞	
血小板	通过凝血和纤维蛋白释放负责止血
肥大细胞	炎症阶段释放组胺
	组胺增加血管通透性；协助对抗感染和启动组织修复所需细胞的到达
多形核白细胞	在炎症阶段转化为中性粒细胞和肥大细胞的白细胞
中性粒细胞	通过吞噬作用和释放抗生素药物对抗感染的多形核白细胞（PMNs）
单核细胞	最大类型的白细胞；负责先天免疫；辅助对抗已知病原体
巨噬细胞	负责吞噬伤口部位存在的碎片和大型病原体 / 细菌的白细胞类型；帮助激活干细胞以辅助血管生成
成纤维细胞	增殖期最突出的细胞；释放血管内皮生长因子，促进血管生成；沉积胶原蛋白有助于形成细胞外基质
肌成纤维细胞	来源于成纤维细胞；在增殖期协助伤口收缩；制造糖蛋白和蛋白聚糖以帮助形成细胞外基质（ECM）
角质形成细胞	肉芽组织形成后产生新的上皮层

21. 以下过程的时间线是什么？
    a. 止血
    b. 炎症
    c. 增殖
    d. 重塑

22. 结痂的利弊是什么？

23. 中性粒细胞与巨噬细胞的作用和时间轴是什么？

24. 为什么需要基质金属蛋白酶？如果它们持续存在会发生什么？

25. 如何判断炎症反应是否合适？

26. 负责产生肉芽组织的 2 种原始细胞是什么？

27. 成血管细胞（内皮祖细胞）的作用是什么？

28. 成纤维细胞的作用是什么？

29. 健康肉芽组织的外观是什么？

30. 健康的再上皮化的外观是什么？

31. 什么细胞会产生伤口收缩？

32. Langer 线与伤口收缩有什么关系？

33. 请描述正常全厚皮层伤口闭合的过程。

34. 描述正常皮下伤口闭合的过程。

35. 拥有健康的筋膜、骨周和同种异体移植物的重要性是什么？

36. 肉芽组织产生的理想环境是什么？

37. 再上皮化的理想环境是什么？

38. 伤口闭合的外观是什么？

39. 闭合的伤口强度如何？

40. 成熟的瘢痕是什么样子的？

41. 成熟的瘢痕强度如何？

42. 植皮的目的是什么？

43. 皮肤移植的来源是什么？

44. 自体移植的供区会发生什么？
    a. 全厚皮层伤
    b. 半层伤

45. 刃厚皮片移植的目的是什么？

46. 为什么用组织瓣代替皮肤移植？

47. 游离瓣和其他组织瓣有什么区别？

48. 使用皮肤替代物、异体移植和异种移植的目的是什么？

参考文献

[1] Borena BM, Martens A, Broeckx SY, et al. Regenerative skin wound healing in mammals: state-of-the-art on growth factor and stem sell based treatments. *Cell Physiol Biochem*. 2015;36(1):1–23. doi:10.1159/000374049.

[2] Broughton G 2nd, Janis JE, Attinger CE. The basic science of wound healing. *Plast Reconstr Surg*. 2006;117(7 Suppl):12S-34S. doi:10.1097/01.prs.0000225430.42531.c2.

[3] Broughton G 2nd, Janis JE, Attinger CE. Wound healing: an overview. *Plast Reconstr Surg*. 2006;117(7 Suppl):1e-S-32e-S.

[4] Bush JA, Ferguson MWJ, Mason T, McGrouther DA. Skin tension or skin compression? Small circular wounds are likely to shrink, not gape. *J Plast Reconstr Aesthet Surg*. 2008;61(5):529–534.

[5] Guo S, DiPietro LA. Factors affecting wound healing. *J Dent*

Res. 2010;89(3):219–229. doi:10.1177/0022034509359125.

[6] Keylock KT, Vieira VJ, Wallig MA, DiPietro LA, Schrementi M, Woods JA. Exercise accelerates cutaneous wound healing and decreases wound inflammation in aged mice. *Am J Physiol Regul Integr Comp Physiol*. 2008;294(1):R179–R184.

[7] Larouche J, Sheoran S, Maruyama K, Martino MM. Immune regulation of skin wound healing: mechanisms and novel therapeutic targets. *Adv Wound Care (New Rochelle)*. 2018;7(7):209–231. doi:10.1089/wound.2017.0761.

[8] Liu T, Yang F, Li Z, Yi C, Bai X. A prospective pilot study to evaluate wound outcomes and levels of serum C–reactive protein and interleukin–6 in the wound fluid of patients with trauma–related chronic wounds. *Ostomy Wound Manage*. 2014;60(6):30–37.

[9] Pang C, Ibrahim A, Bulstrode NW, Ferretti P. An overview of the therapeutic potential of regenerative medicine in cutaneous wound healing. *Int Wound J*. 2017;14(3):450–459. doi:10.1111/iwj.12735.

[10] Pence BD, DiPietro LA, Woods JA. Exercise speeds cutaneous wound healing in high–fat diet–induced obese mice. *Med Sci Sports Exerc*. 2012;44(10):1846–1854.

[11] Sheehan P, Jones P, Caselli A, Giurini JM, Veves A. Percent change in wound area of diabetic foot ulcers over a 4–week period is a robust predictor of complete healing in a 12–week prospective trial. *Diabetes Care*. 2003;26(6):1879–1882.

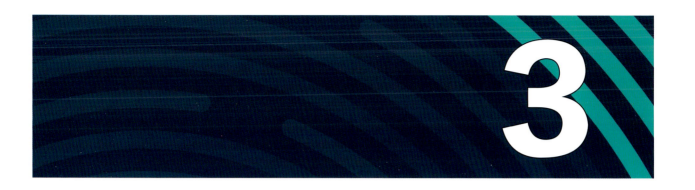

异常愈合

目 标

- 根据患者病史和体格检查判断可能减缓愈合的因素是否可改进和可避免。
- 解决护理计划中可改进和不可避免的问题。
- 区分感染和炎症。
- 识别和解决创面潮湿和创面边缘相关问题。

前一章中讨论了正常愈合。急性创面的正常愈合遵循着可预测的轨迹。异常愈合过程包括在3天内没有表现出任何愈合的迹象，在4周内创面未缩小，或者在6~12周内未闭合。通常情况下，急性创面无须采取任何特殊处理措施，也不会被转诊进行特殊的创面管理。在门诊环境中，未正常愈合的创面或确定为慢性创面的患者将被转诊。创面的大小对于创面管理需求并不重要。创面质量是推动转诊的关键，恢复创面的质量对于重建正常的创面愈合过程至关重要。创面迁延不愈、感染风险高，以及伤口床和周围皮肤质量差都会导致转诊进行创面管理。识别阻碍创面愈合的因素有助于指导治疗干预措施的选择。

慢性创面

由于缺乏统一的监测，反映慢性创面患病率和发病率的流行病学数据并不可靠，在全球范围内，慢性创面的终生患病率估计为人口总数的1%~2%。创面愈合受损给个人和社会带来了负担。仅在美国，在医疗保险受益人中，就有820万人至少有一种类型的创面或相关感染。用于创面护理的费用在281亿~968亿美元。这些数据只反映了提供给医疗保险受益人的护理，所以受经济条件影响可能会很大。由于人口老龄化和相关慢性疾病（如外周动脉疾病、肥胖、久坐不动的生活方式和糖尿病等）的负担增加，预计成本将持续上升。慢性创面的特征通常表现为3个月内无法实现创面闭合。延迟愈合通常与伤口病因和干扰正常愈合过程的共病条件有关。愈合障碍包括循环和/或代谢损害，以及与衰老相关的生理变化。长期存在的创面会产生额外的健康风险，如感染、疼痛、活动能力下降、社会孤立和心理问题（如抑郁）。创面还可能干扰患者在家庭、职业和社区中的日常角色。

在正常愈合过程中，止血和血管舒张反应在 3 天内完成，然后进入炎症期。炎症使得创面区域为增殖做好准备。根据损伤程度和生物负荷，炎症反应应该在 3 周内消退。然后，根据组织损伤的程度，增殖期应该在 1 ~ 6 周内完成并进入重塑期。其他因素，如放疗引起的损伤，可能会增加伤口闭合所需的时间，但进展应该是明显的。不能从血管反应期进入炎症期，以及不能从炎症期进入增殖期是异常创面愈合的典型情况。如果创面进入了增殖期，只有在极罕见的情况下才会出现重塑期抑制。

慢性炎症会出现反复创伤的迹象，例如，含铁血黄素染色、瘀斑和周围皮肤的硬化 / 纤维化，这些都可以通过视诊和触诊较容易确诊。含铁血黄素染色表现为皮肤呈暗红色至铁锈色变色，通常与静脉功能不全一致。在皮肤色素较深的人群中，含铁血黄素染色可表现为深棕色至紫色。当红细胞破碎分解，留下的血红蛋白成分会导致变色，引起含铁血黄素染色。在慢性伤口床内，可能会看到持续的、潮湿的坏死组织；伤口床的颜色为暗红色至暗灰色；易出血 / 脆弱的肉芽组织；创面边缘和周围皮肤的浸渍。慢性炎症的生理变化特征是不可见的。由于未能消除炎症的病因，促炎化学介质，如基质金属蛋白酶的基因表达增加，而增殖所需化学介质的表达下调。除了炎症持续存在外，巨噬细胞的作用也未能从促进降解转变为支持生长。在坏死降解过程中最初产生的具有炎症作用的细胞因子向具有增殖作用的抗炎细胞因子的转变没有发生，基质金属蛋白酶组织抑制剂也未能减少。表 3-1 描绘了急性创面与慢性创面的生化背景。由于慢性创面降解增加以及纤维化刺激，在急性创面中明显可见的正常生长因子在慢性创面中看不到。图 3-1 显示了发生慢性炎症的创面的照片。除了过度的炎症外，对组织损伤不能产生足够的炎症反应也会减慢愈合速度。缺乏炎症反应主要发生在缺血性疾病中，也可能发生在如癌症化疗、自身免疫性疾病治疗和预防移植排斥的免疫抑制状态下。缺乏炎症的伤口床通常不红，色泽偏粉，创面中可能有干燥的坏死组织。

影响愈合的因素

无法进展至增殖期和完成创面闭合通常可归因于反复的组织损伤、缺血和生物负载升高的级联 / 恶性循环。在出现恶性循环情况下，通常需要进行干预才能制止这种循环。必须找出诱发因素，才能充分确定最合适的干预措施。

反复组织损伤

两种常见伤口的特点是反复组织损伤。压力性损伤是指在缺乏感觉、身体能力或认知状态以缓解压力的情况下，由施加在组织上的过度的、未缓解的被动力引起的。神经性溃疡 / 糖尿病足溃疡是由于在步态周期中对脚部施加重复、过度的剪切力和压力而导致的。步态生物力学改变、足形和顺应性改变、皮肤干燥以及缺乏解决这些问题认识的人，发生这类溃疡的风险很高。此外，未能保护创面或创面管理不善会加剧损伤、缺血和生物负荷的恶性循环。与创面处理不当的相关问题将在本章后面的医源性原因中讨论。静脉高压也可以被认为是一种持续的组织损伤。由于组织不能自我修复，局部缺血加剧了组织的反复损伤，而感染将资源从遭受反复损伤的组织中转移走。

缺血

缺血是指缺乏足够的血流来满足组织的需要，通常表现为缺氧。与健康组织（30 ~ 50 mmHg）相比，慢性创面往往具有较低的经皮氧水平（5 ~ 20 mmHg）。除了循环障碍之外，由于需要补偿其他类型的缺氧、其他系统的损伤导致的营养物输送的缺乏或废物的排除障碍，以及间质液容量的调节丧失，都可能导致血流不足。由于细胞代谢的增加，愈合过程中的组织对氧气的需求量也更大。缺氧的 3 种主要类型包括缺氧性、贫血性和缺血性。低氧性缺氧也被称为低氧血症，是指由于呼吸障碍导致的血液中氧分压降低。贫血是指一定体积的血液携带氧气的能力降低。因此，对于呼吸系统疾病

成分	急性	慢性
中性粒细胞	早期到达并停止活动	持续活动
巨噬细胞	过渡到非炎性状态	持续炎症
炎症	起起伏伏	持续，低水平
细胞因子	低	高
抗炎细胞因子	高	低
生长因子周转	慢	快
基质金属蛋白酶	低	高
基质金属蛋白酶组织抑制剂	正常	低
肉芽组织	增长	慢，断断续续，质量差
纤维化	极轻微或无	多

表 3-1　急性与慢性创面环境对比

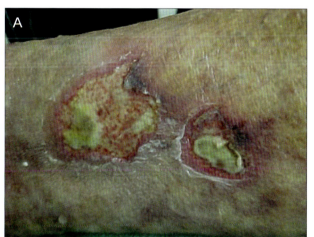

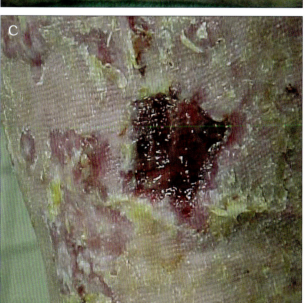

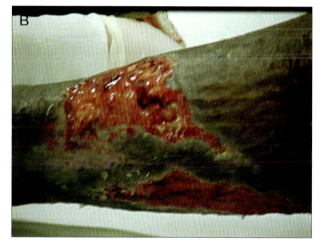

图 3-1　慢性炎症。（A）未清除的坏死组织导致的炎症持续存在。（B）未经治疗的静脉疾病引发的炎症。（C）受静脉疾病影响的皮肤的特写

和贫血，需要更大的血流量来为组织提供氧气。第4种类型的缺氧，即组织毒性，是指负责利用氧气再生三磷酸腺苷的酶中毒，如氰化物中毒，将不再进一步讨论。

在缺氧的情况下，肺泡中的气体交换受阻，导致血液中的氧分压降低。因此，每单位体积血液的氧含量降低，组织需要更多的血流来满足氧气需求。此外，血液中的低氧分压减少了氧气从毛细血管向组织扩散的距离。高压氧的好处之一是增加血液中的氧分压可以驱动氧气从毛细血管更远的地方扩散。贫血性缺氧，或者更简单地说，贫血由于红细胞中血红蛋白的数量或质量的减少，降低了给定氧分压下单位体积血液所能携带的氧气量。低氧血症或贫血的最终结果是单位体积血液的氧含量降低，从而需要更多的血流来输送相同量的氧。

贫血和低氧血症会加剧缺血的影响，而感染会侵占缺血组织的资源。缺血还会改变创面菌群，增加感染的风险，尤其是厌氧菌的感染风险。此外，缺血还抑制了机体对细菌的免疫反应。在炎症阶段，氧气供应对于胶原蛋白合成和多形核白细胞抵抗感染的适当功能至关重要。此外，循环不足会损害碎片和病原体的正常清除过程，使个体容易患慢性感染。

生物负荷升高

生物负荷升高可能导致全身感染，其中细胞因子的释放可能会抑制创面愈合，或者导致局部感染。如前所述，局部感染/生物负荷会侵占创面愈合的资源。这两种情况都会导致中性粒细胞和巨噬细胞无法清除微生物或坏死组织，从而导致炎症反应延长。感染降低了组织的弹性，使缺血和创伤导致进一步的坏死。肝脏和脾脏对感染和消化系统疾病的反应不足，以及其他形式的营养不良可能会导致额外的免疫缺陷。

缓慢愈合的原因

伤口愈合缓慢的原因可以分为影响整个身体的全身原因、影响创面周围环境的局部原因，以及由药物治疗和创面管理方式引起的医源性原因。

全身因素

营养不良可能由多种疾病或状况引起（见第4章）。简言之，食物的选择不当，以及准备、消化、吸收或分配营养物质的能力不足，会使创面不健康和缺乏修复所需的物质。慢性创面患者常见的并发症（如糖尿病、心力衰竭和呼吸系统疾病）与营养不良具有相似的影响。这些疾病剥夺了受伤组织所需的营养物质，包括氧气和葡萄糖。免疫缺陷，包括糖尿病、过度吸烟和饮酒，以及对特定微生物的遗传性反应减弱，增加了前面讨论的生物负荷升高的风险。烧伤和癌症会降低免疫力，衰老、缺乏运动和虚弱也会产生同样的效果，从而形成一种普遍的分解代谢状态。

局部因素

影响局部环境的因素包括外周动脉疾病、神经病变、局部感染/严重定植、慢性或抑制性炎症，以及伤口床水分过多或不足。此外，伤口边缘的变化也可能减缓愈合，因为在全厚和较深的创面中，新的表皮细胞必须从边缘开始生长。起茧、过湿或过干的边缘，以及卷曲的边缘——这种情况被称为表皮脱落——会降低创面再上皮化的能力。

医源性因素

医源性因素包括其他疾病的治疗或不当的创面护理。癌症的治疗，以及放疗会影响伤口愈合所需细胞的再生能力。用于治疗自身免疫性疾病的药物包括皮质类固醇，它们会产生分解代谢作用并损害免疫力。用于关节炎、银屑病和炎症性肠病旧式抗风湿药物和新型的生物药物都会抑制免疫系统的某些方面，导致创面愈合变慢。使用不适当的敷料或不遵守伤口护理建议也会影响患者的愈合能力。

缓慢愈合原因的解决方案

优化创面愈合方案通常需要保持警惕，需符合创面管理的金标准。应该不断管理伤口床，以确保湿度适宜、温度适宜、周围皮肤、边缘和伤口床的质量适宜。随着创面特征的变化，必须持续处理，进行清创和选用合适的敷料，以及使用辅助疗法。为了符合这一原则，必须不断检查选择最适宜的治疗方案。

炎症缺乏

纠正炎症缺乏的方法包括提供保持湿度和温度的敷料，并按适当的时间间隔更换敷料。第 16 章详细介绍了敷料。在护理过程中，可能需要改变敷料的使用间隔和类型。积极清创可以促进缺乏足够炎症反应而不能自行降解坏死组织的创面愈合。如果伤口的动脉供血不足，可能需要转诊至血管外科医师处，以恢复足够的血流，促进创面愈合。图 3-2A、B 展示了炎症反应不足的创面照片。

感染

感染通常被认为是愈合缓慢的原因，当然，解决感染是恢复正常愈合轨迹的重要一步。感染控制是一个简单的目标，但通常又会产生错误，还会导致忽视愈合缓慢的实际原因。更糟糕的是，感染治疗不当是有害的，它可能会伤害创面和患者。患者可能会对抗生素产生严重反应，如过敏性休克和其他免疫反应，某些抗生素还会引起肾脏和听力损伤。使用单一抗生素未能恢复愈合可能导致多种抗生素联用，进而诱发艰难梭菌感染。

感染迹象

在治疗感染恢复愈合之前，应评估创面是否可能感染。缩写 IFEE（硬化、发热、红斑和水肿）可用于检查感染过程。硬化是由水肿和纤维化引起的周围皮肤的硬化。纤维化与慢性创面有关。发热表示伤口的温度升高。红斑延伸到伤口边缘以外很远的地方，无论是由于过度炎症还是蜂窝织炎（感染通过间质空间传播）都是感染的迹象。最后，水肿也是一个指标。尽管 IFEE 本身并不能保证确诊感染，但其他临床表现，特别是黏稠、出血、组织降解和化脓，有助于诊断。术语"易碎性"用于描述在感染创面中观察到的黏稠、出血、组织降解情况的恶化。绿色引流液伴有水果味，提示铜绿假单胞菌感染。

虽然化脓是感染的迹象，但创面管理经验有限的人可能会将溶解的坏死组织的引流液与脓液混淆。脓液由浓稠的、通常是黄色的分泌物组成，含有死亡的细菌和失去活力的中性粒细胞。在自行分解坏死组织（自溶清创）的创面中，黄色引流液通常更清晰、更薄。感染控制在第 5 章中有详细介绍。图 3-3 展示了有感染迹象的伤口照片。

全身感染的症状包括食欲减退、恶心、体温升高、寒战和不适。有时，感染和生物膜存在的唯一

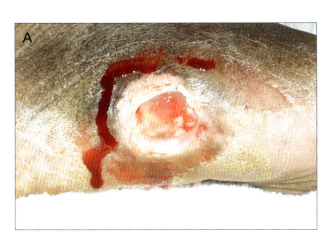
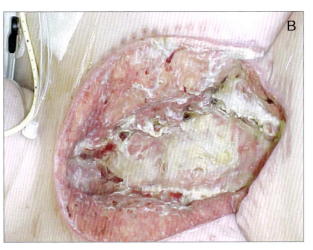

图 3-2 炎症缺乏。（A）存在创面，患者未能启动正常的炎症反应。（B）含有干燥坏死组织创面中的炎症缺乏

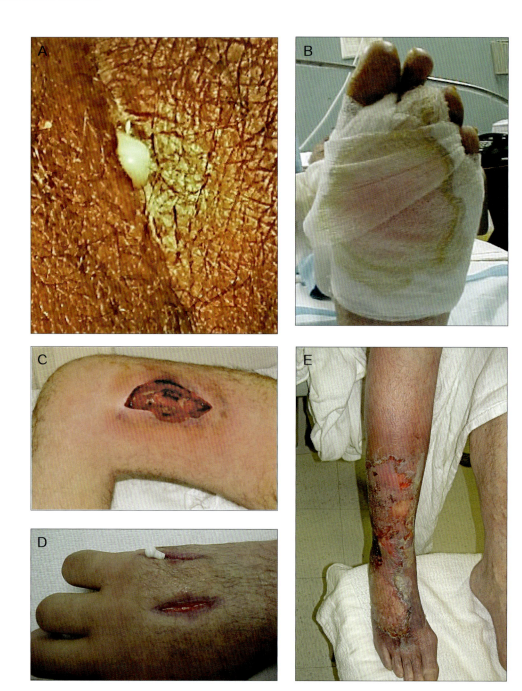

图 3-3　创面感染迹象。(A) 从同一伤口创面流出脓液，如图 3-4D 所示。(B) 创面排出的液体表明存在铜绿假单胞菌。血液和绿色的液体都可以在敷料上看到（带有绿色色调的血清血性分泌物）。(C) 展示了 4 个经典的炎症表现——硬化（硬度）、发热（热度）、水肿和红斑。硬化和发热可以通过触诊检测到。创面的原始宽度是一个用来引流脓肿的刀片宽度。水肿导致了这里显示的缝隙。此外，创面中的黄色黏稠坏死组织、创面和一些边缘上的黑色焦痂，以及周围皮肤中的含铁血黄素都是感染的迹象。这种创面和类似的创面通常伴有快速和突然的肿胀和疼痛，在某些情况下，还会排出脓液。在其他情况下，直到外科切开和引流才会释放脓液。(D) 创面未能及时闭合，且在掌骨骨折固定处持续水肿。由于感染，第四掌骨的钢针被移除。(E) 右腿和脚的典型感染迹象，包括硬化、发热、红斑和水肿。存在组织坏死但没有脓液。通过触诊可以感觉到捻发音，这是由于厌氧菌释放气体导致的坏死性筋膜炎

外在表现是创面无法愈合。此外，创面闭合所需的时间越长，感染的可能性就越大。慢性创面特别容易受到厌氧菌的感染，这些细菌往往在缺氧环境中繁殖。需氧菌和厌氧菌的混合物会增加骨感染或骨髓炎和菌血症的风险，特别是在更深的、全厚的创面中。菌血症是指病原体进入血液并可能传播到其他部位，可能会进一步导致败血症。在败血症期间，细菌战胜了机体的免疫系统，引发系统性炎症反应，可能威胁器官和身体各系统。败血症可能危及生命。

皮下缺损

皮下缺损包括窦道状、隧道/管道状、潜行性和袋状。这些缺损如图 3-4 所示。产生溃疡的机械应力，如卧床不动的人在骨突出部位持续的压力，以及对无感觉足的足底表面的剪切力，会产生潜行性缺损。潜行性缺损可以描述为悬崖状的创面边缘，已经被"向下侵蚀"，在压力施加的方向上，看似完整的皮肤表面下方缺失了一块弧形的组织。例如，骶部压伤上缘的潜行性缺损很常见。

窦道是脓肿的残留物，通常在转诊进行创面管理之前已被切开、引流和冲洗。袋状缺损是一种特殊类型的潜行性皮下缺损，如果不检查创面边缘下方，可能会被遗漏。由于相对缺乏深度，袋状缺损不能像普通的潜行性缺损那样轻易被发现。任何时候，只要创面表现出感染的特点，即使它似乎正在愈合，也必须像图 3-4A、B 中展示的那样探查边缘下方。即使是看似完整的皮肤也可能覆盖着坏死组织，甚至是感染。必须监测受到破坏性压力的完整皮肤下方的褪色情况，以便发现热量、肿胀和液化组织的渗漏。

窦道侵蚀意味着从脓肿或窦道发出的线性组织侵蚀。脓液通常存在于隧道状缺损内，探测隧道需要一定的技巧和耐心，以便找到所有的隧道，因为脓肿可能有不止一个隧道，而且它们可能相互分支。同样的缺陷可以简单地被称为隧道效应。隧道是由能够在皮肤和筋膜之间的最小阻力路径上消化组织的细菌产生的。当到达筋膜的紧密区域时，侵蚀可能通过皮肤发生，并在它们之间产生带有隧道

或窦道的第二个开口。皮下缺陷必须彻底清创，并填充开放，使它们从底部/边缘填充，而不是让它们在空洞上方闭合，并在未来再次感染。异常愈合的结局如图 3-5A、B 所示。

创面边缘

最佳的愈合需要有适宜湿度、保持清洁和健康、具有黏附性、重新上皮化的边缘，以便底部和侧面的填充与迁移的上皮边缘相协调。创面边缘问题包括湿度、胼胝和表皮卷曲。干燥的边缘可能会随着伤口床的干燥而出现，特别是在伴随周围动脉疾病的情况下。如果受伤部位没有足够的水分，可能会出现创面干燥。缺乏水分还会减少生长因子的数量，干燥的伤口床或痂皮可能会对细胞增殖造成机械障碍。干燥的伤口床将难以肉芽化，创面边缘的表皮细胞迁移也将延迟。未能使用适当的敷料保持创面水分，或使用过于吸收的敷料（对于排出的量来说），也可能使创面干燥。通过清创去除旧组织和/或向创面添加水分，可以改善干燥情况。在动脉疾病的病例中，可能需要血管重建手术。干燥创面如图 3-6 所示。

过多的水分会导致周围皮肤的浸渍。这种情况可能发生在长时间浸泡在水中的正常皮肤上。皮肤失去颜色、肿胀，并可能出现裂缝。静脉疾病会产生大量的液体，变得难以管理，并导致浸泡。其他类型的伤口可能会出现过度引流。浸渍通常是敷料选择和更换间隔不当，以及未能解决潜在问题（如静脉高压）或未能充分清创坏死组织和治疗感染的结果。除了创面渗出物外，汗液和/或失禁也会导致伤口部位过多的水分，并引入病原体。浸渍会因上皮再生的损害而导致伤口慢性化。浸渍如图 3-7 所示。

胼胝是皮肤对过度剪切力的正常反应。胼胝在神经病足部的足底表面非常常见。通常，神经病性溃疡的边缘有严重的胼胝形成（图 3-6、图 3-8）。除了减轻足部负重外，还必须用手术刀斜切边缘，清除胼胝。胼胝可能会重新形成，可能需要反复清创，以提供一个干净的边缘来允许上皮再生。

表皮卷曲是创面边缘的卷曲。表皮卷曲在慢性

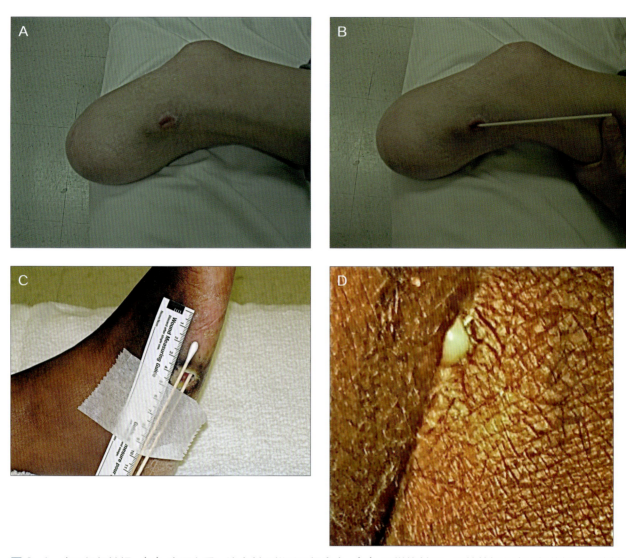

图 3-4   皮下组织缺损。(A) 表面上看，这个创面似乎已经愈合。(B) 同样的创面，用棉签插入由于假体损伤导致创面
        感染产生的 1.5 cm 的窦道。(C) 图 3-2A 所示的同一创面的潜行性缺损。通过对伤口进行仔细触诊和探查，
        发现伤口有 1.8 cm 的潜行性缺损。(D) 一个开口很小（直径 1 mm）的创面的例子，开口周围有 1 mm 长、
        4 mm 深的皮下缺损。在皮下缺损长满肉芽组织之前，该创面一直有脓性分泌物排出。在皮下缺损填充到表面
        之前，须尽力防止创面再次上皮化

创面中经常发生（图 3-9）。当边缘像图 3-9 中那样卷曲时，会发生上皮细胞的接触抑制，并导致迁移缓慢或不迁移。表皮卷曲可以通过用硝酸银棒烧灼边缘（图 3-10）或外科切除边缘来纠正。还应进行底层坏死组织的清创。表皮卷曲也可能伴随着本章后面描述的过度肉芽组织的形成。完整皮肤下的组织损伤可能导致出血。如果没有皮肤溃疡，临床医师无法确定组织是否仍然存活。在这种情况下，必须每天检查受伤区域是否有所谓的波动性，

波动性意味着伤口不稳定。如果该区域保持坚实，温度正常，没有任何引流，应认为它是稳定的，允许其愈合。如果该区域变得松软、温暖，并排出液化或半固体物质，则认为损伤区域不稳定，需要清创。图 3-11 展示了一个皮下血肿的例子。

肉芽组织过度增生

高于正常皮肤轮廓的肉芽组织的形成被称为肉

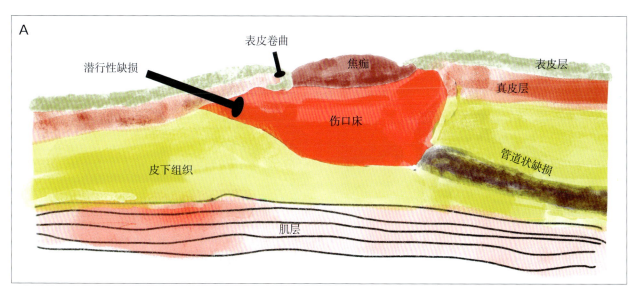

图 3-5 创面愈合的问题。(A) 图中描绘了潜行性缺损、管道状缺损、表皮卷曲和焦痂等现象。(B) 图中标记了一个创面的潜行性缺损、表皮卷曲、红斑和硬化等情况

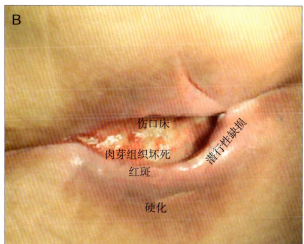

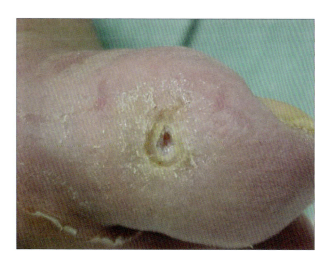

图 3-6 继发于糖尿病神经病变的干燥创面。缺乏水分和胼胝的形成会产生干燥的伤口床，如果不进行干预，创面愈合速度将会很慢

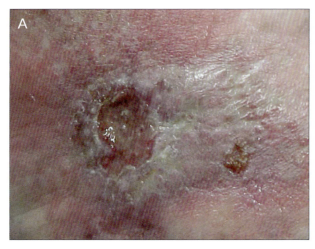 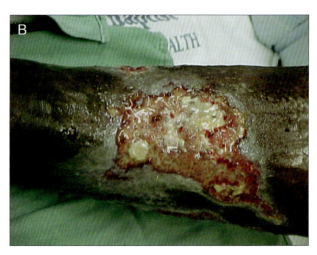

图 3-7 浸渍。（A）过多的分泌物积聚在皮肤上，导致周围皮肤受损，出现肿胀和色素丢失。（B）未经治疗的静脉高压导致大量浆液性分泌物积聚在周围皮肤上。在这个例子中，原本色素较深的皮肤因为受到的水分损害而失去了颜色

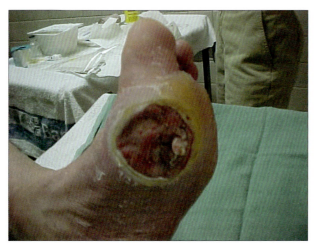 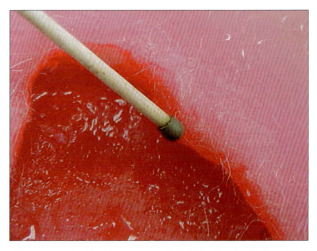

图 3-8 是图 3-6 中同一只脚上的创面，该创面显示出与缓慢愈合相关的多个问题。创面边缘外侧可见表皮卷曲，大部分伤口床周围可见厚胼胝，这表明动脉供血减少，可能存在创面感染

图 3-10 硝酸银棒，可用于灼烧卷起的创面边缘，帮助因表皮卷曲导致愈合缓慢的创面上皮化

芽组织过度增生。在正常情况下，当肉芽组织上升到创面边缘的水平时，肉芽组织会被上皮边缘覆盖；然而，在某些情况下，肉芽组织受到刺激而生长到高于创面边缘，肉芽组织过度增生的潜在原因包括粗暴处理创面边缘，破坏前进的表皮细胞，如旋涡、湿至干敷料和浸渍。表皮卷曲也可能导致肉芽组织过度增生。还需要考虑其他原因，特别是如果肉芽组织具有"真菌样"外观，肉芽的高度变化很大，这提示可能是癌症。如果创面已慢性多年，应怀疑是癌症。图 3-12 是肉芽组织过度增生的一个例子。

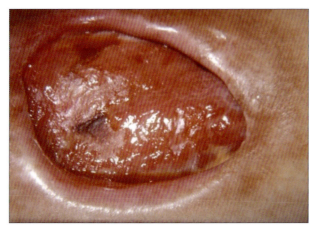

图 3-9 继发于沿着创面整个周边潜行性缺损的严重表皮卷曲

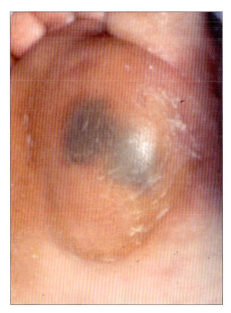

图 3-11 前足皮下血肿。在这种情况下，临床医师无法确定皮下坏死的程度（如果有坏死的话）

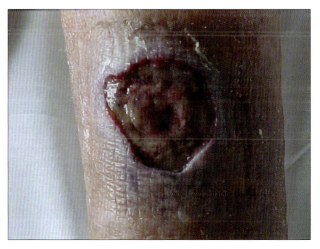

图 3-12 腿部创面的肉芽增生。注意周围皮肤的浸渍和肉芽组织超过了周围皮肤的高度。周围皮肤的损伤或癌症可能是潜在的原因

过度修复

过度修复的形式包括肥厚性瘢痕、瘢痕疙瘩和烧伤瘢痕。对瘢痕管理在第 17 章中有专门的讨论。这些瘢痕的共同点可以用 3 个"R"概括，分别是红色的（Red）、凸起的（Raised）和坚硬的（Rigid），但在其他特征上有所不同，并且是由不同生长因子的过度产生引起的。针对瘢痕疙瘩和烧伤瘢痕的具体解决方案正在研究中。这 3 个名字经常

被互换使用，但它们之间存在特定的差异。

瘢痕疙瘩

这种类型的瘢痕具有遗传性，主要发生在撒哈拉以南非洲血统的人的皮肤上，也有较小的可能出现在亚洲、拉丁美洲或地中海血统的人的皮肤上。胶原蛋白沉积的控制在很大程度上丧失，使得瘢痕远远超出伤口的边缘，如图 3-13 所示。这张照片展示了一个胸骨中部的垂直切口，它的瘢痕已经远远超出了它的起源。与肥厚性瘢痕相比，瘢痕疙瘩更为持久，并且在切除时倾向于再生和扩散。

增生性瘢痕（肥厚性瘢痕）

虽然肥厚性瘢痕是红色的、凸起的和坚硬的，但它们局限于受伤区域，并且随着时间的推移往往会退化。大多数增生性瘢痕最终变得平坦并变成白色。在图 3-14 中可以看到凸起和红色的肥厚性瘢痕，以及退化的肥厚性瘢痕的例子。

烧伤瘢痕

烧伤瘢痕通常被称为瘢痕疙瘩和增生性瘢痕，但它们具有容易区分的特征。烧伤后的增生性瘢痕发生在明显的愈合之后，可能在受伤后长达 2 年发生。皮肤移植和压缩服通常用于减轻瘢痕的程度。皮肤区域的桥接，如嘴巴、鼻子和眼睛，是很常见的。桥接会引起周围皮肤的张力，产生美容和功能问题。多种整形手术可以用来改善美容和恢复更正常的运动。

愈合不良

许多人认为闭合的创面就算愈合。然而，仅仅闭合并不能恢复正常的皮肤功能。"愈合"一词应该用于尽管有瘢痕，但功能已经恢复了的皮肤。皮肤应该恢复原有的厚度和轮廓。在身体的某些部位，机械应力可能会阻止真皮充分再生以恢复皮肤功能。这些区域可能需要移植。浅表肌腱和大骨头

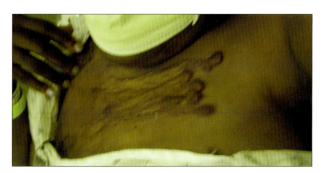

图 3-13　胸部上的瘢痕疙瘩。注意其凸起的表现和瘢痕
疙瘩超出原始胸骨切开术切口的情况

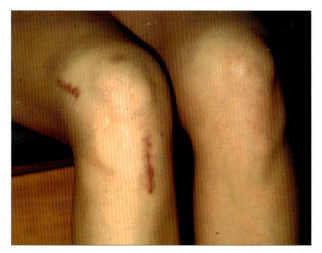

图 3-14　前交叉韧带修复数月后因取出金属固定装置而
产生的增生性瘢痕。注意原手术部位有淡白色
的已消退的增生性瘢痕

突出部分增加了皮肤上的压力，特别容易发生愈合
不良。从小腿远端到足部的过渡，背屈肌腱很大，
这是一个很大的问题（图 3-15）。

神经病变

　　正常愈合需要神经支配。无论是神经损伤还是
神经疾病都会减慢创面愈合。实验表明，去除神经
生长因子或其替代物与创面愈合相关。愈合缓慢在
足底神经病变性溃疡和脊髓损伤患者的压力损伤中
很常见。图 3-16 展示了一个典型的神经病变性溃
疡及其周围的胼胝组织。

家庭疗法

　　有些家庭疗法可能是导致创面不愈合和治疗受

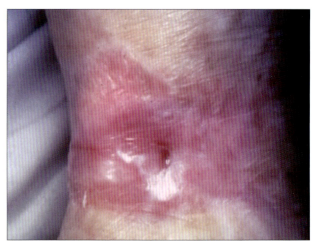

图 3-15　愈合不良。继发于小腿远端 / 足背皮肤下大肌腱
的作用力，皮肤在闭合前未能恢复正常厚度

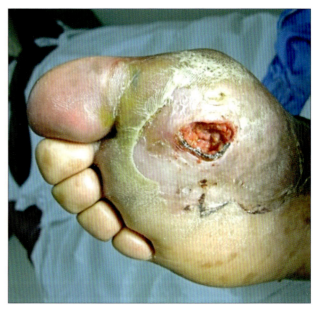

图 3-16　糖尿病引起的神经病性足的外观。注意行走时
足底异常剪切力导致的厚胼胝

挫的主要原因。浸泡双脚并将有神经病变的脚放在
壁炉或其他热源前会损害脚部并减缓愈合。家庭疗
法可能包括用硫酸镁泡澡、生鸡蛋、WD-40（WD-
40 公司）、Windex（SC Johnson）、让狗舔伤口等。
尽管许多动物舔舐创面也会正常愈合，但狗口中的
细菌可能对创面有害。蜂蜜、芦荟、姜黄、大蒜和
过氧化物可能不会造成伤害，但家庭疗法的使用应
与患者讨论并记录。PRID（Hyland's Naturals）和
Boil-Ease（Prestige Consumer Healthcare）等药物可
以在药店买到，患者会用这些药物自行治疗脓肿。
但这被证明可能是无效的，并导致需要充分干预的

严重脓肿。

总结

创面愈合异常有多种原因，需要干预以防止创面迁延不愈或将慢性创面恢复到正常的愈合轨迹上。慢性创面具有特定的生化特征，如基质金属蛋白酶的上调，这会损害愈合。由重复的组织损伤、缺血和生物负荷等3个因素组成的级联或恶性循环通常是导致愈合不良的原因。打破这个恶性循环对于恢复愈合轨迹至关重要。应识别全身性、局部性和医源性因素。应尽可能消除或减轻这些因素。对免疫系统抑制类药物的需求使愈合变得复杂。癌症和癌症化疗和放疗也可能成为问题。糟糕的创面管理实践，如过度创伤、未能保持湿润的伤口床，以及皮肤上水分过多，必须得到纠正。皮下缺陷可以隐藏感染，必须加以解决。本章还讨论了祛除胖胀和表皮卷曲的问题。

问题

1. 异常愈合是如何定义的？
2. 哪个更应该引起关注——创面的大小还是它的愈合轨迹？
3. 对于大多数被推荐到物理治疗的异常愈合创面，是什么导致的？
4. 慢性炎症的迹象是什么？
5. 缺乏炎症的迹象是什么？
6. 创面愈合缓慢的最常见原因是什么？
7. 创面愈合缓慢的最常见的医源性原因是什么？
8. 慢性炎症的典型原因是什么？
9. 对理疗师来说，最简单的缓解慢性炎症的方法是什么？
10. 理疗师可以做些什么来解决缺乏炎症反应的问题？
11. 大多数外行人和许多医疗保健提供者认为什么会导致所有缓慢愈合的情况？
12. 如果我们将所有创面都当作感染创面来治疗，会发生什么？
13. 对于感染的创面，IFEE 首字母缩写词的元素是什么？

14. 除了 IFEE 首字母缩写词之外，哪些额外方面可能表明感染？
15. 具体指示假单胞菌感染的迹象是什么？
16. 当高度怀疑感染但无法在伤口床中看到脓液时，理疗师应该做什么？
17. 如果创面确定受到感染或高度可疑，应使用哪种类型的敷料？
18. 定义以下皮下缺陷：
    a. 窦道
    b. 隧道 / 管道
    c. 潜行性
    d. 袋状
19. 为什么探索皮下缺损很重要？
20. 什么是皮下血肿？它意味着什么？
21. 在皮下血肿的情况下，我们必须做什么？
22. 如何管理不适当的湿度？
23. 胖胀是好的还是坏的？为什么？如何纠正它？
24. 什么是表皮卷曲？它是由什么引起的？为什么我们要关心它？
25. 如何管理表皮卷曲？
26. 什么导致过度肉芽组织生长？遇到这种情况时主要担心什么？
27. 区分3种过度修复的类型。
    a. 瘢痕疙瘩
    b. 增生性瘢痕
    c. 烧伤瘢痕

参考文献

[1] Mulholland FJ, Dunne N, McCarthy HO. MicroRNA as therapeutic targets for chronic wound healing. Mol Ther Nucleic Acids. 2017;8:46–55.

参考书目

[1] Alison WE, Phillips LG, Linares HA, et al. The effect of denervation on soft–tissue infection pathophysiology. Plast Reconstr Surg. 1992;90(6):1031–1035.

[2] Bayat A, Bock O, Mrowietz U, Ollier WE, Ferguson MW. Genetic susceptibility to keloid disease and hypertrophic scarring: transforming growth factor beta1 common

polymorphisms and plasma levels. Plast Reconstr Surg. 2003;111(2):535–543.

[3] Bohn GA, Schultz GS, Liden BA, et al. Proactive and early aggressive wound management: a shift in strategy developed by a consensus panel examining the current science, prevention, and management of acute and chronic wounds. Wounds. 2017;29(11):S37–S42.

[4] Cohen PR. The lunula. J Am Acad Dermatol. 1996;34(6):943–953.

[5] Fleckman P. Anatomy and physiology of the nail. Dermatol Clin. 1985;3(3):373–381.

[6] Himel HN. Wound healing: focus on the chronic wound. Wounds. 1995;7 Suppl A(5):70A–77A.

[7] Hui P–S, Pu LL, Kucukceleki A, et al. The effect of denervation on leukocyte function in soft tissue infection. Surgery. 1999;126(5):933–938.

[8] Ladwig GP, Robson MC, Liu R, Kuhn MA, Muir DF, Schultz GS. Ratios of activated matrix metalloproteinase–9 to tissue inhibitor of matrix metalloproteinase–1 in wound fluids are inversely correlated with healing of pressure ulcers. Wound Repair Regen. 2002;10(1):26–37.

[9] Matsuda H, Koyama H, Sato H, et al. Role of nerve growth factor in cutaneous wound healing: accelerating effects in normal and healing–impaired diabetic mice. J Exp Med. 1998;187(3):297–306.

[10] McCarthy DJ. Anatomic considerations of the human nail. Clin Podiatr Med Surg. 1995;12(2):163–181.

[11] McCauley RL, Chopra V, Li YY, Herndon DN, Robson MC. Altered cytokine production in black patients with keloids. J Clin Immunol. 1992;12(4):300–308.

[12] Polo M, Ko F, Busiollo F, Cruise CW, Krizek TJ, Robson MC. Cytokine production in patients with hypertrophic burn scars. J Burn Care Rehabil. 1997;18(6):477–482.

[13] Robson MC. Wound infection. A failure of wound healing caused by an imbalance of bacteria. Surg Clin North Am. 1997;77(3):637–650.

[14] Robson MC, Mannari, RJ, Smith PD, Payne WG. Maintenance of wound bacterial balance. Am J Surg. 1999;178(5):399–402.

[15] Sheehan P, Jones P, Caselli A, Giurini JM, Veves A. Percent change in wound area of diabetic foot ulcers over a 4–week period is a robust predictor of complete healing in a 12–week prospective trial. Diabetes Care. 2003;26(6):1879–1882.

[16] Souza BR, Cardoso JF, Amadeu TP, Desmouli è re A, Costa AMA. Sympathetic denervation accelerates wound contraction but delays reepithelialization in rats. Wound Repair Regen. 2005;13(5):498–505.

[17] Trengove NJ, Stacey MC, MacAuley S, et al. Analysis of the acute and chronic wound environments: the role of proteases and their inhibitors. Wound Repair Regen. 1999;7(6):442–452.

[18] Wang J, Jiao H, Stewart TL, Shankowsky HA, Scott PG, Tredget EE. Improvement in postburn hypertrophic scar after treatment with IFN–alpha2b is associated with decreased fibrocytes. J Interferon Cytokine Res. 2007;27(11):921–930.

[19] Winter GD, Scales JT. Effect of air drying and dressings on the surface of a wound. Nature. 1963;197:91–92.

[20] Yang L, Scott PG, Dodd C, et al. Identification of fibrocytes in postburn hypertrophic scar. Wound Repair Regen. 2005;13(4):398–404.

[21] Yang L, Scott PG, Giuffre J, Shankowsky HA, Ghahary A, Tredget EE. Peripheral blood fibrocytes from burn patients: identification and quantification of fibrocytes in adherent cells cultured from peripheral blood mononuclear cells. Lab Invest. 2002;82(9):1183–1192.

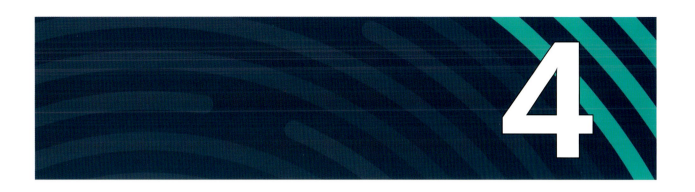

营养、药物和物质使用

目　标

- 说明热量和蛋白质在创面修复中的作用。
- 列出营养不良的临床表现。
- 对比非必需氨基酸、必需氨基酸和条件性非必需氨基酸。
- 说明白蛋白的重要性。
- 说明氮平衡在创面修复中的作用。
- 探讨以下微量营养素的作用：铜、铁、维生素 C 和水。
- 说明评估营养状态的方法。
- 探讨改善营养的措施。
- 探讨以下常见药物对创面修复的影响：抗生素药物、糖皮质激素、癌症化疗药物、抗凝血剂、抗血小板药物和合成代谢类固醇。

创面修复需要足够的营养，同时热量的消耗和蛋白质使用都大幅度增加，而营养不良可能增加皮肤损伤和修复延迟的风险。另外，营养不足也会增加创面恶化的风险，尤其是压疮。营养不良这一术语既包括了过量的热量摄入，也包括了食物及必需营养素摄入不足。因此，尽管肥胖或超重的人热量摄入过多，但也可能由于大量缺乏必要营养素而导致营养不良。慢性创面的患者中，热量需求可能增加50%，同时蛋白质摄入需求可能增加250%。创面上的引流可能导致体液、蛋白质和其他营养素流失。静脉溃疡、烧伤和特大面积创伤往往会有更多的引流，所以需要对体液和营养素的损失进行更有力的监测。

正确的组织修复需要适当的热量、蛋白质、维生素和矿物质，这对于老年人或患有并发症的人的伤口尤为重要。营养不良可以发生在选择食物和循环系统运送营养素的任何一个节点上，因此食物准备、食用、消化和消化系统吸收也是营养吸收的重要部分。

营养素

营养素包括蛋白质——作为氨基酸的来源；碳水化合物——作为能量的来源；脂肪——作为能量和脂溶性维生素（维生素 A、D、E 和 K）的来源；水溶性维生素 B 和维生素 C；矿物质，包括铜、铁和锌；水。

热量

从食物中获取能量的量历来以热量（Calories）为单位。1 Calories 是指将 1 g 的水的温度提高 1℃所需的能量。这个单位相对于从食物中获取的能量非常少，所以现在用千卡（kcal）代替，可用大写 C 来表示 kcal（将 1 kg 的水的温度提高 1℃所需的能量）。因此，营养相关信息可以用 Calories 或 kcal 表示。无论能量来源如何，都需要通过摄取食物中的化学键来重新生成三磷酸腺苷。热量可以从碳水化合物、蛋白质和脂肪中获得，其中脂肪是最高效的热量来源。其他代谢产物，如酮体和乳酸也可以作为热量的来源被重新利用。

蛋白质

蛋白质是组成人体结构的关键组成部分，尤其是无脂肪部分。蛋白质被用来产生许多化学信号，作为免疫系统的组成部分，并且使水在血管内的静水压力下仍能保持在血管内，即血浆蛋白，同时蛋白质也能作为一种能量来源。蛋白质缺乏的后果贯穿于修复全程的 4 个阶段。在凝血期和炎症期，血小板、多核中性粒细胞和巨噬细胞的生成和正常功能都需要蛋白质。由于免疫功能障碍，营养不良患者的感染概率增加。在修复期，蛋白质摄入不足会阻碍新血管的形成，以及干扰细胞外基质中的胶原蛋白和糖蛋白的合成，伤口的收缩也会受影响。

蛋白质是由氨基酸形成的链条。这些氨基酸可通过消化系统从蛋白质中获取的，为细胞提供了从血液中直接摄取氨基酸组成必要蛋白质的机会。

氨基酸由氮原子、碳原子、氢原子和氧原子组成。氮原子以氨（NH_3）的形式从蛋白质中移除，并提供给可以通过氧化代谢过程来产生能量的分子。氨被转化成毒性较小的尿素，主要通过尿液从体内排出。严重的肝障碍，如肝硬化，引起氨水平升高进而导致肝性脑病。

在肾脏疾病中，蛋白质营养是复杂的。肾病综合征患者的蛋白从尿液中丢失，可能需要额外的补充。肾功能不全或肾衰竭的患者可能需要限制蛋白质的食用作为治疗方案的一部分。这些患者可能需要咨询营养师，以确保获得足够的必需氨基酸，同时不会损害肾脏。

非必需氨基酸和必需氨基酸

氨基酸可以分成非必需氨基酸和必需氨基酸两类。非必需氨基酸可以通过其他氨基酸转化合成，而必需氨基酸不能通过非必需氨基酸来转化合成。肉类是必需氨基酸的来源，不食用肉类的饮食必须进行调整或补充，以提供所有必需氨基酸。

在所有的 20 个氨基酸中，有 9 种必需氨基酸必须从食物中获得——异亮氨酸、亮氨酸、赖氨酸、苏氨酸、色氨酸、甲硫氨酸、组氨酸、缬氨酸和苯丙氨酸。如果有某种氨基酸无法摄入（如苯丙酮尿症中的苯丙氨酸），其他氨基酸（此例中则对应酪氨酸）就会变成必需氨基酸。有 6 种氨基酸是非必需氨基酸，可以由其他氨基酸转化合成——丙氨酸、天冬氨酸、谷氨酸、丝氨酸、硒代半胱氨酸和天冬酰胺。新生儿不能合成组氨酸和精氨酸，必须摄入这些氨基酸。在应激状态下，一些非必需氨基酸也可能成为必需氨基酸，这些氨基酸包括缬氨酸、半胱氨酸、谷氨酰胺、甘氨酸、脯氨酸和酪氨酸。

精氨酸是脯氨酸的前体，脯氨酸是胶原蛋白的主要成分。精氨酸是血管功能所必需的一氧化氮合成的前体，还能增加胰岛素样生长因子的释放，促进正氮平衡，并作为多胺的前体，而缺少多胺会减少创面修复所需的细胞迁移。

谷氨酰胺是最丰富的氨基酸。它是快速增殖的细胞的能量来源，包括成纤维细胞、淋巴细胞、上皮细胞和巨噬细胞。脓毒症、创伤、大手术和烧伤后血清谷氨酰胺浓度降低。处于应激状态（如严重烧伤）的患者通过高谷氨酰胺饮食预后可能更好。补充谷氨酰胺可以增加创面强度，改善氮平衡，提高免疫反应。

微量元素

微量元素是由蛋白质和热量以外的成分组成，包括维生素、矿物质和水。

维生素

最初，维生素被定义为健康所需的脂溶性因子（维生素 A）和水溶性因子（维生素 B）。在发现了其他的水溶性维生素之后，这个术语也随之改变。B 族维生素可以用 B 加下标或者原本的学名表示，如维生素 B_{12} 也叫氰基钴胺。后来发现的维生素遵循从字母 C 到 E 的命名顺序，然后直接跳到维生素 K。历史上，其实从 A 到 K 的字母都被用来命名过维生素，但是 F、G、H、I 和 J 被取消了，这些物质的实际性质被知晓后，发现其并不属于维生素。字母 K 也代表凝固，在德语中首字母为 K。除了 B 族维生素外，水溶性维生素还包括维生素 C。过量的水溶性维生素可以从尿液中排出，无法长时间储存。相比之下，脂溶性维生素可以存储在脂肪中，其在血液中的浓度下降后便能被释放出来。脂溶性维生素分别是维生素 A、D、E 和 K。脂肪消化不良的人群需要注意补充这些维生素，尤其是囊性纤维化的患者。

维生素 A（也叫视黄醇）储存在肝脏中，可以由植物中的胡萝卜素和动物体内的视黄醇酯合成。维 A 酸（维生素 A 的活性代谢物）与人体内受体结合后可以影响一些基因表达。维生素 A 作为一种调节表皮发育的形态发生素，对未出生的婴儿是有害的。孕妇必须避免接触高剂量的维生素 A 及其类似物〔如 Retin-A（一种商用维 A 酸），用于治疗痤疮等皮肤疾病〕。维生素 A 抑制角质形成细胞的成熟，过量的维生素 A 会导致皮肤变薄和干燥，而缺乏维生素 A 会导致皮肤过度角化和皮肤腺体的化生。维生素 A 及其类似物通过抑制皮脂腺产生油脂来治疗痤疮。缺乏维生素 A 已被证明会延迟创面修复，并增加对感染的易感性，这可能因为免疫系统需要维生素 A。

B 族维生素是能量代谢和 DNA 合成所必需的。缺乏烟酸（维生素 B_3 的一种形式）会导致糙皮病，其特征是在阳光下的皮肤角化过度暴发并损伤其他器官。缺乏维生素 B_6（吡哆醇）或者必需脂肪酸会导致皮肤鱼鳞化。核黄素（维生素 B_2 的一种形式）和硫胺素（即维生素 B_1）都是胶原蛋白合成所必需的，但目前还未发现这些维生素缺乏和创面修复之间的关系。

维生素 C 对胶原蛋白的合成至关重要。维生素 C 缺乏（坏血病）会导致结缔组织的抗拉强度降低，减缓创面修复，但不能完全阻止创面最终愈合。维生素 C 缺乏也会导致更高的感染风险。在发展较好的地区中，维生素 C 缺乏是罕见的，而且摄入超治疗剂量的维生素 C 尚未被证实可以促进急性或者慢性创面的愈合。

维生素 D 和钙的代谢有关。皮肤接触到阳光后，其中的维生素 D 将会被转化为活性形式。维生素 D 缺乏可能是由于缺少阳光照射，包括使用高防晒系数的防晒霜，那些肤色较深的人也有维生素 D 缺乏的风险。

维生素 E 被认为有抗氧化特性，并被认为对由阳光或者其他因素造成的皮肤损伤具有保护作用。它常作为添加剂用于非处方类皮肤产品中，并宣称具有改善皮肤屏障的功效。然而，维生素 E 也被证明会抑制创面修复，可能是由于干扰了胶原蛋白的合成，而且维生素 E 也未被证明对创面修复至关重要。

维生素 K 参与血液中几种凝血因子〔凝血因子 Ⅱ（凝血酶原）、Ⅶ、Ⅱ、Ⅸ、Ⅹ，以及蛋白 C、蛋白 S 和蛋白 Z〕活性形式的产生。维生素 K 缺乏会增加凝血时间，并导致创伤性大出血。华法林（香豆素）是一种用于干扰维生素 K 循环的药物，导致维生素 K 耗尽，从而降低过度凝血的风险。该药物用于有心肌梗死和有卒中风险的患者，以及其他可能过度激活凝血的情况，如心脏瓣膜置换术和心房颤动。使用华法林或其他抗凝药物的患者在清创术期间可能会过度出血，因此追溯既往史时必须明确患者是否有服用抗凝药物、维生素 K 或者其他可能导致大出血的情况。

矿物质

健康的皮肤需要几种微量的矿物质。虽然铜、锰和铁元素似乎是组织再生所必需的，但是除了铁作为血红蛋白的成分外，其余元素和创面修复没有直接关系。硒是酶系统（谷胱甘肽）的一部分，它可以减少自由基造成的氧化损伤。锌是许多金属酶系统的一部分，尤其是 DNA 和 RNA 聚合酶。缺锌会导致皮炎和愈合缓慢。然而，补充锌不能帮助那些没有明显锌缺乏症的患者创面修复，过量的锌反而会减缓愈合速度，并对免疫功能和铜代谢产生有害影响。Unna 靴直接应用于静脉功能不全性溃疡已被证明会减缓创面愈合，这可能是因为 Unna 的材料中含有氧化锌。铜对胶原蛋白、弹性蛋白和黑色素的产生也至关重要。铜存在于合成胶原蛋白、弹性蛋白和角蛋白交联的酶中。硒、铜和锌的补充可能对重度烧伤患者十分重要，因为它们在抗氧化机制中具有关键作用。

水

虽然水不常被认为是一种营养物质，但足够的水合作用对正常的创面愈合是必要的。水占了体重的很大一部分，这取决于去脂肪后的体重。水约占人体重量的 2/3，这个数字在低体脂人群中更高，可能接近 75%，在肥胖人群中，水占体重的百分比可能大大低于 60%。饮水量一般推荐是 30 mL/（d·kg 体重）。一般来说，是鼓励摄入水的，因为过量的水可以通过尿液排出，而不会对患者造成伤害，但脱水会导致严重的电解质紊乱。虽然过度饮水的情况极少见，但过度饮水可能会导致水中毒，最严重的后果是脑水肿。因为完整的皮肤是防止水分流失的屏障，所以大面积开放性创面，特别是烧伤，患者可能需要补充更多的液体。创面大量引流、呕吐、腹泻和使用专用病床会导致创面液体蒸发，将需要增加补液量。然而，不应鼓励所有患者喝水，比如对患有充血性心力衰竭、肺水肿或因其他疾病不能大量饮水的患者，应该仔细监控摄入量和排出量。这种情况下，应该向所有的患者及其家属明确饮水限制，以确保遵守医嘱。

营养不良

无法满足膳食需求的人可能被诊断为营养不良或者被判断具有营养不良的风险。营养筛查用于确定被调查者是否有营养不良的风险，如有风险则需要进行进一步的检测，以确定是否存在营养不良，以及采取何种干预措施来降低风险或者治疗营养不良。

膳食的需求可分为 3 类：消耗热量的等量能量，用于再生必要的酶和其他结构的蛋白质，以及新陈代谢所必需的辅助因子，特别是维生素和微量矿物质。皮肤的营养需要通过真皮的健康血管供应，这为真皮乳头层提供了丰富的营养物质。通过真皮乳头层的血液为代谢活跃的基底层提供营养，在那里表皮产生新的细胞。营养物质从真皮乳头层扩散到基底层，以支持其代谢需求。此外，这些神经丛还参与了温度调节。然而，由于其代谢率低，相对于无细胞的网状真皮，其血液供应非常低。

多数患者或受伤个体往往营养不足，医院中患者的营养不良率估计为 30%~55%。营养摄入量减少、膳食蛋白质摄入量较低、饮食能力降低，以及近期体重减轻已被证明是压力损伤发展的独立预测因素。此外，这些因素很可能在许多个体中同时发生。即使是接受营养支持的患者，也可能出现医源性营养不良。长期接受全肠外营养的患者将缺失无法通过肠外营养途径补充的营养。营养不良是压疮和创面修复的主要危险因素。

在正常饮食的成年人中，低白蛋白血症通常是由手术或疾病等急性损伤造成的。蛋白质营养不良可能发病迅速，而且难以预测。可能是由于缺乏常规食物、消化系统疾病或者缺乏营养元素，总之任何人都不可能在饮食中做到面面俱到。

根据流行病学数据，在美国大约 16% 的社区老年人可能会经历营养不良。住院或居住在医疗机构的老年人中营养不良率甚至更高（分别是 35%~65% 和 30%~60%）。随着人们年龄的增长，营养不良的原因包括感官下降所致的味觉和食欲下降，以及身体障碍，如无牙症（牙齿脱落）、干口症（口干）、咀嚼困难和吞咽困难。有行动障碍的老年人也可能在购买食物和准备食物方面有困难。退休或意外失业的人群有时会导致收入有限，而缺乏经济来源可能难以获得健康食品。其他需要考虑的问题包括抑郁和社会孤立，这可能会降低自理的动力。

用于评估营养状态的方法

营养状态历来是通过结合人体测量学和生化数据来评估的。在过去几年中，这种评估的准确性受到了质疑，并提出了较新的评价方法。营养与饮食学学会 / 美国肠外与肠内营养学会（The Academy of Nutrition and Dietetics/American Society for Parenteral and Enteral Nutrition）提出了诊断营养不良的新标准。一些患者的特征是已知的营养不良或营养不良的危险因素，这些因素列在表 4-1 中。

表 4-2 描述了 3 种类型的营养不良。第一种是无炎症单纯慢性饥饿，发生在厌食症中。第二种类型是慢性疾病，它会引起轻度到中度的持续炎症。第二种类型营养不良发生在以分解代谢细胞因子为特征的疾病中，这些疾病包括类风湿关节炎、骨关节炎和一些会产生恶病质的癌症。在类风湿性关节炎和几种类型的癌症中，骨骼肌减少症（去脂肪和水，体重减少）和体重下降都会发生。骨关节炎是肌少型肥胖的一个例子，患者肌肉的质量下降同时脂肪的质量增加。第三种类型的营养不良是伴有明显炎症反应的急性疾病或创伤。常见于重症感染、烧伤和创伤。虽然第三种类型可能经常是

创面管理中的问题，但许多有创面的患者可能属于第二类，有时也属于第一类。对于已经处于分解代谢状态的患者，处理有全身感染的大压疮需要大量的营养支持。

评估营养的最新方法是基于表 4-1 中的要素，其中具体包括 6 个临床特征：能量摄入、体重减轻、体脂、肌肉质量、积液和握力。与其所需的相关能量摄入（体型、活动水平、疾病 / 创伤）将在本章后面特别讨论。根据能量摄入提出的营养不良标准见表 4-3。

表 4-3 中也提供了减肥标准。请注意，减肥的百分比标准是在几周和几个月内的几个不同的时间框架中给出的。一般来说，我们对非自主减肥很关注。然而，自主减肥也可能是营养不良的风险，这取决于如何减肥。目前并不需要对身体脂肪或肌肉质量进行具体的测量，而是利用我们对脂肪的正态分布进行判断。特别提到了眶周脂肪、肱三头肌和肋骨部位的体积减小，因为这些都会对患者的外观产生明显的变化。同样，颞部肌肉，附着在锁骨、肩胛骨和膝盖上的肌肉的萎缩，导致骨突出变得明显，以至于肌肉损失变得更加显著。

由于白蛋白的丢失而导致的积液会导致条件性水肿。根据患者是可行走还是卧床不起，水肿的分布也会有所不同。在医院病床上保持"福勒体位"［将患者上半身抬高至 30°～45° 的角度，同时保持头部和颈部的支持。这种体位有助于减少肺部和心脏的血液回流，从而降低心脏的工作负担并提高患者的舒适度。这个名称来自美国护士伊丽莎白·福

表 4-1 营养不良的危险因素

- 患者、家庭或护理人员营养摄入不良的报告
- 体重小于理想体重的 80%（见理想体重部分的计算）
- 在过去 6 个月内下降超过正常体重的 10%
- 酒精使用障碍
- 高龄
- 认知状态受损
- 脑吸收不良综合征
- 肾衰竭或肾病综合征
- 严重创面引流
- 多发性创伤
- 水肿不是由于充血性心力衰竭或静脉疾病

表 4-2 营养不良类型由营养和饮食学学会 / 美国肠外与肠内营养学会建议

类型	特征
社会或环境下的营养不良（与饥饿相关的营养不良）	因经济或社会原因单纯饥饿或厌食症
慢性疾病中的营养不良	器官衰竭、肌少型肥胖（骨关节炎）、恶病质（癌症、类风湿关节炎）
急性疾病或创伤中的营养不良	重度感染、烧伤、创伤、脑损伤

数据来源：White 等，2012.

表4-3　营养不良的评价标准由营养和饮食学学会/美国肠外与肠内营养学会建议

特征	轻度急性疾病/损伤	重度急性疾病/损伤	中度慢性疾病	重度慢性疾病	中度饥饿	重度饥饿
能量摄入	<75%，超过7天	≤50%，超过5天	<75%，等于或超过1个月	<75%，等于或超过1个月	<75%，等于或超过3个月	≤50%，等于或超过1个月
体重丢失	1周内1%～2%； 1个月内5%； 3个月内7.5%	1周内>2%； 1个月内>5%； 3个月内>7.5%	1个月内5%； 3个月内7.5%； 6个月内10%； 1年内20%	1个月内>5%； 3个月内>7.5%； 6个月内>10%； 1年内>20%	1个月内5%； 3个月内7.5%； 6个月内10%； 1年内20%	1个月内>5%； 3个月内>7.5%； 6个月内>10%； 1年内>20%
体脂丢失	眼眶、三头肌、肋骨	眼眶、三头肌、肋骨	眼眶、三头肌、肋骨	眼眶、三头肌、肋骨	眼眶、三头肌、肋骨	眼眶、三头肌、肋骨
肌肉丢失	在太阳穴、锁骨、手等处的消瘦	在太阳穴、锁骨、手等处的消瘦	在太阳穴、锁骨、手等处的消瘦	在太阳穴、锁骨、手等处的消瘦	在太阳穴、锁骨、手等处的消瘦	在太阳穴、锁骨、手等处的消瘦
积液	广泛性或条件性四肢、阴囊/外阴、腹部的水肿	广泛性或条件性四肢、阴囊/外阴、腹部的水肿	广泛性或条件性四肢、阴囊/外阴、腹部的水肿	广泛性或条件性四肢、阴囊/外阴、腹部的水肿	广泛性或条件性四肢、阴囊/外阴、腹部的水肿	广泛性或条件性四肢、阴囊/外阴、腹部的水肿
力量减少握力	N/A	明显减少	N/A	明显减少	N/A	明显减少

数据来源：White 等，2012.

勒（Elizabeth Fowler），她于 1891 年描述了这种体位。]的人的条件性水肿可表现为阴囊或外阴水肿。腹腔积液也可能发生，特别是与肝病有关。临床医师还必须意识到，腹腔积液可以掩盖体重的损失。如果只使用常规的体重检查来评估营养状况，倘若同时出现肌肉萎缩、身体脂肪减少和腹腔积液等，可能会导致体重变化不引起注意。

与已公布的标准相比，除了减少握力外，没有给出具体的指南。握力确实与肌肉质量的损失相关，但需要了解一个人的原始握力情况。一个相对苗条的人或一个在评估前相当强壮的人可能会扭曲这单一测试的结果，因此，需要从一个整体上了解更大的营养状况。营养与饮食学学会/美国肠外与肠内营养学会指南要求至少两个营养不良的指标才能满足诊断。

人体测量学

人体测量评估方法通常使用身体测量方法，如身高和体重等。根据标准数据，人们可以估计患者体重是否对应其身高。理想体重（IBW）通常是用来作为比较的基础。将患者的体重与标准数据进行比较，以确定 IBW 的百分比。一个营养不良的人的体重可能低于 100% 的 IBW，但一个超重的人可能营养不良，即使有足够的热量摄入但也可能处于分解代谢状态。

理想体重

IBW 可以有几种计算方法。一组常用的方程式如下：对于男性来说，前 5 ft 为 106 lb，5 ft 以上每英寸增加 6 lb（5 ft 为 106 lb+ 每英寸 6 lb）。对于女性来说，前 5 ft 为 100 lb，5 ft 以上每英寸增加 5 lb（5 ft 为 100 lb+ 每英寸 5 lb）。根据身体类型进行调整，小体型减去 10%，大体型增加 10%。例如，一个 6 ft 1 in 的男人的 IBW 是 106+6×13=184 lb，而一个 5 ft 3 in 的女人的 IBW 是 100+5×3=115 lb（注：1 ft=0.305 m，1 in=0.025 m，1 lb=0.454 kg）。计算 IBW 的百分比提供了一个营养不良或营养过剩的风险指数。由于肥胖、2 型糖尿病和动脉粥样硬化之间的关系，营养过剩也是一个重要的危险因素。IBW

百分比是通过将当前体重（CBW）除以 IBW 来计算的，如下：百分比 IBW=CBW/IBW×100%。正常的 IBW 为 90%～110%。80%～90% 的值表示体重过轻，79% 或更少被认为是营养不良。

其他人体测量的因素包括身体质量指数（BMI）、腰围和臀重比。BMI 是以千克为单位的质量除以身高的平方，以米为单位 [BMI= 质量（kg）/ 身高（m）^{2}]。要转换为磅和英寸，请将磅数乘以 703，再除以以英寸为单位的高度的平方 [（180×703/742）=23]。BMI 的值为 19～25 被认为是健康的，25～30 被认为是超重，30～40 被认为是肥胖，＞40 被认为是临床上显著的肥胖（病态肥胖）。减肥手术指南将胃分流术限制在 BMI＞50 或＞40 但体重与难治性高血压等疾病的发病率显著相关的患者。BMI＜19 被认为是体重过轻。虽然 BMI 可能会给肌肉重量大的人产生不准确的结果，但对一般人群来说是一种快速可靠的方法。男性腰围＞40 in，女性腰围＞35 in 是代谢综合征和心血管疾病的危险因素，女性＞43.5 in，男性＞47 in 是非常高的风险。腰臀比是脂肪在体内沉积的位置的一个指标。高腰臀比（男性＞0.95，女性＞0.86）代表代谢综合征，患心血管疾病的风险更大，即梨形身材。虽然通常鼓励肥胖患者减肥以改善整体健康，但不推荐让有严重创伤的患者减肥。胃肠搭桥手术将在第 19 章中进一步讨论。

生物化学

一些实验室检测历来被用于评估营养需求是否得到了充分的满足。有 3 种检测与蛋白质直接相关：白蛋白、转甲状腺素 / 前白蛋白和氮平衡。其他用于评估营养的检测包括血液相关检测，如血细胞比容、血红蛋白浓度和白细胞计数。

氮平衡

在正常情况下，以蛋白质的形式进入体内的氮量等于以尿素的形式通过尿液排出的氮量。一个正氮平衡表明含氮化合物在体内积累，这将会随着去脂肪重量的增加而发生。如果一个人没有摄入足够的热量，除了从饮食中摄入的蛋白质之外，体内已有的蛋白质可以分解成氨基酸和脱氨酸以再生三磷酸腺苷，这就导致尿液中的氮排泄比氮摄入更大。

就像存钱一样，正氮平衡意味着患者正在以蛋白质的形式积累氮，如增肌。当患者必须消耗蛋白质来满足能量需求时，尿液中排出的氮比摄入蛋白质进入身体的氮还要多，此时患者的氮平衡为负氮平衡。理想情况下，创面修复过程中的蛋白质摄入应该会导致正氮平衡。

白蛋白和转甲状腺素蛋白（前白蛋白）

白蛋白长期以来一直被认为是评估蛋白质营养不良的金标准。白蛋白的正常值为 3.5 ~ 5.0 g/dL。中度消耗值为 3.2 ~ 3.5 g/dL，严重低白蛋白血症定义为 < 2.8 g/dL。最近的证据表明，白蛋白不是一个良好的营养状况预测因子。相反，白蛋白、转甲状腺素和肝脏产生的其他蛋白质的消耗表明有系统性炎症。在系统性炎症过程中，炎症的化学介质限制了肝脏对蛋白质的产生。人血白蛋白与血红蛋白和红细胞计数呈正相关，与系统性炎症的指标 C- 反应蛋白（CRP）呈负相关，但与热量摄入不相关。更多的白蛋白确实可以作为一个更快修复速度的预测因子。在治疗期间，随着创面状况的改善，白蛋白值升高，CRP 值下降。恶化的创面会出现白蛋白下降和 CRP 升高。白蛋白水平下降的情况下，我们仍然可以利用这一指标来评估和解决个体的营养需求。白蛋白下降表明存在炎症、分解代谢状态，并提示需要营养补充，但需要治疗潜在的炎症来恢复由肝脏产生的蛋白质。

白蛋白的评估对于慢性创面患者尤其重要，因为白蛋白和其他血浆蛋白有可能在创面渗出物中丢失。低白蛋白的问题因其对体液分布的影响而更加复杂。白蛋白的丢失会导致水肿，进而导致营养物质通过组织间隙的扩散而减少。然而，在急性蛋白质营养不良中，白蛋白可能还没有下降，也不表明摄入量不足。白蛋白的半衰期为 20 天，而且体内存有大量的白蛋白，因此在检测到白蛋白下降之前，营养不良也可能会发生。

对于短期蛋白质摄入量的指标，可以检测转甲状腺素蛋白。这种蛋白质在血液中运输甲状腺素和视黄醇。它的曾用名叫前白蛋白，但这个词具有误导性，其实它与白蛋白无关。前白蛋白这个名称具有更多的历史意义，因为它在凝胶电泳中出现在白蛋白之前出现。蛋白质轻度、中度和重度消耗分别定义为转甲状腺素蛋白 < 17 g/dL、< 12 g/dL 和 < 7 g/dL。在急性蛋白质营养不良中，由于半衰期较短，转甲状腺素蛋白的下降会发生在白蛋白下降之前。此外，血红蛋白、血细胞比容和血细胞计数也可作为营养状况的指标。

计算营养需求

总热量和蛋白质摄入量都需要计算，以满足患者的营养需求。如果有条件，应该由有执照的临床营养师进行彻底的评估。一个简单的指导方针是提供 30 ~ 35 kcal/kg 体重来维持 CBW，而 40 ~ 45 kcal/ 体重可进一步促进合成代谢。为了更精确地确定营养需求，经常使用 Harris-Benedict 方程。基础能量消耗（BEE）的方程如下：BEE（kcal）= 66+［13.7 × 体重（kg）］+［5 × 身高（cm）］－［6.8 × 年龄（单位年）］。对于女性，方程为 BEE（kcal）= 665+［9.6 × 体重（kg）］+［1.8 × 身高（cm）］－［4.7 × 年龄（单位年）］。为了计算每日总支出，必须考虑到患者的活动度（活动因子）和损伤的严重程度（损伤因子）。BEE 调整为每日总支出 BEE × AF × IF，AF 即活动因子，范围从 1.2（卧床休息）~ 2.0（非常活跃），IF 为损伤因子，范围从 1.2（小手术）~ 2.5（极度热损伤）。使用 2.54 cm/in 和 2.2 lb/kg，以下例子：① 160 lb 男性，73 in 高，40 岁，低活动：30 ~ 35 kcal/kg × 160 lb/2.2（kg·lb）=2182 ~ 2545 kcal/d，或使用 Harris-Benedict 公式 =（66+996.4+927.1－272）× 1.5（AF）= 2576 kcal/d。② 125 lb 女性，63 in 高，38 岁，高活动：30 ~ 35 kcal/kg × 120 lb/2.2（kg·lb）= 1636 ~ 1909 kcal/d 或使用 Harris-Benedict 公式 =（665+523.6+288.0－178.6）× 2（AF）= 2596 kcal/d。

所需的蛋白质摄入量计算为 0.8 ~ 2.0 g/kg，这种摄入量的有效性可以通过计算氮平衡来监测。

评估饮食并不仅仅是营养不良患者的需要，任何受伤的患者都会有更多的营养需求。虽然减肥是保持整体健康的一个重要的长期目标，但有创面的人不应该进行减肥饮食，除非他们不再有创面进展或创面愈合缓慢的风险。因此，调整饮食以促进减肥不应该是创面愈合期间的目标。肥胖患者需要积极的氮平衡、足够的热量和微量元素来促进创面愈合。可用于营养筛查的工具包括营养不良普遍筛查工具（MUST）（https://www.bapen.org.uk/pdfs/must/must_full.pdf）供社区使用；营养风险筛查（NRS-2002）（https://www.mdcalc.com/nutrition-risk-screening-2002-nrs-2002）供医院进行营养风险筛查；居家简易营养评估（MNA）（https://www.mna-elderly.com/sites/default/files/2021-10/mna-mini-english.pdf）为社区居民，特别是老年人；居家自助-MNA（https://www.mna-elderly.com/sites/default/files/2021-10/Self-MNA-English-Imperial.pdf），可以由患者或护理人员执行。

干预措施

根据热量和蛋白质的需求、营养不良的程度，以及任何会影响营养吸收的疾病，有以下几种选择：一个有执照的营养师应该是评估和营养干预建议的首选。最保守的方法是处理食物的选择与准备问题。虽然从表面上看，这似乎很简单，但文化、个人偏好、经济能力和其他资源都会影响人们获取、储存和准备食物的能力。有食物禁忌的患者可以选择"211"，即可以通过拨打电话2-1-1或通过互联网访问www.211.org网站。患者也可以到当地的食品银行，一个可定位食品银行的网站是www.feedingamerica.org/find-your-local-foodbank.

饮食干预

临床医师根据几个因素，特别是摄入足够的热量和蛋白质的能力来控制患者饮食需要。对一些患者来说，最没有侵入性的饮食干预是通过增加营养密集的食物的摄入量，如奶酪、坚果、花生酱、鸡蛋、冰淇淋和奶昔来增加食物的摄入量。进一步则是使用商用补剂，如Sustacal（Mead Johnson）和Ensure（Ross Product）。更极端和更具有侵入性的干预措施包括肠内营养和肠外营养。

有助于创面愈合的特定成分的配方已经被开发出来。一种L-精氨酸、维生素、糖、蛋白质和矿物质的配方用于额外补充精氨酸（Nestle Health Science）。含亮氨酸、异亮氨酸和缬氨酸的支链氨基酸配方，这些都是不可或缺的氨基酸，已用于烧伤、创伤和脓毒症。羟基甲基丁酸酯，简称HMB，是亮氨酸的产物，已被用于促进伤口愈合，特别是烧伤。

喂养

肠内营养是指人工将营养物质输送到胃肠道，通常利用一个泵和一条管道放入胃肠道。对于短期喂养，可以将一根胃管通过鼻子进入胃（鼻胃管）。长期喂养需要通过手术放置一根管子，或通过皮肤进入胃或进入空肠。放入的胃管被称为PEG（经皮内镜胃造口）管。通过手术将J管放入空肠，为不能摄入足够食物的人提供营养。饲管的放置将由几个因素决定，包括患者的耐受性。例如，如果患者不能忍受鼻胃管，就可以将胃管放入十二指肠。

将营养物质绕过胃肠道直接送进血液的喂养方式被称为肠外营养。由于营养物质溶解在水中，如果液体是等渗的，提供足够的营养会导致液体过载。在肠外营养中，营养物质是高度集中的，这会将液体变成高渗液体，会损害外周静脉。因此，肠外营养必须通过中心静脉线直接进入右心房，在那里，液体可以立即被整个心排出量稀释。肠外营养的另一个问题是提供脂溶性营养物质和脂质。在短期内，由于脂肪和脂溶性维生素储存于脂肪组织中，水溶性营养素的供应可以是充足的。如果有需要，可以提供一个短期的喂养解决方案，使用5%的葡萄糖（D5W）溶液。在较长的一段时间内，还需要提供脂质和脂溶性维生素。

药物治疗

一般来说，药物通过改变生理过程来提供治疗效果。在某些情况下，其影响仅限于异常细胞和细菌，但很多时候，对健康细胞和创面愈合必然会有不利影响，因此我们必须权衡利弊。目前有许多药物可以延迟创面和组织的修复。

抗炎药

许多疾病都可以用抗炎药物治疗。这些药物可以是从用于预防第二次心肌梗死的阿司匹林，以及用于治疗类风湿性关节炎、牛皮癣、溃疡性结肠炎或克罗恩病等自身免疫性疾病的肿瘤坏死因子等大量消除免疫系统成分的药物。接受过器官移植的患者可能正在服用多种抑制免疫系统的药物。减少炎症会干扰细菌破坏和清除受伤区域的碎片，使个体更容易受到感染。

常见的抗炎药物包括阿司匹林和非甾体类抗炎药物。通常用于缓解疼痛的非甾体抗炎药包括布洛芬、萘普生和选择性环氧合酶 –2 抑制剂［如塞来昔布（西乐葆）］。环氧合酶 –2 抑制剂通过抑制前列腺素 E2 的合成来发挥作用。通常，前列腺素 E2 有助于启动愈合级联反应。

皮质甾类药物

除了抗炎作用外，糖皮质激素还具有促分解代谢作用，可以分解蛋白质结构，降低免疫反应。糖皮质激素可用于治疗多种疾病，特别是自身免疫性疾病和预防移植排斥反应。泼尼松是治疗自身免疫性疾病的常用皮质类固醇，它常被用于治疗肺部和风湿病方面的疾病。全身性糖皮质激素也可以抑制成纤维细胞的活性。这可能导致肉芽组织的形成延迟或不足，以及减少创面收缩。愈合创面中胶原蛋白含量的降低也会增加再损伤的风险，如伤口裂开。此外，长期使用全身性类固醇可能会干扰免疫反应，增加慢性感染的风险。

改善病情的抗风湿药

用于治疗类风湿关节炎、牛皮癣、强直性脊柱炎和系统性红斑狼疮等疾病的其他免疫抑制剂和改善病情的抗风湿药物包括霉酚酸盐（Cellcept）、硫唑嘌呤（Imuran）和环孢素（Neoral）。能够阻断肿瘤坏死因子和各种白细胞介素作用的新药继续被开发出来，用于自身免疫性疾病，但也增加感染的风险。

癌症化疗

许多癌症化疗药物对快速繁殖的细胞起主要作用。虽然化疗的目的是减缓肿瘤部位的细胞分裂速度，但不幸的是，这些药物也会导致损伤组织内的细胞分裂减慢。有丝分裂率的降低可导致成纤维细胞的减少，胶原合成的减少，损害细胞外基质和新血管的形成。化疗也经常导致免疫抑制，增加慢性感染的风险。比如氨甲蝶呤就是一种能减少细胞分裂和免疫反应的化疗药物。除了癌症之外，这种药物还被用于治疗自身免疫性疾病。由于化疗对创面愈合和感染易感性的不良影响，肿瘤医师和传染病医师必须联合会诊，以治疗癌症的同时不过度增加脓毒症的发生风险。

抗凝药物

患者服用抗凝药物可能有几个原因。对有肺栓塞或复发性凝血障碍和房颤病史的患者，临床医师应该意识到他们需要使用这类药物。当患者服用这些药物时，医师应该意识到可能增加组织创伤出血，包括进行清创和更换敷料。血液在创面内积聚，造成血肿，也会增加感染的风险。患者可能正在服用华法林、低分子量肝素，或如果仍是住院患者的话，则可能是未分离肝素或其中一种新型口服抗凝血药。常见的新型口服抗凝血药物包括利伐沙班（Xarelto）、阿哌沙班（Eliquis）和达比加群（Pradaxa）。此外，阿司匹林作为一种非甾体抗炎药，其对创面修复存在潜在的负面作用，这是因为抑制炎症反应的药物会导致愈合的延迟。

抗血小板药物

在某些情况下，使用抗血小板药物代替抗凝药物。有卒中或心肌梗死病史的患者很可能会服用这些药物。这些药物通过减少血小板相互信号传导以降低聚集和释放血小板源性生长因子的可能性来发挥作用。

合成代谢类固醇

氧雄龙是一种合成代谢类固醇，用于抵消长期使用皮质类固醇的影响和烧伤后的恢复。与其他合成代谢类固醇相比，它具有更大的合成代谢比、雄激素作用和更少的肝毒性。

可能是阻碍创面愈合的行为因素

使用酒精

除了获得完整的药物清单外，康复专业人员还必须检查患者和客户是否有增加延迟愈合风险的行为因素。在急性创面中，受伤时的中毒与创面感染的相关性更高。酒精干扰促炎细胞因子的调节和免疫细胞的正常功能，如中性粒细胞和巨噬细胞的调节。它还能抑制血管生成、胶原蛋白的产生、细胞外基质的形成和生长因子的释放。这些成纤维细胞功能的损伤也阻碍了在增殖阶段角质形成细胞的迁移。此外，成纤维细胞功能障碍和基质金属蛋白酶产生的增加降低了创面愈合时的抗拉强度，并增加了伤口裂开的风险。损伤部位或损伤部位附近的缺氧也可能是一个问题，因为循环系统的损害在慢性酗酒的人群中更为普遍。减少或戒断慢性饮酒可以通过减少氧化应激来改善皮肤健康。也可以改善其他类型的组织修复，包括骨骼和肌肉。

使用烟草

吸烟是另一个干扰创面愈合和组织修复的行为因素。烟草使用的长期影响已被广泛承认，心血管和肺部疾病发病率的增加对创面闭合有负面影响。然而，也必须考虑到烟草使用的急性影响。虽然剂量很重要，但由于尼古丁和其他有害的副产品，烟草会阻碍组织修复。尼古丁是一种强大的血管收缩剂，它刺激肾上腺素的释放，导致组织灌注减少。创面部位的循环减少会导致氧含量的减少，从而损害正常的炎症反应，增加感染的风险。低氧张力促进了细菌的定植。此外，吸烟还与免疫反应受损有关，因为淋巴细胞的迁移受到抑制，导致创面部位的多核中性粒细胞和巨噬细胞减少。缺乏足够的血流量也会导致血小板源性生长因子和转化生长因子水平降低。尼古丁还会干扰纤维蛋白溶解，从而增加血液黏度，使烟草使用者容易发生异常的血栓形成。使用香烟和其他可燃形式烟草也会导致血液中一氧化碳浓度增加，从而破坏氧气与血红蛋白结合的能力。烟草烟雾的另一个副产品是氰化氢，它会损害细胞的氧代谢。在增殖阶段，吸烟会损害成纤维细胞的功能，从而减少血管生成，阻碍细胞外基质的形成，并减缓再上皮化。它还可能损害肌成纤维细胞的功能，减缓吸烟者创面收缩的速度。幸运的是，在创面愈合方面，戒烟的好处几乎会立即生效。在 60 min 内，戒烟可以恢复正常水平的皮肤血流和氧合水平。这是因为尼古丁和一氧化碳的半衰期都相对较短（分别为 1~4 h）。戒烟两周后，多核中性粒细胞数量增加，血小板自发聚集或异常凝块形成的可能性降低。尽管这些因素都能改善局部创面愈合，但应鼓励患者和客户在创面闭合后仍保持戒烟，这样也能限制与烟草使用相关的长期健康风险。

总结

创面愈合需要足够的营养来产生新的组织来填补和闭合缺口，同时考虑热量和蛋白质。营养不良的定义已经发生了变化，它更强调临床特征，而不是依赖于化学指标。我们用体重的变化，脂肪和肌肉损失的视觉变化，以及水肿来进行定义营养不良。计算出热量和蛋白质需求的相关摄入量仍然是决定营养的一个重要方面。干预措施有从改变饮食到补剂再到肠内外营养。损害创面愈合并可能增加感染风险的药物包括抗炎药、糖皮质激素、癌症化疗药物、抗凝药物和抗血小板药物。

问题

1. 关于创面愈合的两个基本营养要素是什么？
2. 摄入热量对创面愈合的重要性是什么？
3. 蛋白质消耗在创面愈合过程中的重要性是什么？
4. 非必需氨基酸和必需氨基酸的区别是什么？
5. 哪些氨基酸经常需要补充？
6. 白蛋白和前白蛋白在蛋白质营养不良方面有什么区别？

7. 正、负氮平衡的区别是什么？

8. 铜在创面愈合过程中的作用是什么？

9. 铁在创面愈合过程中的作用是什么？

10. 维生素 C 在创面愈合过程中的作用是什么？

11. 胰腺功能不全（如囊性纤维化）如何影响营养？

12. 胰腺功能不全需要补充哪些维生素？

13. 为什么水合作用对创面愈合特别重要？

14. 是什么疾病使水合作用的问题复杂化了？

15. 用什么公式来确定足够的热量摄入量？

16. 为什么需要活动和损伤因子？

17. 抗炎药物对愈合有什么影响？

18. 不同种类的癌症化疗对创面愈合有什么影响？

参考文献

[1] Beitz JM. Pharmacologic impact (aka "Breaking Bad") of medications on wound healing and wound development: a literature-based overview. *Ostomy Wound Manage.* 2017;63(3):18–35.

[2] Berger MM, Baines M, Raffoul W, et al. Trace element supplementation after major burns modulates antioxidant status and clinical course by way of increased tissue trace element concentrations. *Am J Clin Nutr.* 2007;85(5):1293–1300.

[3] Boyce ST, Supp AP, Swope VB, Warden GD. Vitamin C regulates keratinocyte viability, epidermal barrier, and basement membrane in vitro, and reduces wound contraction after grafting of cultured skin substitutes. *J Invest Dermatol.* 2002;118(4):565–572.

[4] Collins N, Friedrich L. Multivitamin supplements—magic bullet or waste of money? *Ostomy Wound Manage.* 2010;56(5):18–24.

[5] Collins N, Friedrich L. Nutrition 411: changing the malnutrition paradigm. *Ostomy Wound Manage.* 2013;59(2):18–22.

[6] Fraser C. The identification of barriers to pressure ulcer healing. *Wound Care Canada.* 2010;8(2):20–25.

[7] Heintschel M, Heuberger R. The potential role of zinc supplementation on pressure injury healing in older adults: a review of the literature. *Wounds.* 2017;29(2):56–61.

[8] Molnar JA, Underdown MJ, Clark WA. Nutrition and chronic wounds. *Adv Wound Care (New Rochelle).* 2014;3(11):663–681.

[9] Shils ME, Olson JA, Shike M, Ross AC. *Modern Nutrition in Health and Disease.* Williams & Wilkins; 1999.

[10] Sugino H, Hashimoto I, Tanaka Y, Ishida S, Abe Y, Nakanishi H. Relation between the serum albumin level and nutrition supply in patients with pressure ulcers: retrospective study in an acute care setting. *J Med Invest.* 2014;61(1–2):15–21.

[11] Thomas DR. Specific nutritional factors in wound healing. *Adv Wound Care.* 1997;10(4):40–43.

[12] White JV, Guenter P, Jensen G, Malone A, Schofield M; Academy of Nutrition and Dietetics Malnutrition Work Group; A.S.P.E.N. Malnutrition Task Force; A.S.P.E.N. Board of Directors. Consensus statement of the Academy of Nutrition and Dietetics/American Society for Parenteral and Enteral Nutrition: characteristics recommended for the identification and documentation of adult malnutrition (undernutrition). *J Acad Nutr Diet.* 2012;112(5):730–738. doi:10.1016/j.jand.2012.03.012.

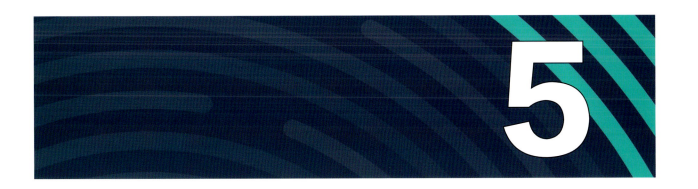

感染控制

目 标

- 讨论为何感染控制在伤口管理中至关重要。
- 描述伤口的常见微生物学特征。
- 列出感染的风险因素，以及如何减轻它们。
- 讨论活检和培养在感染控制中的应用。
- 确定何时适用无菌和清洁技术。
- 讨论乳胶过敏对感染控制的影响。
- 描述感染控制中使用的治疗和实践控制措施。

感染控制是伤口管理中至关重要的一个方面。感染是慢性伤口延迟愈合的最常见原因。许多患者会因感染性伤口（包括手术部位感染和皮肤脓肿）而被转诊至伤口管理科室。此外，开放性伤口或皮肤上的任何破口都为感染提供了机会。正如在第 3 章中所讨论的那样，很多时候，感染是慢性伤口愈合缓慢的原因之一。在炎症阶段，由于机体无法控制入侵的病原体，导致免疫应答受损，从而增加感染的风险。若机体缺乏适当的免疫应答反应，伤口内残存的微生物就会释放内毒素，导致机体内促炎细胞因子浓度升高。通过加剧和延长炎症，伤口感染会导致伤口延迟愈合。多形核白细胞的持续活动也会释放自由基和蛋白酶，导致组织损伤。无论是急性感染还是慢性感染，如果细菌进入血液并引发全身感染或败血症，都可能危及生命。

因此，详细评估、及时识别和早期治疗至关重要。局部感染的症状包括伤口渗出或液体分泌增加，伤口渗出物的颜色和稠度发生变化（即脓液或脓性引流液）、肉芽组织脆弱且易出血、局部发红发热，以及触诊疼痛。全身感染症状包括食欲减退、恶心、体温升高、寒战和乏力。有时，感染存在的唯一外在表现就是伤口无法愈合。对于老年人和其他具有感染风险的患者（如患代谢性疾病、长期使用类固醇药物、长期接受抗生素治疗、血液循环不良和免疫功能受损的患者），需要进行细致的监测。此外，伤口愈合所需时间越长，感染的机会就越大；慢性伤口尤其容易受到缺氧细菌的感染，这些细菌往往在缺氧的环境中大量繁殖。然而，如果未感染的伤口被误诊并接受了感染性治疗，或者治疗并不符合实际致病菌，也会导致伤口愈合速度减慢。本章将探讨与感染相关的各种状态，以及减少感染风险和增加发现感染原因可能性的方法。

微生物的来源

微生物可能来自环境，也可能来自患者本身。体液、粪便、呼吸、伤口渗出液和环境中的孢子都是常见的传染源。可分类为内源性微生物和外源性微生物。

内源性微生物

内源性微生物被认为是常驻菌群，在正常情况下不会致病。但是，随着宿主免疫力的改变、环境条件的变化和其他微生物的干扰，这些微生物可能会成为致病菌。最重要的是，皮肤、呼吸道、泌尿生殖道或消化道的破损可能会导致感染发生。此外，患者的常驻菌群可能也对其他人具有致病性，而此患者可能是一个无症状的携带者。

防止内源性微生物感染的措施包括手术前使用碘酒或酒精等抗菌剂进行皮肤准备、冲洗开放性伤口、防止粪便污染，以及使用局部或全身抗生素药物。患者手术前需要剪发，但不能剃发。剃发有可能会划伤皮肤，使细菌进入受损皮肤。

外源性微生物

外源性微生物可以通过环境、其他人或其他生物进入患者体内。患者房间中的物品被其他人触摸或因咳嗽而被污染，或者使用之前已经被其他患者使用过的医疗设备，都很容易传播外源性微生物。预防外源性微生物引起感染的方法包括对侵入性器械进行消毒、对与患者接触的物品和物品表面进行消毒、保持手部卫生，以及使用个人防护设备（PPE）。

与微生物存在相关的术语

有几种术语用于描述微生物的存在与感染之间的连续状态。这些术语仍在不断演变。最近的讨论主要集中在细菌大量定植和局部感染这两个术语的使用上。在本章中，这两个术语可以互换使用。

污染

在感染控制方面，污染是指无意中接触可能具有传染性的物质。由于皮肤表面通常存在细菌，因此所有开放性伤口都会被认为受到了污染。对于健康人来说，一旦细菌进入伤口，白细胞就会发挥作用来抵抗入侵的细菌。但是，如果宿主的免疫系统出现问题或其免疫力被病原体压垮，就会发生伤口感染。在讨论到感染控制时，污染指的是违反感染控制规程，允许携带细菌或真菌的体表、液体或气溶胶接触伤口。尽管无菌技术无法保证微生物不会接触到开放性伤口，但还是要利用感染控制规程来尽量减少任何接触。

定植

定植是指微生物与宿主之间没有相互作用的情况下出现的一种状态。因此，患者体表（包括开放性伤口）长期存在的微生物就是定植的特征。任何慢性伤口表面都有微生物定植。在维持平衡的状态下，没有一种细菌或真菌占据主导地位，整个微生物种群的数量很少，不会对组织造成损害，组织也有足够的能力使伤口愈合。但是，如果细菌增殖不受控制，伤口感染就会持续发展，直至细菌大量定植，达到引起局部感染所需的细菌量。

细菌大量定植或局部感染

细菌大量定植或局部感染是指细菌或真菌的密度过高，导致伤口愈合缓慢或停止。局部感染可被视为一个临界点，从这个临界点开始，若伤口环境改善则会促进伤口愈合，但若伤口环境恶化则会诱发组织损伤、炎症和（临床上明显的）感染现象（稍后描述）。临界点的概念如图 5-1 所示。保留坏死组织或使用不当的抗生素会使伤口向感染方向发展，引流伤口渗液、及时清除坏死组织和使用适当的抗生素则会使伤口向愈合方向发展。

慢性感染通常涉及多种不同种类的微生物。是否发生感染既取决于伤口内细菌的总量，也取决于细菌的个体毒性和协同毒性。宿主的总体健康状况也必须考虑在内，因为并发症或多重感染会导致宿主免疫反应不那么有效。慢性伤口中最常见导致感染的病原体包括葡萄球菌、肠球菌、假单胞菌、变形杆菌和拟杆菌。

感染

感染可定义为微生物在宿主身上繁衍生息，通常以牺牲宿主的健康为代价，是一种可以导致局部坏死的状态。

培养

细菌培养是一种从体表获取并培养微生物的技术，目的是确定微生物的数量和特性。也可从环境中、患者口鼻内或其他部位进行微生物的获取和培养。伤口培养包括从伤口床内的裂口进行取样。取样时要使用取样器，取样器是一根长棍，带有吸水尖端，通常由海藻酸钠制成。在培养皿中的培养基上移动取样器，并根据推测，给予可能存在的微生物适当的处理。让微生物生长，根据生长情况估计取样表面的微生物数量。此外，还可以在培养基内放置抗生素，以确定微生物对抗生素的敏感性，从而指导治疗。因此，我们可以通过定量培养和定性培养来估算微生物的数量。

定量培养的要点是确定微生物的数量是否达到了每克 100 000 个微生物的感染临界值。然而，毒性更强的微生物，如 β - 溶血性链球菌，可在每克 10 000 个微生物的条件下引起感染。

拭子培养

这种类型的培养采样是通过将采样管在伤口表面进行锯齿状移动以达到 10 个点位（图 5-2A）来完成。这种技术的原理是尽可能多地对表面进行采样。一般在清洁伤口床使用这种技术，并且应避开皮肤、焦痂和脓液处。这种情况下，一般只有表面被采样。然而，采样真正的目标的是伤口组织内的细菌，这不是常规方法所能采样到的。常用的采样管如图 5-2B 所示。

拭子培养出现的问题包括不能鉴定细菌种类和菌群鉴定错误。未能鉴定引起感染的细菌可能导致抗菌治疗不足。在很多情况下，在培养结果出来之前就会开始使用抗生素。广谱抗生素可能能够控制

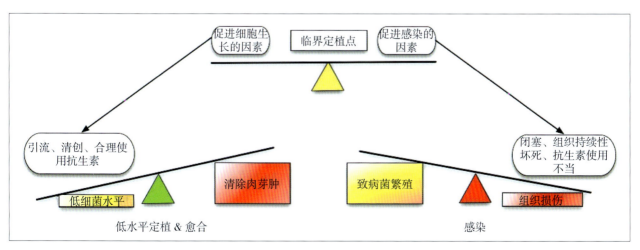

图 5-1 确定定植、细菌大量定植和感染的伤口床细胞与细菌之间的关系。该图说明了一个临界点的原理，即在有利于肉芽组织形成的条件下细菌也会生长，而在有利于细菌生长的条件下伤口处细胞易发生感染。在接近临界点时细菌大量定植。由于伤口处细胞和细菌相互争夺生长资源，肉芽无法迅速形成

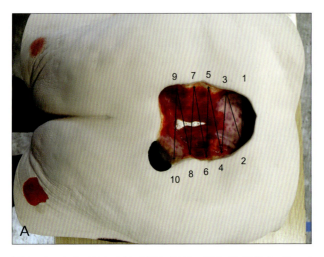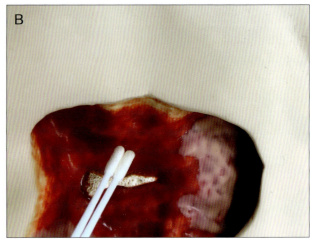

图 5-2 （A）使用 Z 技术进行培养。（B）使用莱文（Levine）技术进行培养

感染，但使用广谱抗生素会增加耐药性的风险。

　　菌群鉴定错误的原因可能是拭子采样到的菌群来自焦痂、痂皮、脓液或完整皮肤。使用错误的抗生素治疗不仅不能有效地治疗感染，还可能延缓伤口愈合过程。杀死错误的菌群可能会削弱对真正致病菌群的竞争性抑制，从而使感染情况更加恶化。此外，这种问题还可能导致本应是无害的细菌变得致病，增加感染的风险。

莱文采样法

　　另外一种替代方法是莱文采样法，这种技术更有可能收集组织内细菌。这一技术通过选定最具代表性的区域来实施采样。采样管被推入伤口床并在一个 $1\ cm^2$ 的区域内旋转采样。

其他技术

　　其他获取培养样本的选择包括进行组织活检和使用注射器从伤口床深处抽取渗液。这些培养方法通常是医师专用的。

感染的征兆

　　明显感染指的是感染现象非常明显或在临床上很容易被观察到。这些现象包括炎症范围远远超出伤口边缘、有恶臭气味、脓液渗出等，这些是确定感染的明确特征。此外，受过专业训练的临床医师会将伤口床的损伤视为感染的迹象。脆弱、易出血且易碎的新生组织被称为肉芽组织（图 5-3）。肉芽组织的红色逐渐加深，逐渐变为"暗红色"，是感染的迹象。之后，皮下组织进一步脱落，以及对治疗缺乏反应，也是感染的迹象。此外，临床医师还应考虑到对治疗缺乏反应可能仅仅是治疗错误的迹象，因此需要寻找其他确定感染的指标。只有当伴随着恶臭和脓液的组织周围出现硬结、红斑，范围远远超过伤口边缘，明显水肿，以及组织温度显著升高时，才能将这些特征与伤口的缓慢愈合结合起来，从而诊断为感染。这一组特征的缩写为 IFEE（硬结、发热、红斑和水肿）。

　　根据对急诊室患者进行的一系列研究发现，每克细菌数量超过 100 000 个的定量培养通常表明感染已经发生，而每克细菌数量低于 10 000 个的培养往往表示没有感染。然而，一些细菌，如 β 溶血性链球菌，即引起链球菌性咽喉炎的致病菌，会在较低浓度下产生感染。在每克细菌数量一致时引起感染发生的可能性称为毒力。感染、毒力和数量之间的关系还受宿主免疫系统的影响。这些术语之间的关系通常用方程式来表示：感染 = 剂量 × 毒力 / 宿主抵抗力。β 溶血性链球菌的毒力大于其他常见细菌。当伤口感染时，移植物无法存活，急性伤口无法愈合，最终转变成慢性伤口。关于确认感染并确定导致感染的因素相关内容将在后续章节中进行讨论。

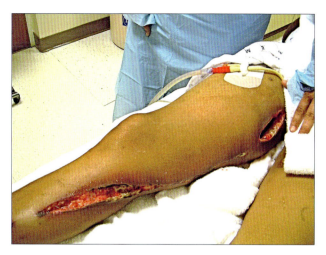

图5-3　伤口感染所特有的肉芽组织

与感染控制相关的术语

保持所有进入体内物品的清洁是预防污染和感染的关键。我们将在以下各节中定义与物品和体表的清洁程度相关的术语。

无菌 / 灭菌

无菌物品或无菌区域内没有任何活性微生物，包括孢子。用于处理急性伤口的所有物品都应该是无菌的。经过灭菌处理的物品需要在表面标记以指示灭菌过程已完成。用于锐性创面清创的器具与用于手术的器具相同，在使用前必须进行灭菌。为保持无菌而专门设立的无菌物品存放处称为无菌区。只有无菌物品才被允许放置在无菌区中，否则无菌区就会被污染。常用于消毒器械的方法是高压蒸汽灭菌法。高压蒸汽灭菌法可以提供高温和高压环境，能够杀灭任何活性微生物并分解其孢子。不能用高压蒸汽灭菌处理的物品可以通过乙烯气体、X射线或 γ 射线进行灭菌。

清洁 / 去污

清洁和去污是指从物品表面去除污染物的非特异性术语。这种清洁程度不能达到完全消除微生物的水平。去污是一个术语，可以指对活体或非活体

表面进行处理。

灭菌 / 消毒剂

从生物表面清除微生物的过程称为灭菌。通常利用消毒剂来完成这项操作。消毒剂可以杀灭物品表面上几乎所有微生物，但没有常规指标可用来确定其灭菌效果。手术部位的皮肤通常会用碘伏和酒精混合物等消毒剂进行处理，以减少手术部位污染的风险。

消毒 / 消毒剂

消毒是指使用消毒剂从非生物表面清除微生物的过程。不同的消毒剂可实现不同级别的消毒水平。消毒剂的标签清楚地指示了消毒剂适用于常规清洁还是高水平消毒。高效消毒剂适用于消化道和呼吸道等器械，以及水疗设备等。低效、毒性较低的消毒剂可用于消毒工作台面、门把手，以及工作区域的抽屉和柜子，最大限度地减少源自患者体液的微生物传播。

生物膜

在某些情况下，细菌形成复杂的聚集菌落，嵌入到其分泌的基质中，形成生物膜的结构。这些生物膜包含复杂的通道结构，有助于细菌进行气体交换，输送必要的营养物质，并将所需的物质从宿主的愈合组织中分离出来。所以，生物膜的存在可能导致局部伤口缺氧。

生物膜被定义为微生物的聚合体，这意味着生物膜中的微生物会对环境做出反应，并通过原始的方式进行交流，从而形成一种保护性聚合结构，保护整个菌落。它们的弹性结构使生物膜对局部和全身消毒剂的抵抗力更强，而在应用局部和全身消毒剂时可能会使感染扩散到周围区域。生物膜表面的细菌受到消毒剂伤害的风险较大，但菌落作为一个整体却能存活并继续生长。牙菌斑被认为是一种生物膜。伤口处形成的黏滑表面通常也被称为"生物膜"，但生物膜是一种微观实体，肉眼无法看到。

生物膜的生命周期如图 5-4 所示。据估计，超过 70% 的慢性伤口存在生物膜，而仅有 6% 的急性伤口存在生物膜。

浮游细菌

浮游细菌是指可以独立生存和活动的细菌。在特定条件下，浮游细菌可以聚集形成生物膜。当生物膜变得越来越成熟时，浮游细菌就会从生物膜中挣脱出来，扩散到邻近或远处的部位，形成新的生物膜。生物膜的生命周期可分为 5 个步骤：①浮游细菌（或真菌）附着在物体表面上；②形成单层并开始形成多糖基质；③形成多层微菌落；④成熟的生物膜呈蘑菇状，嵌入多糖膜中；⑤浮游细菌脱离并被释放出来，在邻近或远处开始新的循环。通过清创和其他手段破坏生物膜的能力是慢性伤口管理的一个重要方面。

创面感染的后果

5 种主要的创面感染后果按严重程度排列如下：

（1）争夺资源，减缓伤口愈合速度。如第 3 章所述，生物负荷的增加、缺血和反复创伤共同增加了感染风险。

（2）能够躲避宿主防御系统并产生难以根除的生物膜。骨骼中产生的生物膜尤其难以处理，可能需要进行数周的抗生素治疗、积极的骨骼清创或截肢。

（3）组织损伤后，伤口床组织易碎，变得黏稠且容易出血。

（4）细菌产生的酶降解组织，使感染沿筋膜平面扩散。

（5）感染通过血液或淋巴系统扩散，引起全身感染症状，包括发热、食欲不振、乏力和嗜睡等。可能伴有淋巴结炎和淋巴管炎。菌血症是指这些病原体进入血液并扩散到其他部位，可能导致败血症。在败血症期间，细菌会击溃人体的免疫系统，引发严重的炎症反应，威胁机体的器官和系统，最终可能导致死亡（表 5-1）。

发生感染的原因

考虑发生感染的可能原因包括免疫功能受损、个体免疫遗传因素、感染控制和运气等。免疫抑制会增加感染的风险，即可能是典型的感染原因，也可能是在免疫系统正常运行的情况下不会发生的机会性感染。此外，机体的免疫功能受父母双方的遗传影响。原发性免疫抑制是由免疫系统的遗传缺陷引起的。一个人的免疫系统可以抵御大多数微生物，但其免疫功能对某些微生物无效。其家族成员也可能存在同样的免疫系统缺陷。此外，还应考虑先天性的原因。一些用于治疗自身免疫性疾病或预防器官移植排斥反应的药物，如皮质类固醇，也具

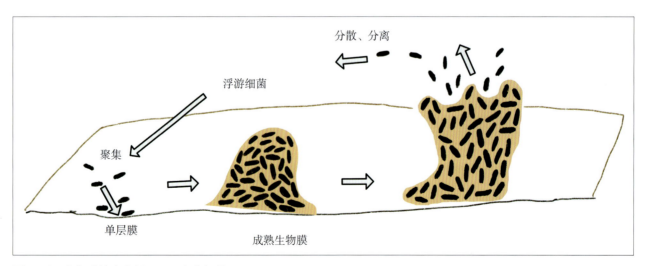

图 5-4　生物膜的生命循环——生产细菌

表 5-1　宿主防御机制		
细胞	**体液**	**分子**
• T 细胞 • 中性粒细胞 • 巨噬细胞	• 抗体 　（lgA 抗体）	• 防御素 • 胶原凝集素

有减少炎症和抑制免疫反应的作用。此外，用于治疗自身免疫性疾病和癌症以及预防移植排斥反应的其他药物也会增加感染的风险。比如，糖尿病、癌症、烧伤、艾滋病、酗酒和滥用药物等都会导致继发性免疫抑制。

机会感染指的是由于环境改变导致某些微生物繁殖能力增强而引起的感染。环境变化包括温度、湿度、pH 以及其他潜在病原体竞争的减少。例如，由肥胖导致的皮肤接触会使接触部位的皮肤持续温暖湿润，为真菌的感染创造了条件。为了控制感染，使用多种类型的抗生素使肠道内的竞争性抑制减少，最终往往会导致艰难梭状芽孢杆菌感染。后文中讨论的工作实践和工程控制也会潜在地影响病原体的环境。运气也在感染中起着一定的作用。一个人在某个特定时间接触到某些微生物既可能是幸运的，也可能是不幸的。幸运的人在皮肤严重受损的情况下，只暴露于免疫系统能够处理的微生物环境中，而不那么幸运的人可能在最佳的工程和实践控制下暴露于具有毒力的微生物环境中。

反复感染

有些患者会间歇性出现手术部位或皮肤软组织部位的反复感染。这些患者也容易患上尿路或血管导管感染。导致反复感染的因素包括原发性免疫抑制和家族史中对特定微生物的易感性，尤其是社区获得性耐甲氧西林金黄色葡萄球菌（MRSA）。其他患者则可能由于继发性免疫抑制（尤其是糖尿病）而反复感染。肥胖、淋巴水肿或其他因素使皮肤成为细菌生长的理想环境，因此真菌感染可能会反复发作。原发性和继发性免疫抑制与机会性感染的任何组合都可能发生。

感染控制

感染控制的两个主要组成部分是工程控制和实践控制。遗憾的是，这个为确保将患者和医疗服务提供者的风险降至最低而开发的技术、政策和程序，却经常被人们的自满情绪所破坏。人性使然，当流程变得烦琐、目的明确、程序被中断时没有不良后果发生，人们就会走捷径。一旦开始违反程序但是并没有造成不良后果时，违反程序的严重性就会逐渐增加，直至发生事故。与感染控制、提供更好的技术和教育相关的政策和程序必须得到不断的审查和监督，以避免感染控制事故的发生。由于未能提供最佳的感染控制措施，很多著名的医疗机构曾发生过患者因感染而死亡的事件。

工程控制

工程控制指的是开发和实施将风险降至最低的技术，包括制订执行感染控制任务的规程。利器容纳器和个人防护设备的开发，以及表面消毒、穿戴个人防护设备和标准预防措施等政策的制定，都属于工程控制的范围。医疗机构负责感染控制的人员应确保提供最新、最好的技术和规程，并对员工进行适当的培训。

实践控制

实践控制指的是如何完成任务，包括如何认真执行所制定的政策。自满是导致实践控制失败的最大风险因素。由于自满情绪，技术上的捷径可能会潜入实践中。例如，只将病号服套在前臂上、进食前不洗手、接触患者体液后不更换手套、接触物体后不进行手部卫生清洁等，都可能导致感染。在实际的感染控制工作中，时常可以看到一些工作人员疏忽的行为，如使用眼镜保护眼睛、没有将口罩拉到鼻子上、没有将病号服系在肩膀上，或没有洗手就更换手套。感染控制人员应该肩负起继续教育和监督感染控制机构的责任。每年进行相同的在线选择题考试和对实践区域进行宣讲，这些做法并不被认为是对机构监管感染实践控制的最佳做法。更好的方式是采取暗访和更新感染控制教育内容的方法。

普遍预防

普遍预防的基本原则是，如果在患者的病史中没有发现感染病史，医疗服务者就会因患者没有可传播的疾病而沾沾自喜。因此，我们的做法就应该假设每个患者都有血源性传播疾病。目前，普遍预防措施已被标准预防措施替代。

标准预防

与普遍预防措施相似，标准预防适用于所有患者，但也可能适用于有更具体的隔离要求的患者。访客和医护人员在进入和离开患者的房间时都应该清洁双手，在咳嗽或打喷嚏时应该捂住口鼻，不涂抹化妆品或唇膏，保持指甲修剪整齐，在可能污染的情况下使用手套和防护衣，如果可能会有飞溅，则戴上口罩和眼部保护装置。

个人防护装备

在伤口处理过程中，临床医师必须防止意外接触病原体。除了涉及伤口的病原体外，临床医师还必须防止传播血源性病原体，如乙型肝炎病毒、丙型肝炎病毒和人类免疫缺陷病毒。同时，还必须保护患者免受临床医师传播病原体的影响。病原微生物可以轻易地从一个患者通过临床医师的衣物再传播给另一个患者。职业安全与健康管理局（OSHA）要求对所有工人进行生物危害防护。具体的OSHA要求在本章末尾进行讨论。个人防护装备包括手套、用于保护黏膜的装备，如口罩和防护眼镜，以及用于覆盖衣物和鞋子的物品。个人防护装备如图5-5所示。

医疗机构的政策和程序规定了个人防护装备（PPE）的使用，根据执行任务和操作人员的需要选择合适的PPE。PPE的最基本配置是手套，并在每次与患者接触后丢弃。全套PPE需要防护全身，包括戴防护帽、面罩、延伸至膝盖以下的防护服，以及靴子和手套。通常使用鞋套，以防暴露的裤子

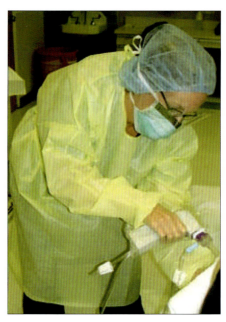

图5-5　个人防护设备（PPE）——手术帽、面罩、手术服和手套

和袜子。医护人员在配备口罩和帽子时通常会暴露出颈部、额头，以及侧脸颊的部分皮肤。飞溅、溅泼的体液或气溶胶可能会污染这些区域。因此，医疗机构必须制定涵盖在这些情况下需要清洁皮肤或衣物的有效措施。

穿脱防护服

穿戴防护服和脱下防护服的流程应遵循一定的顺序，即先穿戴最干净的部分，先脱下最受污染的部分。另一个需要考虑的因素是接触防护服的顺序。在穿戴个人防护设备之前，必须采取手卫生措施。对于要接触可能产生飞溅液体的情况时，首先要戴上束发帽，这个步骤最好在镜子前完成。首先将帽子前端置于眉毛下方，然后向上拉，这样就能拢住前面的头发。然后戴上带有内置防护眼镜的扎带面罩。口罩戴法如图5-6所示，佩戴时可将上部的系带固定在头顶，下部的系带固定在颈部。这种方法可使口罩两侧紧贴面部，最大限度地降低飞溅物从两侧进入口鼻的风险。将上部系带固定在耳后会导致口罩两侧出现缝隙。如果使用手术帽而不是束发帽（图5-6、图5-7），可在戴帽前戴上口罩。

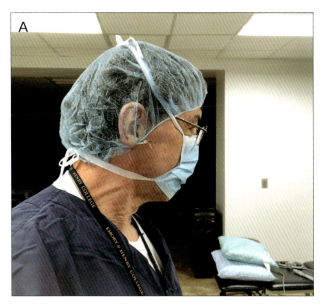

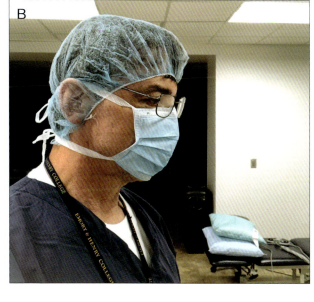

图 5-6 佩戴口罩。(A) 系在头顶。(B) 系在颈部

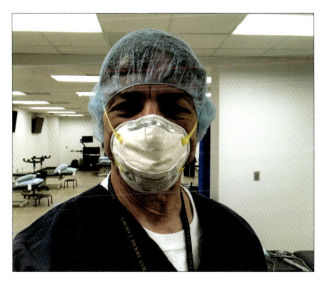

图 5-7 戴上 N95 口罩

戴上帽子和口罩后，再戴上鞋套。应在面部穿戴完成后再穿鞋套，以防止鞋上的污染物接触到面部。临床医师应在于不接触鞋的情况下穿鞋套。如图 5-8 所示，应抓住鞋套的前后边缘，防止手套与鞋子接触。拉出所有褶皱并使鞋套前端紧贴脚趾，最大限度地增加后跟端可用的松弛度。如果临床医师穿的鞋远大于美国标准 12 码，则应提供特大号鞋套。穿上鞋套后，应立即重复手卫生。

手卫生完成后，应穿上防护服。防护服应该是防水或防溅的（图 5-9）。防水防护服（图 5-9A）由塑料制成，不透气。在温暖的房间中进行长时间

的操作可能导致防护服粘在出汗的皮肤上，引起过热。防溅的防护服（图 5-9B）由纸质材料编织而成，可防止少量的液体飞溅。但如果有大量液体直接溅到防护服上，防护服就会被浸透。防护服一般在颈部和腰部系带。理想情况下，腰部的系带可以环绕并可以在手术结束时从前面撕开。腰部系带应该环绕腰部并且可以在操作结束时从前部撕开。防护服在拇指处设置了开口，以阻止在操作过程中袖子向后移动暴露前臂（图 5-9C），通常的做法是在袖子末端的松紧带上方撕开一个开口以供拇指伸入（图 5-9D）。

最后是戴手套，因为手套最有可能接触到患者和伤口。对于大多数手术来说，干净的检查用手套就足够了，因为它们只接触到把手和敷料。就大多数研究而言，无菌手套是一种浪费的资源。在比较使用无菌手套和检查用手套的感染率中的研究发现，在急诊室的操作中，两种手套的感染率没有差异。然而，在烧伤康复中直接接触患者皮肤时使用无菌手套和防护服，可以更大程度防止微生物在烧伤的皮肤上传播感染。

脱下个人防护设备时，必须先丢弃手套以避免污染，然后再丢弃防护服。有些临床医师可以将手套和防护服一起脱掉。在脱鞋套之前，应先脱掉面部防护用品，以尽量减少鞋子对面部的污染。在脱下个人防护设备时，应只触摸防护用品的内侧或后

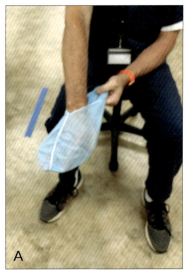
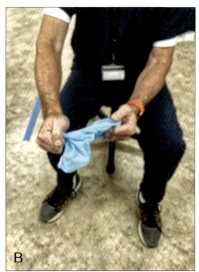
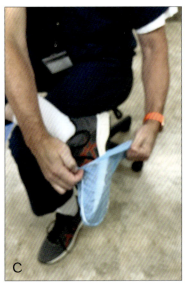
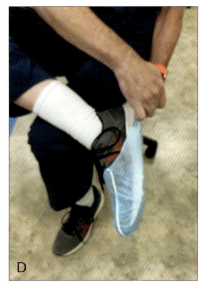
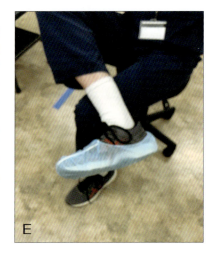

图 5-8 穿鞋套。
（A）试穿鞋套前，先打开鞋套，使鞋套保持平整不皱。（B）用手指勾住鞋套开口前后两端的外侧，防止鞋与鞋套外面相碰。（C）将鞋套拉过前脚掌，同时保持张力，以便将鞋套套住鞋跟。（D）在不接触鞋的情况下将鞋套套住鞋跟。（E）完成鞋套的穿戴

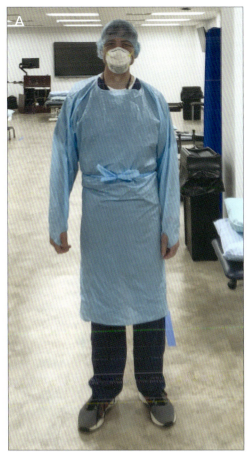
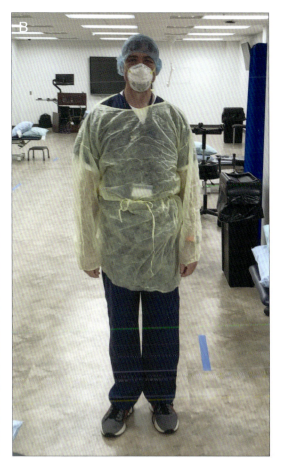
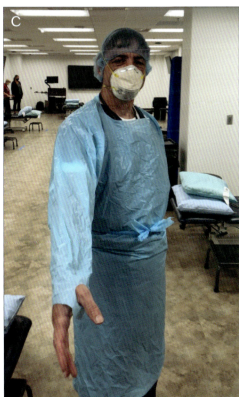
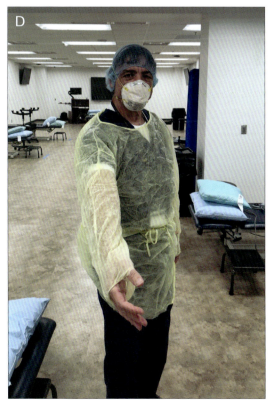

图 5-9 防护服。（A）防水防护服。（B）防溅防护服。（C）制造商提供的拇指孔。（D）使用者在防溅防护服上开的拇指孔

侧面，因为所有传染物都附着在防护用品的正面和外侧面。

面罩类型

眼、鼻和口腔黏膜是病原体传播的潜在场所。用于灌洗伤口的加压液体的喷射、开放性伤口中体液的飞溅，以及喷射出的血液都可能导致黏膜污染。在可能发生上述任何情况时，临床医师都应使用防护眼镜和口罩。相较于单独使用眼镜和口罩，附有防雾眼罩的组合面罩能够提供更好的保护（图 5-10）。飞溅物可能会从面部、眼镜下方溅出并击中眼睛。全脸防护面罩可提供更强的保护，但可能会让人感到不舒服，并因起雾而影响能见度。虽然很少有临床医师会遇到面部溅血的情况，但我们也不能完全确定来自任何特定伤口的液体永远不会溅出。与可能导致感染的物质接触眼睛、鼻子或口腔黏膜所造成的后果相比，一次性面罩和可重复使用的护目镜的成本微不足道。

手套

为了保护临床医师免受患者体液的污染，并防止临床医师手上残留的污染物污染患者体液，检查前应为每一位患者佩戴干净的检查用手套。穿戴无菌手套需要一定的技巧，有时可以根据包装上的说明来穿戴，但并非所有制造商都提供详细的说明。穿戴无菌手套的技巧源自两条基本规则：①手套内侧被认为是未消毒的。②手套外侧被认为是无菌的。因此，手只能接触手套的内侧，而且只有手套的外侧才可以接触另一只手套。此外，在手接触手套之前，手套包装内都是无菌的。根据这些规则，临床医师应该在撕开手套包装之前确保其他所有需要的物品包装都已打开，并且临床医师戴上手套后不能离开无菌区。

手套包装的方向应顺应左右字母 L 和 R。将内包装折叠起来，这样就可以抓住包装外侧的部分，而不会接触到包装内侧。然后就可以利用包装纸中间的折叠部分拉开内包装。避免接触包装纸的内表面，用力拉开包装纸。如果拉力不够，包装纸会重

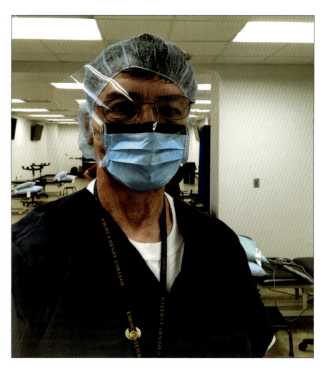

图 5-10　带防雾眼罩的面罩

新合上。下面的顺序是基于前面讨论过的概念。小心地伸手，将非惯用手的手指放入手套中。用惯用手拉手套的内表面，手套的内表面是折叠的，这样才能抓住手套。轻轻地拉，直到手指伸进去，但不要试图将第一只手套完全拉到手上。如果用力过大，使手指完全伸入手套中，可能会触及袖口，导致袖口松动，从而无法正确抓住手套。

接着，用非惯用手从惯用手的手套袖口折叠处下方托起手套，这样非惯用手的手套就只与惯用手的手套的外侧接触。用戴了部分手套的非惯用手将手套完全拉到惯用手上，但只需将两只手套的外侧相互接触即可。此时，支配手完全戴上手套，非支配手戴上部分手套。要完成非惯用手的手套佩戴，可将戴手套的惯用手的手指放在另一只手套的折叠袖口内，然后将手套完全拉到非惯用手上。只接触手套外侧。佩戴无菌外科手套的步骤如图 5-11 所示。

脱下手套时，手套外侧只能接触另一只手套的外侧，不能接触皮肤；小心地从内向外拉手套，手只能接触手套的内面。脱下手套和其他个人防护设备后，尽快洗手。在洗手之前，不要做笔记、补给物品或其他事情，以免造成二次污染。

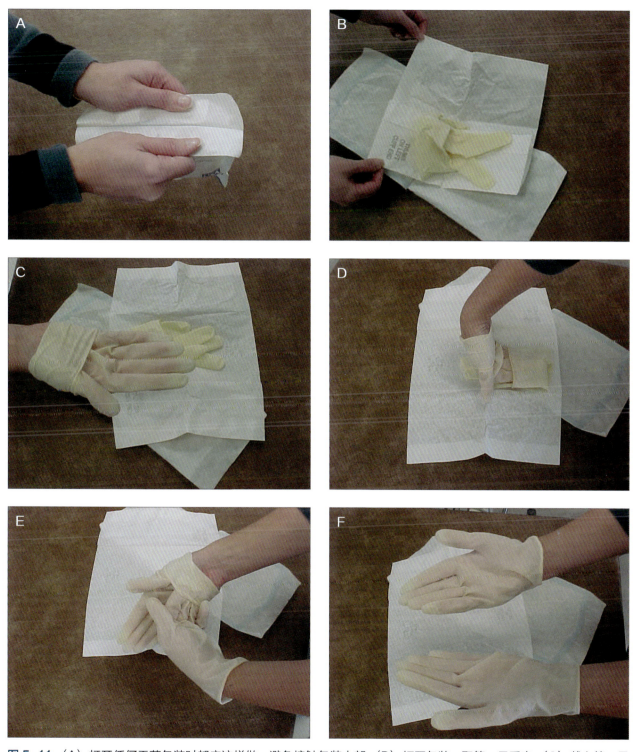

图 5-11 （A）打开任何无菌包装时都应这样做，避免接触包装内部。（B）打开包装，取第一只手套。（C）戴上第一只手套，使袖口翻转。（D）取出第二只手套，将第二只手套的外侧与第一只手套的外侧相接触。（E）用第二只手套拉下第一只手套的袖口，只接触第一只手套的外侧。（F）完成手套的穿戴

乳胶过敏

乳胶过敏一直是伤口处理中的一个问题。许多含乳胶的个人防护设备已被其他材料取代。尤其是丁腈手套在临床上已经取代了乳胶和乙烯基手套。临床医师和患者都需要考虑到这一点。由于普遍预防措施的实施，大量患者和临床医师接触到乳胶并对其过敏。乳胶过敏可能致命，必须认真对待。刺激性皮炎（IV 型免疫损伤）比 I 型过敏/过敏反应更为常见。在经常接触乳胶的医护人员中，有 7%～12% 的人对乳胶手套中的蛋白质进行皮肤测试后呈阳性反应。所有脊柱裂患者都会被自动视为乳胶敏感患者，但实际比例为 28%～67%。

此外，临床医师还必须熟悉乳胶手套的活动区域，乳胶过敏者可能会在接触这些区域时产生过敏反应。因此，乳胶和非乳胶检查手套应分开放置，使用乳胶手套后应洗手，以避免乳胶蛋白污染他人。无粉手套可最大限度地减少空气中的乳胶接触，从而降低每个人接触乳胶蛋白的可能性。其他个人防护设备的松紧带和其他部件可能含有乳胶。可能有必要提供不含乳胶的替代品。雇主必须为员工提供不含乳胶的个人防护设备。临床医师还应修剪指甲并摘掉首饰，以避免指甲下积聚乳胶分子。乳胶手套下不应使用亲水性皮肤护理产品，这些产品可能会使手套变质。美国疾病控制和预防中心建议，只有在当天的患者护理工作结束后才可使用这些护肤品。

隔离

隔离措施用于降低特定微生物的传播风险。接触预防措施常见于有伤口的患者。手套和防护服是接触防护的最低要求。空气传播预防措施适用于在空气中弥漫的微生物，如结核支原体，需要使用特殊的 NIOSH-95（N-95）口罩，该口罩可紧紧封闭面部，并可防止 95% 病毒大小的微粒进入。飞沫预防措施适用于在 1 m（或 3 ft）范围内以飞沫形式传播的生物。这种预防需要人员戴普通口罩。

抗菌方法

抗菌方法可分为物理方法和化学方法。某些类型更适合灭菌，另一些类型则适合清洁和消毒。任何方法都要考虑的因素包括处理时间的长短；处理时的温度和压力；热量或化学品的数量或浓度；接受处理的物品的性质；微生物（包括孢子）的类型和数量；物品是否被体液污染，体液可能会形成微生物的保护层。

物理方法包括热（干热法和湿热法）、高温加压、冷、干燥、辐射、超声波、过滤和高渗透压。一般来说，物理方法适用于灭菌，而化学方法常用于抗菌和消毒。物理方法和化学方法也可以结合使用。

感染控制的物理方法

纸和纱布可用于过滤物质，以减少微生物污染。纸常用于制作口罩，纱布常用于覆盖伤口。纸和纱布需要保持干燥才能有效过滤。湿纱布更容易将微生物带入伤口。潮湿的敷料通常由干燥的纱布或纸覆盖，以防止微生物从空气中传播到伤口中。此外，还可使用 HEPA（高效空气微粒）过滤器来减少空气中的微生物和过敏原。电离器也可用于清除空气中的微粒，但电离后的微粒会沉积在物体表面，需要除尘、吸尘或擦拭才能清除。

低温可以抑菌，但是不能杀菌。低温可以降低微生物的生长速度。温度升至室温时会导致细菌重新生长，孢子发芽。但是再次降温又可以减缓细菌的生长。干燥（烘干）常用于食品和药品的制备。干燥与真空方式相结合称为冻干。不幸的是，干燥也可能会保留微生物，特别是孢子。这些微生物可能被包裹在干燥的体液中，出现在患者的环境中，尤其是在地板、敷料、衣物和其他物品上。扰动这些物品可能会导致空气中的灰尘被带入伤口，而伤口处温暖、潮湿和经常闭塞的环境可能会促进微生物的繁殖。热力一般用于预先处理食物，而不是伤口处理。

消毒

消毒通常分为 3 个级别。高水平消毒可消灭所有微生物和病毒。中水平消毒可消灭除孢子和一些非脂质病毒和小病毒以外的所有微生物。低水平消毒对孢子、细菌、某些真菌和病毒的作用很小。有些物品，如衣物，可以用沸水进行充分消毒。化学消毒的效果会因消毒剂和微生物的相互作用而改变。化学消毒剂的浓度、pH，以及要消毒的物品上是否存在体液等因素都会对化学消毒剂的消毒效果产生影响，因此，必须严格遵守消毒剂的使用说明。与消毒时讨论的一样，消毒前应彻底清洗器械和其他物品，以去除可能保护微生物不受消毒剂影响的蛋白质物质。如果担心会产生芽孢杆菌或病毒，则需要进行高水平消毒。

应根据具体情况选择用于消毒的化学品。市场上有大量的高水平消毒剂。其效果取决于前面所述的因素，特别是浓度、温度和体液的存在。应使用清洁剂擦洗表面以去除体液。清洁剂中的表面活性剂和螯合剂可提高去除蛋白污染物的效果。此外，消毒剂应在表面停留一定的时间后才会有效。

消毒剂包括几种类型，如肥皂 / 清洁剂、酒精、重金属、氧化剂、氯和碘化合物，以及其他制剂。酚类物质在家用消毒剂［如来苏水（Reckitt Benckiser）］中，有商业用途。酚类物质包括最初应用于李斯特菌的消毒剂石碳酸，以及苯酚、二甲苯酚、甲酚和邻苯基苯酚。与醇类相似，这些制剂也是有效的抗结核菌素和孢子的制剂。特别是氯化合物，常被用于水的消毒。次氯酸钠是洗衣漂白剂的有效成分，它的半衰期很短，很容易被有机物灭活。氯的持续释放形式，如氯苯（Ferno-Washington, Inc），常用来消毒缸中使用的水。虽然它们适用于手术前的皮肤准备和手部擦洗，但聚维酮碘等缓释型碘也被用于水的消毒。

抗菌

化学灭菌方法也是消毒的主要手段。用于抗脓毒症的化学品被称为抗菌剂。物理方法一般不适合用于灭菌，因为可能会对皮肤或身体组织造成损害。此外，许多消毒效果显著的化学制剂毒性太大，不能用作灭菌。虽然灭菌剂能减少体表微生物的数量，但毛囊、汗腺和皮脂腺的孔隙中仍可能藏有微生物。如果技术得当，预计可减少约 95%。肥皂和消毒剂可清除体表微生物，起到一定的杀菌作用。此外，这些抗菌剂还可以通过溶解磷脂来破坏细胞膜。与消毒一样，使用抗菌剂时也需要进行一定程度的擦洗，以清除体液下可能滋生的细菌。葡萄糖酸洗必泰（Hibiclens, Molnlycke Health Care US, LLC）和六氯酚（Phisohex, Sanofi-aventis US）通常用作洗手或抗局部细菌感染的抗菌剂。这两种消毒剂都可以把皮肤彻底冲洗干净。六氯芬如果被皮肤吸收会引起神经中毒。这些制剂偶尔会被用作水消毒剂，但稀释后的使用效果存疑，而高浓度使用可能对许多器官造成危害。

70% 的乙醇和异丙醇溶液是有效的抗菌剂，具有杀灭结核杆菌和孢子的作用。洗手时可使用乙醇喷剂和异丙醇凝胶，以快速降低瞬时细菌数量。由于这些抗菌剂比肥皂和水更有效，一些机构建议使用这些抗菌剂来代替肥皂和水洗手，或作为肥皂和水的补充。

碘可以配制成缓释聚合物（如倍他定），在皮肤表面持续释放碘，也可以与酒精（碘酊）混合使用。酒精和碘溶液可用于抗菌擦洗，以进一步减少微生物数量。即使进行外科擦洗，微生物数量仍然高得令人无法接受，因此需要使用无菌手套。食品与药物管理局已批准碘化合物作为皮肤擦洗或手术前准备用于表面消毒，但未批准用于开放性伤口。碘化合物已被明确证明会影响伤口愈合过程。此外，高浓度的碘可导致碘灼伤，碘消毒剂的大量吸收可导致全身性碘中毒，表现为神经病变或心血管、肾脏和肝脏中毒。

醋酸和硼酸等酸类物质对许多常见细菌都有效。醋酸常用于治疗被绿脓杆菌感染的伤口，而达金氏溶液（由次氯酸盐或稀释漂白剂和硼酸制成）则用于消灭葡萄球菌和链球菌。抗菌剂还被制成喷雾，用作空气清新剂，其中含有酒精、三甘醇和苄索氯铵等成分。过氧化氢是一种常用的市售消毒剂，它是一种氧化剂，尤其适用于厌氧菌，它与组织中的过氧化氢酶发生反应而产生气泡，具有温和的去污功能。虽然市售高浓度过氧化氢在慢性伤口中反复使用会影响肉芽组织的形成，但在伤口愈合的炎症阶段，巨噬细胞和中性粒细胞释放的低浓度过氧化氢有助于将白细胞吸引到受伤部位。这有助于基质金属蛋白酶的释放和基质金属蛋白酶组织抑制剂发挥抑制作用，促使坏死组织、皮肤碎屑和伤口污染物的清除。巨噬细胞释放的过氧化氢还能刺激内皮细胞，促进血管内皮生长因子的释放，从而促进血管生成。

重金属、卤素、碘和溴具有抗菌、抗病毒、抗结核菌和杀灭孢子的作用。重金属盐可作为抗菌剂在市场上出售。氯化汞常用于急性伤口消毒（Merthiolate、Mercurochrome），硝酸银则被用作新生儿的眼部消毒剂。若硝酸银残留在皮肤或开放性伤口上时对人体有剧毒。它会导致组织严重干燥和坏死，因此不建议用于开放性伤口。

除了化学抗菌手段外，紫外线灯的使用也已获得批准。与 X 射线和伽马射线一样，紫外线也会对基因造成严重损害。消毒所需的紫外线量相对较小，只需照射几秒钟，如果使用得当，对伤口内生长组织的危害极小。

正如在讨论碘化合物时所提到的，我们不鼓励将在局部伤口中使用高渗抗菌剂。没有研究表明在伤口上使用抗菌剂可以减少伤口内的细菌数量。有些抗菌剂会被吸收并引起中毒，如前面提到的碘和六氯芬等。过度使用抗菌剂（以及消毒剂）可能会导致微生物产生抗药性。抗菌剂的其他局限性还包括在高细菌数量下失效，并且过量的有机物（尤其是脓液）可能会使其抗菌作用失效。

灭菌

加热可用于灭菌或消毒。但是，加热并不适用于许多物品，当然也不适用于灭菌。要达到灭菌效果，必须结合时间和温度。如果器械被体液污染，可能会在微生物上形成一层隔热外衣，那么灭菌所需的热量就会增加。如果器械被体液污染，在加热灭菌前可能需要对器械进行彻底清洗和化学消毒。干热对某些类型的微生物效果较差，尤其是对被体液污染的物品。蒸汽或煮沸等湿热方式能更有效地去除器械中的蛋白质物质。尤其需要注意的是，病毒可能难以经受煮沸过程。高压灭菌器中的压力和热量相结合，可以有效地消灭孢子和病毒，而这些病毒仅靠热量是无法存活的。文献中提倡的安全准则包括在 250℃ 和 15 psi 下高压灭菌 20 min、煮沸 30 min（海拔高时时间更长）或在 356℃ 下干热（烘烤）1 h。高压灭菌时应使用适当的包装，包括压敏胶带。图 5-12 显示了经过高压灭菌的仪器的照片。因为高压灭菌器的高温，所以不宜使用密封容器。不能承受高压灭菌器工作温度的物品可在较低温度下处理较长时间，或需要进行化学消毒。对于导管等热敏性物品的消毒，另一种方法是气体消毒。环氧乙烷是一种化学氧化剂，非常有效，但对使用条件要求较高。辐射是另一种用于物品消毒的方法。X 射线或伽马射线（电离辐射）可引起基因损伤，从而对器械、食品和药物进行灭菌。超声波对清除金属表面的附着物非常有效。清洁后的材料可进一步进行消毒和灭菌。

洗手

虽然不能非常完全地清除皮肤上的微生物，但在洗手时仍需注意尽量减少留在临床医师皮肤上的微生物。在每次接诊患者前后都要洗手或使用经认可的手部消毒剂。我们必须区分洗手和擦洗，前者是为了尽量减少手上的瞬时微生物数量，后者是为了最大程度上减少手上的瞬时微生物和常驻微生物。洗手是用沾有泡沫的双手用力而短暂地相互摩擦，然后用流动的水冲洗。擦洗是在手术室进行术前使用消毒剂消毒双手，此过程是长达 10 min 的特定程序。擦洗后需要穿戴手术帽、口罩、鞋套和无菌防护服。洗手时要使用肥皂或清洁剂。擦洗时应使用碘酒和酒精或其他抗菌剂。

洗手时，最好使用一次性肥皂容器，而不是可再充装的容器；由于可能会受到其他使用者的污染，因此不应使用肥皂。洗手时，除了肥皂、流动的水和自己的手和前臂外，任何东西都不能接触手和前臂。一般人只有在手部受到明显污染时才会洗手，因此洗手池、控制装置和肥皂分配器一般都会

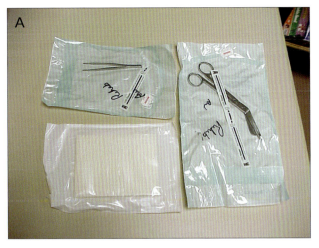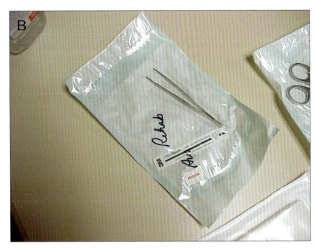

图 5-12 （A）各种无菌包装袋，包括无菌镊子、剪刀和一次性毛巾。（B）无菌指示条。请注意包装中的指示条，以确保已灭菌

受到严重污染，不应直接用手接触。人们还必须避免在洗手池边被水溅到，因为微生物有可能从洗手池中传播。现在，肥皂、水和纸巾的非接触式控制装置都很常见。如果没有无接触控制器，则必须注意防止因接触水槽、把手或水龙头或使用未经消毒的水稀释溶液而感染假单胞菌和其他微生物。如果没有无接触控制装置，可用干净的纸巾接触水龙头控制装置。如果没有膝部或脚部控制装置，则不能进行擦洗。擦洗后必须用无菌毛巾擦干，而用干净的纸巾洗手就足够了。在获取纸巾时，必须避免接触纸巾分配器的外部。正确的洗手方法如图 5-13 和表 5-2 所示。

与洗手有关的实际问题

以下问题需要引起注意。频繁洗手会导致皮肤干裂，尤其是在冬天，必须定期使用保湿剂。避免触摸水龙头、水槽和纸巾控制装置可能很困难，特别是在尚未安装无触摸控制装置的老式设施中。许多老式水槽太小，在使用时很难避免意外接触和溅水。尽可能使用大而深的水槽，且水龙头要远离水槽的后部，如图 5-13 所示。洗手时不应佩戴首饰，它们应该放在一个安全的地方，在患者护理期间不要出现在手腕和手上。长袖要卷起来或者穿短袖，这样才能有效地清洗前臂。自认为其他人都会遵守手卫生是另一个常见的错误。应该假设任何可以徒手触摸的东西都可能被可以想象到的最糟糕的东西

污染，所以要避免用刚洗过的手开门。应该用擦手用的纸巾打开向内打开的门，或者用肩膀或背部打开向外打开的门。

局部感染的治疗

大量的抗菌药物已被用于开放性伤口。它们大多是用于术前皮肤准备和处理急性伤口，而不是设计、指示或批准用于慢性伤口的，这些药物经常被误用或过度使用。虽然它们可能暂时有用，但必须谨慎使用，以预防或治疗感染为具体目标。由于感染和结痂会减缓愈合，所以这些药物通常为了一种不合逻辑的加速愈合观念而使用。鉴于这些药物对细菌、真菌、原生动物甚至许多病毒都有毒性，临床医师应该考虑这些药物可能对成纤维细胞和上皮细胞的作用。如果当前的目标是清除伤口上大量的微生物，那么短期疗程可能是明智的。然而，我们应该关注的是伤口达到真正组织水平的愈合，而不仅仅是在伤口表面定居的细菌。

此外，许多局部用药在使用时缺乏有效的穿透性。在常用的外用药物中，磺胺嘧啶银因具有充分的水溶性而有效。一旦伤口清理干净并且状态稳定，这些局部抗菌药只会延缓伤口愈合。卫生保健政策和研究机构（AHCPR）建议，对于未愈合或经最佳护理 2～4 周后继续产生渗出物的清洁溃疡，进行为期 2 周的局部抗生素试验。对于局部抗菌药的选择，AHCPR 建议使用对革兰阴性菌、革兰阳

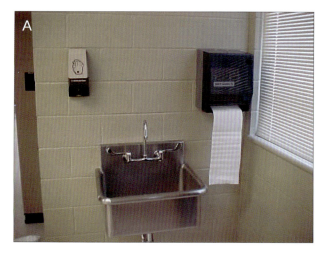
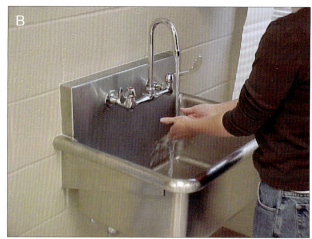
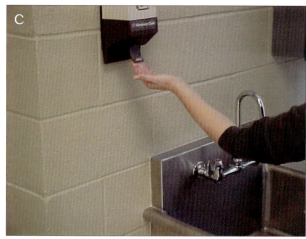
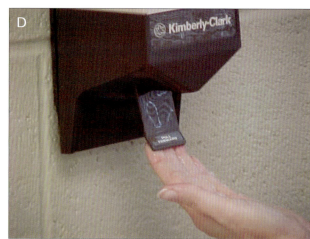
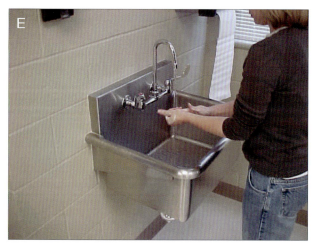
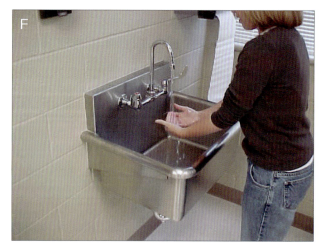

图 5-13 洗手。（A）洗手液盒、水槽和纸巾盒。（B）打湿双手。（C）获取洗手液。（D）不可重复填充洗手液分配器的特写。（E）起泡沫。（F）冲洗（未完待续）

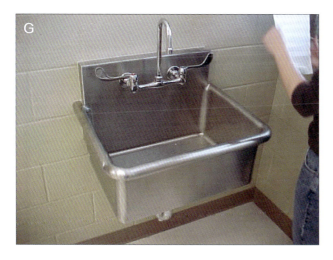

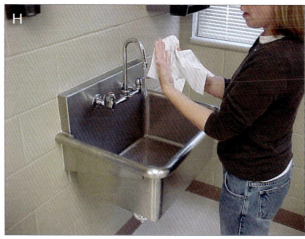

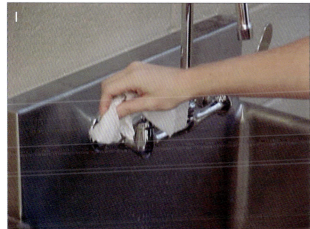

图 5-13 （续上页）（G）获取纸巾。（H）擦手。（I）用纸巾关掉水龙头开关

表 5-2　洗手技巧
• 用脚或膝盖控制，或用干净的纸巾打开水龙头
• 用脚控制器操作洗手液控制器或使用干净的纸巾。彻底清洗 30 s
• 在流动的水中彻底冲洗，但不要接触水龙头或水槽；不要让水从水槽底部溅起
• 如果发生接触或飞溅，必须重新洗手
• 让水流向肘部；不要让水从手臂流到手上
• 用干净的纸巾擦干，然后用纸巾关水
• 优先使用自动纸巾机；避免使用曲柄式点胶机
• 一次性洗手液容器优先于可重复填充的容器；不应使用肥皂

性菌和厌氧菌有效的药物，明确提到了三联抗生素（稍后讨论）和磺胺嘧啶银。

AHCPR 指南建议不要在伤口组织中使用局部抗菌剂，如聚维酮碘、碘伏、次氯酸钠、达金溶液、过氧化氢和乙酸。该指南建议对菌血症、败血症、进展性蜂窝织炎或骨髓炎患者进行系统而非局部抗生素治疗。同时还指出，仅有局部感染表现的压伤不需要系统性抗生素治疗。美国糖尿病协会建议不要使用任何局部抗菌剂或抗生素，而是积极的快速清创和进行系统性抗生素治疗。如前所述，聚维酮碘是一种旨在产生碘持续释放的化合物。它有利于减少感染的风险，用于术前准备和处理急性伤口，但不建议用于慢性伤口。可能用于防止水疗设备的交叉污染。浓度为 0.001% 时，对成纤维细胞无细胞毒性。它虽然从未被批准用于伤口，仅用于手术前的皮肤准备或作为手术洗手液，但它经常以较高浓度用于纱布包扎的伤口。次氯酸盐（家用漂白剂）和细胞毒性较小的氯胺（氯氮）通常用于防止水疗设备的交叉污染。除非患者在漩涡池或其他容器中有不止一个伤口，否则使用这些含氯化合物是有争议的。

三联抗生素是由 3 种抗菌药组成的溶液：新霉素、多黏菌素 B 和革兰霉素，可用于局部较深的急性伤口（如枪伤），或用于短期局部治疗怀疑感染的慢性不愈合伤口。磺胺嘧啶银可抑制微生物的 DNA 合成，是一种可局部应用的广谱杀菌剂。它对烧伤创面特别有效，不仅具有舒缓的作用，还能防止纱布绷带粘连伤口。虽然它可能对成纤维细胞和角质形成细胞有不良影响，但对重建细菌平衡非常有效。因此，一旦达到细菌平衡，就应该停止使用。此外，磺胺嘧啶银与史蒂文斯－约翰逊综合征有关，这是一种导致表皮和黏膜起泡的免疫反应，但很少致命。除了磺胺嘧啶银，史蒂文斯－约翰逊综合征还与其他几种抗生素有关。磺胺嘧啶银的替代品是磺胺（Mafenide），可用于全厚皮层烧伤，因为它能更好地穿透痂皮。然而，磺胺嘧啶银可能是大面积烧伤创面的首选，因为磺胺用于大面积伤口时可能导致电解质紊乱。患者需要监测和寻找局部反应或更广泛的过敏反应。

聚甲醛碘有多种形式，包括软膏、片剂或粉末。它已被用于各种急性和慢性伤口，包括静脉、动脉、压伤和化脓性伤口。当材料吸收渗出物时，它会逐渐释放出碘，制造商声称碘的释放速度没有细胞毒性。除了吸收，它还能减少气味和防止浸渍，避免渗出物浸渍到周围的皮肤。虽然它可以用于覆盖伤口床，但需要在其上覆盖二次敷料。当材料由棕色变为黄色或灰色时，应更换。然而，软膏的性质及其颜色使伤口床变得模糊不可见，干扰了创面引流量和质量的评估。

红药水对小的、部分愈合的浅表伤口或轻微的急性伤口具有抗菌作用。新孢霉素是 3 种抗菌药物（新霉素、多黏菌素 B 和杆菌肽）的组合，对皮肤上发现的大多数革兰阴性和革兰阳性细菌非常有效，适用于大多数轻微急性伤口。此外，它的凡士林基可以保持水分，防止结痂形成。多链丝霉素仅含有新孢霉素中的两种（缺少新霉素）。由于多链丝霉素不含新霉素，是新孢霉素的良好替代品，适用于对新霉素敏感的患者。它含有凡士林基底，通常用于面部伤口，包括烧伤。同时也有粉末状，可以倒在开放性伤口上。

虽然过氧化氢是治疗轻微急性伤口的常用药物，但与其他可用的药物相比，它几乎没有抗菌作用，而是因其起泡的机械效应而被使用。血液中的过氧化氢酶将 H_2O_2 转化为 H_2O 和 O_2，但这仅仅提供了较小的清创价值，也可以通过其他方式进行。硝酸银对革兰阴性菌非常有效，特别是在污染后的单次应用中，但它作为止血剂更有用。它腐蚀性很强，会使皮肤变黑。它的腐蚀性使熟练的临床医师可以用它来燃烧掉多余的肉芽组织或打开卷曲的伤口边缘。

达金溶液是次氯酸钠和硼酸的混合物，对葡萄球菌和链球菌有效。达金溶液在治疗急性伤口感染方面有重要作用，避免了许多战时截肢的发生。然而，它经常被用于未感染的慢性伤口，未稀释的溶液具有很强的细胞毒性。AHCPR 指南明确指出，达金溶液不能用于慢性伤口。醋酸是醋的有效成分，0.25% 的溶液对假单胞菌非常有效，但是其腐蚀性会损害健康组织，AHCPR 指南还特别提到醋酸对愈合组织的损伤。醋酸对铜绿假单胞菌感染的伤口可能有几天的短期疗效。

纳米晶体技术的发展使得银被纳入许多类型的伤口敷料中，银是一种广谱杀菌剂，敷料将在第16章中进一步讨论。聚六亚甲基双胍也可以放入敷料中，除了抗菌作用外，它似乎对管理产生生物膜的生物体也很有用。一般来说，局部感染的治疗策略是磺胺嘧啶银或银敷料、聚甲醛碘或聚六亚甲基双胍。治疗葡萄球菌或链球菌感染的达金溶液和治疗假单胞菌感染的醋酸应该少用，而且只能用几天。如果达金溶液或醋酸在几天内不能清除局部感染，则应考虑进行传染病咨询。聚维酮碘和过氧化氢被认为是没有价值的，氯己定和季铵等消毒剂被认为是有害的，不应用于开放性伤口。

系统药物

许多系统性抗菌药物可用于治疗感染。对于慢性伤口，抗生素通常是无用的，因为系统性抗生素不能达到慢性肉芽组织的治疗水平。然而，这些药物在急性伤口进展性蜂窝织炎的情况下变得重要。本章这一部分的目的是为临床医师提供一些背景信息。与任何类型的药物一样，抗菌药物具有必须考虑的治疗指数（TI），为中位毒性浓度（TD50）与中位有效浓度（ED50）之比（TI = TD50/ED50）。理想情况下，所有抗菌药物都具有选择性毒性，只会杀伤细菌（或原生动物或真菌），而不会损害患者。医师在开抗生素处方时要考虑的另一个问题是，有些抗菌药物是抑菌的，而有些是杀菌的。在大多数情况下，仅仅抑制细菌复制（抑菌剂）就足以使免疫系统阻止伤口感染并逐渐愈合。然而在某些情况下，需要使用杀死细菌的药物（杀菌剂）。

耐药生物

抗生素的不当使用和过度使用增加了抗生素耐药菌株的流行，进一步给慢性伤口的管理带来了挑战。耐甲氧西林金黄色葡萄球菌（MRSA）是一个普遍存在的问题。在使用青霉素之前，金黄色葡萄球菌血症的死亡率超过80%。甲氧西林是为了克服金黄色葡萄球菌耐青霉素的机制而开发的。MRSA于1961年被报道，现在在分离的金黄色葡萄球菌中占很大比例。自20世纪50年代以来，万古霉素一直是治疗耐青霉素金黄色葡萄球菌的主要抗生素。金黄色葡萄球菌菌株的比例在不同地点差别很大。曾经主要发生在医院的社区获得性MRSA现在是皮肤和软组织感染的最常见致病菌之一。耐甲氧西林金黄色葡萄球菌可能是皮肤和鼻子内部的常驻微生物。患者可能出现复发性皮肤脓肿并将MRSA传染给他人。耐甲氧西林表皮葡萄球菌被认为没有MRSA那么严重，但它可能对那些免疫力低下和植入设备（包括导尿管）的人变得重要。

另一个重要的耐药微生物是万古霉素耐药肠球菌（VRE）。由于缺乏标准预防措施，这些细菌（粪肠球菌和其他种类）很容易通过卫生保健提供者和患者之间的接触传播。VRE可能存在于粪便中，无意中传播到患者的皮肤，然后可能传播给予污染区域接触的人或物体。

2002年报道了耐万古霉素金黄色葡萄球菌（VRSA），可能是由于基因从VRE转移到金黄色葡萄球菌。虽然它对万古霉素有一定的耐药性，但仍然可以用甲氧苄啶/磺胺甲恶唑（Bactrim、Septra）和其他抗生素治疗。万古霉素中间耐药金黄色葡萄球菌一词用于需要较低浓度万古霉素抑制生长的菌株。根据定义，抑制VRSA生长所需的万古霉素浓度是万古霉素中间耐药金黄色葡萄球菌所需浓度的2～4倍。

耐多药结核病（MDR TB）虽然不直接涉及皮肤和软组织感染，但已成为一个日益严重的问题。然而，耐多药结核病可能在患者和临床医师之间传播。根据定义，耐多药结核病至少对两种主要抗结核药物具有耐药性，特别是异烟肼和利福平。广泛耐药结核病对异烟肼、利福平、氟喹诺酮类药物，以及对这3种药物有耐药性的病例所使用的至少一种药物具有耐药性。对于那些免疫力低下的人，特别是那些感染了人类免疫缺陷病毒的人，死亡率很高。

探查伤口

任何怀疑感染的开放性伤口都应用棉签探查，以检查感染是否沿筋膜平面扩散。特别是伤口尺寸增大或治疗无效的伤口可能有皮下缺陷，如隧道或口袋，仅凭视觉检查可能会遗漏。需氧细菌和厌氧细菌的混合可增加骨感染或骨髓炎和菌血症的风险，特别是在较深的全厚皮层伤口。探测骨的能力对骨髓炎有 50% 的敏感性（50% 的骨髓炎病例没有探测到骨）和 80% 的特异性（20% 的探测到骨的病例没有骨髓炎）。早期发现骨髓炎可早期治疗，减少截肢的可能性。

维护标准及注意事项

遵守标准预防措施似乎很简单，但在实际操作中可能很困难。个人防护装备可能很热，而且不舒服。应权衡使用防水长袍的利弊。被水流击中的可能性极低，而防水长袍将体温升高到不可接受水平的风险可能很大，尤其是在温度已经升高的房间里穿着。在处理需要使用器械的伤口时，应该有一名指定的助手在场。这个人可以是技术人员、助理或学生，必须可靠并受过感染控制程序方面的培训。

当手套已经戴上并使用时，可能需要打开额外的材料包装。指定人员不戴手套，不接触任何接触过或将要接触患者的东西。这个人可以打开抽屉和橱柜，打开包裹，从房间外取回用品，比如额外的毛巾。戴上手套后，除了接触患者的东西外，不应接触其他任何东西。与患者一起工作时，抽屉和橱柜要关闭。如果需要从抽屉或橱柜里拿东西，工作就会停止，有人会徒手打开橱柜或抽屉。根据工作的不同，把手或旋钮可能需要先消毒。不要戴着为患者护理而戴的手套进入抽屉或橱柜。如果没有帮手，在伸手到橱柜或抽屉里拿东西之前，必须脱下手套并消毒双手。任何东西都不应该存放在开放的储存容器中，物资必须关起门来。工作的安排应避免使雾化或飞溅物到达任何抽屉或橱柜。实际上，任何东西都不应该和漩涡治疗设备存放在同一个房间里。

避免触摸面部，如果出现瘙痒，尽量忽略它，这通常会消退。如果不行，可以使用助手或衣袖的部分轻拍口罩或其他个人防护装备（PPE）。在脱下 PPE 并进行手部卫生之前，不要使用电话或任何与患者无关的设备。在紧急情况下，当实际操作可行时，应停止工作并脱下 PPE。

患者护理空间外的个人防护设备

穿戴个人防护装备（PPE）是为了隔离患者，无论是因为患者的传染病还是因为他们的免疫缺陷。医疗机构通常有关于在走廊中穿戴 PPE 的政策。假设已经穿上了 PPE，这是因为需要进行隔离，而且 PPE 已经被患者污染了。一旦穿上了 PPE，就必须避免回到走廊中。因此，在进入患者房间或指定的伤口护理室之前，准备所有必需的设备和用品是至关重要的。即使在医院、门诊部或专门的伤口护理设施中设有专门的伤口护理室，也应该频繁检查用品和设备。至少应在一天的开始和结束时检查材料，以及在为患者使用了大量物品后进行检查。拥有助手并对用品和设备保持持续的警惕将减少患者在护理期间离开房间的需求。

清洁工作台面

在每位患者之间，所有水平表面都应当使用高级消毒剂进行消毒。水平表面包括桌面、担架和床头柜，也包括工作区域中抽屉或橱柜的任何把手或旋钮，以及其他可能沉积空气传播物质的表面。消毒应在第一位患者到来之前和最后一位患者离开之后进行。垂直表面的日常消毒也应使用高级消毒剂。任何无法用消毒剂充分擦拭的软表面都需要用毛巾或其他合适的材料覆盖，然后放入附近配备脚踏控制装置的垃圾桶中，以最小化任何传播风险。

需要什么个人防护装备

所需的个人防护装备（PPE）类型将根据预期执行的任务而有所不同。如果需要进行未预期的任务，只需重新开始穿戴 PPE 的程序，而不是缺乏适当的保护。

• 仅戴手套：①患者不需要采取预防措施。

②干预措施仅是检查和重新包扎稳定伤口，并且可以 100% 确定伤口不会有液体泄漏。③干预措施不涉及开放性伤口（如患者教育、步态训练或运动）。

- 手套和隔离衣：①没有喷溅、飞溅或气溶胶化的风险。②患者需要采取预防措施。如果存在液体滴落的风险，考虑使用鞋套。
- 手套、隔离衣和口罩：①接触和飞沫预防措施。②如果有空气传播，佩戴 N-95 口罩。③没有喷溅、飞溅或喷射的风险。
- 手套、隔离衣、帽子、口罩和鞋套：任何有喷溅、飞溅、喷射或气溶胶化风险的程序。这些包括锐器清创、脉冲冲洗、漩涡浴，以及处理有严重出血史的伤口。

无菌技术

大多数伤口护理不需要无菌技术。对于具有一定免疫水平的患者，被细菌定植的开放性伤口可以采用清洁技术进行处理。可以使用妥善存放的干净检查手套和个人防护装备（PPE）。使用干净的手套和 PPE 的前提是手套未暴露于任何飞溅或气溶胶中。例如，不应将手套盒放置在进行漩涡浴或脉冲冲洗程序的房间内。使用无菌器械进行清创时需戴上干净的手套。在手术室或烧伤病房之外，很少使用无菌隔离衣。这些隔离衣仅在前面腰部以下被认为是无菌的。前臂（至肘部）被认为是无菌的，但肘部到肩部之间的任何区域都不被认为是无菌的。沿着上肢划分无菌和非无菌区域的逻辑是由于无法看到背后以及可能碰到物体的可能性。出于同样的原因，操作无菌区域时，一个人绝不应面对另一个人的背部；背对背或面对面是可以接受的。然而，与其他人的沟通是防止污染他人的最好方式。同样地，使用相同的简单规则，戴着无菌手套的手必须保持在隔离衣规定的无菌区域内，不允许垂挂在腰部以下。在使用无菌材料覆盖的无菌桌上时，适用类似规则。用无菌布覆盖的桌子仅在顶面被认为是无菌的，侧面则不是。

无菌技术并非绝对术语。不同的程序存在不同的级别。特别是涉及开放性骨骼的手术最为接近无菌。其他需要切开皮肤的外科手术程序要求使用无菌手套和器械，并遵守规则以防止污染无菌区域。无菌区是指被指定为无菌的区域。只有那些不会被任何非手术区域内的事物接触的材料和器械才允许放在无菌区内。无菌巾（图 5-14）通常用于创建无菌区。在手术中，周围的皮肤会用抗菌剂进行处理，然后在手术区域上方放置无菌布帘。

对于慢性伤口的处理程序，周围皮肤和布帘的消毒是不必要的。工作空间应进行消毒，并用干净的干毛巾或枕套覆盖。毛巾因其吸收性而被优先选用。如果需要较大的工作空间，可以使用无菌毛巾来创建一个无菌区。然而，通常情况下，设备和物资的包装可以作为无菌区使用。如果使用无菌毛巾，首先必须从外包装中取出。应该有指示无菌性的标记。这个标记通常在用来封包的胶带上。去掉外包装后，应该折叠毛巾以便轻松抓住一个角落而不接触毛巾的其他部分。在打开包装之前，必须选择一个合适的位置放置毛巾。通过角落直接提起毛巾以避免触碰包装外的任何东西（图 5-14A）。当毛巾稳定后，抓住相邻的第二个角落（图 5-14B），将毛巾摆动到水平位置并让它落在工作表面上，使得只有无菌毛巾的底部与下面的表面接触（图 5-14C）。在使用无菌毛巾时，如图 5-14C 所示的毛巾上的 2.5 cm（1 in）边界被认为是无菌区域之外。任何无菌材料都不应该接触到这个边界内。设置边界的目的是允许在不戴无菌手套的情况下拿起毛巾。

因为湿润的材料可以传播细菌，必须小心操作以尽量减少湿润无菌区。选择使用一盆无菌生理盐水或让助手根据需要湿润材料，以避免完全湿润无菌区。包装在塑料袋中的绷带卷可以添加无菌生理盐水。湿透的纸包装纱布海绵在许多程序的时间内会浸透。在即将使用它们之前让助手湿润它们可以减轻这个问题。当戴着手套时，绝不应该触摸无菌区以外的任何东西。如果没有助手可用，可以脱下手套，进行手部卫生处理，并在戴上新手套之前进行湿润。同样，管装、瓶装或罐装的材料也绝对不应该用戴手套的手触摸。管装内容物可以由助手或在戴手套之前挤压到无菌区，如图 5-15 所示的压舌板或棉签式涂抹器。罐装油膏也可以用同样的方

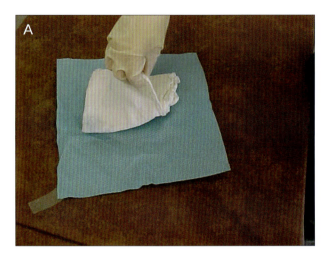

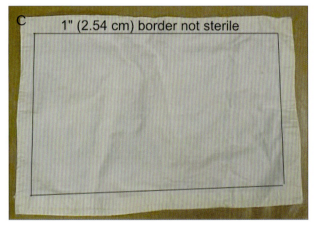

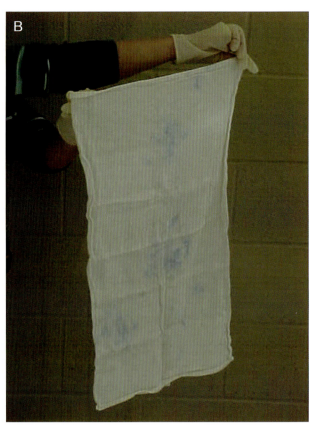

图 5-14　（A）无菌毛巾。通过两个角落移除包装。（B）通过两个角落处理无菌毛巾。按照惯例，任何在 2.5 cm 范围内的角落或边缘都不被视为无菌。（C）无菌毛巾的 1 in 边界。这个区域不被视为无菌区的一部分

式用舌压板舀出。不允许重复蘸取罐装内容物（图 5-16）。可以使用新的压舌板，或者如果不会污染的话，可以使用压舌板的另一端。有助手可以减轻意料之外需要取出更多材料的问题。除了使用无菌器械进行清创外，还应使用无菌敷料。对于像包装条这样一次只用一点点的材料，应该将盖子朝内取下，用消毒过的剪刀剪下所需长度的包装条，放置在无菌区上，然后替换盖子（图 5-17）。这样的材料不应无限期保存或用于其他患者。所有这些材料都是仅限单次使用。它们应在护理结束时或几天后丢弃。与处理非必要感染的成本相比，材料的成本要低得多。

　　无菌器械的包装会清晰地标记。已经经过高压蒸汽灭菌的器械，其包装背面是纸制的，正面是透明塑料的。如图 5-12 所示，包装内会有带说明的指示器。照片中看到的黑线表示已充分灭菌。敷料材料的包装没有指示器，但会在包装上清晰地标有

"无菌"或"已灭菌"字样。无菌纱布海绵可能单独用纸包装，或者多个一起放在带有纸盖的塑料托盘中。所有无菌包装在封口的两端上方都有折翼。在打开无菌包装时，尤其是纸包装，应尽可能多地抓住折翼并均匀地拉出，如图 5-11 所示，这样包装就不会撕裂。如果打开时不小心导致包装破损，其内容就可能被污染。

　　在操作无菌区时，除了将要放入其中的物品外，不应持有或传递任何物品越过无菌区。例如，如果需要取回无菌区另一侧的物体，应该绕过无菌区去取。指导助手不要将打开的无菌材料包装越过无菌区传递。助手应将包装打开到足够程度，以便能够取到材料而不用触摸包装的外部（图 5-18）。助手只允许触摸包装的外部，而执行伤口护理的人只允许触摸包装的内部。助手应该绕过无菌区，以便从包装中取出材料。

　　如果使用无菌材料的包装作为无菌区，那么材

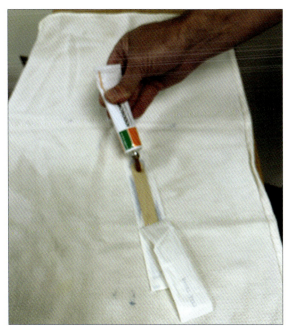

图5-15 从管中挤出无菌物质到一个可接受的无菌区

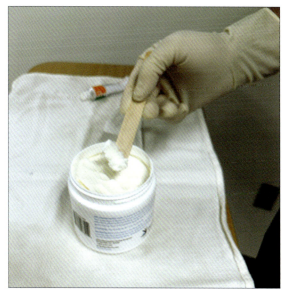

图5-16 使用无菌压舌板从罐中取出无菌物质

料绝不能触摸到包装的边缘。例如，来自塑料托盘的器械应完全放置在托盘内部，而不是让它们的手柄悬挂在托盘边缘之外（图5-19）。如果要使纸包装内的纱布海绵湿润，应该在需要时让助手来做，或者在戴上手套之前小心地湿润它。通常，人们倾向于过度湿润纱布海绵，并使纸包装饱和，如图5-20所示。

　　清洁敷料，而非无菌敷料，可以用于压力性损伤和其他慢性伤口，只要更换敷料的程序符合机构的感染控制指南。清洁敷料也可以在家庭环境中使用。在家中处理被污染的敷料应该按照当地法规进行。在某些地区，这可能允许将所有物品丢弃在常规垃圾中，或可能需要使用生物危险容器。身体物质隔离预防措施的推荐技术列于表5-3中。

旋涡疗法

　　用于旋涡疗法的设备需要专门的护理来进行感染控制。水箱和涡轮可能每天被多个患者使用。病原体可能会从一个患者传播到旋涡浴缸或涡轮中，然后再传播给另一个患者。特别关注的区域包括排水口、水箱的最上部，以及涡轮内部，这些地方的消毒可能比较困难。另一个担忧是由于涡轮产生的搅动可能导致气溶胶化。存在于伤口中的细菌和其他微生物会在整个水箱中随机分布。尽管这可能会从伤口中移除病原体，但它们在水箱上的分布、在水箱内部的分布，以及在患者身体的任何部位上都可能造成问题。来自多个伤口、完整皮肤和会阴区的病原体将被沉积在水箱、涡轮和身体其他部位，包括开放的伤口上。因此，伤口变得更受污染而不是污染更少的可能性是存在的。病原体从患者身上的一个区域移动到另一个区域被称为交叉感染。为了感染控制和将要讨论的其他原因，比如伤口清创，美国物理治疗协会的"明智选择"活动特别讨论了旋涡的使用（https://www.choosept.com/choosingwisely/default.aspx）。

　　高水平消毒剂需要彻底冲洗以避免对患者造成伤害。旋涡浴缸的表面通常接受高水平的消毒，但它们暴露于空气传播的污染中，而且在用于填充旋涡浴缸的自来水中可能存在污染物。当使用水疗时，必须考虑到微生物可能通过气溶胶形式传播到其他表面。除了保持设备和用品覆盖外，治疗室中的所有水平表面在患者之间必须进行消毒。在患者从旋涡中移出后，应冲洗被浸没的身体部位以去除污染物，包括水箱中的消毒剂/抗菌剂。尽管无菌生理盐水常规用于冲洗伤口，但如果自来水和生理盐水在减少细菌数量方面效果相当，则使用自来水冲洗伤口的感染率更低。

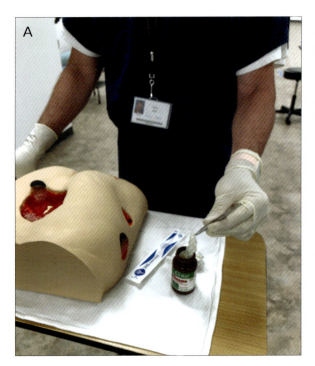
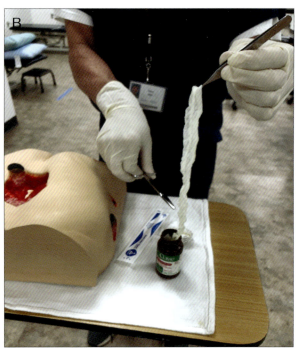
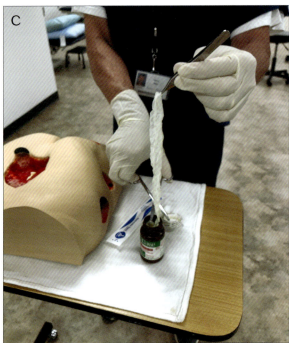
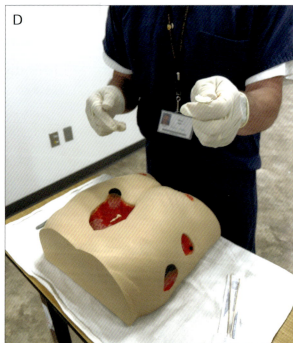

图 5-17 从瓶子中取出无菌包装条。移除并切割足够长度的包装条，而不是让包装条悬挂在瓶边或触摸患者周围的皮肤。（A）使用无菌钳子移除包装条。（B）拉出所需长度的包装条，不触摸瓶子的侧面。（C）使用无菌剪刀切割包装条。（D）将大部分长度的包装条放在非主导手中，以避免污染包装条

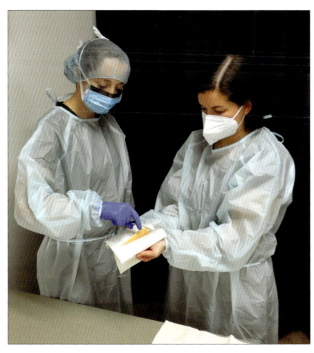

图 5-18 非无菌人员将无菌材料传递给已经戴手套的人

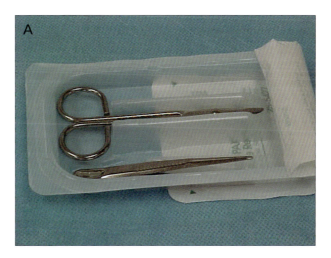

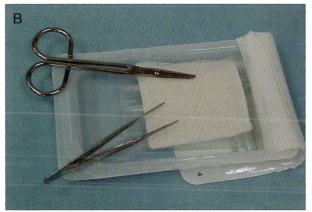

图 5-19 （A）正确使用包装作为无菌区。包装内部被视为无菌，可以用作无菌区。（B）将物品放置在包装边缘会污染它们

最小化污染和交叉污染的策略包括添加碘或释放氯分子的物质，如聚维酮碘（Betadine）和氯胺T（Chlorazene）。旋涡浴缸衬垫减少了从患者到水箱和从水箱到患者的污染风险。然而，它们并没有解决涡轮内部与患者之间的污染问题，也没有解决交叉污染问题。在患者之间，必须清洁并消毒水箱和涡轮。首先必须使用去除蛋白质残留的清洁剂，以便让消毒剂到达水箱表面。在这种清洁和消毒过程中，必须注意清洁所有可能接触患者或下一个患者将要使用的水的表面区域。难以到达的区域包括排水口、边缘、沿着涡轮的轮廓，以及温度计（如果有的话）。可能被忽视的遗漏区域包括水箱的上部、边缘，以及水箱外部的上方。尽管这样做可能会使地板变湿，但这些区域应该被清洁和消毒。除了旋涡浴缸的消毒外，涡轮的内部和外部也必须进行消毒。制造商通常建议将涡轮在适当的消毒剂桶中运行 10 min。清洁后，在下一个患者使用水箱之前，必须彻底冲洗高水平消毒剂，以避免对患者造成伤害。

洒在地板上的液体必须立即清理，并且对地板进行消毒。有呼吸道感染风险的患者可能需要戴口罩。在冲洗过程中，尤其是脉冲式冲洗时，也可能发生气溶胶化和飞溅。临床医师和患者都应该戴上口罩，并用塑料布或毛巾来防止飞溅。除了保持设备和用品覆盖外，治疗室中的所有表面在患者之间必须进行消毒。

职业安全与健康管理局

OSHA（美国职业安全健康管理局）规定，设施必须定期检查工程控制措施并按计划维护或更换。OSHA 指定的关键的工作实践控制措施中明确指出，所有涉及血液或其他潜在感染性材料的程序都应尽量减少喷溅或喷射。OSHA 还要求具体的工作实践控制措施。在可能发生暴露的工作区域内，禁止吃东西、喝水、吸烟、化妆或使用润唇膏，以及处理隐形眼镜。不允许在冰箱、架子或其他可能存在血液或其他潜在感染性材料的地方存放食物和饮料。对于工程控制和工作实践控制无法消

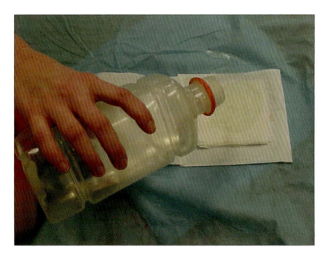

图 5-20　显示了一个 10 cm×10 cm 的无菌纱布由于过度湿润导致包装浸透而受到污染

除或最小化暴露的情况，根据 OSHA 规定需要个人防护装备（PPE）。在这种情况下，雇主有义务免费给员工提供 PPE。根据 OSHA 的说法，适当的 PPE 可能包括手套、防护服、实验室外套、面罩或口罩、护目镜、咬嘴、复苏袋、便携式面罩或其他通气设备。OSHA 定义"适当"为 PPE 不允许血液或其他潜在感染性材料穿透到员工的工作服、街服、内衣、皮肤、眼睛、嘴巴或其他黏膜。这一声明是在正常使用条件下和使用 PPE 的持续时间内，血液和其他潜在感染性材料不会穿透 PPE 的前提下提出的。雇主负责确保员工使用适当的 PPE，除非在特殊情况下，员工认为 PPE 可能造成的伤害大于其带来的好处。在这些情况下，需要对情况进行分析，以确定是否需要更改政策或程序以防止此类问题再次发生。雇主负责提供适合任何需要它的人员的 PPE，包括任何必要的尺寸或适应过敏（如提供低过敏性手套）。雇主还负责清洁、洗涤、处置、修理或更换 PPE，以保持其有效性，并且费用由雇主承担。为了防止污染 PPE 的病原体传播，所有的 PPE 必须取下并留在工作区内。设施通常会在适当的工作区域放置处置容器，而不是在公共区域如健身房或走廊，耐用的 PPE 留在工作区的指定区域，而不是带出到公共区域。OSHA 规定，使用后，所有 PPE 都应放置在适当指定的区域或容器中，用于存储、清洗、消毒或处置。

雇主负责确保和维护清洁卫生的工作场所。由于活动类型和患者群体的差异，应根据工作场所的特点、需要清洁的表面类型、存在的污物种类，以及该区域正在进行的任务或程序，确定并实施适当的书面清洁计划和方法。然而，不管清洁计划如何，所有设备和环境以及工作表面在接触血液或其他潜在感染性材料后都应进行清洁和消毒。在程序完成后，如果工作表面被污染，应用适当的消毒剂进行消毒。如果表面明显被污染，或者发生任何血液或其他潜在感染性材料的溢出，应立即或尽快进行消毒。

雇主有义务为所有可能存在职业暴露的雇员提供乙型肝炎疫苗和疫苗接种系列。雇主还负责对发生暴露事件的所有员工进行暴露后评估和后续跟进。评估应在合理的时间内和地点免费提供给员工，并由持牌医师或在其监督下的其他持牌卫生保健专业人员根据美国公共卫生服务的建议进行。所有的实验室检测都应由认可的实验室免费为员工进行。

OSHA 规定要求雇主为所有可能职业暴露的员工提供培训项目，并确保员工在工作时间内免费参加。培训应在员工首次分配到可能发生职业暴露的任务时提供，并且至少每年进行 1 次。如果任务发生变化或任务执行方式会影响员工的职业暴露，雇主还应提供必要的额外培训。培训项目必须至少涵盖表 5-4 中所示的要素。

废物处理

废物处理通常是在患者护理之后的最后一项工

表 5-4　OSHA 要求为员工培训包含以下内容
• 法规获取途径及法规解释
• 血源性疾病的流行病学和症状
• 血源性病原体的传播途径
• 雇主的暴露控制计划
• 可能涉及血液和其他潜在感染性材料暴露的任务和其他活动
• 预防或减少暴露的方法及其使用限制，包括适当的工程控制、工作实践和个人防护装备
• 个人防护装备的类型、正确使用方法、存放位置、移除、处理、去污和处置
• 选择个人防护装备的依据
• 乙型肝炎疫苗的信息，以及在紧急情况下涉及血液或其他潜在感染性材料时采取的适当行动和联系人
• 报告涉及血源性病原体的任何事件的方法以及将提供的医疗后续跟进
• 雇主要求的暴露后评估和后续跟进信息
• 生物危害性材料所需的标志、标签和任何颜色编码
• 与进行培训的人员有互动的机会

作，尽管在操作过程中可能需要进行一些废物处理。在许多设施中，临床医师可能会被观察到将所有废物都丢弃在红色的生物危害容器中。将未受污染的废物放入生物危害容器每年会为每个设施无谓地增加数千美元的特殊处理费用。仔细考虑后，临床医师可以在材料处理上更加有选择性。通过仅处理内容物或明智使用无菌区域，可以最小化在程序过程中外包装大量受到污染的情况。当然，任何明显受到污染的物品和锋利的器械都必须放置在适当的生物危害容器中。相比之下，没有直接接触体液的包装应该放在普通废物容器中。受污染的敷料、纱布、手套和类似物品应放在红色标记的生物危害袋中。废物容器如图 5-21 所示。人员绝不应试图取回任何已意外或故意放入任何废物容器中的物品，无论是常规的、生物危害的，还是尖锐的。除了垃圾，脏污的可重复使用物品和亚麻布应放在密封良好的容器中，以防止泄漏。除非袋子外部有明显脏污，否则无须重装袋。

锐器盒

锋利器械包括针头、手术刀片、镊子和剪刀等。这些物品能够刺穿塑料袋，因此，它们必须放置在耐穿刺的硬质容器中。可以使用两种类型的容器。一种为一次性物品设计的红色、标有生物危险标记的容器被称为锐器盒。它们配备了防窜盖的盖子，允许物品放入但不允许取出或溢出。棉签也应放入锐器盒中（图 5-21A）。如果它们在放入塑料袋后断裂，锯齿状的边缘可能会刺穿塑料袋并伤害其他人。

针对可重复使用和一次性使用的锐器都存在相应的规定。对于可重复使用的锐器，规定要求在使用后立即或尽快将其放入适当的容器中，直到进行适当的再处理。根据 OSHA 的规定，一个容器如果耐穿刺、有标签或颜色编码，并且在侧面和底部不泄漏，则被视为适当的。通常，这些是带盖的金属容器。

一次性使用的污染锐器应立即或在可行的情况下尽快丢弃到可关闭的、耐穿刺的、防漏（侧面和底部）、有标签或颜色编码的容器中（图 5-21B）。必须对员工进行培训，以识别适当的锐器容器。只有一次性使用的器械才应该放入指定的锐器容器中。将需要重新消毒的物品放入锐器容器等同于将它们丢弃。未经培训的员工将可重复使用的器械放入锐器容器，这将导致替换丢失器械的不必要成本，以及器械去向成谜。

OSHA 要求将容器放置在使用期间易于获取的位置，并且尽可能靠近使用锐器的直接区域。在使用期间，容器必须始终保持直立，定期更换，且不允许过度填充。在移除或更换之前，必须立即关闭锐器容器，以防止在处理、存储或运输过程中内容物溢出或突出。如果可能泄漏，应将其放入一个可关闭的、能够容纳所有内容物并防止泄漏的次级容器中。根据 OSHA 标准，次级容器也必须有标签或颜色编码。

可重复使用的容器通常用于盛装可重复使用的锐器，不应以任何可能使员工面临穿刺伤害风险的方式手动打开、清空或清洁。请注意，要求锐器盒耐穿刺。在正常使用下，内容物不会穿透耐穿刺容器的壁。然而，如果这些容器处理不当，可能会导致穿刺。还应注意，主容器在底部和侧面应防漏。如果从直立位置移动或过度填充，这些容器可能会发生泄漏。使用或处理这些容器的人员应接受培训，以避免溢出或刺穿容器。由于溢出和锐利边缘可能造成的潜在伤害风险，锐器盒和用于归还消毒锐器的容器应放置在推车上并推到指定位置，而不是手提。

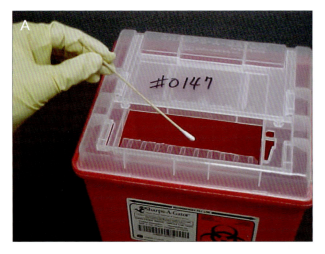

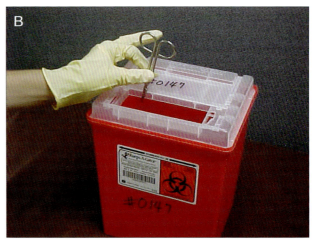

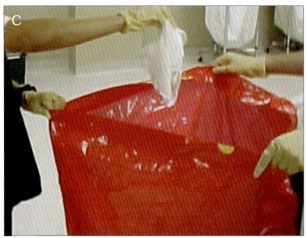

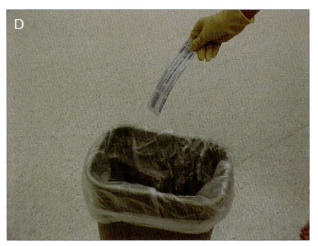

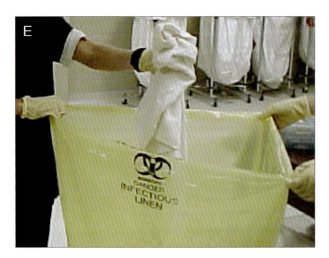

图 5-21 （A）棉签应放入锐器盒中，因为它们可能会断裂并形成可能刺穿袋子的锐利边缘。（B）一次性剪刀被放入批准的锐器盒中。（C）典型的生物危险废物处理袋。（D）未严重沾染身体液体的物品应放入普通垃圾桶。（E）典型的被污染的洗衣袋

生物危害 vs 普通垃圾桶

被污染的废物应放置在任何员工都能轻易识别的容器中。标签应为荧光橙色或橙红色，或主要是这些颜色，字体和符号应使用对比色，并通过绳子、金属丝、黏合剂或其他方法尽可能靠近容器固定，以防止它们丢失或意外移除。红色袋子或红色容器可以替代标签（图5-21C）。

医疗机构应有关于生物危险容器中放置何种物品的政策。医疗机构政策必须遵循有关废物处理的任何当地法规。过去，放置在住宅式垃圾桶内的生物危险袋被随意填满各种垃圾，包括从未接触过污染物的包装物。典型的政策是将生物危险袋保留用于滴血或伤口排出的物品，其他物品则放入普通垃圾桶（图5-21D）。这一政策也意味着普通垃圾桶的内容物应被视为可能被感染。任何物品都不应从任何类型的废物容器中取出。

洗衣房

OSHA（美国职业安全健康管理局）规定，应尽量减少对被污染衣物的处理，并且应在使用地点将其装袋或容器化。为了最小化处理，不应在使用地点对被污染的衣物进行分类或冲洗。根据OSHA的规定，洗衣袋不应紧贴身体或被挤压。一旦洗衣篮装满了，应该将其滚动到适当的位置，而不是从洗衣篮中提起袋子。被污染的衣物应放在有适当标记或颜色编码的袋子或容器中运输。在标准预防措施用于处理所有脏洗衣物的情况下，任何允许所有员工识别的标签或颜色编码都是可以接受的。正如讨论过的锐器盒和任何其他生物危险容器一样，任何时候，如果袋子或容器可能会渗透或泄漏，衣物应放在防漏的袋子或容器中运输。

雇主还负责确保与被污染衣物接触的员工穿戴防护手套和其他适当的个人防护装备（PPE）。根据医疗机构政策，用于伤口护理的含有血液或伤口排出物的毛巾或其他亚麻布应放置在洗衣容器中。在一些洗涤机构中，要假设所有洗衣物都是被污染的，并据此进行处理。OSHA规定在采用通用预防措施的设施和未采用的机构之间做了区分。对于采用通用预防措施的机构，任何足够的标签或颜色编码（图5-21E）都是足够的，如果它能让所有员工识别出容器是被污染的。对于不采用通用预防措施的机构，需要使用红色袋子或标有生物危险符号的袋子。对于这些机构，必须传达这些袋子不得随意丢弃的信息。OSHA指出，应根据洗衣机和洗涤剂制造商的建议使用正常洗衣周期。应遵循医疗机构关于滴血和伤口排出物的洗衣政策。政策可能包括隔离和标记装有被污染洗衣物的袋子。

总结

处理伤口可能会造成伤口被污染，以及使伤口污染临床医师和医疗机构中的其他工作人员，包括那些清空废物容器、运输或清洗衣物的人。控制伤口感染需要理解菌群定植、感染和污染、常驻微生物和暂驻微生物等术语。急性伤口如果被任何微生物污染，都有感染的风险，因此，需要通过积极地清创、冲洗和应用局部抗生素来预防感染，偶尔还需要进行系统抗生素治疗。慢性伤口通常由有限数量的多种微生物定植。开放性伤口的污染为新的微生物生长提供了机会，从而导致感染。本章介绍了灭菌、防腐和消毒等术语。灭菌可以去除所有微生物，在执行侵入性程序或锐器清创时是必需的。常规伤口护理需要清洁技术，遵循无菌技术的一般原则可以减少污染风险。免疫系统受损的个体需要更加小心，以尽量减少新微生物进入伤口。OSHA标准要求通过工作实践和工程控制来最小化暴露于血液传播病原体的风险，并在这些控制无法消除风险时使用个人防护装备（PPE）。个人防护装备包括适当使用口罩或面罩保护眼睛、鼻子和嘴巴；接触任何体液时都要戴手套；适当穿长袍、戴帽子和鞋套。通用预防措施要求假设任何体液都含有血液传播的病原体。雇主和雇员都有义务遵守前面描述的OSHA规定，并且每年审查OSHA规定。

问题

1. 区分以下术语：
   a. 被污染的
   b. 定殖的
   c. 临界定殖 / 局部感染
   d. 感染
   e. 无菌 / 灭菌
   f. 清洁 / 去污
   g. 无菌操作 / 杀菌剂
   h. 消毒 / 消毒剂
   i. 生物膜
2. 伤口从被定殖变为临界定殖的典型原因包括哪些？
3. 伤口环境变得适合感染的典型原因包括哪些？
4. 促进伤口愈合的典型干预措施有哪些？
5. 伤口感染的后果有哪些？
6. 免疫抑制的主要原因有哪些？
7. 兼性感染是什么？ 常见原因有哪些？
8. 难辨梭菌感染的主要原因是什么？
9. 术后感染的常见原因有哪些？
10. 一些人易反复感染的原因有哪些？
11. 外源性微生物与内源性微生物的对比？
12. 如何控制外源性微生物与内源性微生物？
13. 鉴定微生物可选的方法？
14. 首选的培养技术及原因？
15. 使用拭子培养的问题？
16. 未能找到正确微生物的后果？
17. 找到错误微生物的后果？
18. 需要在患者之间消毒的表面有哪些？
19. 可提供灭菌的方法有哪些？
20. 洗手的常见陷阱？
21. 首选的手卫生方法及原因？
22. 这种方法何时不是首选？
23. 伤口处理中常用的杀菌剂有哪些？
24. 伤口上的杀菌剂应该使用多久？
25. 静脉注射抗生素比口服抗生素有什么优势？
26. 静脉注射和口服抗生素与局部抗生素 / 防腐剂相比有什么优势？
27. 关于感染，探查伤口的目的是什么？
28. 伤口处理中感染控制的主要关注点是什么？
29. 工程控制和实践控制这两个术语在感染控制方面意味着什么？
30. 自满在实践控制方面起什么作用？
31. 通用预防措施和标准预防措施是什么意思？ 哪一项被认为是标准？
32. 列出违反标准预防措施的常见问题。
33. 为什么在走廊穿个人防护装备被认为是一个问题？
34. 在什么情况下需要佩戴下列物品？
   a. 仅手套
   b. 手套和罩衣
   c. 手套、罩衣和口罩
   d. 手套、罩衣、带眼罩的口罩、帽子和鞋套
35. 什么时候需要无菌手套而不是检查用手套？
36. 器械和敷料是否总是无菌的？
37. 在感染控制方面，使用水疗法的潜在后果是什么？
38. 为什么漩涡槽需要用磨料清洁剂擦洗？
39. 为什么漩涡池需要高水平的消毒？
40. 漩涡消毒被认为最薄弱的地方是什么？
41. 为什么用过的棉签要放在锋利的容器里而不是袋子里？
42. 如何将可再消毒的仪器送去处理？

参考文献

[1] Ad Hoc Committee of the Committee on Trauma, Division of Medical Sciences, National Research Council. Report: postoperative wound infections: the influence of ultraviolet radiation of the operating room and the influence of other factors. *Ann Surg*. 1964;160(Suppl 2):11–192.

[2] Berríos-Torres SI, Umscheid CA, Bratzler DW, et al. Centers for Disease Control and Prevention Guideline for the Prevention of Surgical Site Infection, 2017. *JAMA Surg*. 2017;152(8):784–791. doi:10.1001/jamasurg.2017.0904.

[3] Bill TJ, Ratliff CR, Donovan AM, Knox LK, Morgan RF, Rodeheaver GT. Quantitative swab culture versus tissue biopsy: a comparison in chronic wounds. *Ostomy Wound Manage*. 2001;47(1):34–37.

[4] Bochner BS, Lichtenstein LM. Anaphylaxis. *N Engl J Med*. 1991;324(25):1785–1790.

[5] Bohannon RW. Whirlpool versus whirlpool rinse for removal of bacteria from a venous stasis ulcer. *Phys Ther*.

1982;62(3):304–308.

[6] Bucknall TE. The effect of local infection upon wound healing: an experimental study. *Br J Surg*. 1980;67(12):851–855.

[7] Burton GRW, Engelkirk PG, Fader, RC. *Microbiology for the Health Sciences*. Lippincott–Raven Publishers; 1996.

[8] Centers for Disease Control and Prevention. Guide to infection prevention in outpatient settings. https://www.cdc.gov/infectioncontrol/pdf/outpatient/guide.pdf.

[9] Cooper ML, Laxer JA, Hansbrough JF. The cytotoxic effects of commonly used topical antimicrobial agents on human fibroblasts and keratinocytes. *J Trauma*. 1991;31(6):775–782.

[10] Cutting KF, White RJ. Criteria for identifying wound infection—revisited. *Ostomy Wound Manage*. 2005;51(1):28–34.

[11] Demling RH, Waterhouse B. The increasing problem of wound bacterial burden and infection in acute and chronic soft–tissue wounds caused by methicillin–resistant Staphylococcus aureus. *J Burns Wound*. 2007;7:86–98.

[12] Gardner SE, Frantz RA, Doebbeling BN. The validity of the clinical signs and symptoms used to identify localized chronic wound infection. *Wound Repair Regen*. 2001;9(3):178–186.

[13] Grayson ML, Gibbons GW, Balogh K, Levin E, Karchmer AW. Probing to bone in infected pedal ulcers. A clinical sign of underlying osteomyelitis in diabetic patients. *JAMA*. 1995;273(9):721–723.

[14] Greif R, Akca O, Horn E–P. Kurz A, Sessler DI. Supplemental perioperative oxygen to reduce the incidence of surgical–wound infection. *N Engl J Med*. 2000;342(3):161–167.

[15] Hospital Infection Control Practices Advisory Committee. Guidelines for Isolation Precautions in Hospitals Hospital Infection Control Advisory Committee. http://wonder.cdc.gov/wonder/prevguid/p0000419/P0000419.asp#head002004000000000.

[16] Levine NS, Lindberg RB, Mason AD, Pruitt BA. The quantitative swab culture and smear: a quick, simple method for determining the number of viable aerobic bacteria on open wounds. *J Trauma*. 1976;16(2):89–94.

[17] Lineaweaver W, Howard R, Soucy D, et al. Topical antimicrobial toxicity. *Arch Surg*. 1985;120(3):267–270.

[18] Mertz PM, Oliveira–Gandia MF, Davis SC. The evaluation of a cadexomer iodine wound dressing on methicillin–resistant Staphylococcus aureus (MRSA) in acute wounds. *Dermatol Surg*. 1999;25(2):89–93.

[19] Moscati RM, Mayrose J, Reardon RF, Janicke DM, Jehle DV. A multicenter comparison of tap water versus sterile saline for wound irrigation. *Acad Emerg Med*. 2007;14(5):404–409.

[20] Moscati RM, Reardon RF, Lerner EB, Mayrose J. Wound irrigation with tap water. *Acad Emerg Med*. 1998;5(11):1076–1080.

[21] Niederhuber SS, Stribley RF, Koepke GH. Reduction of skin bacterial load with use of the therapeutic whirlpool. *Phys Ther*. 1975;55(5):482–486.

[22] OSHA Regulations (Standards 29 CFR). Bloodborne Pathogens. 1910.1030. https://www.osha.gov/laws–regs/regulations/standardnumber/1910/1910.1030.

[23] Perelman VS, Francis GJ, Rutledge T, Foote J, Martino F, Dranitsaris G. Sterile versus nonsterile gloves for repair of uncomplicated lacerations in the emergency department: a randomized controlled trial. *Ann Emerg Med*. 2004;43(3):362–370.

[24] Robson MC. Wound infection. A failure of wound healing caused by an imbalance of bacteria. *Surg Clin North Am*. 1997;77(3):637–650.

[25] Robson MC, Duke WF, Krizek TJ. Rapid bacterial screening in the treatment of civilian wounds. *J Surg Res*. 1973;14(5):426–430.

[26] Robson MC, Stenberg BD, Heggers JP. Wound healing alterations caused by infection. *Clin Plast Surg*. 1990;17(3):485–492.

[27] Shankowsky HA, Callioux LS, Tredget EE. North American survey of hydrotherapy in modern burn care. *J Burn Care Rehabil*. 1994;15(2):143–146.

[28] Siegel JD, Rhinehart E, Jackson M, Chiarello L, the Healthcare Infection Control Practices Advisory Committee. 2007 Guideline for Isolation Precautions: Preventing Transmission of Infectious Agents in Healthcare Settings. https://www.cdc.gov/infectioncontrol/pdf/guidelines/isolation–guidelines–H.pdf.

[29] Sussman GL, Beezhold DH. Allergy to latex rubber. *Ann Intern Med*. 1995;122(1):43–46.

[30] Sussman GL, Liss GM, Deal K, et al. Incidence of latex sensitization among latex glove users. *J Allergy Clin Immunol*. 1998;101(2 Pt 1):171–178.

[31] Ward RS, Saffle JR. Topical agents in burn and wound care. *Phys Ther*. 1995;75(6):526–538.

[32] White RJ, Cutting KF. Critical colonization—the concept under scrutiny. *Ostomy Wound Manage*. 2006;52(11):50–56.

[33] Zamora JL, Price MF, Chuang P, Gentry LO. Inhibition of povidone–iodine's bactericidal activity by common organic substances: an experimental study. *Surgery*. 1985;98(1):25–29.

[34] Zhou LH, Nahm WK, Badiavas E, Yufit T, Falanga V. Slow release iodine preparation and wound healing: in vitro effects consistent with lack of in vivo toxicity in human chronic wounds. *Br J Dermatol*. 2002;146(3):365–374.

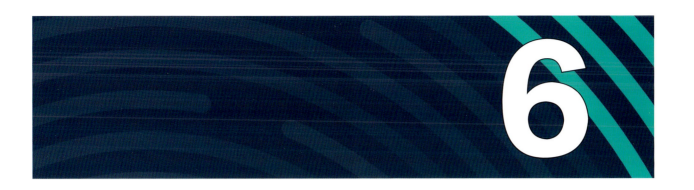

疼痛管理

目　标

- 列出伤口疼痛和瘙痒的原因。
- 讨论疼痛的物理治疗管理，包括电疗（经皮电神经刺激、干扰电流和离子电渗疗法）。
- 讨论疼痛的医疗管理，以及与患者的医师沟通以优化疼痛管理的必要性。
- 讨论新出现的瘙痒或疼痛的相关性。

疼痛是影响伤口愈合的另一个因素。疼痛是伤害性感受和疼痛矩阵的产物。在感觉正常的患者中，急性和慢性伤口可以引起与伤口严重程度相对应的疼痛。然而，疼痛也可能在没有伤害性信息传入的情况下发生，而且显著的伤害性信息传入并不一定导致疼痛。此外，患有神经系统损伤的患者，如脊髓损伤和周围神经病变等，可能缺乏对疼痛的感知，降低了他们对可能损害皮肤的有害刺激的感知和保护。与伤口相关的疼痛水平也可能取决于治疗的某些方面，如敷料的选择、更换敷料的频率、循环系统损害或任何潜在的神经肌肉或肌肉骨骼损伤。因此，与伤口管理相关的疼痛可能有多种原因，并且在患者之间，甚至在相同病状的患者之间，疼痛的感受可能会有很大差异。导致炎症的伤害、感染、外科管理和粗暴治疗都可能导致疼痛。例如，需要切开和引流的脓肿，然后被填塞，之后需要取出以进行进一步的清创，这很可能会给患者

带来痛苦的体验。然而，疼痛矩阵的组成部分可能会调节伤害性信息传入，创造一种患者不需要任何医疗疼痛管理也可能很容易忍受的情况，而另一个接受吗啡上限的人可能不愿意参与治疗。对疼痛的预期、疼痛反应的历史、恐惧回避和对医疗人员缺乏信心都是可能调节伤害性信息传入的因素。

没有伤害性信息传入，患者就不太可能抱怨疼痛，因此，伤害性感受器的完整性在疼痛中起着重要作用。与全厚度伤口相比，浅表和部分厚度的伤口可能涉及较少的组织损伤，但当浅表和部分厚度的伤口残留未受损伤的伤害性感受器时，它们可以产生极大的疼痛。虽然积极的清创显然会带来造成疼痛的显著风险，但人们应该意识到，敷料更换甚至对仍然附着在有神经支配、敏感组织上的失活结构的偶然拉扯也可能导致疼痛。

炎症

炎症可能是由于肿胀，也可能是由于释放的化学介质引起痛觉过敏而产生疼痛，痛觉过敏被定义为对特定伤害性信息传入的敏感性增加。在伤口周围观察到的热度和红肿应该表明敏感性增加的可能性很大。急性伤口，如脓肿切开和引流，可能是由于感染和随后的外科干预的结合而产生显著的炎症。慢性伤口也可能由于伤害性感受器的持续激活而产生疼痛，可能导致敏感性增加。此外，伤口慢性化可能导致异常性疼痛，即微不足道的感觉传入被解释为疼痛刺激。异常性疼痛通常被认为是要与痛觉过敏一起考虑的敏感性增强的内容。

疼痛伤口和无痛伤口

在接诊过程中，临床医师可以从一些关于患者疼痛负担的初步假设开始，同时进行完整的疼痛评估。烧伤总会有疼痛区域。全厚度部分的伤害感受器完全损坏，不会提供伤害性信息传入，但相邻组织中完整的伤害感受器可能导致剧烈的疼痛。动脉伤口通常被认为是疼痛的。静脉溃疡通常被认为疼痛较轻，但缺血性疼痛的特点也不同。缺血产生化学介质使伤害感受器敏感，而静脉疾病产生更多的压力性或爆发性的不适或疼痛。压力性损伤在伤害性感受器完整的边缘可能是疼痛的。由镰状细胞病、钙化防御、Behcet 综合征和恶性肿瘤引起的溃疡也可能是疼痛的。特别是镰状细胞溃疡，对清创的创伤，甚至敷料更换非常敏感。神经性伤口通常不疼痛，但神经病变本身可能导致神经性疼痛，伴有尖锐、短暂的间歇性不适（感觉迟钝）或"针刺感"（感觉异常）。

疼痛评估

适当的疼痛管理有助于使患者舒适和有更好的生活质量。如果未经治疗，疼痛也可能对愈合后的生理过程产生负面影响。极端和/或持续的疼痛可能会使炎症反应持续并干扰细胞增殖。研究还表明，疼痛反应会刺激神经肽的释放，如 P 物质和神经激酶 A，这些神经肽会触发白细胞产生促炎细胞因子。疼痛还可以促进皮质醇的释放，皮质醇是一种内源性糖皮质激素，会干扰细胞增殖。在从增殖到成熟的转变过程中，疼痛反应还可能使组织纤维化增加。此外，疼痛的患者他们的活动受到限制以避免发生进一步的不适。这可能导致更大的功能丧失和日常生活活动的损害。还必须考虑伤口管理的生物心理社会学方法的其他方面，如疼痛、焦虑和抑郁之间的密切关联。出于这些原因，伤口评估和全面的护理计划必须在干预之前纳入适当的疼痛管理需求。

有几种工具可用于协助疼痛评估。最简单的是视觉模拟量表。患者沿着水平线在量表上做标记，左端代表无痛，右端代表可想象的最严重疼痛。然后临床医师测量量表上的距离，左端为 0，右端为 10。另一种方法是简单地让患者给出一个 0~10 的数字，其中 10 代表最大的疼痛。在书面形式中，患者可以在视觉模拟量表上做标记（图 6-1），然后可以转换为 0~10 的量表。还可以使用口头描述来传达疼痛特点（如锐痛、钝痛、酸痛、悸动、烧灼痛等）。简易麦吉尔疼痛问卷是一个常见的工具（图 6-2）。Wong-Baker 面部表情疼痛评估量表是几种图形表示之一，可用于帮助语言或阅读能力有限的人选择代表他们当前痛苦水平的图片，通常用于儿童（图 6-3）。可以使用身体图来记录疼痛位置。

与伤口相关的疼痛类型

虽然疼痛的程度是一个重要的特征，临床医师还应该寻求有关特点，时间和减轻或加重因素的信息。首字母缩写 PQRST 通常用于疼痛评估。什么原因引起疼痛？疼痛的性质是什么？它是否放射？它有多严重？疼痛的当前特点是什么？患者是否经历背景性疼痛、爆发性疼痛或操作性疼痛（2 个或全部 3 个）？如果疼痛特点使用 PQRST 不符合接下来所述的背景、爆发性和操作性疼痛的描述，则需要对疼痛进行更彻底的调查。

随后的疼痛评估应使用一致的量表，并在确定

无痛 ■━━━━━━━━━━━━━━━━━━━━━━━━ 可想象的最严重疼痛

说明：指出你的疼痛与两个极端的关系，在你认为你的疼痛长度上做一个标记，标记在线段中间表明你的疼痛是你体验过的可能最严重疼痛的一半。

图6-1 视觉模拟量表用于指示患者的疼痛强度

简易麦吉尔疼痛问卷

日期：_____

姓名：_____

在每一项表明你疼痛程度的横线上打钩，或者如果都不适合你的话就留空白。

	轻度	中度	重度
1. 跳痛	_____	_____	_____
2. 刺痛	_____	_____	_____
3. 刀割痛	_____	_____	_____
4. 锐痛	_____	_____	_____
5. 痉挛痛	_____	_____	_____
6. 咬痛	_____	_____	_____
7. 烧灼痛	_____	_____	_____
8. 酸痛	_____	_____	_____
9. 坠胀痛	_____	_____	_____
10. 触痛	_____	_____	_____
11. 撕裂痛	_____	_____	_____
12. 疲惫耗竭感	_____	_____	_____
13. 厌烦感	_____	_____	_____
14. 恐惧感	_____	_____	_____
15. 受惩罚感	_____	_____	_____

在横线上标记你的疼痛有多严重，横线最左边表示一点也不痛，横线右边表示可能最严重的疼痛。

无痛 _____ 可能最严重疼痛

S/33　　　　A/12　　　　VAS/10

图6-2 简易麦吉尔疼痛问卷（Reproduced with permission of author, Dr. Ron Melzack, for publication and distribution.）

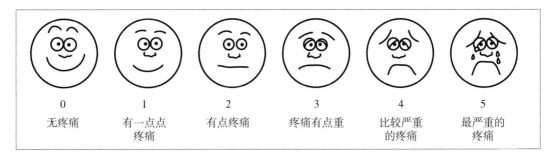

0	1	2	3	4	5
无疼痛	有一点点疼痛	有点疼痛	疼痛有点重	比较严重的疼痛	最严重的疼痛

图 6-3　Wong-Baker 面部表情疼痛评估量表。最初为儿童设计，但也可用于无法使用视觉模拟量表的个人。该说明书也有其他语言版本（Mosby; 2009. Used with permission. Copyright Mosby.）

患者经历的不适程度和模式是否发生变化时继续纳入这些维度。应注意痛苦的非语言迹象，如面部表情和患者的整体情绪。

背景疼痛

与伤口的根本原因相关并在休息时发生的疼痛可被描述为背景疼痛。背景疼痛的性质和辐射随潜在原因的不同而变化。跳痛或酸痛可发生于创伤性损伤和压力性损伤。动脉性溃疡通常会出现痉挛痛，静脉性溃疡通常会出现低度至中度撕裂痛。此外，我们需要考虑从创伤到周围组织的操作性疼痛、继发于创伤的炎症以及转诊前进行的填塞或其他操作。

爆发性疼痛

爆发性疼痛是指突然发作的剧烈的、短暂的，似乎"突如其来"的疼痛，与潜在的病理学有关，可能由轻微的创伤（如敷料移动、肢体依赖或一般移动）引发，往往伴有畏缩和言语输出。

操作性疼痛

在操作过程中发生的疼痛，如换药、清创或取出填塞物等，可归类为操作性疼痛。这种类型的疼痛根据操作引起的创伤程度进行分级，不会持续太久。根据患者在操作前的敏感程度，疼痛的强度可能很严重。

疼痛管理策略

在对疼痛基线进行彻底评估后，患者、临床医师和护理团队必须确定与所选操作相关的疼痛是否能够忍受，或者如何使疼痛变得可以忍受。对于疼痛过大和／或需要去除过多组织的情况，可以在全身麻醉下进行外科清创。然而，有些患者不适合全身麻醉，另一个选择是让医师为操作开具局部麻醉剂或镇痛药的处方。特别是，严重的背景疼痛伴随恐惧回避可能需要外科干预。

在开始任何操作之前，应该问一系列问题。首先，谁负责患者的疼痛管理？在门诊环境中，通常可以咨询转诊医师。在自己转诊的情况下，可能需要确定另一位医师。在急救医院中，一个患者可能有多位医师，可能不止一位医师认为他们在管理疼痛，或者没有医师在管理疼痛。其次，疼痛管理有必要吗？在许多情况下，患者已经在疼痛管理方案中，或者在许多神经性溃疡的情况下，伤害性感受是不存在的。最后，是否需要医疗管理？伤口可能有许多原因不痛。在许多情况下更温和的治疗和安慰可能就足够了。处方疼痛药物的替代品包括使用局部麻醉剂或非处方强度的非甾体抗炎药。与不能获得患者信任的临床医师相比，自信和能干的临床医师不太可能引发疼痛。患者可能会问："这会疼吗？"正确的回答可以是"是、否或可能"。在尝试任何操作之前，甚至在第一次移除敷料之前，临床医师根本不知道。医师可以尝试诚实地说可能会，但这可能会使患者敏感察觉到如果对疼痛没有预期就不会发生疼痛。如果告诉患者不会疼痛，而实际上有疼痛，临床医师就会失去患者的信任，疼痛更有可能被察觉。对这个问题的一个可能答案是简单地说："有些患者说他们感觉还好，而其他人觉得有点不舒服。"这种方法故意避免了"但是"和"疼痛"这些敏感的词汇。这种方法不能保证患者满意，但临床医师应该尝试任何可以最小化敏感化的方法。

如果确定了疼痛的类型，疼痛管理策略可能更有效。识别和治疗背景疼痛的原因可以减少任何敏感化，否则会降低患者对操作的耐受性。通过更温和的干预和更好的伤口环境和周围皮肤管理来减少创伤，可以减轻背景疼痛的严重程度。不幸的是，治疗疼痛的根本原因并不总是可能的。例如，去除压力性损伤或为静脉功能不全性溃疡提供加压治疗可能会减轻背景疼痛，但对于因局部缺血或动脉溃疡而经历疼痛的患者，通常需要进行血管重建或其他形式的医疗管理来减轻背景疼痛。背景疼痛的医疗策略是以阶梯式策略开始，第一步使用非阿片类镇痛药。非甾体抗炎药可以与三环类抗抑郁药、苯二氮卓类药物或抗惊厥药物结合使用。如果这种策略不足，下一步涉及使用阿片类镇痛药，如可卡因或曲马多。第三步是使用氢可酮或羟考酮，可能与对乙酰氨基酚结合，形成 Vicodin、Lortab 或 Norco 的形式。

爆发性疼痛可能非常严重，并且会使患者对操作性疼痛产生敏感化。管理爆发性疼痛的策略包括保证和脱敏。向患者保证爆发性疼痛是一种正常现象，短暂的严重疼痛并不意味着正在发生任何额外的伤害。可以使用放松技巧，如调节呼吸。解决使受伤区域晃动的运动模式、辅助设备的使用、矫形器、定位（特别是对静脉溃疡的依赖性）和咳嗽或便秘等加重因素，可能会极大地改善一些患者的爆发性疼痛。在某些情况下，可能需要与背景疼痛相同类型的药物干预。

管理背景和爆发性疼痛可以减轻操作性疼痛。减少背景和爆发性疼痛提高了操作期间疼痛的阈值。此外，保持湿润的创面床和保护周围皮肤的完整性可以减少组织损伤和对可能导致疼痛的机械刺激的敏感性。通过使用非粘附性敷料和使用硅胶黏合剂而不是更强类型的黏合剂，可以减少伤口创

伤。尽可能最后处理伤口的疼痛区域，以使敏感化最小。

非医师可用的干预措施

情感策略可以有效减轻疼痛。临床医师的镇定、干练和可信度降低了达到疼痛阈值的可能性，而犹豫不决和缺乏信心的举止可能使患者对疼痛产生敏感。通过解释干预措施消除意外、为患者设定期望并避免冲突和羞辱，可以赢得患者的信任。患者觉得愉快的音乐和其他分散注意力的方法也可能有所帮助。其他可能的干预措施包括电疗、局部麻醉剂和镇静。

患者教育

在脊柱门诊常用的策略也可以用于伤口管理领域的选定患者。正如在脊柱门诊所见，有伤口的患者也可能会出现对伤口的不适应反应，会通过中枢敏感化和灾难化导致疼痛放大。在处理中枢敏感化方面，受过训练的临床医师可以帮助患者改变任何不适应的感知和疼痛认知，并恢复可能因运动恐惧症而改变的正常运动模式（"对由于疼痛伤害或再次受伤而产生的脆弱感导致的过度、非理性和衰弱的运动和活动恐惧"）。恐惧－回避模型用于解释负面疼痛体验如何导致疼痛放大，与会引起恢复的对疼痛的更积极反应相反。在这个模型中，一些人会发展出负面的疼痛体验，导致灾难化疼痛、与疼痛相关的恐惧、回避和过度警觉的循环。这会导致失用、抑郁和残疾，产生更负面的疼痛体验，进一步放大负面感知。患者可能需要接受培训，了解哪些运动可能有害，并在可能的情况下，引导他们进行正常、无害的运动，这可能会导致疼痛感知减少。

电疗

用于减少与伤口相关的疼痛的电疗干预措施包括经皮电神经刺激（Transcutaneous Electrical Nerve Stimulation，TENS）和干扰电流。TENS 的短暂强流模式可以产生近乎麻醉的状态，干扰电流可以产

生类似的情况。使用利多卡因的离子电渗疗法是另一种达到类似利多卡因浸润状态的可能性。使用电疗的难题包括保持一个没有电线污染的无菌/清洁的区域，使用电疗可能需要医师的推荐，以及患者是否愿意使用它。

经皮电神经刺激

图 6-4A 展示了一个典型的 TENS 设备。控制包括强度、频率和脉冲宽度。常规 TENS 频率和脉冲宽度的默认设置通常标记在这些控制装置上，作为调节强度、脉冲宽度或它们的组合的方法。TENS 的模式包括常规、低频和短暂强流。

经皮神经电刺激的模式

常规的 TENS 可以在操作期间或之后使用。

TENS 也可能被用来控制背景和爆发性疼痛。如图 6-4B 所示，常规的 TENS 使用较短的脉冲宽度和较高的频率或脉率。强度被设置为感觉水平，这会产生刺痛感。常规的 TENS 更有可能在操作后使用，而不是在操作过程中使用。

低频 TENS 如图 6-4C 所示，顾名思义，使用时的频率非常低。脉冲宽度位于可用的上限。强度会产生一种让有些人可能无法容忍的"刺痛感"。低频通常被认为是一种类似针灸的模式，它似乎最适合减轻操作后疼痛。

根据患者的耐受性，通过逐渐增加频率和脉冲宽度来产生短暂的高强度 TENS（图 6-4D），强度也可能会增加。如果做得好，短暂的高强度 TENS 可以产生麻醉效果。然而，一些患者可能不愿尝试电疗，而另一些患者可能无法忍受短暂的强流模式。

可以尝试用于放置 TEN 电极的多种方法。最

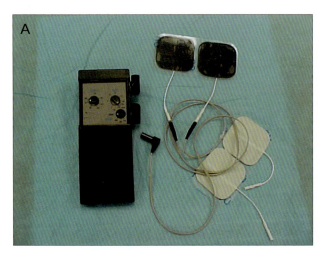
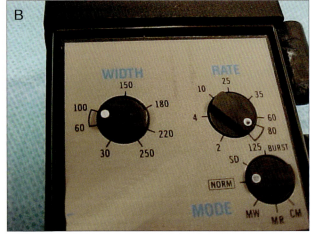
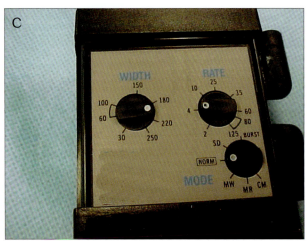
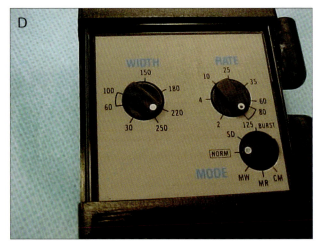

图 6-4 （A）典型的 TENS 装置。（B）常规 TENS 设置。（C）低频 TENS 设置。（D）短暂强流 TENS 设置

简单的方法是在伤口的两侧各放置一个电极，如图
6-5 所示。其他方法包括将电极放置于支配该区域
的周围神经、支配该区域的脊神经，以及支配上肢
创伤区的臂丛神经之上。

干扰电流

设置干扰电流的复杂性在于需要交叉两个交流
电。两根导线互相垂直的电极设置，使得两个电流
产生相长干扰。这产生了一种类似于常规 TENS 的
感觉，在电极放置的组织中心区域内有脉冲速率和 /
或强度变化的感觉。干扰电流设置如图 6-6 所示。
通过逐渐增加脉冲宽度、频率和强度，可以产生类
似短暂强烈的麻醉状态。由于涉及的导线数量，必
须小心设置以避免伤口和任何无菌区域。与 TENS
类似，有些人可能无法忍受电流。

医学管理

可能的医学疼痛管理策略包括全身麻醉或局部
麻醉，使用浸润、区域阻滞，以及硬膜外或脊髓麻
醉。由于人员成本，全身麻醉主要用于外科清创。
通过使用注射器针头和在涉及的组织中不同方向的
多个小注射来完成局部麻醉的浸润。在大多数开放
性伤口中，局部麻醉的浸润很难进行且不切实际。
神经或神经丛阻滞通常用于骨科手术，但对于没有
医学背景的人来说成本过高。局部麻醉剂被注射或
从设备中缓慢释放到外周神经或臂丛。

非处方或处方强度的非甾体抗炎药有时对一些
患者已经足够。阿片类药物可以通过口服或静脉注
射给药。口服药物需要在操作之前有更长的提前
期，而静脉注射吗啡或其他阿片类药物将几乎立即
有效。无论在何种情况下，阿片类药物都会增加患
者跌倒的风险。此外，使用阿片类药物的门诊患者
不应自己驾车前往就诊。如果患者正在使用阿片类
药物，临床医师应确定患者不是自己驾车前往门
诊。患者自控镇痛可能已经在转诊之前使用，但对
于非医师进行的伤口干预，不太可能提供。

苯二氮䓬类药物通常用作抗焦虑药物，常见的
包括地西泮（Valium）、阿普唑仑（Xanax）、氯硝西

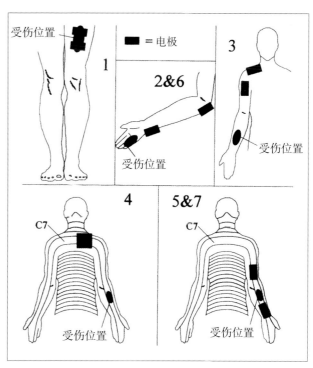

图 6-5 TENS 电极放置的原则。7 个原则包括以下几
点：①直接在损伤或病变部位上方，前提是皮肤
完好无损；②在支配损伤或病变区域的周围神
经干上方，神经必须是浅表的（如腓神经或尺神
经）；③在支配疼痛区神经起源的神经丛上，特
别是，臂丛神经对上肢任何部位的疼痛都非常
有用，电极可以放置在 Erb 点（锁骨和斜方肌
之间臂丛最浅的区域）上；④在支配疼痛部位
的感觉神经根上（使用皮节图谱）；⑤在与疼痛
部位相同的皮节内（假设受影响的伤害性感受
器与受刺激的机械感受神经元进入同一背根）；
⑥在受伤或疼痛的肌肉的运动点上，运动点是一
个以最低电流刺激可以获得肌肉收缩的位置，推
测这个位置是直接在肌肉的神经上，也包含肌肉
的感觉神经元（Aα 纤维）；⑦通过排列使电流
在 2 个电极之间通过疼痛区域

泮（Klonopin）、洛拉西泮（Ativan） 和 Versed（咪
达唑仑） 等。减少焦虑可以降低对疼痛的感知。
Ativan 和 Versed 还有额外的好处，即在操作中造成
遗忘和减少操作期间的激动。对于一些患者来说，
苯二氮䓬类药用可用于进行伤口干预，否则可能不
能进行伤口干预，从而避免手术和全身麻醉。

局部麻醉剂

局部麻醉剂是液体、凝胶或喷雾。液体更难定
位，因为它会向下流动，可能无法在原地保持足够

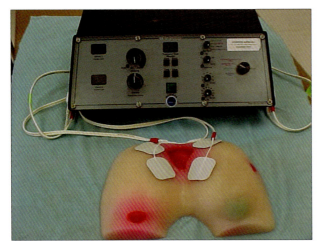

图6-6 干扰电流治疗的设置。注意两根导线的电极放置方式是相互垂直的

长的时间以发挥作用。凝胶会更好地保持在原地。第三种选择是喷雾。向伤口施用局部麻醉剂可能需要医师的处方。在门诊，患者可以自己获得药膏、凝胶或喷雾，并提前使用。例如，Hurricane 喷雾含有苯佐卡因。利多卡因和苯佐卡因都可以以凝胶的形式获得。Orajel 是一种含有苯佐卡因的凝胶，专为口腔使用而设计。苯佐卡因和利多卡因都可以以乳膏的形式获得。另一种乳膏是 EMLA（局部麻醉剂的低共熔混合物），它含有普鲁卡因和利多卡因，用于在家中作为抗生素和癌症化疗的血管端口的局部麻醉剂。

止痒药物

瘙痒在生理上与疼痛类似。尽管瘙痒可能在提醒人们可能有害的化学物质或体外寄生物方面是有益的，但它可能会产生强烈的抓挠皮肤的冲动。在某些情况下，人们由于强烈的抓挠欲望而造成开放性伤口。可以指导患者以不那么有害的方式机械地刺激皮肤，例如，轻拍皮肤而不是抓挠。如果这种策略不成功，可以开处方药物。5%的多塞平乳膏以 Prudoxin 的名字出售，口服加巴喷丁（Neurontin）、昂丹司琼（Zofran）或苯海拉明（Benadryl）可能有效。多塞平作为 5- 羟色胺 - 去甲肾上腺素再摄取抑制剂，还有许多其他用途，它被用作抗抑郁药、抗焦虑药和抗组胺药。加巴喷丁也用于治疗慢性疼痛。昂丹司琼是一种止吐药。苯

海拉明是一种抗组胺药。

新疼痛或瘙痒的发作

瘙痒在愈合过程中经常发生，当伤口处于良好的愈合轨迹时，可被认为是正常的反应。然而，当伤口愈合不良时出现瘙痒可能是伤口恶化的信号。伤口中的新疼痛通常是坏兆头，可能是由于感染。如果脓、蜂窝织炎和其他感染迹象不明显，临床医师应探查伤口是否存在皮下缺损，这些缺损可能隐藏着从伤口表面看不到的感染。如果观察到疼痛和新的或恶化的感染迹象，应尽快联系患者的医师。如果出现全身感染的征象（发热、不适、嗜睡和厌食），以及新的疼痛和新的或恶化的感染迹象，应立即联系医师。如果无法立即联系到医师，应将患者送往急诊机构。

总结

疼痛管理是伤口管理的重要组成部分。应使用PQRST 系统评估患者的疼痛来源，以确定疼痛是背景性、爆发性、操作性还是包含多种性质。可以使用医疗和非医疗疼痛管理。使用团队方法，临床医师需要确定哪些团队成员负责患者的疼痛管理，以及是否需要医疗管理。因为疼痛感知涉及多种生理、机械、心理和情感刺激，减少对疼痛敏感化的策略也可能有用。了解正在使用的疼痛管理类型和管理策略的附加效果会影响护理计划。静脉注射阿片类药物后立即就开始了伤口管理，而口服阿片类药物需要长达 30 min 才能有效，并且应与伤口干预相协调。医疗管理的替代品包括电疗和局部麻醉剂。应确定是否需要医师的处方才能使用局部麻醉剂。在门诊，患者可以自己获得非处方局部麻醉剂，并自行应用于伤口边缘。愈合良好的伤口出现瘙痒是一种常见但正常的现象。愈合轨迹不佳的疼痛或瘙痒应怀疑是新发或恶化的感染。

问题

1. 什么会导致患者经历与伤口相关的疼痛？

2. 在物理治疗伤口管理的背景下可以采取哪些措施来减轻疼痛?

3. 物理治疗师可以给予哪些止痛药物? 有哪些限制?

4. 当患者使用强效止痛药来控制伤口疼痛时应遵循哪些预防措施?

5. 患者可以自己使用什么来管理疼痛?

6. 有哪些镇痛药的替代品可用于管理疼痛?

7. Ativan 或 Versed 作为止痛药的辅助药物有什么优势?

8. 瘙痒是什么?

9. 瘙痒在伤口愈合过程中何时发生?

10. 有哪些处理瘙痒的选择?

11. 疼痛和 / 或瘙痒的突然变化通常意味着什么? 你应该如何确认你的怀疑?

12. 伤口出现新疼痛应该怎么办?

参考文献

[1] Kori S, Miller R, Todd D. Kinesiophobia: a new view of chronic pain behavior. *Pain Manag*. 1990;3(1):35–43.

参考书目

[1] Bechert K, Abraham SE. Pain management and wound care. *J Am Col Certif Wound Spec*. 2009;1(2):65–71.

[2] Broadbent E, Petrie KJ, Alley PG, Booth RJ. Psychological stress impairs early wound repair following surgery. *Psychosom Med*. 2003;65(5):865–869.

[3] Buer N, Linton SJ. Fear-avoidance beliefs and catastrophizing: occurrence and risk factor in back pain and ADL in the general population. *Pain*. 2002;99(3):485–491. doi:10.1016/S0304-3959(02)00265-8.

[4] Ciccone CD. *Pharmacology in Rehabilitation*. 2nd ed. F.A. Davis; 1996.

[5] Fischerauer SF, Talaei-Khoei M, Bexkens R, Ring DC, Oh LS, Vranceanu AM. What is the relationship of fear avoidance to physical function and pain intensity in injured athletes? *Clin Orthop Relat Res*. 2018;476(4):754–763. doi:10.1007/s11999.0000000000000085.

[6] Gatchel RJ, Mayer TG, Theodore BR. The pain disability questionnaire: relationship to one-year functional and psychosocial rehabilitation outcomes. *J Occup Rehabil*. 2006;16(1):75–94.

[7] Gatchel RJ, Peng YB, Peters ML, Fuchs PN, Turk DC. The biopsychosocial approach to chronic pain: scientific advances and future directions. *Psychol Bull*. 2007;133(4):581–624.

[8] Gatchel RJ, Robinson RC, Pulliam C, Maddrey AM. Biofeedback with pain patients: evidence for its effectiveness. *Semin Pain Med*. 2003;1(2):55–66.

[9] Greaves MW. Recent advances in pathophysiology and current management of itch. *Ann Acad Med Singap*. 2007;36(9):788–792.

[10] Hockenberry MJ, Wilson D, Winkelstein ML. *Wong's Essentials of Pediatric Nursing*. 7th ed. Mosby; 2004.

[11] Katzung BG, ed. *Basic Clinical Pharmacology*. Appleton & Lange; 1998.

[12] Krasner D. The chronic wound pain experience: a conceptual model. *Ostomy Wound Manage*. 1995;41(3):20–25.

[13] Melzack R. The short-form McGill Pain Questionnaire. *Pain*. 1987;30(2):191–197. doi:10.1016/0304-3959(87)91074-8.

[14] Melzack R, Wall PD. Pain mechanisms: a new theory. *Science*. 1965;150(3699):971–979.

[15] Peppin JF, Albrecht PJ, Argoff C, et al. Skin matters: a review of topical treatments for chronic pain. Part one: skin physiology and delivery systems. *Pain Ther*. 2015;4(1):17–32.

[16] Price P, Fogh K, Glynn C, Krasner DL, Osterbrink J, Sibbald RG. Managing painful chronic wounds: the Wound Pain Management Model. *Int Wound J*. 2007;4(Suppl 1):4–15.

[17] Reddy M, Kohr R, Queen D, Keast D, Sibbald RG. Practical treatment of wound pain and trauma: a patient-centered approach. An overview. *Ostomy Wound Manage*. 2003;49(4 Suppl):2–15.

[18] Robinson AJ, Snyder-Mackler L. *Clinical Electrophysiology*. 2nd ed. Lippincott Williams & Wilkins; 1995.

[19] Sibbald RG, Armstrong DG, Orsted HL. Pain in diabetic foot ulcers. *Ostomy Wound Manage*. 2003;49(4 Suppl):24–29.

[20] Wong on Web. http://www.mosbysdrugconsult.com/WOW/faces.html.

病史采集

这一章是对患者进行干预的起点。虽然患者可能会因特定的诊断而被转诊到我们这里，并表现出与转诊诊断相关的所有特征，但我们可能仍然不了解他们生活中的重要方面，而这些方面有改变皮肤完整性的风险，并可能影响伤口愈合。即使对患者情况有了完整的描述，我们也需要知道他们在工作、家庭和文娱活动中做了什么。很多时候，转诊诊断不充分或与我们可能用于治疗的干预措施无关。在我们与患者交流的过程中，病史记录和体格检查是齐头并进的。我们通过提问从患者处了解到的信息会改进我们对他们的体格检查，我们从体格检查中了解到的信息可能会要求我们向患者询问更多的信息，或者可能会发现不一致的地方，这可能是由于患者不理解我们的问题；试图给我们他们认为我们应该听到的答案；或因尴尬、道德或法律问题或其他原因隐瞒信息。在某些情况下，我们将在整个治疗过程中继续了解关于患者的重要信息，而且他们的情况或资源可能会发生变化。

病史要点

　　病史必须足够全面，以指导临床医师采取适当的检查和措施，来确定伤口的病因，并确定伤口、患者、家属、护理人员、生活安排、工作/学校和资源的特征，而这些特征会影响不同干预措施的结果，从而制订出最佳的治疗计划。人口统计数据通常包括年龄、性别、身高、体重、种族/民族和主要语言。其他信息可以从计算身体质量指数中获取。患者的年龄会影响患者伤口愈合速度和他们典型的日常活动。年龄和种族可能与某些伤口病因（如镰状细胞病）的发生概率有关。我们常常忽视手和脚的优势，除非伤口位于一只手上。对于手或脚上的伤口，需要询问患者涉及这些肢体的活动，以及限制肢体活动后完成任务可能的替代方案。为确保患者足够灵活地照顾自己，了解手/脚的优势在家庭护理中也很重要，这也会影响他们重返工作和家庭责任。病史包括任何可能加重伤口、造成家庭护理困难或妨碍患者保护伤口能力的疾病（表7-1）。

运用国际功能、残疾和健康分类标准指导病史采集

　　国际功能、残疾和健康分类（ICF）提供了指导病史采集和体格检查的方法。在此分类中，临床医师试图识别损伤、功能限制、参与限制和影响患者或委托人解剖结构及心理状态的环境和个人因素。通常情况下，人们会在体格检查前采集病史。获取转诊诊断、让患者填写病史表、跟进特定问题，以及进行标准体检的流程僵化且效率低下。另一个评估患者病情的模型是临床医师的以假设为导

表 7-1　与伤口性质和伤口处理有关的问题
开放式提问：
● 你能和我说说你的伤口吗？
追问：
● 疼吗？
● 痒吗？
● 有气味吗？味道有多重？
● 伤口周围的皮肤肿胀或紧绷吗？
● 它渗出多少？它会沾到你的衣服/床上用品吗？
开放式提问：
● 告诉我目前为止你的伤口换药历程。
追问：
● 一直给你换药的人是谁？为什么是他？
● 取下敷料后感觉如何？疼吗？
开放式提问：
● 告诉我你换过敷料吗，或者已经换过了吗？
● 你为什么换药/你为什么换过药了？
追问：
● 你是否被指导每隔一段时间换一次药？
● 敷料会自己掉下来吗？
● 洗澡的时候敷料会脱落吗？
● 你洗澡的时候会把敷料取下来吗？
● 敷料是漏了还是满了？

向的算法。临床医师的以假设为导向的算法可以简单地解释为对假设的不断检验。一旦获得转诊诊断，就会提出假设。如果患者不是从其他临床医师那里转介过来的，这个过程就从采集病史开始。从转诊中获得的信息应与病史工具或患者保健记录中的病史和生理状况笔记进行比较。临床医师应该寻找数据的三角关系，或者问更多的问题，或者做更多的测试，努力在假设检验的基础上得出结论。

　　病史检查和体格检查应该有所重叠。随着体格检查的进行，没有被体格检查充分检验的假设可以通过问更多的问题来检验。在某些情况下，患者无法给出答案，必须寻求可靠的第三方，如家庭成员或其他照顾者。在这种情况下，除非有可靠的护理人员，否则可能无法在体格检查和病史记录之间顺利转变。此外，病史记录和体格检查应经常在整个护理期间进行。即使在患者准备出院时，也应该询问有关使伤口完全愈合和防止复发的后续护理的问题。病史需要关注 ICF 模型的所有 5 个要素：损伤、活动限制、参与限制、个人因素和环境因素。

　　在整个过程中提出和检验的假设包括诊断、预

后、治疗计划和选择的结果评估方式。这一过程还应包括另一方参与和制订紧急情况处理计划的必要性。每个患者/委托人在社会中都有一个角色，而每个角色都需要有执行社会任务的能力。此外，任务执行都需要考虑可能受损的解剖结构和生理状况等要素。很多时候，可用的资源或许能够弥补损失，其中资源可能是患者环境或个人因素的一部分。个人因素/内部资源包括影响预后和护理计划的自我效能、知识和技能。例如，一个掌握伤口处理知识的人可能能够执行更多的护理计划，需要更少的就诊，并且可能有更有利的结果，包括继续工作和照顾家庭的能力。环境/外部资源，如援助、任务或责任的改变以及技术也会影响护理计划和预后。患者可能改变了工作职责，为工作或治疗提供了技术支持，并在家中获得了帮助。部分病史应该解决这些问题。这些问题需要与患者的整体健康程度一起进行评估。健康——身体、智力、情感和其他方面——对患者在社会中扮演任何角色的能力都有重大影响。

在与患者交流和整个过程中，应讨论患者是否需要改变任务或角色，以及雇主和家庭资源是否允许这样做。预后应多于与伤口相关的预测结果。患者履行职责的能力也是预后的一部分。护理计划需要在我们认为患者能达到的目标和患者想要达到的目标之间协调。整个护理计划的讨论需要集中在我们是否设定了与患者/委托人在社会中期望的角色一致的预期。如果患者患有足底溃疡，但需要站起来，那么需要讨论并商定一种解决方案，以尽量减少患者在临床医师不知情的情况下用患肢走路的可能性。

此外，需要充分询问问题，以确定患者是否低估或高估了可实现的目标。患者可能会说他们出院后可以回到工作岗位，可能会更换敷料和其他任务，但医师必须充分了解患者需要做的每一件事，以及他们能够完成所有这些任务的可能性。

药物治疗

患者可能没有服用药物，或者有很长的用药清单。一份针对当前，以及其他身体状况而正在服用的药物清单是至关重要的信息。许多人会忘记所使用的药物的名称和剂量，而有些人则会随身携带药物清单。要求患者携带所有处方的方法有助于列出准确的药物清单。住院治疗或家庭治疗可能更容易，因为所有药物都会在患者的医疗记录中列出。无论在什么情况下，患者都可能服用非处方药，包括非处方药、毒品、草药或其他物质，这些药物也会影响伤口愈合。对有伤口的患者特别重要的是皮质类固醇、非甾体抗炎药、其他抗炎药或免疫抑制剂、抗生素、抗凝剂、化疗、胰岛素和口服降糖药。除了处方药和非处方药，患者是否使用草药或家庭疗法？一个和药物治疗相关的问题是患者是否受到了其他形式的干预措施，如针对癌症的放疗和过敏。患者可能对碘、利多卡因或在治疗中使用的特定抗生素等物质过敏。我们在第4章中讨论了药物的作用。

现病史

病史应包括发病日期（如果患者知道）、病程、症状类型，以及患者认为造成伤口的原因。急性伤口的病因通常很明显，如烧伤或撕裂。而慢性伤口则有必要了解此前伤口的处理方式。例如，潜在的静脉回流障碍是否得到了治疗？采取了哪些预防措施来改善病情？目前的治疗会引起慢性炎症吗？遇到不易诊断的伤口，了解尝试了哪些干预措施，以及它们的效果如何有助于诊断，就像了解既往病史和正在使用的药物一样。当前病史采集需要包括先前的治疗干预措施和仔细的询问，以确定为什么以前的治疗无效。根本问题解决了吗？干预措施没有实施吗？干预措施是否执行不当？这些可能是微妙的问题，特别是当临床医师认为伤口的原因是显而易见的。临床医师在暗示其他医疗保健提供者的无能时需要谨慎，特别是在可以做出明确诊断之前。

我们需要探讨导致患者寻求医疗服务的具体问题，以及患者的关注或需求。我们还必须确定患者的干预目标是什么。治疗计划可能需要修改，以匹配患者的优先事项，而不是将临床医师的优先事项强加给患者。很多时候，由于工作、家庭或其他原因，对伤口的最佳治疗方法并不是对个别患者的最佳治疗方法。治疗计划还需考虑患者、家属和护理人员对当前临床诊断情况和可能的治疗方法的情绪反应。

社会史、生活、工作和娱乐条件

社会史由许多与人的文化、资源、活动和人际网络有关的因素组成。每位患者都有影响其伤口风险和愈合预后的因素的独特组合。在治疗过程中，这些因素中的一个或多个可能会发生变化，所以我们必须努力跟上这些变化。

社会史

文化信仰和行为可能会深刻地影响患者伤口愈合能力，也可能直接或间接地成为导致伤口的病因。一些宗教信仰会限制治疗计划中可用干预措施的范围。此外，某些家庭疗法是一个很传统但临床医师不了解的部分，可能会影响伤口愈合。坦诚地讨论家庭和照顾者的资源，包括时间，而不仅仅是财力，对于确定哪些干预措施可能成功非常重要。社会互动、社会活动和人际网络可能会影响患者坚持治疗计划的意愿。当前和以前的社区和工作（工作/学校）活动能否进行需要根据伤口的可能原因进行分析，以及这些活动是否可能有助于或阻碍伤口愈合。

社会习惯很难确定。不幸的是，许多社会习惯都严重延缓了伤口的愈合。锻炼、吸烟、饮酒和滥用药物等习惯是临床医师制订适当治疗计划的重要信息。许多患者会有一些不利于伤口愈合的社会习惯。在评估预后时应考虑到这些问题，并在文件中明确说明这些问题。改变社会习惯（如吸烟）的努力可能会受挫，患者可能需要转介给在这方面受过专门培训的人。

生活条件

我们必须讨论居住环境、社区特征和预计出院的目的地。通常，生活环境和出院目的地必须同时考虑。缺少人际支撑且生活在活动不便的环境中的患者可能需要入住提供必要支持的场所，而居住在一楼一层高效公寓的患者可能在相同的病情下出院回家。我们应该尽早发现谁可以提供帮助，以及护理人员是否有能力提供所需的帮助。与家庭成员、志愿者或有偿护理人员面谈，讨论所担任的角色和可以完成的任务，这通常是成功干预的关键。除了护理人员的能力外，还应设法确定他们是否愿意避免可能妨碍患者康复的恶劣生活条件。另一个需要探讨的问题是患者家中的整洁情况，以及家庭成员是否有皮肤脓肿或其他感染史。人们可以从患者的外表得到一些信息，但患者可能有与宠物或房屋清洁有关的卫生问题，这些问题会干扰治疗计划。

工作环境

与职业相关的重要问题包括工作需要完成哪些任务，伤口是否会妨碍患者的工作能力，或者这些任务是否会阻碍伤口愈合。如果工作不合适，是否可以改变患者的工作职责，或者是否可以将他们重新分配到其他工作岗位？例如，静脉溃疡患者应尽可能少站立，足部溃疡患者应尽量减少行走。伤口是否对同事有危险（如伤口感染了耐甲氧西林金黄色葡萄球菌）？如同我们提到的生活环境、工作环境有多整洁？有些患者可能接触到不适合伤口愈合的工作环境。由于多种原因，患者可能无法像期望的那样迅速恢复工作。许多患者将有短期和长期的行动不便的计划或足够的病假待在家里；然而，许多人缺乏资金，可能会被迫重返工作岗位。我们有必要与患者讨论这些问题。与其让他们在医护人员不知情的情况下重返工作岗位，不如对治疗计划进行调整，让患者在康复的同时有收入保证。病史采集应具体到工作场所条件，包括皮肤脓肿史或其他同事感染的感染风险，工作的清洁度，如患者需要在肮脏的环境或污水中工作，以及员工使用卫生设施的情况（洗手和移动厕所与全尺寸厕所）。雇主或卫生部门制定的感染控制条例也应予以实施。

家族史

由于遗传或生活方式相似，家族成员往往有许多影响健康的风险。可能有 2 型糖尿病、动脉疾病、高血压、镰状细胞病、癌症等家族性疾病未被诊断。家族史应包括患者和家属的病史。

功能状态

和患者交流时，生病前的功能状态和活动水平，以及对恢复该功能和活动的期望是关键点。功能状态和活动水平可能是造成伤口的原因或复杂因素。例如，在足底表面有神经性溃疡的人工作时需要走动，或者静脉回流障碍的人整天都站着，这可能促进溃疡的愈合，也会延缓溃疡的愈合。确定自理和家庭活动（包括日常生活活动和工具使用）的当前和以前的功能状态，以及如果患者不能或需要停止活动来促进伤口愈合，那么在家照顾患者的人是至关重要的。此外，在确定诊断和制订满足患者需求的治疗计划时，需要考虑娱乐或休闲活动和身体健康程度。

虽然患者目前的活动能力作为体格检查的一部分，但他们的活动史依旧很重要，这有几个原因。我们需要询问患者的活动能力并要求他们向临床医师证实其活动能力。人在床上或椅子上的活动能力如何？患者是否能够独立活动或上下床或椅子，这些过程是否需要帮助？是否需要物理治疗或专业治疗来帮助预防更多的伤口或促进现有溃疡的愈合？我们还需要知道患者目前的活动能力持续了多久。这个人的活动能力是逐渐下降还是突然下降？活动性的某些方面是否比其他方面更早受到影响？患者以前是否因行动不便而接受过干预治疗？例如，患者是否有使用拐杖的经历？活动能力的降低限制了患者在床上或椅子上的移动，这代表了患者有压力损伤的巨大风险。神经性足部疾病患者不使用辅助设备也可能是一个风险因素。正常步态模式的任何改变也能增加足部受伤的风险。

患者有什么设备？他们知道怎么用吗？该设备是否适合患者的缺陷或残疾？例如，一个有负重限制的人会使用滚动助行器吗？视力减退或平衡能力差的人是否使用滚动助行器或标准助行器？为什么要给患者使用这些设备？在许多情况下，患者可能从朋友或家人那里借来了手杖、助行器或拐杖，但没有得到使用指导，只是因为方便而使用了错误的设备。患者可能有一件设备，但不是出于装扮的原因使用它，或者可能忘记使用它。询问患者为什么给他们配备助行器，可能会得到这样的回答：他们应该有负重限制，但之前没有告诉你。

既往病史和手术史

无论是在与患者谈话前还是在谈话中，都应该询问患者之前发生的疾病。虽然它们可能不是患者现病史的重要因素，但了解病史和手术史可能有助于伤口的诊断或使我们改变对患者的治疗计划。了解身体其他系统情况可能因伤口而变得更为重要。由于糖尿病的患病率上升，我们应询问所有患者内分泌/代谢疾病，特别是糖尿病。糖尿病患者还应询问血糖控制情况。患者是否使用胰岛素？如果有，那么胰岛素是什么类型和其使用时间？患者是否需要通过饮食和运动或口服降糖药物来控制糖尿病？

心血管疾病也十分常见，同样应该加以处理。患者是否有心绞痛、呼吸短促或冠状动脉搭桥术等手术史？还应询问患者高血压、心律失常、瓣膜疾病及其治疗情况。胃肠道疾病可能导致营养不良、贫血或大便失禁。泌尿生殖系统问题包括有皮肤缺损的膀胱失禁。与皮肤系统有关的问题包括以前的伤口、皮肤状况和治疗方法。肌肉骨骼和神经肌肉疾病的病史会对皮肤产生反常的张力和损伤。而这些损伤或疾病可能发生在中枢或周围神经系统。任何住院和手术的一般病史可能与患者目前的病情或如何制订治疗计划有关。

我们应该持续探究前面列出的危险因素。一个简单的方法是让患者填写一份关于健康史的表格。住院患者的病历上应该有详细的病史。此外，患者服用的药物可能会提醒临床医师注意病史中未发现的疾病。其他与健康相关的问题应该包括免疫系统状态，这可能会导致伤口进展，也会延缓伤口愈合。这其中一些危险因素我们已经在前面进行了更详细的讨论。

神经性疾病

与活动性类似，我们需要了解神经病变史。我们可以通过检查来确定患者神经病变的程度，但也同样需要了解神经病变的病史。有神经病变的较长步行史，患者足部溃疡的风险更大。我们还需要知道使用了哪些干预措施，如减少负重装置和辅助装置。在讨论神经病变时，我们应该向患者适当询问有关血糖控制的问题。患者多久做一次血糖监测？血糖水平如何？患者是否知道自己的糖化血红蛋白（HbA1c）是多少？患者足部疾病的随访频率如何？

血管疾病

我们在血管疾病方面将按照与活动性和神经病变相同的方法，了解患者的症状严重程度、持续时间和接受的与血管疾病相关的任何治疗史。我们会在体格检查时进行血管检查（体格检查在下一章讨论）。还应询问与动脉疾病有关的任何其他问题，如缺血性心脏病、卒中、肾脏疾病、截肢和手术史等。吸烟史也应是血管疾病的相关因素。

营养学

我们在第四章讨论了营养学。在病史中，临床医师可能会问一些与体格检查有关的问题。患者最近体重增加或减轻了吗？体重是怎样变化的？患者的饮食有什么改变吗？根据有无营养师进行营养筛查，我们可能需要询问患者的饮食情况。

自控情况

特别是对会阴部的皮肤来说，膀胱或肠道的失禁是一个危险因素。任何会阴及周围红斑的患者都应询问尿失禁和采取的干预措施。如果患者无法提供相关信息，我们就需要与家人或其他护理人员讨论这些危险因素。许多人很容易感到尴尬，不愿意与他人讨论这些问题，因此，医护人员必须巧妙地提出这个话题。一个简单的方法是讨论皮肤损伤的所有危险因素，然后询问患者是否有其中之一。如果患者或护理人员知道尿失禁的问题很重要，那么即便他们之前未被询问过也愿意讨论这个话题。

外伤史

创伤造成的损害不言而喻，然而，如果我们不特意提起，外伤史可能会被患者忽略。根据受伤的情况，患者可能会有情绪反应，特别是如果还有其他人在同一事件中受伤。创伤性损伤可能导致步态模式的改变或对身体其他部位施加反常的压力。当我们检查身体的不同部位时，可能需要问一些因伤害较轻或患者自觉不严重而遗漏的问题。

实验室研究

基础实验室研究的结果可以在住院患者的报告上找到。门诊患者不太可能就实验室研究结果向临床医师提供太多信息。对临床医师有用的结果包括血细胞计数，以确定是否存在贫血、血小板减少症（缺乏血小板）或白细胞减少症（缺乏白细胞）。血液化学包括电解质（钾、钠、氯化物和碳酸氢盐）、血尿素氮（BUN）和用于肾功能的肌酐和血糖应出现在住院患者的检验报告上，并可从转诊医师处获得。许多资源可用来分析实验室数值，如急性护理物理治疗学会（https://www.aptaacutecare.org/general/custom.asp?page=ResourceGuides）和在线实验室检验（https:// labtestsonline.org/）。

血细胞计数

在某些情况下，白细胞总数和白细胞差异计数可能都很重要。在感染风险或感染诊断方面，中性粒细胞计数也很关键。男性和女性的正常白细胞计数范围为 $(4.5\sim11)\times10^9$/L。超出此范围为白细胞增多。在创面治疗过程中，感染诊断尤其重要。其他应考虑的白细胞增多的原因包括白血病或其他癌症、组织损伤和其他炎症原因。白细胞增多常伴有发热、嗜睡和厌食，这些症状是由细胞因子升高引起的。正如后面章节所要讨论的，伤口感染对治疗决策有深刻影响。而白细胞计数低于此前列出的范围为白细胞减少，其产生原因很多，包括骨髓疾病（再生障碍性贫血），病毒感染和癌症化疗。随着白细胞计数的下降，感染的风险急剧增加，必须实施额外预防隔离措施。白细胞计数 < 1000 或中性粒细胞计数 < 500 通常需要反向隔离、戴手套、穿隔离衣、戴口罩，即使是常规伤口护理也要求无菌。

在差异计数中观察到的中性粒细胞可以有节段

状（成熟）或带状（未成熟）。中性粒细胞计数通常在细菌感染时升高，所以观察到大量的条带能特异诊断细菌感染。淋巴细胞分为 B 细胞和 T 细胞，然后再进一步分亚型。B 细胞负责抗体介导的免疫反应，而 T 细胞则参与针对特定抗原的特异性细胞介导的免疫反应。T 细胞免疫尤其与肿瘤和病毒感染有关，但也与延迟性超敏反应有关，包括皮肤反应（如毒葛）。单核细胞是相当于组织巨噬细胞的血细胞。这些细胞负责随后对标记细胞的破坏和被中性粒细胞浸润后的碎片的破坏。嗜酸性粒细胞参与对蠕虫的防御，并涉及过敏反应，包括哮喘。嗜碱性粒细胞是一种血细胞，具有与肥大细胞相同的功能，释放炎症介质，特别是组胺。正常差异计数为 50% ~ 60% 中性粒细胞，30% ~ 40% 淋巴细胞，1% ~ 9% 单核细胞，0 ~ 3% 嗜酸性粒细胞，0 ~ 1% 嗜碱性粒细胞。此外，带状细胞（未成熟中性粒细胞）范围为 0 ~ 7%。中性粒细胞升高（被称为嗜中性粒细胞），尤其是嗜中性粒细胞带，通常表明感染了化脓性细菌，如葡萄球菌或链球菌。淋巴细胞增多（过多的 B 淋巴细胞或 T 淋巴细胞）表明病毒感染。单核细胞增多症（单核细胞计数升高）可在严重感染中发生。过多的嗜酸性粒细胞表明严重的过敏反应或蠕虫感染，嗜碱性粒细胞表明寄生虫感染或超敏反应。定义为中性粒细胞计数 < 500 的中性粒细胞减少症，与白细胞减少症一样，需要反向隔离。

正常的红细胞计数男性比女性多。对于男性，正常范围为 $(4.7 \sim 6.1) \times 10^{12}/L$，血细胞比容为 42% ~ 52%，血红蛋白浓度为 140 ~ 180 g/L。而女性的范围分别为 $(4.2 \sim 5.4) \times 10^{12}/L$、37% ~ 47% 和 120 ~ 160 g/L。在怀孕期间，这些数值会下降。无论使用哪种红细胞参数，其重要性都在于运送氧气以促进伤口愈合的能力。红细胞计数升高（红细胞增多症）是罕见的，但具有临床意义。更常见的情况是这些数值下降，产生贫血。贫血的原因包括出血、红细胞生成疾病（再生障碍性贫血、恶性贫血、铁和维生素缺乏症）、以红细胞过度破坏为特征的疾病（溶血性贫血，包括几种自身免疫性疾病和镰状细胞性贫血）和影响血红蛋白合成的遗传性疾病（地中海贫血）。有几种实验室检查可用于确定贫血的原因。另一个主要原因是癌症化疗。无论贫血的原因是什么，血液氧运输能力的下降对伤口愈合不利，所以通过纠正病因、输血或给予促红细胞生成素来提高红细胞计数对促进伤口愈合很重要。患有肾脏疾病或正在接受癌症化疗的患者可能使用外源性促红细胞生成素来维持红细胞数量。

血小板是巨核细胞的碎片，其在止血中起着重要作用，这通常是急性伤口愈合的第一步。血小板的正常范围为 $(150 \sim 400) \times 10^9/L$。血小板数量升高被称为血小板增多症，反之则为血小板减少症。在伤口愈合方面，我们通常关注的是血小板减少而不是血小板增多。血小板减少症，就像贫血和白细胞减少症，出现在再生障碍性贫血和癌症化疗中。血小板可在许多自身免疫性疾病中减少或在弥散性血管凝固中被消耗。血小板减少症通过减少血小板源性生长因子的有效性来减少对损伤和增殖的初始反应。在血管性血友病中，血小板的有效性也会降低。这是一种遗传性疾病，它会阻止血小板黏附在损伤部位。

与止血相关的试验有国际标准化比值（INR）、凝血酶原时间（PT）和部分凝血活酶时间（PTT）。止血不充分是创面管理所关注的问题，我们应该去了解其中的价值并对其做出阐释。凝血酶是在凝血级联过程中产生的，作为该过程的最后一种酶，将纤维蛋白原转化为纤维蛋白，增强血小板聚集的强度，并将红细胞包裹在血栓中。

PTT 仅是凝血级联反应有效性的指标，而 PT 受凝血因子、凝血酶原和纤维蛋白原的影响。由于抗凝治疗、维生素 K 缺乏和凝血级联中的遗传缺陷（如血友病和血管性血友病），PT 会延长。

PT 测试既可筛查凝血障碍，又能确定抗凝治疗的有效性。由于不同实验室的 PT 值不同，因而开发了 INR。该指标校正了测试材料的差异，并将 PT 的结果与参考值进行比较，因此，对于同一个人，不同实验室的 INR 应该是相同的。PT 正常值为 12 ~ 15 s，PTT 正常值为 25 ~ 40 s，INR 正常值为 0.9 ~ 1.1。注意：INR 没有单位，它是 PT 与 PTT 参考值的比率。对于有深静脉血栓、冠状动脉疾病或脑血管疾病史等存在高凝性问题的患者，理想的状况是 PT 值为正常值的 1.5 ~ 2.5 倍。PT 大于正常值的 2.5 倍则有自发性出血的风险，但即使是治疗性 PT 也必须特别小心。INR 值 > 2.0 时就会出现出血的危险，≥ 3.0 时表示患者有自发性出血的风险。

基础代谢组合和综合代谢组合

这两项测试是常用的实验室测试。基本代谢组合（BMP）包括测量重要的电解质、两项肾功能指标和血糖。这些测试中的任何一个或多个都可以单独进行。综合代谢组合（CMP）由相同的测试组成，但还包括肝脏和相关功能的测试。

电解质

常规分析的电解质是血清钠、钾、氯化物、碳酸氢盐，有时还包括钙和镁。因为这些都是电解质，所以正常范围内的变化会对可兴奋组织——肌肉、神经和心肌细胞产生重要影响。正常血清钠为 135 ~ 145 mmol/L，钾为 3.5 ~ 5.0 mmol/L，氯为 98 ~ 109 mmol/L，碳酸氢盐为 20 ~ 30 mmol/L，钙为 9.0 ~ 10.5 mmol/L，镁为 1.2 ~ 2.0 mmol/L。体内钠的含量决定了液体的体积，其改变会导致细胞肿胀或收缩。钾是膜电位的主要决定因素。细胞外液中过多的钾使细胞去极化，而细胞外钾的消耗使细胞超极化。在这两种情况下，严重时潜在的危及生命的心律失常可能发展为高钾或低钾血症。低钾血症会导致疲劳、肌肉无力或痉挛。高钾血症也会导致肌肉无力，除了前面讨论过的心律失常外，还会导致麻木和心悸的感觉。氯化物和碳酸氢盐的变化可诊断液体失衡和酸碱紊乱。钙和镁都与神经肌肉功能密切相关。钙离子降低了神经肌肉兴奋的可能性，因此，低钙血症和低镁血症都可引起肌肉痉挛和心律失常。由于钙在心脏动作电位中的作用，低钙血症也可能产生心律失常。高钙血症和高镁血症可能引起肌肉无力和心律失常。

肾功能

我们通常测定 BUN 和肌酐两个实验室值。肾功能正常时，这些物质会被清除，使其在一定范围内产生血清浓度。肾脏排泄功能衰竭会使这些物质积聚在血液中。成人 BUN 正常值为 2.86 ~ 7.14 mmol/L（10 ~ 20 mg/dL）。由于 BUN 代表了蛋白质分解产生尿素和肾脏排泄尿素之间的平衡，蛋白质摄入量的急剧增加可能会增加 BUN。胃出血和脱水也可能导致 BUN 升高。由于肝脏产生尿素的能力减弱和过度水合作用，肝脏疾病患者可观察到 BUN 下降。肌酐是肌肉组织的代谢产物。肌酐的正常范围是 0.5 ~ 1.2 mg/dL。肾脏疾病导致肌酐排泄减少，导致血浆肌酐高于该浓度。其血液浓度可随肌肉量减少而下降，或随肌肉损伤而升高。与肾脏疾病相关的是心血管问题，包括高血压和贫血。由于促红细胞生成素是由肾细胞合成的，因此外源性促红细胞生成素可用于治疗终末期肾衰竭的贫血。

血糖

空腹血糖的正常值是 3.9 ~ 6.1 mmol/L（70 ~ 110 mg/dL），相当于大约 5 g 葡萄糖在血液中循环。血糖随着进食而升高，随着胰岛素和运动而降低。葡萄糖代谢正常的人在摄入 75 g 葡萄糖后 2 h 内血糖会恢复到正常范围。糖尿病患者的血糖值在测试结束时将超过 11.1 mmol/L（200 mg/dL），葡萄糖耐量受损的人的血糖值将在 7.8 ~ 11.1 mmol/L（140 ~ 200 mg/dL）。口服葡萄糖耐量试验或空腹血糖升高均可提示糖尿病。根据之前的定义，高血糖是指血糖超过 8.3 mmol/L（150 mg/dL）。较新的定义降低了这个标准。1998 年，美国糖尿病协会定义了一个新的类别，被称为空腹血糖受损。空腹血糖受损的血糖范围是 6.1 ~ 6.9 mmol/L（110 ~ 125 mg/dL），这被称为糖尿病前期状态。一些专家建议，在这个时期进行干预或许能够预防 2 型糖尿病的发展。糖尿病的诊断标准是至少 2 次血糖 > 7.0 mmol/L（126 mg/dL）。

综合代谢组合

我们可以从 CMP 中获得更多信息，CMP 包括 BMP 中包含的测试和增加的肝功能标记物的血清浓度。CMP 中的非 BMP 的部分进行的测试可以作为一组肝功能指标单独进行，而不是作为 CMP 的一部分进行。

肝功能组由碱性磷酸酶、谷丙转氨酶（以前被称为 SGPT）、谷草氨酸转氨酶（以前被称为 SGOT）和胆红素组成。肝功能检查用于检测肝脏损伤或疾病，但某些肝功能检查结果也可提示其他系统的病理变化。谷丙转氨酶是一种主要存在于肝脏中的酶，因此是检测肝炎的主要方法。碱性磷酸酶与胆管有关，当胆管阻塞时，碱性磷酸酶升高，可能提示胆囊、肝脏和胆管疾病，但也可能由于慢性肾衰竭时骨转换增加而升高。谷草酸转氨酶存在于肝脏，但也存在于心脏和骨骼肌，曾被用于胸痛的鉴别诊断。胆红素以总胆红素测量，总胆红素可因肝脏疾病或胆管闭塞、溶血性贫血等其他原因升高，也可分别直接和间接测定胆红素升高的原因。白蛋白和总蛋白反映肝脏合成蛋白质的能力。

影像学诊断结果

出于多种原因，患者可能需要进行诊断性影像学检查。与伤口最相关的是确定感染是否已经扩散到骨骼。糖尿病患者的足部骨骼尤其容易受到影响。骨髓炎可表现为局部骨损害。由于厌氧细菌的深度感染，可以从 X 线上检测到发酵产生的气体。例如，肱骨骨折患者在导尿过程中，可能因大肠埃希菌感染而在骨折部位周围产生游离气体。然而，没有骨损害的早期骨髓炎可能会在 X 线检查中被遗漏。

诊断

根据病史进行诊断。通过病史和体格检查，诊断可能已经很明显了。典型的慢性创面，如压伤、神经性溃疡、下肢静脉性溃疡等；手术部位感染、皮肤软组织感染等常见创面愈合缓慢；急性创伤，如烧伤、撕裂和擦伤等，可以很容易诊断出来。如果这些常见的创面不符合预期的病史（和体格检查），那么我们要考虑少见的创面（见第 18 章）。如第 3 章所述，诊断的一部分是找到延缓创面愈合的原因。

预后

预后指的是患者在物理治疗干预后达到的目标 / 结果。它可以是基于表现的、经过验证的临床测试或自述。预后还包括或同时包括创面愈合的大体时间和就诊次数。与创面愈合相关的潜在预后包括伤口清洁、稳定，可供患者 / 护理人员在家处理；伤口清洁稳定，可以移植；伤口闭合；伤口由护理人员（家庭 / 机构）处理。从这些和许多其他可能性中考虑的预后应该由 ICF 的要点决定，而不仅仅是皮肤的缺损（表 7-2）。

总结

与患者的健康状况和病史有关的许多因素都可能导致创面形成或延缓创面的愈合。这些包括使用《物理治疗师实践指南》来组织患者的病史和体格检查。这个指南定义了病史、体格检查、系统回顾、诊断、预后、治疗计划和结果。与正常实验室值的偏差需要阐释其对创面愈合的潜在影响，特别是血细胞和葡萄糖的值。临床医师还必须了解患者的社会 / 工作 / 娱乐史，以及他们正在服用的所有药物，无论这些药物是医师开的还是自己服用的。

表 7-2　与创面愈合预后相关的问题

- 你的创面有多久了？
- 你还有其他感染风险吗？
- 你能走动？有自理能力吗？能工作吗？经常锻炼吗？
- 你以前有过这样的伤口吗？
- 您是否有病史中未列明的已知疾病？

追问：
- 你有糖尿病（糖）、心脏病、肺病、肾病吗？
- 你有服用药物的清单吗？是处方药、非处方药还是其他类型的药物？

问题

1. 为什么我们要关注进行创面管理的患者是否使用消炎药或进行癌症化疗？
2. 白细胞计数升高的重要性是什么？
3. 中性粒细胞减少症的意义是什么？
4. 为什么血小板减少症和其他凝血障碍在创面管理中很重要？
5. 你为什么要让门诊患者给你看他们的药物清单？
6. 你为什么要观察患者使用的辅助设备？
7. 病史采集中最困难的是什么？
8. 如果你意识到有信息没有了解到，你该怎么办？
9. 开始干预后，你可以问更多的病史吗？
10. 你最后一次问患者 / 客户问题是什么时候？

参考书目

[1] Balon J, Thomas SA. Comparison of hospital admission medication lists with primary care physician and outpatient pharmacy lists. *J Nurs Scholarsh*. 2011;43(3):292–300.

[2] Ross M, Zhou K, Perilli A, et al. Screening for cardiovascular disease risk factors in a physical therapist wound care practice: a retrospective, observational study. *Wound Manag Prev*. 2019;65(8):20–28.

[3] Snyder RJ, Kirsner RS, Warriner RA 3rd, Lavery LA, Hanft JR, Sheehan P. Consensus recommendations on advancing the standard of care for treating neuropathic foot ulcers in patients with diabetes. *Ostomy Wound Manage*. 2010;56(4 Suppl):S1–S24.

[4] Takahashi PY, Kiemele LJ, Chandra A, Cha SS, Targonski PV. A retrospective cohort study of factors that affect healing in long-term care residents with chronic wounds. *Ostomy Wound Manage*. 2009;55(1):32–37.

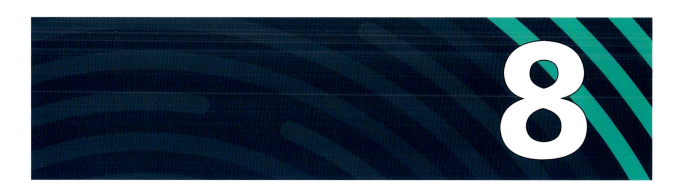

体格检查

目 标

- 描述正常肤色、肤色变化的原因，以及色素沉着对皮肤检查的影响。
- 对有神经性溃疡风险的患者进行体格检查，包括足部检查。
- 描述可能与伤口病因有关的肢体外观变化。
- 讨论温度变化如何显示疾病过程。
- 列出皮肤中常见的分泌物及其相关情况。
- 描述皮肤的正常水合作用、张力和弹性，以及导致水合作用、张力和弹性变化的可能原因。
- 描述常见的血管检测并解释异常结果。
- 讨论力量、活动范围、感觉、反射、活动能力、协调、平衡和有氧 / 心肺测试的重要性。

体格检查

转诊诊断和病史都有助于指导体格检查。彻底的体格检查可能需要几个小时才能完成，病史和仔细观察应能缩小体格检查的重点范围。

对于大多数患者来说，如果病史准备充分，体格检查可以在几分钟内完成。对于某些特殊患者，即使伤口的原因非常明确，也需要进行非常详细的检查。比如糖尿病患者，要对伤口进行非常彻底的检查。

无论伤口的外观如何，都应检查下肢的力量、感觉和皮肤质量。对有已知病因的急性伤口的人，可能只需 10 ~ 15 min 就能完成检查。

系统审查

系统检查包括所有与患者相关的基本检查要素。就物理治疗而言，系统检查一般分为全身、心血管和肺部、肌肉骨骼和神经肌肉。下文将分别讨论这 4 个系统。

表皮

在检查皮肤时，应检查具有代表性或有风险的皮肤区域的外观，以及皮肤的颜色、温度、质地、张力和弹性。除皮肤外，检查头发和指甲也能了解到很多信息，因为头发和指甲反映的压力情况也可能影响皮肤。

肤色

黑色素和血红蛋白是决定肤色的两个主要因素。黑色素是由黑色素细胞产生的棕色色素。在撒哈拉以南的非裔人中，黑色素沉着可能非常重，以至于皮肤中血红蛋白含量的变化变得模糊不清。饱和的血红蛋白和良好的动脉供应会使轻度色素沉着的皮肤呈现粉红色。血流量的差异会使皮肤颜色从苍白到鲜红不等。苍白提示动脉供血不足。更严重的是由于存在不饱和血红蛋白而产生的紫红色。这表明存在严重的动脉供血不足、严重的充血性心力衰竭或严重的肺部疾病。鲜红色由充血（血流过多）产生。红色（Ery-thema）是炎症或感染的征兆。由于血流也会将身体核心的热带到体表，因此红斑通常伴随着皮肤发热，这也是炎症或感染的迹象。在黑色素沉着较重的皮肤上，充血会产生紫罗兰色或茄子色，并且温度升高，这可能会被缺乏经验的临床医师忽略。

棕色色素脱失可通过两种重要方式表现出来。白癜风患者皮肤上会出现色素减退斑，通常只有几厘米宽，边界不规则。白化病会产生均匀的色素减退，并伴有色素沉着。

温度

如前所述，皮肤温度会因皮肤血流量的多少而改变。皮肤血流不足会导致皮肤温度降低和苍白。临床医师必须通过比较两个肢体和每个肢体的温度来确定体温降低是局部肢体的某个区域，还是整个肢体。此外，还必须考虑检查前的环境温度、穿衣量和肢体的体力活动。与另一只脚和身体其他部位相比，单脚感觉温度低是动脉供血不足的明显迹象。另一个极端是，根据双侧比较，皮肤区域的温度高于预期温度，或者根据环境温度、衣物和体力活动，临床医师判断皮肤区域的温度高于应有温度，则是炎症或感染的迹象，通常伴有充血。在许多情况下，临床医师可以通过触摸来轻松评估体温。大多数临床医师很容易发现动脉循环极差和发热。在某些情况下，需要对局部温度进行量化。非接触式红外测温仪很容易买到，可以快速、足够准确地测量体温，供临床判断使用。图8-1展示了一种适用于临床实践的典型设备。

积累

随着疾病的进展，皮肤中可能会积聚各种物质。当这些疾病的进展过程也是造成伤口的原因时，识别皮肤中的积聚物有助于确定伤口的病因。血色素是一种特别重要的凝集物。血色素（字面意思是血铁）是红细胞在降解过程中产生的一种铁积累物。血红蛋白是铁在组织中的一种储存形式。巨噬细胞会从组织中吸取血红蛋白，并将铁回收到骨髓中。血红蛋白会产生棕黄色变色，通常被称为血红蛋白染色。血红蛋白染色，尤其是在内侧踝骨上方，是静脉高压的预兆。许多慢性伤口，如压力伤，都会在伤口处积聚血色素。

胆红素及其前体胆红素也是血红蛋白分解的结果。胆红素和胆绿素可见于瘀伤。在皮下直接失血（如挫伤）后不久，紫红色是胆红素造成的。当胆红素分解成胆红素时，皮肤会呈现黄色（黄疸）。随后，随着胆红素通过血液循环从受伤部位排出，受伤部位残留的棕黄色血红蛋白就会变得很明显。全身性黄疸表明胆红素过量。由于携带胎儿血红蛋白的红细胞被破坏，新生儿经常出现黄疸。在成人中，黄疸是血红蛋白分解和胆红素排泄失衡的表现。黄疸可能是由于溶血性贫血（血红蛋白过度分解）或肝病（肝炎）或胆道梗阻导致胆红素无法排泄造成的。

脂肪性皮肤硬化症、白化病、橘皮病

脂肪性皮肤硬化症是一种泛发性皮炎，即皮下脂肪组织的炎症。发生在下肢的脂皮硬化症是静脉和淋巴疾病的特征。这种皮下脂肪结缔组织的炎症会产生腿部湿疹。湿疹是皮肤发炎的统称，伴有皮肤质地粗糙和瘙痒。严重时，组织纤维化伴随脂肪性皮肤硬化症出现的腿部外观呈"倒香槟酒瓶"状。倒置的香槟酒瓶意味着腿的远端不成比例地变小。血红蛋白染色、红斑和没有任何血管的小区域（被称为"萎缩性白斑"）常常伴随着这种情况。

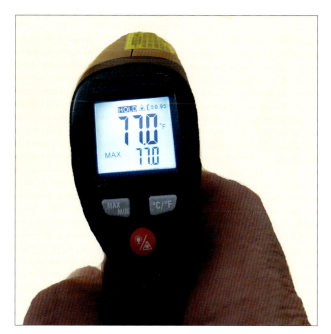

图 8-1 适合测量四肢皮肤温度的红外测温仪

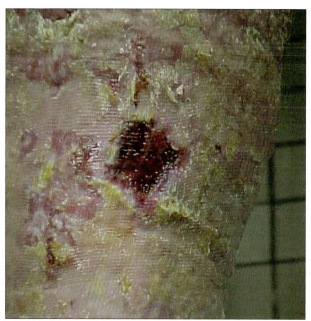

图 8-2 静脉疾病患者的脂质皮肤硬化症表现

图 8-2 是一个病例。

白色萎缩 （Atrophie blanche） 是指在一些被称为类活化血管病的血管疾病患者身上观察到的特征性皮肤变化。溃疡愈合后会形成白色星状瘢痕，这是由于伤口闭合时真皮硬化和表皮萎缩所致。下肢疼痛性紫癜性溃疡伴有网状斑纹的缩略语"PURPLE"就是用来描述类活化血管病的。静脉功能不全患者可能会出现萎缩性白斑，也可能是一种原发性疾病。

淋巴和静脉疾病会导致皮肤粗糙坚韧，色素沉着增加。慢性皮肤损伤引起的纤维化会使小面积皮肤萎缩并产生皱褶，看起来就像橘子皮一样，因此被称为"橘皮病"（图 8-3）。间隙中积聚的液体和蛋白质渗漏似乎是造成纤维化和皱褶的原因。

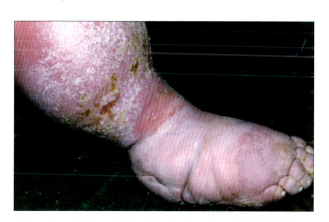

图 8-3 与淋巴水肿有关的皮肤变化。皮肤皱褶较多，产生橘皮现象 （The image is a copyrighted product of AAWC [www. aawconline.org] and has been reproduced with permission.）

水合、张力和弹性

水合作用、张力和弹性由于与衰老过程有关而被归为一类。在衰老的皮肤中，这三者都会丧失。在水合作用正常的情况下，皮肤的真皮部分会出现明显的紧致凝胶状态。可以通过捏皮肤来测试皮肤的水合度、张力和弹性。轻轻一捏，就会从表面轻轻托起一个坚实的圆形皮褶。松开后，该皮褶会立即缩回到原来的位置。在衰老的皮肤中，可观察到干燥的三角形皮褶，松开后不会立即缩回原位，而

是保持帐篷状隆起，因此被称为"帐篷"。在某些部位，尤其是颈前部，可以看到"帐篷"，但不会挤压皮肤。张力是指皮肤被捏起时的坚硬程度。水合正常的真皮层具有凝胶状特性，其中水分子被真皮层基底物质中的糖胺聚糖所捕获，这种凝胶状特性的抗压性会产生这种张力。如图 8-4 所示，如果水分不足，皮肤褶皱就会失去紧实感。干性皮肤外观呈片状或龟裂状，但组织体积没有损失或轮廓没有改变，这种皮肤被称为"干燥症"（Xerosis）。色素沉着较重的皮肤和天气较冷时更容易出现干皮症。图 8-5 描述了干燥症。

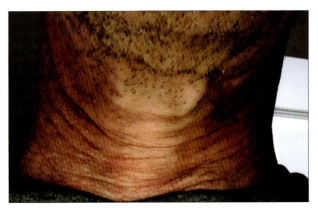

图 8-4 颈部皮肤在静止状态下出现与衰老一致的"帐篷"现象

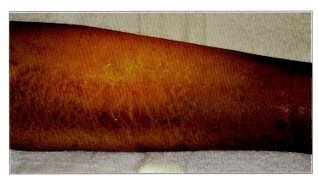

图 8-5 重度色素沉着和糖尿病患者腿部皮肤的干燥情况

损和表皮脱落，类似于晒伤后发生的情况。

头发和指甲

头发脱落和指甲变厚是动脉供血不足的特征，但也会随着年龄增长而发生。头发和指甲外观的变化可以通过询问患者或比较左右两侧来确定。如果是双侧变化，临床医师可能需要依靠患者的回忆和个人对正常头发和指甲外观来判断。控制不佳的糖尿病患者常见指甲粗厚、多层、发黄，同时足底皮肤厚而粗糙（图 8-6）。糖尿病控制不佳时指甲的特征性外观如图 8-7 所示。

心血管和肺部

与心血管和肺部系统相关的系统复查和常见检查的组成部分将在以下章节中讨论。由于许多腿部溃疡都与动脉和静脉疾病有关，因此这里既包括生命体征，也包括与之相关的特殊检查。

心肺功能

对心脏功能相关系统的检查包括生命体征和检查有无青紫、发绀和水肿。每次都应测量心率和血压。使用脉搏氧饱和度仪测量心率还可以筛查呼吸障碍，但是脉搏氧饱和度仪并不可靠。

在有血管疾病、依赖脉搏血氧仪的数据之前，一定要检查脉搏强度是否足够。甲沟炎是指甲形状的一种变化，指甲形状从正常的圆柱形变为球形。囊性纤维化、肺癌和缺氧性心肺疾病都与甲沟炎有关。甲沟炎并不十分特异，因为许多没有潜在疾病的人也可能有明显的甲沟炎，但囊性纤维化和艾森

弹性是指健康皮肤在皮肤褶皱释放时的回缩。这部分是由于皮肤的张力，但顾名思义，也是由于皮肤中存在由弹性蛋白构成的弹性纤维。弹性纤维的数量和厚度会随着年龄的增长而减少。然而，在湿度较低的环境中，尤其是在冬季，原本年轻健康的皮肤也会失去水分、紧绷力和弹性。皮肤在干燥、寒冷的空气中会迅速失去水分，甚至在冬季开裂，因此需要使用保湿剂来保持水分、韧性和弹性。

皮肤过度含水会导致体液平衡失调，造成水肿。水肿的原因有很多，但基本上是由于毛细血管中的静水压相对于渗透压过高造成的。

血浆蛋白在毛细血管壁上产生的压力被称为"渗透压"。充血性心力衰竭、静脉功能不全和充血导致毛细血管静水压过高，血液量过大、静脉血液无法泵回心脏或动脉血管过度扩张都会引起水肿。

血管扩张后，进入毛细血管的压力仍然很高，导致液体被过滤到间隙中。血浆蛋白质浓度降低的原因可能是肝脏疾病或营养不良导致血浆蛋白质生成不足，也可能是肾脏疾病导致血浆蛋白质流失。血浆渗透压降低也会导致水分从毛细血管中过度流出。无论是由于烧伤等损伤，还是由于毛细血管压力过高，血浆蛋白流失到间质空间，都会导致水分从毛细血管向间质空间大量流动，这种现象被称为"第三间隔"。如果假定管路位于静脉或用于血液透析的分流器中，然后让液体流入肢体，则可能发生先天性液体浸润。体液过多或水肿会导致表皮受

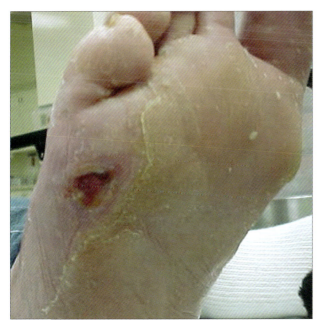

图 8-6 控制不佳的糖尿病患者具有代表性的足底皮肤病变

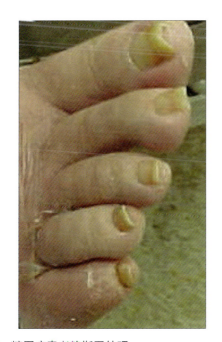

图 8-7 糖尿病患者的指甲外观

曼格综合征可导致肉眼明显的深度甲沟炎。皮肤发绀是指皮肤呈蓝色，可在手指、脚趾、口腔周围发现，如果病因较严重，还可向近端延伸。原因包括呼吸系统疾病或严重充血性心力衰竭时出现的低心排出量。水肿可能出现在受累部位，主要是充血性心力衰竭或其他导致液体积聚的疾病的下肢。左侧心力衰竭可能会导致肺水肿，这可能会引起呼吸咯咯声、气短、泡沫痰和正位呼吸（即由于肺水肿

导致平躺时无法呼吸）。

评估水肿的方法包括检查点蚀（图 8-8）和测量水肿。足部容量计可用于比较两个肢体的体积，并检测同一肢体体积的变化（图 8-9）。因为容量测定需要将四肢放在水中，所以卫生是一个问题，开放性伤口不应该放在容量计中。

图 8-10 所示的"8"字形测量法是一种快速简单的方法，有时可用于远端水肿病例，以取代体积测量法。将卷尺绕足和踝关节一圈，从胫骨前肌插入处开始，经过舟骨头、第五跖骨髁突、内侧和外侧踝关节等位置。使用带弹簧的卷尺可提高测量的可靠性，以确保每次测量时卷尺的张力相同。第 12 章中讨论的另一种方法是沿受累肢体进行周径测量。

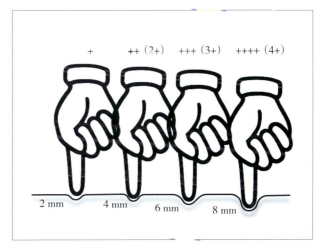

图 8-8 点状水肿的评估

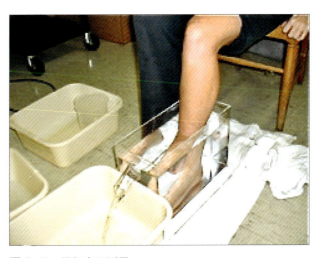

图 8-9 足部容积测量

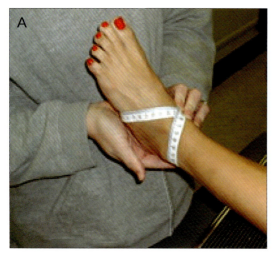

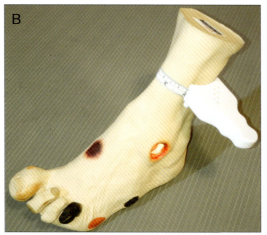

图 8-10 使用卷尺评估脚的体积。（A）用卷尺进行 8 字形测量。（B）弹簧卷尺可提高腰围测量的可靠性

在医师的推荐下，还可以在血管和肺功能实验室进行其他心肺功能检查。心导管检查可提供有关心脏泵血能力和瓣膜功能，以及冠状血管完整性的信息。动脉疾病，尤其是糖尿病患者的动脉疾病，很可能会影响冠状动脉，以及脑动脉和下肢动脉。因此，任何在其中一个部位有病史的人都有可能在其他部位患病。例如，如果患者有冠状动脉旁路移植手术史，就很可能会患上下肢动脉疾病，导致动脉溃疡或愈合缓慢。肺功能检查可用于确定肺功能障碍的类型和严重程度，以及评估治疗效果。心肺功能减退会导致愈合缓慢。此外，这些功能受损可能会导致患者失去活动能力，并增加因活动能力下降而导致溃疡的风险。

血管检测

由于动脉供血不足的潜在严重性，以及静脉和淋巴疾病的治疗方法，动脉测试的重要性无论如何强调都不为过。用于治疗静脉和淋巴疾病的压迫和抬高很可能会加重已经受损的血液循环。目前有多种动脉充盈度检测方法，既有非常复杂和昂贵的检测方法，也有廉价、简便但有效性值得怀疑的检测方法。

动脉测试

可以使用不需要任何设备的简单测试方法。最简单的方法是触诊足背动脉和胫骨后动脉的搏动（图 8-11A、B），并结合前面讨论过的动脉供血不足的体征，如肢体的温度和颜色，以及肢体毛发和指甲的外观。这种检查缺乏敏感性和特异性。中度动脉疾病很容易被忽视（缺乏肢体温度、肢体颜色，以及肢体毛发和指甲的外观）。而许多下肢血流完全正常的人可能会出现难以触及的脉搏（特异性低）。为了提高灵敏度，也可以使用多普勒听诊器（图 8-11C）来简单检测下肢动脉脉搏的存在。这与触诊脉搏的原理相同，但比简单的触诊更容易找到脉搏。

踝肱指数

测量踝肱指数（ABI）（在某些地区也称为踝压指数）是一种更好的检测方法，可以确定到达足部的动脉压力是否有损失。虽然这项检测需要几分钟的时间来分别测量 6 个部位，但制造商已经制造出了能够同时测量所有 4 个肢体的机器。

外周动脉阻塞会降低动脉血流向肢体远端时的压力，ABI 就是基于这一原理得出的。正常、健康的动脉几乎不会产生动脉压下降，因此，在肱动脉测得的动脉压非常接近主动脉压。即使在腿部动脉中，压力损失也很小。要进行所有这些测量，必须在同一高度测量血压。在测量腿部血压时，需要稍微抬高腿部，使其与患者仰卧时的心脏处于同一高度。肱动脉足够浅，可以用标准听诊器听到血管闭塞和畅通时血流模式的变化，而下肢血管则不同，一般不适合采用这种技术。在手臂上，我们可以将

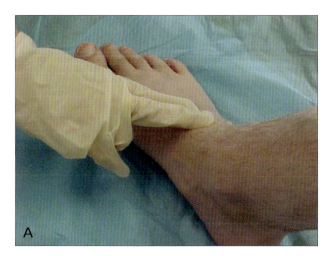

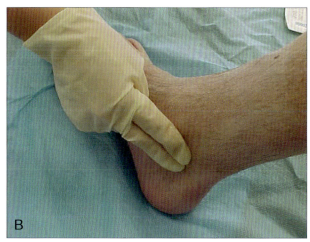

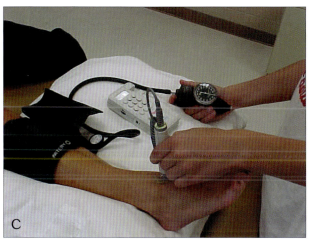

图 8-11 检测搏动。(A) 触诊足背动脉。(B) 触诊胫后动脉。(C) 使用多普勒听诊器检测足背动脉搏动

真正的收缩压达到近似为袖带内的压力，即只有在收缩压达到峰值时才能听到血液从袖带下喷出。通过听诊器听到的无噪音则近似于舒张压，此时血液在心动周期中持续自由地在袖带下流动。

对于下肢，通常在足背动脉或胫后动脉上使用多普勒听诊器。肱动脉压也是用同样的技术测量的，因此可以对结果进行比较。多普勒效应通常被描述为一列火车驶近和驶离时音调的变化。火车靠近时，声波被压缩，频率增加；火车远离时，声波被稀释，频率降低。多普勒听诊器会发出 5~8 mHz 的超声波。当超声波撞击到流动的介质（如流动的血液）时，频率的变化就会转换成声音传送到扬声器或听筒。大多数现代设备都有内置扬声器，以便听到多普勒移动。该技术包括通过触诊找到足背动脉（图 8-12）或胫后动脉，然后沿着动脉的长度将探针保持 45°角，并听到嗖嗖声。将血压袖带放在小腿上并充气，直到嗖嗖声消失。没有

声音表示动脉血流闭塞。像血压测量一样，慢慢放气袖带。恢复嗖嗖声表明动脉中的压力刚好大于袖带中的压力。注意没有独特的声音来指示舒张压。多普勒听诊器的工作原理与 Korotkoff 音不同。它可以显示有无血流，因此只能确定收缩压。使用多普勒设备对双侧肱动脉进行同样的测量。如果在相对于心脏的同一高度进行，数值应该非常接近。一般来说，由于压力波沿着腿部较长的血管反射，腿部的数值要高出约 10%。因此，我们预计健康人的 ABI 值约为 1.10。

任何 < 0.9 的数值都被认为可预测外周动脉疾病。当 ABI 值 < 0.8（踝关节收缩压是肱动脉收缩压的 80%），一些专家建议不使用压力疗法。其他专家则更为宽松，将压力值限制在 0.7。0.75~0.9 的数值表示轻度动脉疾病。ABI 值为 0.5~0.75 的表示中度动脉疾病。数值 < 0.5 为严重动脉疾病。数值 ≤ 0.4 为临界肢体缺血，危及肢体健康和生命，

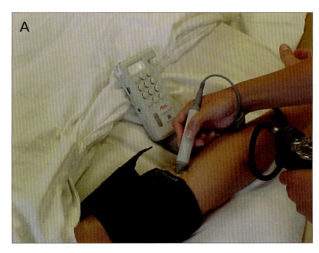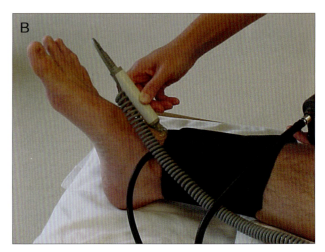

图 8-12　测量 ABI。（A）使用多普勒听诊器测定右肱动脉的收缩压。左肱动脉也可进行此操作。在计算 ABI 的分母中使用 2 个值中较大的一个。（B）测量右足背动脉的收缩压。将脚放置在动脉高度与肱动脉和右心房相同的位置。测量胫后动脉时，脚要进一步抬高。测量左右足背动脉和胫后动脉。将 4 个足部测量值除以 2 个肱动脉测量值中较大的一个，即可计算出 ABI

需要转诊至血管外科医师处。数值 > 1.3 则表明动脉血管钙化。当袖带压力超过动脉预压时，钙化可防止动脉血管塌陷。因此，对于有外周动脉疾病危险因素的人来说，如果该值 > 1.1，就必须怀疑，而且需要进行其他形式的动脉测试才能最终诊断出动脉疾病。

ABI 测量应在 6 个部位进行——双侧肱动脉、双侧足背动脉和双侧胫后动脉。患者应取仰卧位，将脚放在枕头或类似物体上抬高，使动脉的高度与肱动脉和右心房相同。测量胫后动脉时，脚要进一步抬高，测量左右足背脉和胫后动脉。将 4 个脚部测量值除以 2 个肱动脉测量值中的较大值，即可计算出 ABI。例如，如果大肱动脉收缩压为 120，左胫后动脉收缩压为 60，则 ABI=0.5。

多普勒听诊器的另一个用途是评估有无闭塞的动脉声。多普勒会在健康动脉上产生三相声。三相波形产生于收缩期的高正向血流和舒张早期压力波对阻力的短暂反向反射，随后舒张晚期关闭的主动脉瓣反射再次产生正向血流。被监测血管的轻度闭塞会产生双相声，收缩晚期无反转。更严重的闭塞仅在收缩期产生单相声，而完全闭塞则不会产生任何声音。

经皮氧气测量

这项测量是在专门的血管实验室进行的。顾名

思义，该设备通过皮肤测量组织氧气浓度。这种测量是用一个特殊的气密传感器进行的，该传感器将皮肤加热到 41 ℃，以使毛细血管 PO_2 和传感器之间达到平衡，大约需要 20 min。特别是，该设备用于确定适当的截肢水平，但也可用于预测伤口愈合的可能性。< 20 mmHg 的值预示着愈合的不良预后，而 > 30 mmHg 则预示着愈合。这些信息也可以帮助决定清创伤口。使用相同的标准，可以决定在经皮氧气读数 > 30 mmHg 的情况下对伤口进行清创，但如果周围皮肤产生的值为 20 mmHg，则不进行清创。在任何情况下，如有疑问，必须咨询血管外科医师。

静脉充盈时间测试

该测试基于对动脉循环的重力挑战和观察。患者仰卧，下肢抬高 60°，持续 1 min。动脉功能不全的症状可能出现在第一阶段，表现为疼痛伴抬高四肢苍白。在一个健康的人身上，当腿放低到桌上时，粉红色会减少并恢复。患有动脉疾病的人，由于反应性充血的现象，腿的颜色会超出正常的粉红色，变得非常红。反应性充血是指血管闭塞后血管扩张。当闭塞被释放时，血流量明显增加，高于正常水平，产生依赖性摩擦。在一些单纯坐着的患者身上可以观察到依赖性摩擦。依赖关系的 rubor 示例如图 8-13 所示。

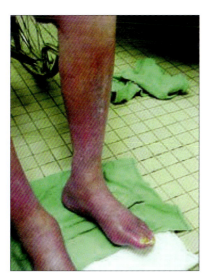

图 8-13 出现依赖性红斑。请注意，患者还表现出静脉疾病和神经病变

静脉充盈时间测试

静脉充盈时间测试表面上类似于依赖性测试。患者仰卧，下肢抬高至 60°，持续 1 min。对腿部进行按摩，以尽可能减少腿部体积。然后让患者站立，观察足静脉的体积。在正常循环的情况下，足部静脉通过动脉流入逐渐充盈。在 10～15 s 内缺乏充盈表明动脉功能不全。静脉功能不全时，足静脉通过动脉流入和静脉回流迅速充盈（图 8-14）。

静脉试验

提供了几种静脉功能不全的检测方法。静脉疾病通常因浅静脉扩张而明显，尤其是如果扩张的血管是弯曲的（沿着扭曲的路径而不是相对直线）。其他适应证包括脂肪性皮肤硬化症、含铁血黄素染色和较小浅静脉的电晕（星爆）形成。静脉测试包括冲击测试、静脉充盈时间测试（名义上是动脉测试）和静脉体积描记术。冲击试验检查瓣膜的通畅性。正常的阀门不允许从膝盖以上回流到膝盖以下。在这个测试过程中，检查者触诊膝盖下方的浅静脉，并敲击膝盖上方的同一静脉。对于普通阀门，产生的压力波在下面的阀门处被阻挡，因此在膝盖以下没有检测到压力波。在瓣膜不足的情况下，压力波向远端传递，可以在膝盖以下触诊。

Trendelenburg 试验以与静脉充盈时间试验类似的方式进行，除了在大腿周围放置止血带，阻断静脉但不阻断动脉流。患者站立，检查者观察浅静脉是否充盈。立即充盈表示交通静脉瓣膜功能不全。然后取下止血带。浅静脉快速充盈显示隐静脉功能不全。

静脉体积描记术是对静脉充盈时间测试的技术改进。一个塑料气室放置在下端，压力检测装置连接到腔室。患者被要求以下肢站立在室中，以提供基线体积。记录仰卧位抬高腿时体积的减少。当达到新的基线时，要求患者快速站立。下肢容积的逐渐增加被认为是正常的。超过原始站立基线的快速增加表明静脉功能不全。表 8-1 中提供了血管测试的总结结果。

血管成像

动脉血管可通过多种方式成像。血管造影术是将不透射线的材料注入血管，以显示血管的存在。常规 X 线技术进行观察。虽然这种方法通常用于动脉血管，但也可用于静脉成像。磁共振成像也可以对血管进行成像。另一种技术是超声，可用于动脉或静脉血管。任何一种技术都能显示血管的闭塞情况。超声还能在图像中以不同颜色显示速度。当怀疑下肢伤口有血栓闭塞时，超声波是一种常用的检查方法。

供氧能力和耐力

可使用简单的供氧功能测试，如上肢测力或巴尔克测试。巴尔克测试包括将跑步机设定在每小时 5300 m（3.3 mi，1 mi=1.609 km）的速度，并每分钟将跑步机的坡度增加 1%。在制订治疗计划时，可以利用有氧能力来制订运动方案。对于疑似动脉功能不全的患者，无论是巴尔克、布鲁斯还是其他方案的跑步机测试都特别有用。间歇性跛行表现为一定运动强度下的小腿疼痛，可在治疗过程中进行监测。第 12 章将讨论外周动脉疾病的治疗。患者在接受运动测试前应进行运动健康筛查。

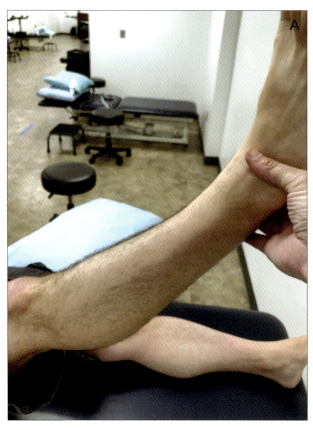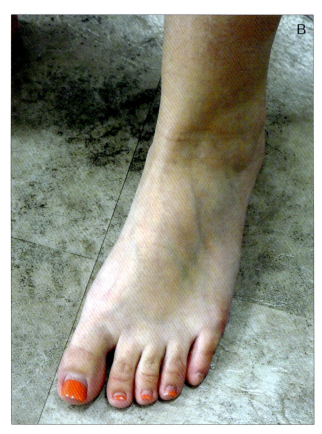

图 8-14　进行静脉充盈时间测试。足部静脉快速回流表示静脉回流。如果存在静脉回流，就无法检测动脉疾病引起的缓慢回流。（A）抬高腿部以帮助足部静脉回流，可通过按摩进一步排空静脉。（B）站立时静脉的正常回流，静脉不能在 2～3 s 内回流说明患有动脉疾病，而立即回流则说明静脉瓣膜功能不全

肌肉骨骼

对肌肉骨骼系统相关系统的检查主要包括力量和活动范围测试。还可根据以下情况进行其他测试。肌肉骨骼系统的损伤可能会导致皮肤受力异常或无法将压力从身体的某些部位转移开。

力量和活动范围

如果只关注伤口而不是患者，这些检查就会被忽视。我们需要记住，我们的工作对象是一个需要在特定环境中发挥作用的人。对于大多数患者来说，最基本的测试可在 1 min 内完成。具体的肌肉测试可根据检查或病史的需要进行。在筛查时，用脚跟和脚趾行走可以快速显示一个人是否有足够的下肢力量来防止足部受伤（图 8-15）。如图 8-16 所示，如果患者不能用脚跟或脚趾维持几步以上的行走，则需要进行更具体的肌肉测试。如第 11 章

所述，脚趾、脚掌和脚踝的活动范围受限会增加足部皮肤受伤的风险，并影响足底表面伤口的愈合。

神经肌肉

除了前面讨论过的力量测试外，神经肌肉系统复查的内容一般还包括感觉和反射。患者的平衡能力、活动能力、步态和协调能力也应进行测试。患者可能在简单的感觉、反射和力量测试中看起来在正常范围内，但可能无法有效地完成更高级别的任务。平衡、活动能力、步态和协调问题可能会影响伤口愈合，并危及其他部位的皮肤。

感官测试

对每位患者都应进行常规的基本感觉测试。同样，对于任何疑似周围神经病变或其他神经肌肉疾病或损伤的患者，都需要进行更详细的肢体远端测试。一些教科书也提供了详细的方法。通常

表8-1　血管测试

测试	目的	技术
依赖性	周围动脉疾病的弱检测	将腿抬高 60°，持续 1 min，外观灰暗，可能出现下肢疼痛，检查颜色恢复情况
毛细管填充	动脉或血管痉挛疾病检测	挤压甲床，直至变白松开，重新充盈时间
静脉充盈	动脉疾病弱检测，但也可提示静脉疾病	抬高腿部 按摩排出液体 迅速放低并让患者站立 检查静脉回流的速度 回流速度慢说明患有动脉疾病 快速回流表明瓣膜不足
静脉叩诊	检测瓣膜是否失灵	触诊膝盖上方和下方的静脉，挤压膝盖上方的静脉 膝下触及压力波，表明瓣膜功能不足
触诊足部搏动	动脉疾病	在足背第一跖骨和第二跖骨之间触诊足背动脉 在内侧踝骨和跟腱之间触诊胫骨后动脉 没有脉搏表明有动脉疾病
Trendelenburg 测试	静脉疾病	抬高下肢以排空静脉。仰卧时在大腿周围放置止血带，患者站立 观察静脉充盈速度 快速允盈提示静脉瓣膜疾病

情况下，用棉签或针刺进行简单的轻触测试（图 8-17），并让患者闭上眼睛，就足以排除感觉障碍。

单丝测试

除了用于确定感觉完整性的其他工具外，糖尿病足筛查通常使用塞姆斯－温斯坦单丝来评估行动不便、感觉受损的患者足底溃疡的风险。这些特殊的单丝被设计成在经过校准的压力下弯曲。从一组中最细的单丝开始，每根单丝与皮肤接触共 1.5 s：弯曲 1.5 s，保持弯曲 1.5 s，移开 1.5 s（图 8-18）。即使是正常的脚，脚上过多的茧也会降低其敏感度。一旦患者能够感觉到指定的单丝，临床医师就会停止并记录数值。在某些情况下，临床医师可能希望进行更彻底的测试，并实际绘制整个足部的地图。

在筛选过程中，可使用一根 10 g 的单丝来筛选规定数量的标准化部位。传统的 10 个部位见图 8-19A、B。国际糖尿病足工作组最近建议减少检查部位——如图 8-19C 所示的第一和第五跖骨头，以及第一趾足底。10 g 单丝专门测试保护性感觉的

丧失，这就意味着感觉不到这根单丝的人缺乏足够的保护性感觉，以发现足部即将受到的伤害。此外，临床医师还应检查足部是否有畸形和力量减弱，这可能会改变负重方式和步态，并应目测每只脚的皮肤。应进一步进行感觉测试，以区分小感觉神经元和大感觉神经元的缺失。反射和振动由大神经元传递，而单丝足以检测小神经元。反射和振动的丧失表明神经病变的程度更高，因为神经元的丧失通常首先发生在小神经元上，然后逐渐发展到大神经元。振动可使用 128 Hz 的音叉或生物压力计进行测试，这种测试振动的方法更为统一。大神经元的损失尤为关键。运动神经元和位置感觉由大神经元提供。位置觉、本体觉和运动觉的缺失很可能会加剧感觉神经病变造成的问题。本体感觉减退者的典型步态包括短促的拍打步和从脚跟着地到脚趾离开的异常进展。

反射测试

反射测试包括用反射锤测试肱二头肌、肱三头肌、肱四头肌（上肢）、股四头肌（膝关节抽动）

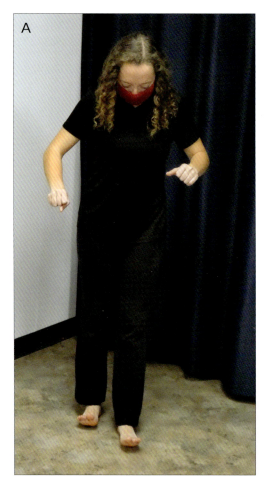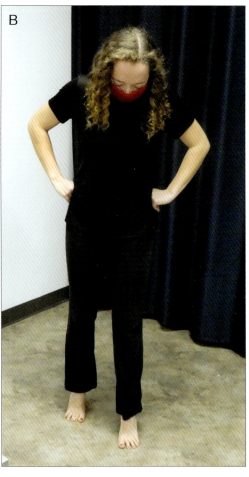

图 8-15   快速下肢力量测试。要求患者用脚跟走几步，然后再用脚趾走几步。如果患者在行走时无法保持这一姿势，则表明其力量不足，无法安全地行走，并会增加足底溃疡的风险

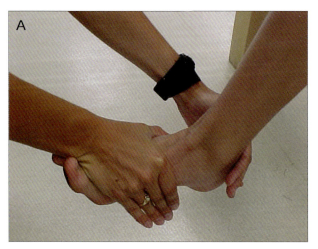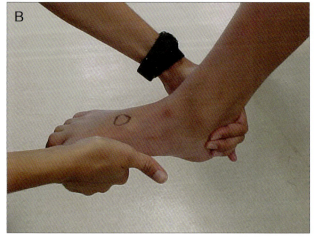

图 8-16   足部肌肉的手动测试。如无法用脚跟和脚趾行走，需要对足背屈肌、足底屈肌和脚趾屈肌进行特定的手动测试。（A）测试足背屈肌。（B）测试足底屈肌

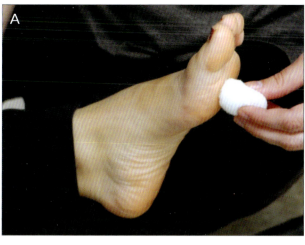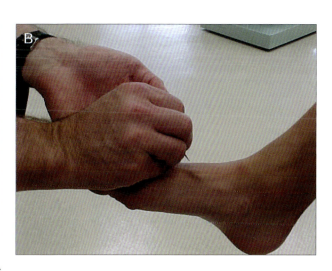

图 8-17　（A）用棉球进行轻触测试。（B）用针刺进行测试

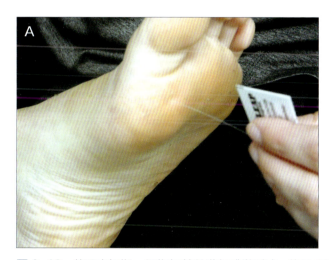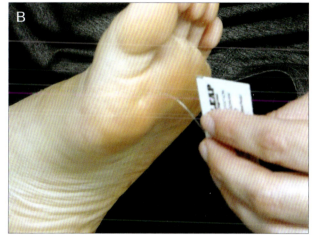

图 8-18　使用塞姆斯－温斯坦单丝进行感觉测试。使用 10 g 单丝专门测试保护性感觉。无法检测到这种单丝的患者被认为有足底溃疡的风险。(Λ) 接触 0.5 s。(R) 让单丝弯曲 0.5 s

和腓肠肌／足底肌（踝关节抽动）的深层腱反射（图 8-20）。推荐使用巴宾斯基锤进行此操作，因为它易于使用。与巴克锤或泰勒锤相比，长柄锤头和配重锤头使锤头可以简单地落在感兴趣的肌腱上，而巴克锤或泰勒锤则需要更多的技巧来敲击肌腱。此外，如果有上运动神经元病史，则有必要在鞋底上测试巴宾斯基反射或相关反射。对于上运动神经元病变的患者，还应检测快速运动的阻力，以及快速运动手腕和脚踝时是否出现阵挛。表现为痉挛或僵硬的张力增高容易导致压伤。

朗伯格试验

　　通过朗伯格试验测试本体感觉和脊柱。保持平衡的能力取决于视觉、本体感觉和前庭对加速度的反应。通过闭眼，患者依靠本体感觉和前庭对加速度的反应来保持平衡。如果本体感觉和脊柱完好无损，患者站立时的摇摆幅度就会很小。如果本体感觉受损，则靠前庭系统对加速度的反应来维持平衡。这时，人就会有相当明显的摇摆，双脚靠近时摇摆会更明显（图 8-21）。睁着眼睛摇摆的患者很可能患有共济失调，这是一种小脑疾病。

双人步行

　　在支撑基底较窄的情况下行走的能力表明了防止足部受伤所需的力量和协调性。如图 8-22 所示，一个人通过将摆动肢体的脚跟放在站立脚趾的正前方并重复跬步来行走。本体感觉差的人走路时支撑基底会很宽。串联行走的表现不佳、自我选择的支

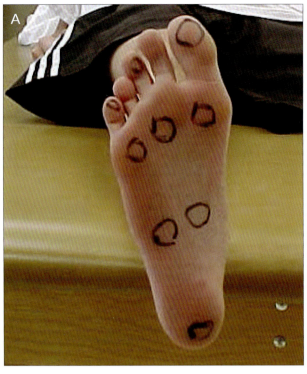

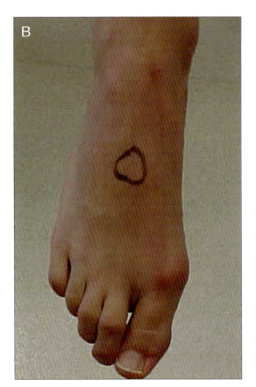

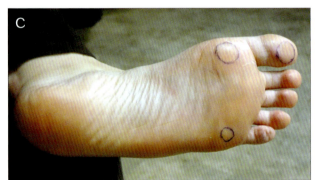

图 8-19　测试保护性感觉丧失的 10 个标准部位。（A）足底表面的 9 个位置，包括脚趾、跖骨头、足中部和足跟。（B）足背上的位置。有些资料建议测试第一个蹼间隙，而不是足背中部。（C）国际糖尿病足工作组推荐的新点

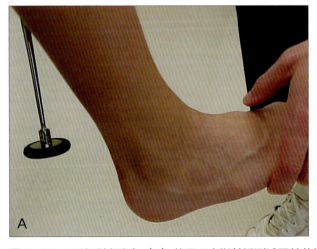

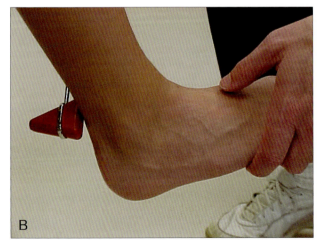

图 8-20　下肢反射测试。（A）使用巴宾斯基锤测试踝关节抽动。（B）用泰勒反射锤测试踝关节抽动

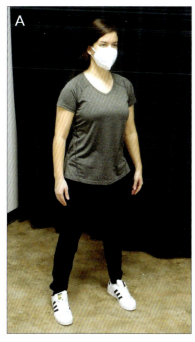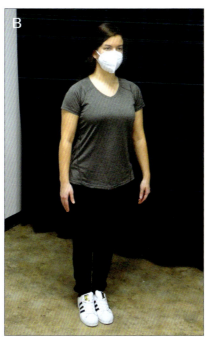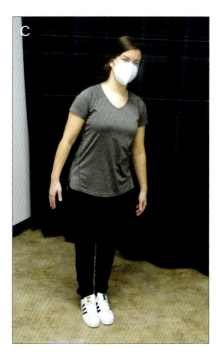

图 8-21 进行朗伯格测试。眼睛睁开，双脚与肩同宽时观察摇摆的幅度。闭眼时摇摆幅度增大，表明本体感觉减弱。将双脚移至与肩同宽的位置，可以进行更灵敏的测试。朗伯格测试呈阳性的患者很可能走路时支撑基底较宽，因此，临床医师应观察患者的正常步态

撑基底过宽、朗伯格测试中的大幅度摇摆等都表明本体感觉不佳，增加了足底溃疡的发生风险。

机动性

对患者的床上活动能力、转位和步态进行简短评估，并与包括家庭和工作环境在内的病史相关联，这也是常被忽视的问题。检查患者在床上休息、坐着、移动、坐下、站立和行走时不同骨骼突起的承重情况。询问辅助设备的使用情况，并评估患者使用辅助设备的能力。询问负重限制，尤其是涉及受伤身体部位的限制。第 11 章还将讨论鞋袜问题。平衡或协调能力差可能需要进行补偿，而这些补偿可能会造成或加重伤口。在某些情况下，只需提供助行器就可以缓解问题。其他情况可能需要更多的干预措施，如使用全接触式石膏（第 11 章中也有讨论）。行动不便的患者应转诊至物理治疗机构，以改善其行动能力，使其达到所期望的生活方式。

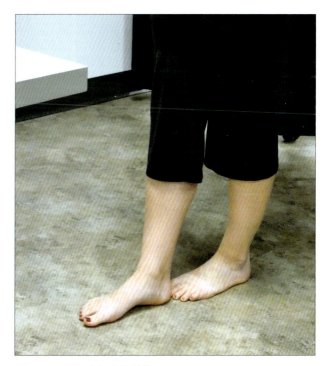

图 8-22 串联行走的性能

摘要

本章介绍了体格检查中进行的基本测试，表8-2对其进行了总结。检查项目的选择取决于病史和系统检查。需要检查的4个系统是皮肤和皮肤黏膜、心血管和肺部、肌肉骨骼和神经肌肉。在对皮肤进行一般检查后，还要对血管系统、感觉、力量、反射和心血管系统进行更具体的检查。这些检查可用于做出诊断，并根据病史信息做出有意义的预后。如果过度关注伤口而不是患者，就会错过从检查皮肤其他部分和其他3个系统中收集到的重要信息。

问题

1. 定义皮肤张力。随着年龄的增长，皮肤张力会发生什么变化？为什么会出现这种情况？
2. 测量皮肤温度有什么好处？皮温升高或降低说明了什么？

表8-2 考试内容

- 皮肤的颜色和质地
  - 随着黑色素含量的增加，评估变得更加困难
  - 发白、发绀、红斑、斑点
  - 白癜风——成片的无色素皮肤
  - 促肾上腺皮质激素刺激皮肤和牙龈中的黑色素细胞；阿狄森氏症
  - 皮肤干燥症——皮肤干燥，可能干裂
  - 积累
    - 血红蛋白——皮肤创伤/出血
    - 皮肤渗出蛋白质的脂肪性皮炎
      - 通常为淋巴水肿
      - 可能是严重/长期静脉高血压
    - 像柑橘类水果皮一样起皱
  - 与神经病变相关的胖胀
  - 水合
    - 皮肤老化和褶皱
    - 黑斑皮肤常见干癣
    - 肾病、低湿度、低空气流失
- 头发和指甲
- 头发和指甲对称生长
  - 缺血时脱发和发凉/苍白
  - 指甲变厚、发黄、劈裂，伴有神经病变和外周动脉疾病
  - 温度
    - 白色或蓝色和寒冷
    - 又红又热
    - 使用手和红外线温度计
  - 心血管系统检查
    - 水肿量表 +、++、+++ 或 ++++
      - 用足部容积测量法进行量化
      - 如果认为一侧肢体正常，则进行双侧比较
- 图8-8所示方法对踝关节来说既快速又合理
- 脉搏触诊的敏感性和特异性较低
- 踝肱指数（ABI）具有良好的敏感性和特异性
- ABI＞1.3尚无定论，需要进一步的血管检测
  - 正常值为1.1；＜0.9则被视为肢体动脉疾病
  - 低于0.4被视为临界肢体缺血
    - 休息时疼痛
    - 伤口不愈合
    - 坏疽
- 如果因ABI＞1.3而无法确定ABI值，则需要测脚趾肱动脉指数
- 存在依赖性，但S&S低
- 肌肉骨骼和神经肌肉测试
  - 用脚尖和脚跟行走作为快速行走的力量
    - 如果患者失败，则测量个别肌肉
    - 足部感觉测试
- 振动检查大型感觉神经元
  - 塞姆斯–温斯坦单丝
    - 10 g单丝专门检查保护性感觉是否丧失
    - 可以使用更多的单丝来获得更精细的区分度
    - 共计1.5 s
    - 筛查的标准部位
- 踝关节痉挛、膝关节痉挛及其他
  - 大型运动和感官快速筛查
  - 必要时可进行更精细的后续测试
  - 踝关节抽搐的丧失预示着步态力学的改变和足部受伤的风险
- 步态
  - 宽基底表明本体感觉丧失，有脚部受伤的风险
- 双人步行挑战平衡（多种神经肌肉功能）
- 罗姆伯格评估本体感觉

3. 还有哪些检查可以证实皮温下降？

4. 请说出几种测试下肢神经肌肉的方法。

5. 为什么我们要对神经病变患者的脚趾、脚掌和脚踝的活动范围和力量进行常规测试？

6. 为什么要用音叉、单丝进行测试？并对神经病患者进行反射测试？

7. 为什么要对有伤口或有伤口风险的患者进行运动筛查和有氧能力测试？

8. 在量化水肿方面，容积测量法与数字 8 测量法相比，周径测量法有何优缺点？

9. 进行 ABI 检测的理由是什么？

参考书目

[1] Alavi A, Hafner J, Dutz JP, et al. Atrophie blanche. *Adv Skin Wound Care*. 2014;27(11):518-524.

[2] Bus SA, Lavery LA, Monteiro-Soares M, et al. Guidelines on the prevention of foot ulcers in persons with diabetes (IWGDF 2019 update). *Diabetes Metab Res Rev*. 2020;36(Suppl 1):e3269.

[3] Carpenter JP. Noninvasive assessment of peripheral vascular occlusive disease. *Adv Skin Wound Care*. 2000;13(2):84-85.

[4] Kanji JN, Anglin RES, Hunt DL, Pnaju A. Does this patient with diabetes have large-fiber peripheral neuropathy? *JAMA*. 2010;303(15):1526-1532.

[5] Lause M, Kamboj A, Faith EF. Dermatologic manifestations of endocrine disorders. *Transl Pediatr*. 2017;6(4):300-312.

[6] Schaper NC, van Netten JJ, Apelqvist J, et al. Practical guidelines on the prevention and management of diabetic foot disease (IWGDF 2019 update). *Diabetes Metab Res Rev*. 2020;36(Suppl 1):e3266.

[7] Scissons R. Characterizing triphasic, biphasic, and monophasic doppler waveforms. *JDMS*. 2008;24(5):269-276.

[8] Sieggreen MY, Maklebust J. Managing leg ulcers. *Nursing*. 1996;26(12):41-46.

[9] Sloan H, Wills EM. Ankle-brachial index: calculating your patient's vascular risk. *Nursing*. 1999;29(10):58-59.

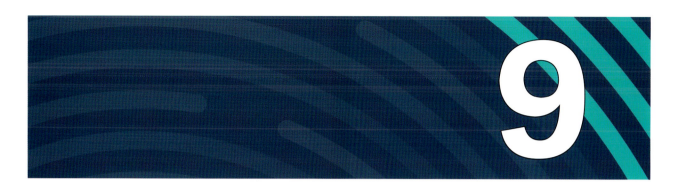

创面评估

目　标

- 进行基本观察［CODES（颜色、气味、渗出液、创缘、大小和周围皮肤情况）］。
- 测量创面的大小。
- 对观察和测量的结果进行记录。
- 识别创面内的组织类型。
- 记录基底、盲腔、通道和窦道。
- 描述和区分局部感染、全身感染和炎症的征象。
- 对创面的病因进行鉴别诊断。
- 描述不同创面的愈后情形，列出可能改变预期就诊次数或达到目标所需时间的因素。
- 进行完整的创面检查和评估。
- 认识所采用的各种诊断成像的结果。

前几章都是针对患者进行评估的。然而，对于具有相同特征的创面，不同文化、工作、家庭背景和并发症的患者可能对该创面有不同的目标或预期。初次就诊时必须进行彻底的检查，并根据具体情况进行定期复查。每次就诊都是一次重新检查的机会，包括更新病史、家庭和工作情况。每次复查的深度和广度取决于以下几个因素：创面的严重程度、创面恢复的进展情况，以及任何恶化的迹象，如气味、渗出或疼痛的进展或恶化。本章的目的是探究一种系统的创面检查方法，以便医师可以根据患者的个人需要制订诊疗方案以达到预期目标。

创面的特点

判断创面的 6 个关键指标是颜色、气味、渗出液、创缘、大小和周围皮肤情况。使用首字母缩略词 CODES 以便于对创面进行系统检查。观察上述关键指标和测量创面的方法将与结果的解读一起阐述。初步检查可以使用简单的检查工具，如棉签和纸尺，然而详尽的检查需要足够明亮的视野来看清创面和周围皮肤的细节，此时需要使用专用的检查灯，同时它也可以应用于清创。头灯或袖珍手电筒和放大镜对于观察细节非常有用，特别是用于观测深度创面。否则，创面深处部分，尤其是颜色等可能会被忽略。确定哪些组织层与创面有关，以及创面深处的颜色，可以极大地帮助诊断。CODES 方案的概要见表 9-1。

颜色

该指标指的是创面内部的颜色，周围皮肤的颜色稍后讨论。在创面上可能观察到的 3 种基本颜色是黑色、黄色和红色。在这 3 种基本类型中，饱和度可以反映出创面健康程度。例如，粉红色或较浅程度的红色表明血供良好，而从黄色到棕褐色到棕色再到黑色的变化表明组织失活。

黑色

创面内的黑色组织代表坏死组织或焦痂。创面痂皮可以存在于整个创面（图 9-1A）、创面内（图 9-1B）或创面边缘（图 9-1C）。除某些例外情况，应清除黑色组织，以允许细胞迁移填充缺损和上皮

表 9-1　创面观察（CODES）
颜色
红、黄、黑 感染迹象 需要清创的程度 外周动脉疾病的征象
气味
感染迹象
渗出液
定量：干燥、最小、中等、最大 / 丰富 定性：颜色、一致性
创缘
黏附性，皮下损伤 / 囊腔 周围皮肤：浸渍、炎症、含水量、营养、瘢痕、硬化程度
大小
表面积 = 在任意方向最宽的距离 × 垂直于该方向的最宽距离 使用时钟标注法来记录皮下损失和窦道深度以确定体积

再生。清除变黑组织的一个例外是创面存在严重缺血引起的干性坏疽，通常好发于足部（图 9-2）。这种晚期动脉疾病通常需要截肢，甚至有可能发生脚趾的自然脱落。干性坏疽的清创可能不会利于愈合，因为该类创面缺乏营养供应，清创会使坏死附近的组织暴露于感染的风险中。美国国家压力损伤咨询小组建议只要伤情稳定就暂时保留干痂。

黄色

淡黄色的组织可能代表以下 3 种情况。创面内的脓液（化脓性渗出物）质地厚实，通常有气味，颜色可能从淡绿色到深黄色不等，如图 9-3 所示。脓液是化脓性微生物感染的一个非常特殊的迹象，可能需要暂时使用局部抗菌剂或全身抗生素药物，同时对创面进行更积极的清创。第二种黄色物质是纤维蛋白（图 9-4）。在炎症期间，纤维蛋白原从血管中渗漏并转化为纤维蛋白。纤维蛋白是血液凝固级联反应的最终产物，形成一种不溶性纤维，与血小板一起形成血栓。创面表面的纤维蛋白会在创面基底形成难以去除的硬化层，这可能需要使用特定的化学物质或锋利的器械进行清创。第三种物质被称为"泥渣"，这是部分溶解的坏死组织。根据自溶性清创（创面细胞产生的酶分解坏死组织）的进展情况，泥渣的颜色从灰色到棕黄色不等（图 9-5）。自溶性清创也伴有浓稠的褐色渗液和粘连的组织（图 9-6），这不应与脓液混淆。创面基底内的肌腱和韧带可能呈淡黄色，不应与坏死组织混淆。肌腱和韧带组织自身的走形和质地有利于其与坏死组织区分开来。此外，临床医师可以要求患者尝试移动疑似肌腱或韧带所在的身体部位，以帮助判断。创面基底内的肌腱结构如图 9-7 所示。

红色

清洁的、颗粒状的创面内（图 9-5 中大部分创面）可见较粗的红色组织。这种颜色的创面需要受到保护，既不受环境因素的影响，也不受临床医师或护理人员的粗暴处理。在第 16 章我们对应用于清洁的、有颗粒的创面的合适敷料进行了讨论。组织发红是由于在组织中循环的红细胞中的血红蛋白的存在。随着病程的发展血流量减少，肉芽

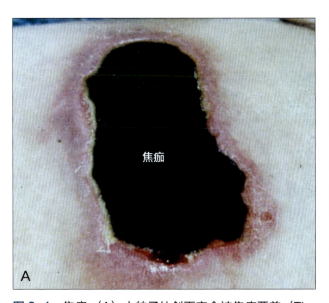

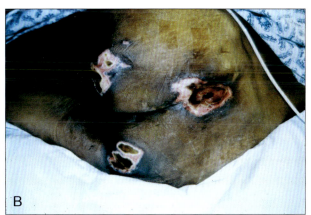

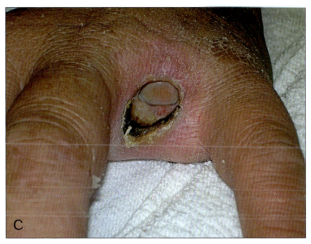

图9-1 焦痂。(A) 大转子处创面完全被焦痂覆盖 (The image is a copyrighted product of AAWC [www.aawconline.org] and has been reproduced with permis-sion.)。(B) 创面部分结痂 (The image is a copyrighted product of AAWC [www.aawconline. org] and has been reproduced with permission.)。(C) 创缘结痂

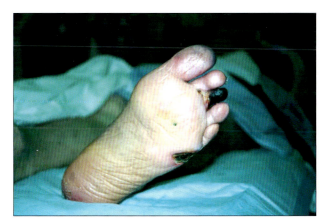

图9-2 第三脚趾和足外侧干性坏疽 (The image is a copyrighted product of AAWC [www. aawconline. org] and has been reproduced with permission.)

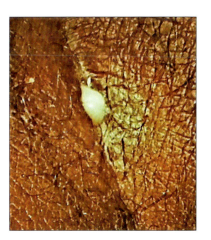

图9-3 伤口流出的脓性分泌物

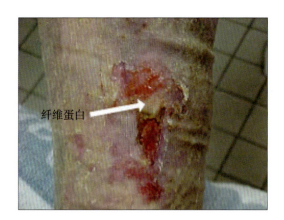

纤维蛋白

图 9-4　静脉溃疡表面形成的纤维蛋白

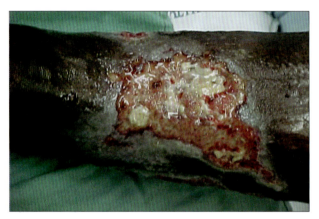

图 9-5　正在进行自溶性脱痂的创面

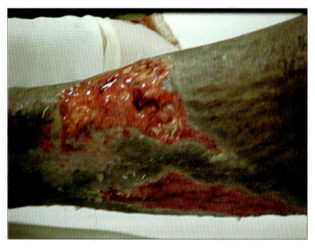

图 9-6　自溶性脱痂，表面有血凝块

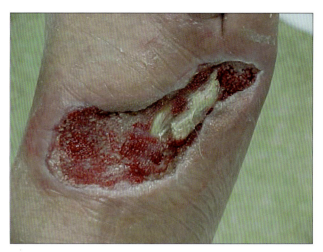

图 9-7　创面基底裸露的肌腱

组织变得不那么红，而是变成粉红色。浅粉色表示动脉循环不良（图 9-8），暗红色表明坏死即将发生，提示肉芽组织感染（图 9-9），特别是与图 9-8 所示的有少量出血的组织相结合。部分创面会显示出真皮层的粉红色特征（图 9-10）。在讨论创面颜色时，应该注意区分这种裸露的粉红色皮肤组织，而不是指组织是红色的。红色一般用于讨论肉芽组织的质地和数量。

气味

虽然文字可能无法很好地描述气味，但有几个词可以用来简单描述。健康的创面一般没有气味，但没有气味并不能保证没有感染。"恶臭"用于描述有难闻气味的创面，通常会难以忍受。"腐臭"是指与腐烂的肉类似的非常强烈的恶臭。如图 9-9 所示，长时间有大量坏死组织的创面可能会散发出腐烂的气味。图 9-5 所示的静脉性溃疡，坏死组织相对较少，几乎没有气味。"果味 / 甜味"是铜绿假单胞菌感染的特征之一，铜绿假单胞菌的另一个特征是创面表面呈蓝绿色，分泌物呈绿色（图 9-11）。治疗假单胞菌感染经常是局部应用 0.25% 的醋酸，醋的有效成分也有特有的气味。变形杆菌会产生一种特有的氨气气味。恶臭的创面通常伴有感染，从远处便闻到创面或敷料有强烈恶臭，提示该创面很可能伴有感染。长时间（数小时或数天）存留在创面上的大量皮屑也可能有气味，临床医师必须将封闭创面的气味与感染的气味区分开来。连

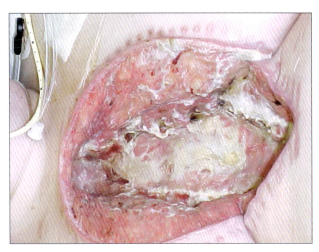

图9-8　粉红色肉芽组织与血流减少有关

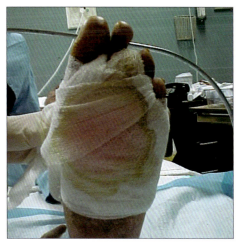

图9-11　伴有绿色血性渗出的铜绿假单胞菌感染

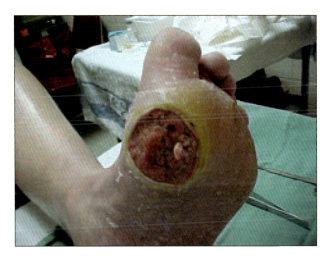

图9-9　神经性溃疡创面基底的易碎组织，表明组织健康状况不佳和可能受到感染

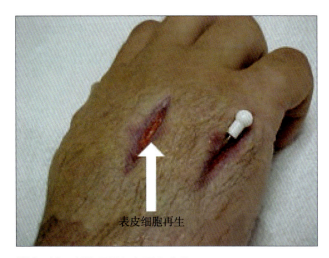

表皮细胞再生

图9-10　创缘呈粉红色再上皮化

续数天封闭敷料（敷料下面有液体）下残留的痂皮也可能有异味。然而这种气味通常比感染创面气味轻，并且在创面清洗后会消失，而感染创面在创面清洗后仍会有恶臭。例如，图9-6中的创面在加压包扎下进行了整整1周的自溶脱痂后，敷料取出时创面会有轻微的气味，但气味会随着创面清洁和清创而消散。

渗出液

创面渗出应该从渗出液的量和性质两方面来描述。

渗出量

用来描述量的术语是相当主观的。使用"干燥""最小""中等"和"最大（或丰富）"的词语的组合。"干燥"和"最大"很容易区分。干燥的创面如图9-12所示，对干燥的创面基底需要处理，以增加其湿度来促进创面愈合。当一级敷料（直接接触创面的敷料）和二级敷料被渗出液浸泡时，可使用"最大限度或充分引流"一词。静脉性溃疡经常伴有大量渗出，当创面仅仅用敷料覆盖时，通常会出现浸渍，如图9-6所示。一级敷料上的一小块渗出可被称为最少渗出。当主敷料几乎浸透，但渗出液并未溢出敷料时，这种引流程度可能是合适的。图9-1C的创面有中度引流，表面可见一些渗出。在没有看到敷料、不知道磨损时间的

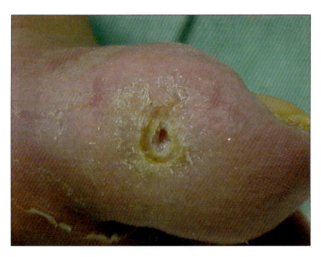

图 9-12 足趾内侧干性神经性溃疡，周围有胼胝

情况下做出这个判断是很困难的。而且，对于包扎的观察时间也可能不一致。例如，敷料可能会在夜间或清晨查房时更换，之前的敷料积累了多长时间的渗出液便很难判断。需要通过选择合适的敷料或联合应用不同敷料来处理大量的渗出液，以吸收渗出液并保护周围皮肤免受浸渍。良好的愈合往往需要达到在不浸渍周围皮肤的情况下保持创面水分的平衡，这需要良好的临床判断。

定性

渗出液的颜色和黏稠度也很重要。清亮的渗出液是由炎症期间血管中渗出的液体引起的。根据定义，由水和小颗粒（如电解质）组成的透明液体是漏出液，而渗出液含有较大的物质或分子（如细胞和蛋白质）。血清和渗出液代表同一类型的液体，不应使用浆液渗出液这一术语，且渗出液和渗出液之间的区别并不总是能从视觉上加以区分。化脓性渗出浓稠的褐色渗液与自溶性脱痂（利用巨噬细胞和其他细胞产生的酶分解坏死组织）有关。图 9-11 所示为铜绿假单胞菌感染引起的大量蓝绿色血脓性引流液（血性／脓性）。大量浆液性渗出表明静脉功能不全或炎症，需要提供足够的液体吸收以防止浸渍。干燥的创面表明需要使用敷料来保持创面湿润，并使用第 16 章所述的敷料来增加创面含水量。表 9-2 提供了用于描述渗出液量和性质的术语。

创缘和周围皮肤

由于只关注了创面本身，创缘和周围的皮肤经常被忽视，这样不利于创面愈合。创面边缘表皮细胞是重新上皮化的主要细胞来源。即使创面肉芽组织形成良好，不健康的周围皮肤会极大地减缓愈合，创周需关注的问题包括浸渍、炎症、含水量、营养、老茧或角化过度以及硬结。皮肤的颜色也可以提供有价值的信息。

创缘

在全厚皮层和更深的创面损伤中，创缘是表皮细胞的主要来源，部分创面也可以从残存毛囊和皮肤附件中上皮化。创面周围完整的表皮必须保持正常的含水量，才能使表皮细胞迁移到创面。须检查创缘的含水量、持续损伤的迹象以及创面边缘与创面基底的黏附性。周围皮肤的含水量和损伤迹象将在后面描述。图 9-5 所示大转子创面的边缘是黏附的，但边缘有铁血黄素积聚引起的深色沉着，可见边缘有创伤的迹象。

黏附的边缘是通过视诊和触诊来确定的。松散的、不黏附的边缘是由皮肤上的剪切力造成的，常见于骶骨和大转子创面。图 9-13 所示为疏松、非黏附性创缘的一个例子。如第 3 章所述，游离的创缘阻止了表皮细胞的迁移。创缘缺乏黏附表明皮下损伤，损伤可表现为窦道、盲腔的形式。虽然患者可能会因探查而感到不适，但发现窦道和盲腔至关重要。创缘的这些皮下缺损可能会过早闭合，阻挡细菌的排出，增加脓肿形成的风险。由于沿筋膜平面留下的皮下空洞，患者可能需要复诊并进行新的创面护理。即使感染没有立即发生，患者也会在几个月或几年后由于细菌进入这些空腔而出现脓肿。在图 9-14 中，沿大部分创缘可看到空腔。

皮肤的颜色

白色表示血液流动不足或动脉功能不全，蓝色（发绀）是动脉功能不全、心力衰竭或呼吸系统疾病导致的组织严重缺氧的征兆，创面周围变黑的区域表示坏死（图 9-5 所示创面），黄褐色、斑驳的

表 9-2	对渗出液的描述	
定量	描述	原因
干燥的	干燥	动脉性疾病，过度吸收，炎症的缺乏
最少量的	湿润的基底，纱布上可见点状渗出液	正常渗出量的下限
中等量的	潮湿的基底，纱布上可见明显的渗出液	正常渗出量的上限
最大量 / 丰富的	完全浸透的纱布	炎症或感染，不充分的吸收，换药间隔时间过长
浆液性渗出	清亮的	正常
血性渗出	血样的	感染或创伤
血清性渗出	带血且清亮的	感染或创伤
脓性渗出	深黄色或其他颜色	感染
脓血性渗出	深黄色且带血	伴有皮下缺损的感染
	浅黄色	可溶的碎屑组织

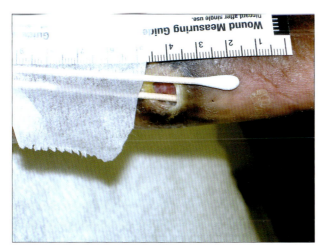

图 9-13 游离的创缘形成囊腔

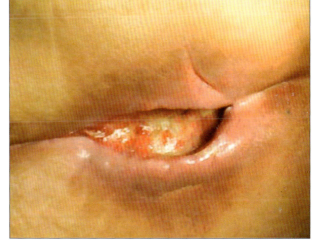

图 9-14 创面下缘隆起，明显的折光和阴影提示存在皮下组织损伤

颜色（特别是位于腿下端靠近内踝时）表明静脉功能不全（图 9-15）。发红既表明炎症，也可能是蜂窝织炎（组织间隙感染）。炎症将在后面单独描述。有血管疾病的皮肤会出现斑驳，通过患肢可以看到红色、白色和蓝色斑块。斑驳可由严重动脉疾病继发的静脉血栓形成引起，并伴有缺血症状和同一区域受伤组织的炎症。皮肤萎缩会导致更多的可见血管，也会引起斑驳（图 9-16）。坏死性斑驳也可能是坏死性筋膜炎的结果（图 9-17）。脓毒症休克时使用升压药物，如去甲肾上腺素维持血压可导致坏死斑块出现，随后出现坏疽，如图 9-18 所示。

营养

干燥、菲薄的皮肤表明皮肤缺乏营养导致皮肤萎缩。萎缩的皮肤会失去真皮和皮下的厚度，增加皮肤撕裂的风险。萎缩皮肤会产生"卷烟纸"样的外观，可见血管和瘀斑，特别是在老年皮肤中（图 9-16）。长期使用外用皮质类固醇也会产生皮肤萎缩。

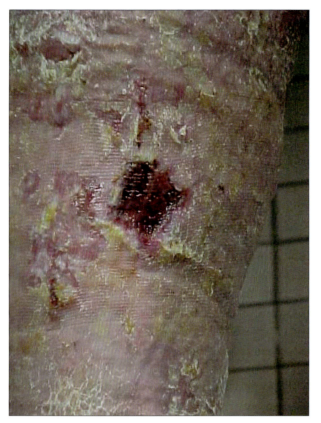

图 9-15 以湿疹或瘀血性皮炎为特征的静脉疾病

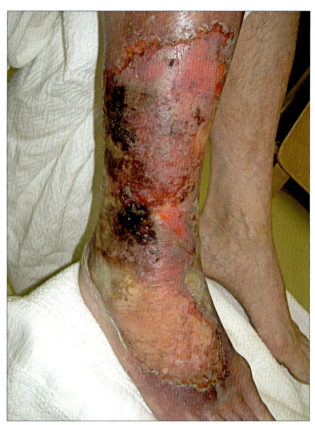

图 9-17 坏死性筋膜炎引起的皮肤破溃。充血、血栓和缺血的区域导致皮肤呈现杂色。触诊可以触及由厌氧菌产气所致的"捻发音"

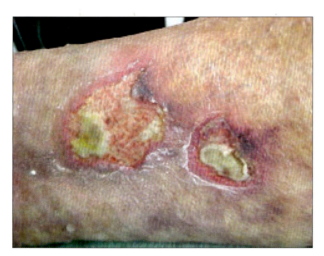

图 9-16 皮肤斑驳，呈典型的"卷烟纸状"皮肤，与衰老有关，并伴有充血、苍白和发绀

炎症和感染

愈合的创面会有几毫米宽的轻微炎症。如果周围皮肤炎症的边缘 > 1 cm，则应怀疑是否存在感染。感染的创面通常还会被水肿和纤维化增厚的创缘包围，导致皮肤硬化。因此，对周围皮肤不仅要目测，还要进行触诊检查，随着皮肤硬化皮温可能会升高（图 9-19）。粗暴处理创面也可能引起炎症。> 1 cm 宽的炎症可能代表周围皮肤感染，被称为周围蜂窝织炎。感染的进一步扩散可能显示该区域的淋巴结肿大和硬化（淋巴结炎），皮肤出现红色条纹（淋巴管炎）。癌症放射治疗也可能引起炎症，紧致有光泽的皮肤边缘有广泛的红斑，这是直肠癌放射治疗引起的（图 9-14）。

皮肤含水量

皮肤含水量和肿胀一起检查。正常的老化过程中，水肿可能消失。皮肤的含水量是通过捏持皮肤

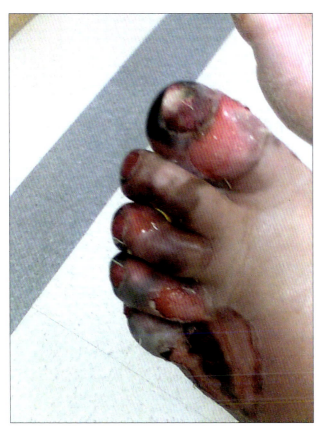

图 9-18　感染性休克中使用血管加压药物引起的皮肤破溃。早期坏疽、血栓和缺血导致皮肤呈现杂色

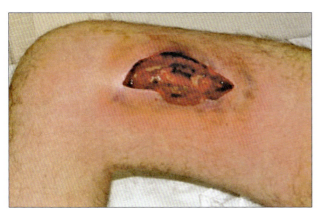

图 9-19　开放性皮肤脓肿周围皮肤蜂窝织炎。同时注意周围皮肤的硬化和严重水肿（褐色是手术前皮肤准备的残留着色）

的褶皱来测量的。老年人的皮肤因外伤而受损的风险更高，特别是如第 13 章中描述的使用和去除束带导致的皮肤撕裂。

浸渍

浸渍是皮肤过度水化的结果（图 9-6），在长时间暴露于水分（如长时间洗澡或游泳）后的正常皮肤中可以看到。浸泡后的皮肤会变得肿胀，颜色变浅，并出现裂缝。周围皮肤被浸渍是因为使用的敷料吸收力不够以至于无法阻挡渗出液至周围皮肤，以及不经常更换敷料，或者没有使用防潮屏障或皮肤密封剂来保护皮肤不受潮。浸渍也可能是由于粗暴处理创面或将湿纱布直接接触周围皮肤造成的。

皮肤过度干燥

每个人皮肤的水合程度都是正常的。过度干燥的皮肤被称为干燥症，皮肤颜色深的人更容易患干燥症。此外，糖尿病和动脉疾病也会导致皮肤干燥。这些因素加在一起容易导致皮肤开裂，增加感染的风险。干燥症也可能是全身性疾病的结果，特别是在没有相关皮肤病史的患者非典型皮肤区域发现。

鳞屑

鳞屑可能是一些局部或全身性疾病的结果。鳞屑代表异常角化，可能伴有炎症迹象。其颜色也可能预示着某种特定的疾病。银屑病会产生银色的鳞屑，并可能产生丘疹和斑块。暴露在阳光下的皮肤上的鳞屑（尤其是老年人）可能代表光化性角化病，是鳞状细胞癌的前兆。湿疹通常伴有鳞屑和炎症，并伴有渗出和结痂等病变。

周围皮肤的慢性损伤

需检查创面周围的皮肤是否有慢性损伤的迹象。愈合的瘢痕可能存在持续性或间歇性的潜在问题，导致创面发生。例如，患有静脉疾病的人，在内踝附近和腿上的其他区域可能会发现多个瘢痕区。外踝附近和其他地方的旧伤口留下的瘢痕可能是镰刀型细胞贫血的结果。瘢痕也可能出现在糖尿病神经病变和动脉疾病的问题部位。广泛的瘢痕会降低皮肤的延展性，使其在未来更容易受伤。

造成创面的侵入性操作也可能对创面周围的皮肤造成较轻的、可逆的伤害。皮肤出血可能是由于过度剪切、施加在皮肤上的压力或静脉高压所致。红细胞在组织中分解，释放出血红蛋白，当血红蛋白首先被分解成胆绿素，继而是胆红素，组织就会因为这些色素而呈现出绿色，然后是黄色的外观。胆红素被去除后，血红蛋白中的铁以含铁血黄素的形式存在，形成黄褐色的色素沉着。含铁血黄素被巨噬细胞缓慢清除，在皮肤上留下长时间的色素沉着。因此，周围皮肤的颜色可能有助于揭示损伤是轻度的、新的、持续的还是旧的。通过减轻该区域的压迫或减轻静脉高压也许可以治疗皮肤慢性损伤。

当患者有足部骨骼结构僵硬和糖尿病皮肤干燥时，慢性摩擦会在跖骨头和脚跟等摩擦点产生老茧。然而，在某些情况下，老茧可能覆盖足的整个足底表面，并沿着足的内侧和外侧向背侧延伸。趾骨间关节的趾背面也可能由于皮肤和鞋面之间的摩擦而产生老茧。在行走时，老茧会对其下的皮肤造成更大的压力，必须进行清创加以解决（图9-12）。

老茧被认为是过度角化的一种形式，但角化过度也可能在没有外部摩擦的情况下发生。伸肌表面的干燥皮肤可能因角质层物质的过量积累而变厚。正常情况下，角质层的脱落速度与新的角质细胞从下面到达角质层的速度一样快。一些皮肤病也以角化过度为特征。

大小

创面的大小可以用很多方法来评估。测量距离和测量面积是两种基本的测量方法。在创面内，应记录不同类型或颜色的组织占创面基底的百分比。可以使用以下术语：①肉芽组织 vs 坏死组织；②肉芽组织、脱屑和结痂；③红色、黄色、黑色，并给出加起来合计 100% 的各自比例，例如，40% 肉芽组织和 60% 坏死组织，40% 肉芽组织、30% 脱屑及 30% 焦痂，40% 红、30% 黄及 30% 黑。创

面的形状如果没有画出来，也要描述出来。圆形或椭圆形的创面往往表明由压力或摩擦等组织负荷引起。血管性创面往往形状不规则。由于坏死组织的水分流失，动脉功能不全会产生干燥的凹陷。

测量创面

确定创面的大小是创面评估的必要环节。下面将介绍测量创面的工具。有几种摄影产品可以直接从照片中提供面积和深度信息。这些产品可能很贵，并且可能需要拍照。

许多创面护理人员非常重视创面测量，并且对不同技术的最佳实践和可靠性进行了大量研究。然而，有几点需要考虑。一般情况下，有创面的患者会因为创面的性质而不是创面的数量而被转到物理治疗。其次，由于患者体位的不同，测量结果可能会有很大的差异。为了保证测量的可靠性，每次进行测量时都需要以相同的方式对患者进行定位。由于感染控制方面的考虑，精确的测量可能不切实际。需要注意的是，测量误差可能大于创面大小的实际变化。在创面坏死组织和感染相对清除之前，创面大小通常变化不大。当创面大小开始迅速缩小时，患者可能不再需要进行门诊治疗。

表面积

创面以厘米为单位测量。如果创面的直径 < 1 cm，则可以以毫米为单位报告距离，而不是使用前导零（0.5 cm 或 5 mm）。不允许与硬币等物体进行比较（如"一角硬币大小"），也不允许使用英寸。在没有皮下组织受损伤的情况下，可以只测量创面的表面积。一些资料建议测量长度和宽度，用解剖垂直测量长度，用解剖水平测量宽度。医疗保险要求使用跨越创面的最大距离，而不考虑方向和垂直于第一次测量的最大距离。不同测量方法的例子见图 9-20。使用这些方法中的任何一种，可以将 2 个测量值相乘，以确定描述创面横截面积的粗略数字。根据形状与矩形的偏离程度，长 × 宽会大于真实面积。当创面是圆形时，这种计算的误差为 21.6%，如果创面周长非常不规则，则可能误差更多。在创面形状高度不规则的情况下，可能需要在多个位置进行测量。应在病历中绘制不规则

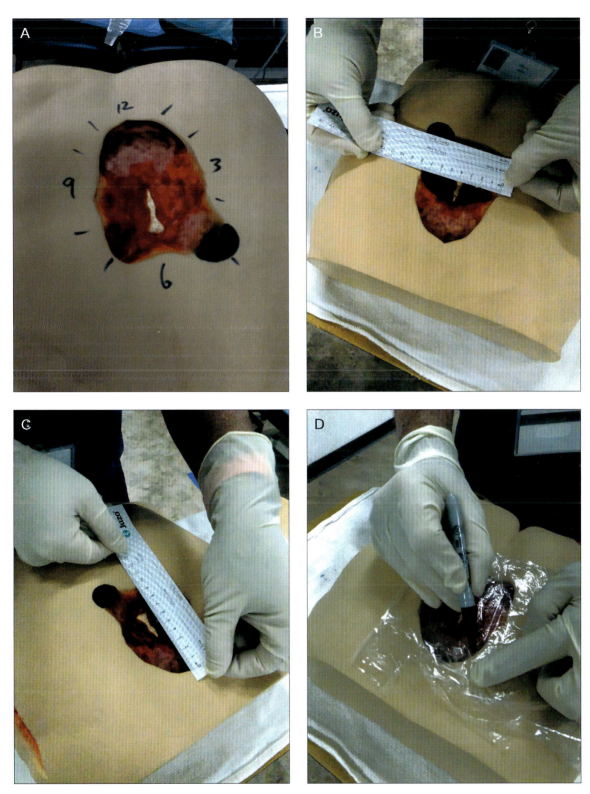

图 9-20　创面测量。（A）在创面模型上确定时钟方向。12:00 是朝向躯干。（B）用纸尺从 3:00 到 9:00 测量创面宽度。（C）使用纸尺测量从 12:00 到 6:00 的长度。（D）使用塑料三明治袋勾勒创面模型（未完待续）

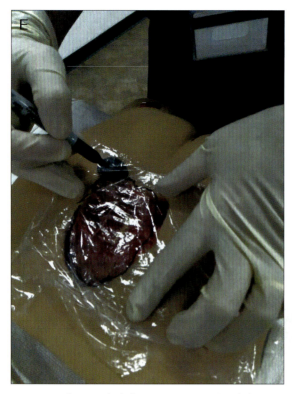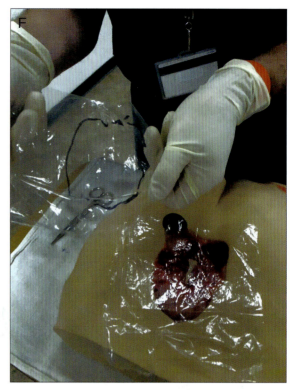

图 9-20 （续上页）（E）完成创缘的描摹。（F）移除顶层塑料膜。留下与伤口接触的那一层

形状创面的示意图，并在图上清楚地标明具有代表性的距离。

时钟标注法

为伤口测量建立一致方向的方法是时钟标注法。使用时钟标注法，我们将躯干的头侧方向和肢体的近端方向标记为 12:00 方向，躯干的尾端方向或肢体的远端方向标记为 6:00 方向。使用这种标注法，长度指的是从 12:00 到 6:00 的距离，宽度指的是从 9:00 到 3:00 的距离。时钟标注法也用于记录基底和窦道。

工具

测量长度的工具包括一次性纸尺、无菌棉签、透明网格和塑料材料。一次性纸尺和无菌棉签的优势在于成本低廉。一种快速、简单的方法是把纸尺放在创面上，直接从上面读取。此外，还可以在创面旁边放一把纸尺，用可见的尺子拍照，记录创面的大小和状况。然而，纸尺对于记录深度是没有用的，而无菌棉签可以测量所有 3 个维度。要使用这种技术，当戴着手套的拇指滑向创面的另一侧时，

将其末端固定在创面的一侧。然后将棉签贴近尺子测量以厘米为单位的距离（图 9-20C）。

提供更精确的横截面测量的一个简单方法是，放置一个塑料薄片材料，如保鲜膜或三明治袋，两面切开，沿着创面进行记录。可以通过数字化计算表面积。使用单片塑料的问题是潜在的污染。三明治袋或对折的保鲜膜可以保留表层，而与创面接触的表面可以丢弃。创面拓印可以被影印或扫描，永久保存在纸质或电子记录中（图 9-20D、F），也可以使用允许计算表面积的软件。

深度

对于有明显皮下受累的创面，如 4 级压伤，应确定创面深度。浅表创面（如无皮下受累的烧伤、2 级压伤、动脉或静脉溃疡）的体积测定通常是不实际的，因为深度不会比测量误差大多少。

体积指数的最简单方法是用棉签测量，方法类似于测量横截面积（图 9-21）。为了减少定位皮肤表面的误差，将一个棉签横放在创面上，另一个放置在创面上并将木棒端紧挨着横跨在创面上的棉签。测量深度的点取决于创面的情况。一般来说，

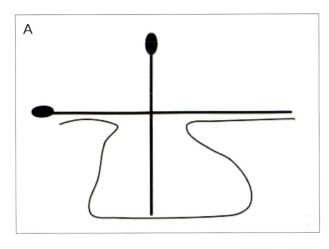

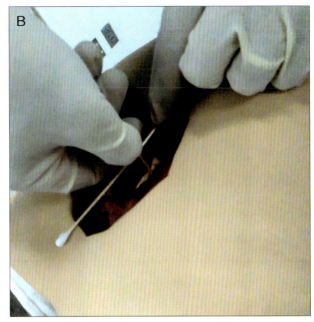

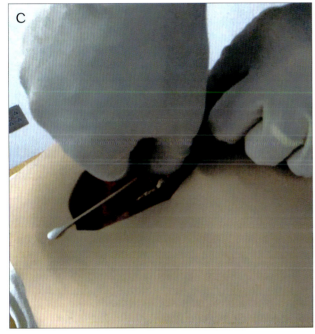

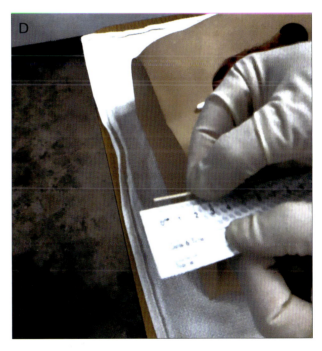

图 9-21 创面深度测量。(A) 使用 2 个棉签。一根用于测量深度,另一根用于辅助确定伤口的上缘。(B、C) 创面模型演示。(D) 测量棉签从创面到创面基底的长度

应该用最深的点。如果创面有多个深度,以至于一个数字无法准确描述创面,则可能需要绘制创面立体图,并在图上注明深度。

　　获得长度、宽度和深度的测量值可以粗略地估计创面的体积。更精确的体积测定方法可以通过用合适的材料填充创面来实现,可以使用预先测量过体积的注射器中的无菌生理盐水填充。在用注射器中的生理盐水填充创面之前和之后记录注射器的刻度变化。体积的计算方法很简单,就是用注射器的

初始体积减去注射器的最终体积。这种方法只有在患者的体位能够使创面表面与地面平行的情况下才有效。如果这个位置不实用,可能会用一种更黏稠的水凝胶材料来代替。一个更复杂的方法是使用牙印模凝胶,如杰尔特酸盐 (Dentsply International)。将等量的温水加入罐子中的粉末中并混合,在材料变硬之前把它放在创面里。杰尔特酸盐具有生物相容性,在其变硬后很容易从创面中取出。可以将创面的印模放入刻度筒中,以确定创面体积。压痕凝

胶的体积必须在其完全干燥并因蒸发而损失体积之前进行测量。

窦道

棉签探入皮下窦道，使用时钟标注法的方向和距离记录窦道的位置。例如，在 11:00 处的 2.5 cm 窦道（图 9-22）。然而，在很多情况下无法确定是否到达了窦道的尽头。找不到窦道尽头的情况也可能发生在两个盲腔是相通的情况下。可能无法将棉签从一个伤口伸到另一个伤口，但当将灌洗液注入一个伤口时，可能会观察到液体从另一个伤口流出。这种情况下可能会注意到对两个伤口之间无法进行完全探查，但两个伤口似乎在完整的皮肤下相连。

皮下损伤 / 囊腔

皮下损伤类似于由完整皮下组织坏死引起的损伤。它通常与摩擦造成的压力损伤有关，如图 9-23 所示。受损区域往往在某一点上有最大的分离距离，并在创面周长的弧线上对称地减小。为了记录皮下损伤，绘制一条虚线来表示损伤的长度。如果不画，可以用时钟标注法来表示损伤的位置和程度。例如，在图 9-23A 中，从 11:00 到 2:00 处存在损伤，图 9-23B 中测量了最大的损伤。在某些情况下，术语"囊腔"可用于描述两种创面在皮下是相通的这种损伤类型。在完整皮肤下延伸的皮下损伤，创面边缘不黏附，但没有参差的外观，这些通常是残存的脓肿，在看到脓液从囊腔中流出时偶然发现。在最初和随后的创面评估中，应通过检查创面边缘是否黏附来发现囊腔。皮下损伤可以以时钟标注法进行模糊的表述，例如，从 12:00 开始到 6:00 或 3:00 到 9:00，人们可以简单地记录创面的哪一侧有皮下损伤（如使用解剖位置，右侧或左侧）。

创面基底的性质

需要关注创面基底的相对健康程度和肿胀程度。健康的创面基底是红色的、不会因轻微的创伤而流血。不健康的创面基底可能是由感染或严重定植、缺血和缺乏水分引起的。粉红色的组织表明流向创面基底的血流量减少。暗红色、出血、粘连、易碎的组织表明损伤很可能是由感染或严重定植引起的。创面基底内的褐色、深色区域是由组织坏死引起的，组织坏死通常是由感染导致的。完整皮下或创面内的黏稠组织表明有深度坏死和水肿。这类创面需要进一步探查。较硬的创面要么是由于干燥，要么是由于创面表面存在硬化的纤维蛋白。

无论病因如何，红、黄、黑的百分比，以及引流液的性质和量都是决定护理计划的因素。清创术的类型、使用的敷料和就诊频率取决于创面基底的性质。

感染和严重定植 / 局部感染

确定生物负荷水平对于制订护理计划至关重要。感染的症状用首字母缩略词 IFEE 来描述，IFEE 代表硬化、发热、红斑和水肿，如第 3 章所述。大量渗出物超过创面大小和该位置的预计量也可提示感染，而脓液的存在则被认为足以诊断感染。在有大量皮下组织的创面中，脓液可能会被忽略。在触诊创面和周围皮肤时，应轻轻尝试引流，以确定是否存在脓液。在用棉签探查时，最初也可能检测到脓液。在最初的几次治疗中，许多患者可能会由于炎症而感到剧烈疼痛，但这种疼痛应该随着首次就诊时细菌和坏死组织的清除而消失。当创面冲洗后气味复发或增加、创面疼痛增加时，临床医师应怀疑出现感染或再感染。

除了创面基底内脓液和皮下损伤外，感染可能存在几种形式中的一种或多种。感染可扩散至骨（骨髓炎），特别是在可触及骨表面的创面。蜂窝织炎是感染通过间质间隙扩散，产生红斑、发热和疼痛。淋巴结炎和淋巴管炎也可出现。丹毒是蜂窝织炎的一种特殊类型，最常由 A 型链球菌引起。当该区域的静脉或淋巴引流受损时，这种类型的感染更为常见。几乎所有的丹毒均发于面部（脸颊和鼻梁）和腿部。除了局部发热、疼痛和红斑外，全身性影响（发热、寒战、食欲下降和嗜睡）通常在诊断时出现。通过血液传播的感染被称为脓毒症或败血症，尽管可以使用更具体的术语，如菌血症、病毒血症和真菌血症。虽然脓毒症和败血症这两个术语也可以互换使用，但脓毒症也可以用来表

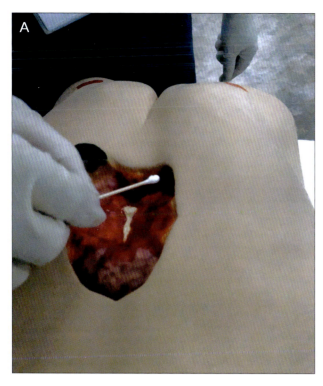

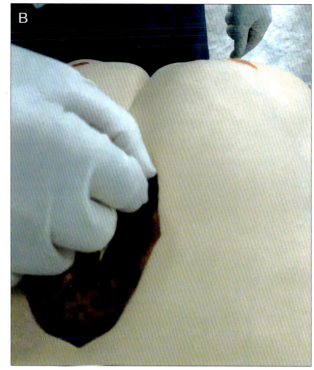

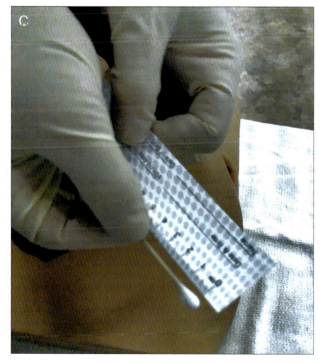

图 9-22 在创面模型上进行窦道测量的演示。(A) 在窦道外拿着棉签。(B) 棉签探及窦道底部，确定窦道长度。(C) 窦道深度为 2.5 cm

示局部感染。败血症可能被认为是一种更具体的类型，表明感染扩散到血液中。

全身性感染的指标包括血糖升高（血糖从低血糖大幅波动至 400 mg/dL 或更高）、白细胞计数升高、沉降率增加和 C- 反应蛋白升高。最近，降钙素原被确定为区分患者是否需要应用全身性抗生素的一种指标。脓毒症的临床症状是由患者对感染的免疫反应产生的。伴随脓毒症的体征合称为全身性炎症反应综合征。根据全身性炎症反应综合征来判断败血症的标准列于表 9-3。

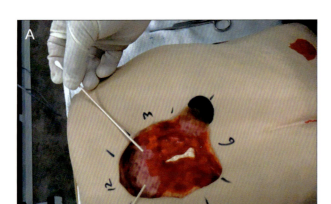

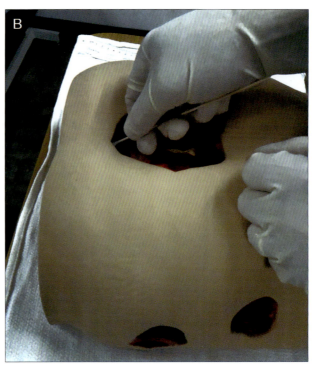

图 9-23 在创面模型上进行测量的演示。(A) 从 11:00 到 2:00，用棉签标记出创缘的弧线。(B) 用棉签探及损伤最深的区域

表 9-3　脓毒症的全身炎症反应综合征标准
- 心率 > 90 次 /min（心动过速） - 低体温或发热 　- 核心温度 < 36℃（96.8℉） 　- 核心温度 > 38℃（100.4℉） - 因呼吸急促或低碳酸血症 / 过度换气导致呼吸频率增加 　- 呼吸频率（RR） > 20 次 /min（呼吸急促） 　- 二氧化碳分压 < 32mmHg（低碳酸血症 / 过度换气） - 白细胞（WBC）计数升高、减少，或杆状核粒细胞增多（未成熟中性粒细胞） 　- 白细胞计数 > 12,000/mm³（白细胞增多） 　- 白细胞计数 < 4,000/mm³（白细胞减少） 　- 杆状核粒细胞 > 10%（杆状核粒细胞增多）
如果存在感染或高度怀疑感染，并且符合上述 2 项或 2 项以上指标，则表明存在脓毒症 发热和白细胞增多与厌食和嗜睡一起是急性时相反应的一部分 心动过速和呼吸急促表明心血管系统和代谢紊乱 对于儿童，必须将 HR、RR 和 WBC 计数结合年龄进行比较 HR 和 RR 的标准是均值高于 2 个标准差。体温过低的标准与成人相同，但发热的标准为 38.5℃。杆状核粒细胞增多的标准仍为 > 10%
数据来源：Bone 等，1992.

确定进展 / 临床转归

在整个治疗过程中，临床医师必须确定当前的愈合阶段，以及创面是正常进展还是在创面愈合的特定阶段变成慢性进展。未愈合的创面可能处于慢性炎症、增殖、上皮化或重塑阶段。创面可能在以下任一阶段失效：炎症、增殖、上皮化或重塑。

关键的决策点是创面是否感染，创面是否需要清创，是否需要深部组织、皮下损伤、通道或窦道的填充，以及渗出的程度。这些方面很多都是一起解决的。然而，在某些情况下，临床医师可能需要在矛盾中权衡以优化创面愈合方案。例如，清创可以达到治疗感染和清除大量坏死组织的目的，另外，同时使用自溶性脱痂和防止周围皮肤浸渍可能是困难的。对创面感染的评估用首字母缩写 IFEE 来描述。感染的创面通常具有硬化、发热、红斑和水肿等特征。创面渗出物的气味和颜色可以帮助判断。创面内出现暗红色或褐色斑块也提示存在创面感染。

压疮状态愈合工具

压疮状态愈合（PUSH）工具是评估压疮严重程度的有效工具。它已被用于其他类型的创面，以努力证明创面质量的改善。评分范围从 0 分（无渗出的上皮化的闭合创面）到 17 分（有大量渗出和坏死组织的创面大于 24 cm²）。评分方案见表 9-4。将每个要素的分数相加，生成总分。分数高的比分数低的差。请注意，渗出液是用来代替引流物的，尽管"轻"也适用于漏出液。坏死组织指的是创面基底内的特定组织，而不是溶解性坏死组织。

总结

对创面的评估需要根据客观检查、患者或护理人员提供的病史，以及临床医师的直接观察进行临床判断。虽然急性创面通常在确定病因方面没有问题，但许多慢性创面可能没有明显的病因。此外，临床医师需要确定创面无法愈合的原因，以及之前任何治疗失败的原因。对创面的观察可以基于前面描述的 CODES 系统。对于浅表或全厚皮层皮肤损

表 9-1 PUSH 工具计分方案

横截面积	渗出液	组织类型
0 cm²=0 分	无渗出液 =0 分	封闭 =0 分
< 0.3 cm²=1 分	少量渗出液 =1 分	上皮化组织 =1 分
0.3 ~ 0.6 cm²=2 分	中等量渗出液 =2 分	肉芽组织 =2 分
0.7 ~ 1.0 cm²=3 分	大量渗出液 =3 分	腐肉组织 =3 分
1.1 ~ 2.0 cm²=4 分	—	坏死组织 =4 分
2.1 ~ 3.0 cm²=5 分	—	—
3.1 ~ 4.0 cm²=6 分	—	—
4.1 ~ 8.0 cm²=7 分	—	—
8.1 ~ 12.0 cm²=8 分	—	—
12.1 ~ 24.0 cm²=9 分	—	—
> 24.0 cm²=10 分	—	—
数据来源：Stotts 等，2001.		

伤创面，测量表面积就足够了。对于大量皮下受损的创面，需要记录创面的体积或深度等特征。本文提供了描述不同类型创面特征的系统讨论。

问题

1. 不同颜色的创面基底代表什么意义？
2. 创面恶化时创面基底颜色的变化是怎样的？
3. 创面恶化时皮下脂肪颜色变化的进展是怎样的？
4. 创面出现黄色/棕色的可能情况有哪些？
5. 创面的气味有什么意义？
6. 清洗/清创后创面残留恶臭的意义是什么？
7. 干燥创面意味着什么？
8. 潮湿创面意味着什么？
9. 创面潮湿、有气味、变质意味着什么？
10. 创面湿润、有肉芽组织、没有气味意味着什么？
11. 什么是脓性渗出？典型的含义是什么？
12. 什么是血性渗出？它通常意味着什么？
13. 什么是血清性渗出？它通常意味着什么？
14. 什么是血脓性渗出？它通常意味着什么？
15. 为什么会有人在意创面的大小？
16. 医疗保险对测量创面有什么要求？
17. 浸渍说明什么？
18. 什么是创面周围皮肤的正常炎症？
19. 老茧说明什么？是好是坏？为什么？用什么干预措施来控制老茧的形成？
20. 硬结说明什么？
21. 窦道、通道和盲腔意味着什么？
22. 时钟标注法的目的是什么？
23. 你应该完全依靠创面的外观来诊断创面形成的原因吗？

参考书目

[1] Bilgin, M, Güneş UY. A comparison of 3 wound measurement techniques: effects of pressure ulcer size and shape. *J Wound Ostomy Continence Nurs*. 2013;40(6):590–593.

[2] Bone RC, Balk RA, Cerra FB, et al. Definitions for sepsis and organ failure and guidelines for the use of innovative therapies in sepsis. The ACCP/SCCM Consensus Conference Committee. American College of Chest Physicians/Society of Critical Care Medicine. *Chest*. 1992;101(6):1644–1655.

[3] Ding S, Lin F, Gillespie BM. Surgical wound assessment and documentation of nurses: an integrative review. *J Wound Care*. 2016;25(5):232–240.

[4] Ebright JR. Microbiology of chronic leg and pressure ulcers: clinical significance and implications for treatment. *Nurs Clin North Am*. 2005;40(2):207–216.

[5] Fierheller M, Sibbald RG. A clinical investigation into the relationship between increased periwound skin temperature and local wound infection in patients with chronic leg ulcers. *Adv Skin Wound Care*. 2010;23(8):369–381.

[6] Hsu JT, Chen YW, Ho TW, et al. Chronic wound assessment and infection detection method. *BMC Med Inform Decis Mak*. 2019;19(1):99.

[7] Keast DH, Bowering CK, Evans AW, Mackean GL, Burrows C, D'Souza L. MEASURE: a proposed assessment framework for developing best practice recommendations for wound assessment. *Wound Repair Regen*. 2004;12(3 Suppl):S1–S17.

[8] Kirsner RS, Vivas AC. Lower-extremity ulcers: diagnosis and management. *Br J Dermatol*. 2015;173(2):379–390.

[9] Langemo DK, Melland H, Hanson D, Olson B, Hunter S, Henly SJ. Two-dimensional wound measurement: comparison of 4 techniques. *Adv Wound Care*. 1998;11(7):337–343.

[10] Lorentzen HF, Gottrup F. Clinical assessment of infection in nonhealing ulcers analyzed by latent class analysis. *Wound Repair Regen*. 2006;14(3):350–353.

[11] Serena TE, Hanft JR, Snyder R. The lack of reliability of clinical examination in the diagnosis of wound infection: preliminary communication. *Int J Low Extrem Wounds*. 2008;7(1):32–35.

[12] Shah A, Wollak C, Shah JB. Wound measurement techniques: comparing the use of ruler method, 2D imaging and 3D scanner. *J Am Coll Clin Wound Spec*. 2015;5(3):52–57. doi:10.1016/j.jccw.2015.02.001.

[13] Smollock W, Montenegro P, Czenis A, He Y. Hypoperfusion and wound healing: another dimension of wound assessment. *Adv Skin Wound Care*. 2018;31(2):72–77.

[14] Stotts NA, Rodeheaver GT, Thomas DR, et al. An instrument to measure healing in pressure ulcers development and validation of the pressure ulcer scale for healing (PUSH). *The Journals of Gerontology Series A: Biological Sciences and Medical Sciences*. 2001;56(12):M795–M799.

[15] van Rijswijk L. The fundamentals of wound assessment. *Ostomy Wound Manage*. 1996;42(7):40–46.

[16] Woo KY, Sibbald RG. A cross-sectional validation study of using NERDS and STONEES to assess bacterial burden. *Ostomy Wound Manage*. 2009;55(8):40–48.

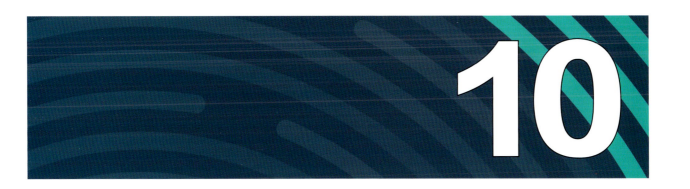

10

压力性损伤

目 标

- 描述组织负荷。
- 讨论压力性损伤的病理生理学。
- 定义压力性损伤的阶段和其他类别。
- 描述与压力性损伤相关的风险管理。
- 描述支撑面的特性。
- 使用压力性损伤风险评估工具。

定义压力性损伤

本章讨论与静态组织负荷造成的创面有关的问题。这种类型的创面绝大多数发生在卧床不起的人身上，历史上被称为压疮。更专业的术语称其为褥疮，也有同样的意思—— 一种侵蚀性创面，在一个人长时间躺着时产生。《创面与皮肤护理进展》杂志以前的名字是《褥疮》。然而，压疮和褥疮作为旧术语应该已经被淘汰了 30 多年。糟糕的是，年轻的临床医师倾向于学习导师使用的语言，这些术语仍然没有消失。以前被称为美国压力性溃疡咨询委员会［现在的美国压力性损伤咨询委员会（NPIAP）］的机构最近鼓励使用"压力性损伤"一词。NPIAP 和欧洲压疮咨询委员会（epuap.org）作

为传播包括定义在内的信息的权威机构，并提供有关预防和治疗压力性损伤的建议。

不幸的是，单纯的术语变更对理解压力性损伤的机制没有帮助。与缺乏运动相关的术语存在一个问题，即有神经和认知缺陷的人也可能出现相同类型的溃疡。此外，与卧床有关的一些伤口并不是溃疡。通常定义的溃疡是指坏死组织的侵蚀 / 脱落，不论是由机械力量引起的（如压力性溃疡和神经性溃疡），还是由化学物质引起的（如由胃酸、血管疾病或传染病引起的食管、胃和十二指肠溃疡）。

压力性损伤是由组织过度静态负荷引起的。它们会产生类似于间隔综合征的损伤，具有组织损伤、压力和进一步损伤的正反馈循环，直至皮肤坏死形成溃疡，有时溃疡可能会突然出现。压力性损伤和神经性溃疡都是由组织负荷过重引起的，两者

都需要适当减压来预防和治愈。正如下一章所讨论的，与压力性损伤的静态负荷相反，神经性溃疡是由动态组织负荷引起的。

根据 NPIAP 的定义，压力性损伤是局部皮肤和下层软组织的损伤，通常发生在骨质突出或与医疗或其他设备接触的部位。损伤可能表现为完整皮肤或开放性溃疡，并可能引起疼痛。损伤的发生是由于强烈和 / 或长时间的压力或压力与剪切力共同作用的结果。软组织对压力和剪力的耐受性也可能受到微气候、营养、灌注、并发症和软组织状况的影响。

NPIAP 定期修改定义。从压力性溃疡改称为压力性损伤并未受到普遍认可，因为"损伤"一词可能被理解为表示疏忽。

压力性损伤的发生约为每年 250 万例，在重症监护单位和长期护理机构中的发生率更高，因为患者可能无法自行重新调整体位。这种环境中的发生率更高似乎也是由于这种环境中的患者普遍健康状况较差，使用的医疗设备较多。有关这类人群的更多讨论，请参见第 18 章。

组织负荷类型

对术语的强调存在一个特殊问题，人们会误认为造成这些损伤的原因只有一个——在骨突上长时间过度施压。虽然这可能是依赖性患者众多创面的原因，尤其是非常深的伤口，但必须解决其他原因，以防止这些创伤并促进其愈合。根据 NPIAP 的说法，压力和剪切力是可能导致压力性损伤的两种组织负荷类型。在同时具有压力性损伤风险因素的人群中，摩擦也会导致皮肤损伤。尽管过度压力可能会压迫血管并影响血流，但这一概念忽视了压迫会在组织上产生拉伸应力的想法。周期性张力可以加强结缔组织，而持续的拉伸应力则会造成结缔组织的破坏和溃疡的形成。除了体重本身外，医疗设备、黏合剂和过多的湿气也会对组织施加压力，导致类似的损伤。

压力

任何无法重新调整体位的人都有可能发生在骨

突上施加过度压力的风险。这包括有行动、感觉或认知问题的患者。界面压力是用来表达身体重量和表面积在支撑表面上的效应的术语。压力是指单位表面积上施加的力。在一个物体靠在另一个物体上的静态情况下，力来自物体的重量（质量 × 重力加速度）。重量一定的物体，如果与支撑面接触的面积越大，产生的压力就越小；如果重量支撑在较小的面积上，产生的压力就越大。然而，人体远比具有均匀密度的单一物体复杂得多。如第 1 章所述，组织可以变形并减小压力。力的消散主要是由于皮下脂肪组织的可变形性和隔离性。因此，脂肪组织的缺乏增加了压力导致组织损伤的风险。然而，过多的脂肪组织会增加皮肤的紧张度，使脂肪组织无法变形。

骨骼几乎没有变形能力，因此，覆盖在骨突上的皮肤被困在一个不可弯曲的表面和支撑表面之间。虽然 NPIAP 压力性损伤定义中未提及，但覆盖在肌腱、软骨和牙齿等变形能力极小的其他组织上的皮肤也存在风险。在跟腱、胫骨屈肌肌腱、外耳、鼻子和嘴唇上的皮肤也特别容易受伤。长时间使用气管内插管会对嘴唇和牙齿以及气管造成严重损伤。

硬组织和支撑面之间的组织被认为灌注减少。如果及时减压，代谢产物的积累会产生反应性充血，从而恢复组织的新陈代谢。长时间的压力可能导致组织坏死。如图 10-1 所示，在皮肤溃疡之前，深层组织中就可能发生损伤，甚至可能损伤骨骼。延迟解除压力可能会叠加再灌注损伤而造成更糟的情况。再灌注损伤是由受损组织的血流恢复引起的，当氧气进入炎症组织时，会产生自由基。

通常，压力性损伤是由明显的损伤以及底层组织流向皮肤的血流中断造成的。长时间的压力和异常力量（如摩擦力和剪切力）会堵塞并可能损坏真皮层内的微血管结构。当细胞缺氧时，会进行无氧呼吸，导致组织酸中毒和细胞死亡。水肿也会发生，导致血流进一步受损，组织坏死和水肿的结合会迅速扩散损伤，很可能导致深度溃疡。反复再灌注损伤和自由基的积累可能会加剧这些损伤。

大多数组织都能在短时间内承受相对较高的压力，但是在长时间的低压力可能会导致广泛的损

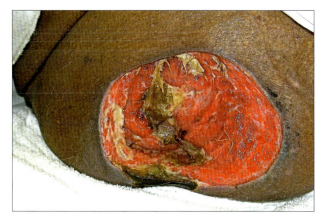

图 10-1 右侧股骨大转子第 4 期压力性损伤照片

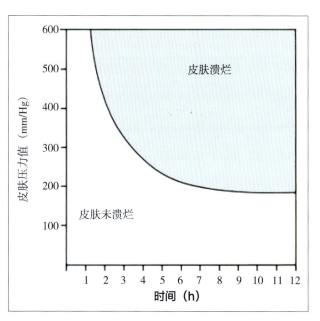

图 10-2 压力分布曲线。曲线上方的时间和压力组合代表受伤风险。在该曲线的某些版本中，从 250 mmHg 和 y 轴之间画一条线，在 200 mmHg 处与曲线相连，以表示组织在压力下的损伤

伤。例如，许多经历压力性损伤的组织在手术中可以通过止血带限制血流而不会导致组织坏死。然而，气管造口术的扎带在颈部固定数周，就会导致全厚皮层溃疡。这种关系被称为压力分布曲线（图 10-2）。

肌肉组织和脂肪组织对缺血的耐受性比皮肤低，如果及时恢复血流，皮肤可以在短暂的循环障碍中长期存活。这些特性可能会导致深层组织严重受损，即使皮肤表面显示出相对轻微的损伤迹象。尽管深层组织受到严重破坏，但皮肤却仅可见轻微损伤的情况有时被称为"冰山现象"。因此，压力性损伤通常会不断发展，数小时甚至数天后才会在伤口表面见到明显的全面破坏。因此，伤口床内的无效腔和坏死组织在压力性损伤中很常见。然而，导致损伤所需的压力大小仍不清楚。一些患者在手术后出现压力性损伤，尤其是在术前保温、手术过程中和麻醉恢复期间保持同一姿势的情况下。相比之下，一些人可能卧床数年而从未出现皮肤损伤。历史上，压力和时间的组合通常被表达为压力＞30 mmHg 并持续 2 h。然而，事实上，没有人知道在特定个体中什么样的压力时间组合会导致损伤。以下各节所述的其他因素和机制会增加受伤风险。

摩擦力

摩擦会导致浅表皮肤损伤，呈现圆形和红色，因为摩擦已经将表皮从皮肤上剥离，暴露出真皮。在许多情况下，易受压力性损伤的人们都会因摩擦而受伤，这是因为被动重新调整体位即将人拖过支撑表面所致。在先前的压力性溃疡定义中，摩擦是包括在内的，但是当前的定义排除了摩擦。然而，摩擦性损伤应该被视为一个主要风险因素，因为导致重新调整体位摩擦性损伤的因素也会导致压力和下一个风险因素——剪切力。

剪切力

剪切力是指作用于皮肤表面的切向力。尽管这在表面上类似于摩擦，但摩擦是由皮肤在表面上运动的动态力造成的。相比之下，剪切力是作用于皮肤的切向静态力，通常发生在调整体位的过程中。"压力性损伤"一词并不能说明作用于皮肤的剪切力与压力同样具有破坏性。尤其是仰卧位＞30°时，会产生剪切力。最常见的剪切发生在骶骨部位，患者要么躺在椅子上，要么在床上采取福勒体位（头朝上，双脚抬高）。当皮肤附着在斜面上时，患者的体重会对皮肤施加作用力，使皮肤变形起皱，进而扭伤血管。受累组织的血流会受到影响，就像花园里的水管在向后弯曲时会受到影响一样。剪切损伤是依赖性肥胖患者的一个主要问题，因为他们难以重新调整体位。这样的患者如果在不同的体位

间转动，那么患者下面的皮肤可能不会滑动，而是会起皱。图 10-3 所示是剪切损伤的一个例子。右侧臀部可见红斑和溃疡，可以看到有褶皱。摩擦力和剪切力的比较见图 10-4。

易受压风险区域

常见的压力性损伤发生部位如图 10-5 所示。脚跟是压力性损伤最可能发生的部位之一。一个小而圆的部位承受着不成比例的重量，皮肤被拉扯到小腿骨周围，处于紧张状态。与坐姿相比，躺在床上时脚跟更容易受到伤害。当患者处于俯卧位时，脚跟是受到保护的，但是依赖性患者很少采取这种姿势。在俯卧位时，脚背和脚趾反而处于风险之中。通过一种被称为"悬浮脚跟"的技术可以轻松避免脚跟受伤。如图 10-6 所示，枕头放在腿下，这样脚跟就不会与床面接触。有几种设备可以悬浮脚跟并保持脚处于背屈状态，这些将在本章后面讨论。

依赖性患者处于侧卧时，大转子会面临风险。无论一个人的体型如何，大转子都是一个骨性突出部位，几乎没有皮下脂肪来保护覆盖的皮肤。绝对不能让依赖性患者侧卧。相反，可以使用泡沫楔块（图 10-7）、枕头或其他设备将患者置于 3/4 仰卧位（介于侧卧位和仰卧位之间），将身体重量直接放在大转子后方的软组织上，而不是直接放在骨性突起上。

坐骨结节是久坐者的高危部位。这通常涉及坐在轮椅上的脊髓损伤（SCI）患者。由于完好的神经系统会接收到痛觉信息，因此感觉完全正常的人不会在同一坐姿上停留超过几分钟。感觉正常但认知能力下降或缺乏力量重新调整体位的人也可能面临风险。相较于脚跟，坐骨结节上的皮肤会因为坐姿所需的髋关节屈曲而受到拉伸。前倾会增加皮肤上的张力，而后仰则会减少皮肤上的张力。此外，脚部的支撑程度和大腿在支撑面上的长度也会改变坐骨结节所承受的压力。优化的坐姿可以重新分配压力。当膝盖高于臀部时，坐骨结节上的皮肤上会存在更大的压力。更深的座椅会使大腿承受更多的压力。经常被忽视的部位是颈椎固定患者的枕部。

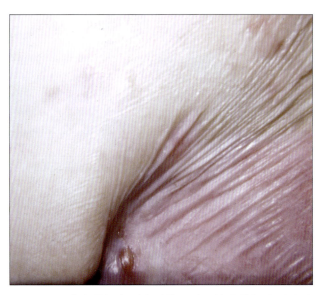

图 10-3 注意剪切力对皮肤的影响。注意剪切力对皮肤的束缚效应。在这个例子中，右侧臀沟上方的皮肤因扭曲而受伤。受伤皮肤出现红斑和小溃疡

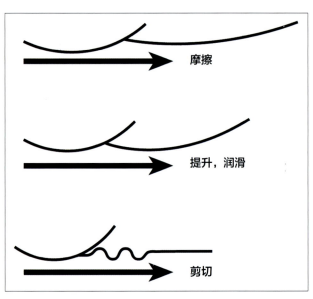

图 10-4 除压力外，其他组织负荷也会给皮肤带来风险

枕骨是圆的，静止状态下皮肤的张力比身体其他地方要大，因此枕部不能很好地分散头部的重量。凝胶装置专门设计用于沿头部的更多表面积分散重量。仰卧位时的股骨内上髁，侧卧位时的外踝骨和内踝骨，以及仰卧位或受支持的坐姿时的膝盖内侧髁、肩胛棘和下角都是压力性损伤的常见部位。虽然重量分布不成比例的圆形骨突风险很大，但骨突、肌腱、软骨或医疗器械上的任何皮肤区域都有受伤的风险。

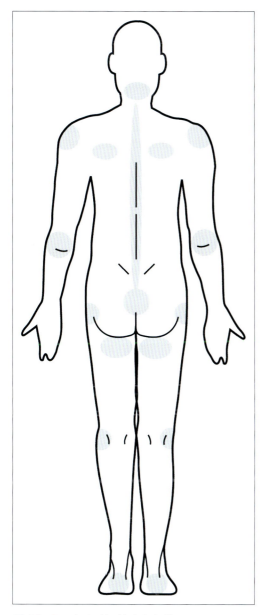

图 10-5 皮肤破损的高危部位

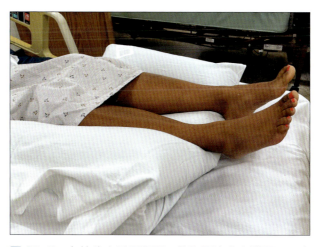

图 10-6 在枕头上悬浮脚跟。将脚跟抬离支撑面，可大大降低脚跟皮肤受伤的风险

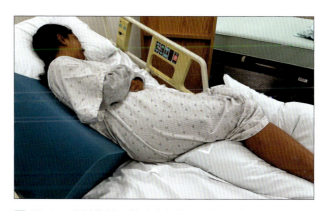

图 10-7 泡沫楔块，使患者保持 3/4 仰卧位

增加易感性的影响因素

如图 10-2 所示，损伤风险可以表示为一个双曲线。双曲线意味着两个变量的乘积是一个常数。就压力性损伤而言，该常数代表组织损伤的风险。这意味着短时间内施加高压力与长时间内施加低压力具有相同的风险。然而，请注意，曲线接触了压力轴，但没有接触时间轴。这意味着，即使压力无限大，也需要一个阈值量的压力才能造成伤害。考虑到无论组织暴露在压力下的时间有多短，在较大的压力下都会产生损伤，因此新开发的图表与理论上的双曲线有所不同。

在图 10-2 中，该曲线会因各种因素而向下移动。产生损伤的最小压力降低。这些因素减少了给定时间内产生损伤所需的压力量，或者给定的压力量产生损伤所需的时间。不幸的是，这些仅仅是概念性的，对任何特定个体造成伤害所需的实际具体数值仍是未知的。图 10-2 中曲线的因素可分为皮肤微环境、营养不良和皮肤过度紧张。

微环境因素包括湿度、温度和皮肤上是否存在有害化学物质。皮肤过热或过冷、过干或过湿都会增加风险。支撑表面如果允许水分从皮肤上移走或从皮肤上传导热量，就会助长或促成损伤。像泡沫或凝胶垫子或皮肤褶皱等将热量和湿气留在皮肤表面会增加受伤的风险。从皮肤表面传导过多热量和湿气（如低空气损耗床）也会增加风险。大小便失禁除了会保持热量和湿度外，还会对皮肤造成化学伤害。许多原本就容易受到压力伤害的人还要承受大小便失禁的额外负担。尿液和粪便的腐蚀性加上过多的水分、温度、依赖性，以及生殖器的潜在重量，都会增加受伤的风险。大小便失禁还经常合并营养不良。管饲或肠外喂养通常会导致液体粪便每天接触皮肤多个小时，或者进入骶部或坐骨突上的伤口。在这种情况下，可以使用直肠导管或类似的装置来捕捉液体粪便以防止损伤。有些患者还可能需要使用福莱导尿管（Foley Catheters），以降低会阴部受伤和受压的风险。如图 10-8 所示，失禁引起的损伤可能会错误地被标记为压力性损伤，这将在本章后面进行讨论。此外，失禁会破坏正常的表皮菌群，并改变皮肤的 pH，这可能会增加压力、摩擦和剪切所致损伤的易感性，并增加组织破坏和感染的可能性。

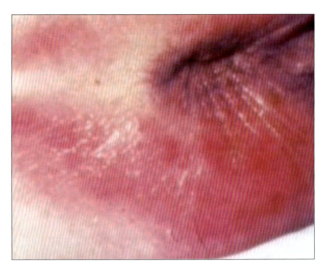

图 10-8　失禁造成的皮肤损伤

潮湿相关性皮肤损伤

最近，由于将潮湿造成的皮肤损伤误诊为 2 期压力损伤的情况十分普遍，因此也增加了这一类别。2 期压力损伤（详见下文）的定义明确指出，不应将其与潮湿相关性损伤混淆，无论是一般的潮湿相关性损伤，还是更具体的失禁或溃疡引起的潮湿相关性损伤，后两者将在下文中讨论。伤口引流、出汗、皮肤渗漏液体、阻碍液体蒸发的支撑面或任何导致皮肤浸渍的组合都可能造成潮湿相关性损伤。根据第 3 章中的定义，浸渍是指皮肤持续暴露在水中而变软和变白。尿液和粪便也会导致皮肤水分过多，但其化学成分会导致更严重的皮肤损伤。皮肤褶皱相互接触也会导致皮肤损伤，被称为皮肤摩擦（Intertrigo）。需要注意的是，患者可能患有 2 期压力性损伤、潮湿相关性损伤（MASD）或两者兼有。认识到这两者的差异有助于提供正确的治疗。

失禁相关性皮炎

正如潮湿相关性损伤被误诊为压力性损伤一样，失禁相关性皮炎（IAD）也是如此。尿液和粪便的化学成分和 pH，以及长时间的接触会导致皮肤受损，类似尿布疹。MASD 和 IAD 都增加了压力

性损伤的风险。失禁相关性皮炎的示例如图 10-8 所示。

褶皱处皮炎

术语"间擦疹"（Intertrigo）与"褶皱处皮炎"（Intertriginous Dermatitis）并用。它产生于皮肤褶皱处，原因是持续接触造成了潮湿、温暖的环境，从而促进了真菌的生长。褶皱处皮炎产生的红肿能与其他损伤相混淆，但它发生在不太可能发生压力性损伤的部位。可以使用抗真菌药物和具有抗真菌特性的吸收材料来减轻重叠皮肤褶皱的影响。

营养不良

营养不良的风险有两种影响。无法维持组织的营养需求会降低组织克服应力和自我修复的能力。此外，无意的体重减轻会降低软组织对骨突的缓冲作用。消瘦的个体具有更明显的骨突，而更多的骨骼（如肋骨）也会成为骨突。在这种个体中，肩胛骨的下角、肋骨、髂骨棘和椎骨棘上的皮肤都可能会发生溃疡。

过度张力

张力可能通过对结缔组织的直接拉力作用或血管变形而导致损伤。皮肤上的过度张力来自肥胖、患者身下的装置和起皱/捆绑的寝具，以及固定设备的方法，如钩环带、弹性服装和绷带边缘的胶带。肥胖症的问题尤为严重，因为体位重新调整

可能无法使皮肤远离支撑表面的区域。相反，它可能会导致身体一侧的皮肤拉伸，而另一侧的皮肤起皱。尤其是肥胖会使腰部和臀上部的皮肤变得紧绷。依赖性水肿，特别是长时间处于福勒体位造成的骶骨水肿，是肥胖症患者骶骨压力性损伤高发的原因之一。除了对胶带附近皮肤造成的张力外，用于固定敷料的胶带张力过大也会对胶带下方的皮肤造成剪切损伤。

医疗器械相关压力性损伤

由于人们愈发重视医疗器械在皮肤损伤中的作用，这一术语也是最近增加的。在此之前，医疗器械只被认为是诱因。留在患者体内的医疗器械，如福勒导尿管等会在器械的顶端产生局部压力，皮肤也被拉伸在器械上，从而对皮肤产生拉力。在医疗器械上的接触压力可能会非常高。有些护理人员可能会认为支撑面足以防止压力，而将装置留在患者身下。通常情况下，患者会抱怨不舒服，要么移动设备，要么让人移动设备。然而，感觉、交流、认知或意识水平减弱的患者将无法纠正这种情况。患者在远离骨突的组织上也可能受到非常深的伤害。皮肤上的医疗器械也可能导致压力性损伤，如压在皮肤上的鼻导管、颈部的气管造口带，以及下唇上的气管导管。通过创建一个新类别来引起对这个问题的关注，已经导致了对放置在皮肤上的器械设备和设备下泡沫敷料的改变。NPIAP 将医疗器械相关压力性损伤（MDRPI）定义如下：

医疗器械相关压力性损伤是由用于诊断或治疗目的设计和应用的设备引起的。所导致的压力性损伤通常符合设备的形状或模式。应使用分期系统对损伤进行分期。

与黏膜有关的术语是黏膜压力性损伤。NPIAP 对此的定义如下：

黏膜压力性损伤位于黏膜上，其受伤部位使用了医疗器械。由于组织的解剖结构，这些溃疡无法分期。

NPIAP 提供了一些材料供医疗服务提供者分发，以努力减少这类伤害（https://npiap.com/store/ViewProduct. aspx?id=14128515）。NPIAP 网站上提供了预防与医疗设备相关的压力伤害的最佳实践，

其中附有不同伤害的照片和伤害阶段。这些实践包括以下内容：

- 选择适合个体正确尺寸的医疗器械。
- 在高风险区域（如鼻梁）使用敷料来缓冲和保护皮肤。
- 每天至少移除或移动可移动设备以评估皮肤。
- 避免将设备放置在过往或现有压力损伤的部位。
- 对工作人员进行正确使用设备和预防皮肤破损的教育。
- 注意设备下的水肿和皮肤破损的可能性。
- 确认器械不是直接放置在卧床不起或行动不便的患者身下。

MDRPI 通常与相关器械的形状相似。可能导致 MDRPI 的设备示例包括氧气面罩和氧气管、持续气道正压和双水平气道正压设备、气管插管、鼻胃管、心电图导线、导尿管、压力袜/静脉血栓栓塞预防袜、便盆、颈托，以及其他类型的夹板和石膏。与不需要医疗器械的人相比，需要医疗器械的人压力性损伤的发生率要高出 2.4 倍。由于皮肤娇嫩，小儿患者可能更容易受到伤害，尤其是早产儿。这些损伤的常见部位包括耳朵、骶部、尾骨和脚跟。

除了这些实践之外，任何有感觉或认知缺陷或无法交流的人都不应该在身下放置设备。这包括新生儿和因年龄太小而无法注意到组织损伤的儿童。

医用黏合剂相关性皮肤损伤

在没有更好的替代方案或者由于固定设备或敷料时缺乏创新性时，为了方便起见会使用黏合剂。应尽可能避免使用黏合剂，尤其是在老年人和新生儿的皮肤上，以及在不容易观察到皮肤的地方。第16 章明确讨论了固定敷料的黏合剂替代品。与黏合剂相关的损伤可以表现为从过敏反应引起的红肿到皮肤破损的连续过程。在反复使用的情况下，即使是过敏反应也会造成严重损伤，导致皮肤破损。图 10-9 是黏合剂造成皮肤损伤的一个例子。在这个例子中，患者的截肢部位伤口开裂，尽管她一再要求不要使用胶带，但还是用胶带固定了敷料。即

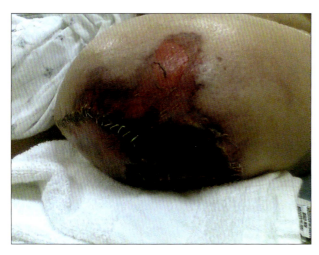

图 10-9　与医用黏合剂有关的皮肤损伤

使非常小心地反复使用黏合剂，也可能移除表皮细胞，如果力量足够大甚至可以撕裂表皮，导致皮肤撕裂。皮肤撕裂将在第 13 章中讨论。皮肤也可能因为黏合剂在粘贴到皮肤之前被拉伸或者在粘贴后出现水肿而受到剪切力而受损。此外，黏合剂可能会使水分和热量保持在皮肤上。

压力性损伤分期的定义

　　压力性损伤分期由来已久，除了记录本身之外，其目的仍然值得怀疑。正如第 2 章和第 9 章所讨论的，一般来说，我们已经有了一套使用表皮、真皮和筋膜来描述伤口的系统。NPIAP 已经制定并完善了各阶段的定义。简而言之，1 期是没有溃烂的不发青红斑。2 期为部分真皮层创面损伤。3 期是全厚皮肤的筋膜上溃疡。4 期的溃疡深度深于筋膜。

1 期压力性损伤

　　在撰写本书时，NPIAP 的定义可能会如下所示发生变化。多年来，NPIAP 始终将不可消退性红斑定义为 1 期，但在定义中添加了细节和声明。图 10-10A 展示了可消退性和不可消退性红斑之间的区别，而图 10-10B 和图 10-10C 则显示了轻度色素沉着和重度色素沉着组织中的 1 期压力性损伤。

　　1 期压力性损伤：完整皮肤上的不可消退性红斑。完整的皮肤局部出现不可消退性红斑，重度色

素沉着皮肤可能会出现不同的红斑。出现可消退性红斑或感觉、温度或坚硬度发生变化可能先于视觉变化。颜色变化不包括紫色或褐红色褪色，这些可能预示着深层组织的压力性损伤。

　　这一描述的主要问题在于暗示压力性损伤始于皮肤表面，并且检查不可消退性红斑将以某种方式预防压力性损伤。虽然这一描述的目的可能是在皮肤受伤之前引起关注，但对第一阶段的肤浅认识可能导致过度关注不可消退性红斑，而不是关注个体的风险。图 10-10A 显示了第 1 阶段损伤特征的可消退性红斑与不可消退性红斑的对比。

2 期压力性损伤

　　这一定义多年来发生了相当大的变化，但仍然是对部分厚度皮肤损伤的描述，即真皮层暴露，但下面的组织完好无损。NPIAP 的定义如下：

　　2 期压力性损伤：部分厚度的皮肤缺损，真皮外露。伤口床有活力、呈粉红色或红色、潮湿，也可能表现为完整或破裂的血清填充水泡。看不到脂肪，也看不到深层组织。肉芽组织、糜烂和焦痂均不存在。这些损伤通常是由于不利的微环境和骨盆皮肤的剪切力以及足跟的剪切力造成的。这一阶段不应用于描述潮湿相关性皮肤损伤（MASD），包括与失禁相关性皮炎（IAD）、医用黏合剂相关性皮肤损伤（MARSI）或创伤性伤口（皮肤撕裂、烧伤、擦伤）。

　　其基本意思是，压力以外的原因造成的损伤与 2 期压力性损伤混为一谈。最新的定义是为了让人们注意到与胶带、尿液和其他原因造成的损伤的区别，这些因素在最近引入的"致伤因素"中讨论。定义还指出伤口中不存在肉芽组织。根据定义，这些部分厚度的损伤不存在蜕皮和焦痂。因此，肉芽组织、蜕皮和焦痂的存在会立即将临床医师引向与全厚伤口一致的阶段。然而，这个定义仍然可能与摩擦性损伤相混淆，而不是由于压力、剪切力或皮肤张力导致的组织坏死。图 10-10B 是 2 期压力性损伤的图示。

3 期压力性损伤

　　3 期压力性损伤的定义与全厚真皮损伤的一般

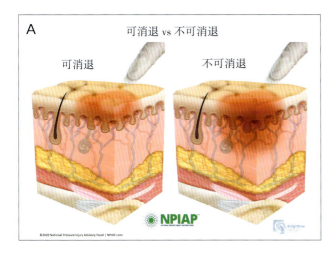

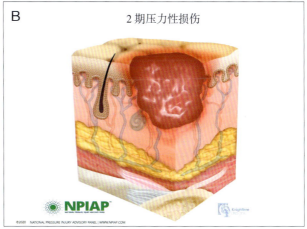

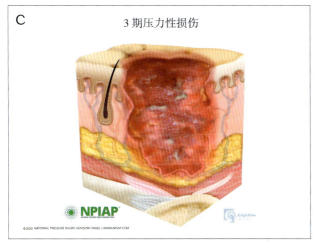

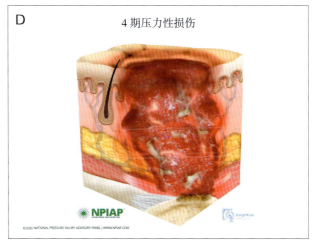

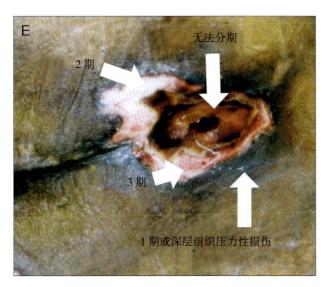

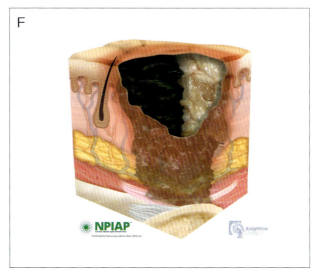

图 10-10 压力性损伤不同阶段的表现。(A) 1 期的特征是不可消退的红斑。可消退红斑与不可消退红斑。(B) 2 期表现为表皮溃烂,部分进入真皮层。(C) 3 期延伸至整个皮肤,直至筋膜层。(D) 4 期包括筋膜下结构,如肌肉、肌腱、韧带和骨骼等。(E) 骶骨上的伤口显示了多种深度的损伤(The image is a copyrighted product of AAWC [www.aawconline.org] and has been reproduced with permission.)。(F) 无法分期,糜烂和焦痂覆盖创面

定义类似，但明确指出了筋膜不可见。因此，3期压力性损伤是筋膜以上的伤口。这一定义也开始描述无法分期的损伤。NPIAP的官方定义如下：

全厚皮层皮肤脱落，溃疡处可见脂肪，肉芽组织和卷边（卷曲的伤口边缘）通常也会出现。可能可见糜烂和/或焦痂。组织损伤的深度因解剖位置而异，脂肪含量高的区域可能会出现较深的伤口。瘘管及窦道可能出现。没有暴露出筋膜、肌肉、肌腱、韧带、软骨和/或骨头。如果糜烂和/或焦痂掩盖了组织缺损的程度，则属于无法分期的压力性损伤。

因此，全厚皮层皮肤已从损伤部位移除，暴露出脂肪而非筋膜。伤口中的筋膜或任何筋膜下结构都表明是第4期损伤。图10-10C显示了3期压力性损伤的情况。

4期压力性损伤

NPIAP的定义表明这是一个筋膜下损伤。最近的唯一变化是对无法分期溃疡的强调。定义如下：

4期压力性损伤：溃疡处全厚皮层皮肤和组织损失，筋膜、肌肉、肌腱、韧带、软骨或骨骼外露或可直接触摸到，可见糜烂和/或焦痂。卷边（卷曲的伤口边缘）、瘘管及窦道通常会出现。损伤深度因解剖位置而异。如果糜烂和/或焦痂遮盖了组织损失的范围，则属于无法分期的压力性损伤。

4期压力性损伤常见于高压力部位（如骶骨、坐骨结节、大粗隆和脚跟），这些部位的压力可能会严重限制组织的血流，导致水肿、血栓形成和坏死，并从深层向浅层传播。图10-10D是4期压力性损伤的情况。

无法分期

这一定义已存在多年。它的出现是为了处理无法观察到的伤口底部组织以区分第3期和第4期的情况。根据第2期的定义，无法分期的伤口不可能是第2期，因为焦痂或糜烂的存在排除了这种可能性。定义如下：

被遮盖的全厚皮层皮肤和组织缺损。全厚皮层皮肤和组织缺损，溃疡内的组织损伤程度因被焦痂或糜烂遮盖而无法确认。如果焦痂或糜烂被清除，

将显示出第3期和第4期的压力性损伤。足跟或缺血肢体上的稳定焦痂（即干燥、附着、完整、无红斑或波动）不应软化或去除。

创面的清创最终会清除遮盖溃疡底部的组织，使分期工作得以进行。图10-10E、F分别显示了伤口未分期区域的情况。

深层组织压力性损伤

这一阶段以前被称为疑似深层组织压力性损伤。最新的一套定义删除了"疑似"一词。这一定义是作为无法分期定义同时添加的，用于处理没有皮肤溃疡的皮下坏死情况。在此定义之前，我们没有术语来描述这种情况，因为最初的术语只针对溃疡性皮肤。

持续性不可消退的深红色、褐红色或紫色褪色。完整或非完整皮肤的局部区域出现持续性不发白的深红色、褐红色或紫色褪色，或表皮分离，露出深色伤口床或充血水泡。疼痛和体温变化往往先于皮肤颜色变化。在色素沉着较重的皮肤中，褪色情况可能有所不同。这种损伤是由于骨－肌肉界面受到强烈和/或长时间的压力和剪切力造成的。伤口可能会迅速发展以显示组织损伤的程度，也可能在没有组织损失的情况下自行愈合。如果可见坏死组织、皮下组织、肉芽组织、筋膜、肌肉或其他下层结构，则表明是全厚压力性损伤（不可分期、第3期或第4期）。不要使用DTPI来描述血管性、创伤性、神经性或皮肤病性疾病。

深层组织压力损伤通常在骶骨、坐骨结节、股骨大转子和脚跟等部位先于第4期损伤出现。图10-10E中的照片显示了多种深度的压力损伤，包括深层组织损伤，以及第2期、第3期和未分期区域。

压力性损伤的病理生理学

尽管压力伤通常被描述为压力过大、时间过长的结果，但这种观点过于简单化，可能导致处理不当。其基本假设是，压力性损伤是血管受压的结果，而组织缺血则是时间和压力的产物。虽然由于重量分布在有限区域（如依赖患者下面的医疗设

备或大腿悬挂在轮椅边缘）而产生的高压力可能导致组织损伤，但这些情况也会产生大量拉伸应力，从而破坏结缔组织并可能使血管变窄。剪切力作用下的相邻区域可能会导致血管扭曲并坏死。即使在不存在压力的情况下，如黏合剂产生剪切力，也可能造成破坏性损伤。一般来说，骨性突起和支撑面之间的组织受压会对突起上的组织造成深度损伤。

在某些情况下，尽管皮肤保持健康，但组织坏死可能已经存在。目前正在开发超声和其他成像技术，以在皮肤破损发生之前检测这些损伤。这些损伤被称为深层组织损伤。剪切力可能会产生不同程度的损伤，取决于血管扭结的深度。相反，张力在表面最大，在从突出的骨突伸展皮肤的半径最大的地方。

压力性损伤的发展分为 4 个阶段：充血、水肿和血栓形成、坏死和溃疡。在深层组织损伤的情况下，只发生了前 3 个阶段。

充血

在压力得不到缓解的情况下，大约 1 h 后，组织就会受到轻微损伤。这表现为炎症介质的释放。受伤部位的血管会扩张。不过，应该认识到，由于血管舒张介质的累积，组织压迫很可能已经导致受压区域的血管扩张。受压区域的动脉血管扩张可能会减轻压迫，这取决于压迫和血管剪切的程度。组织损伤会增加出现血管扩张的组织体积，并延伸至损伤部位以外。不幸的是，这造成了压力损伤之前总是出现不可消退性表面红斑的错误观点，因为通常损伤部位太深，无法看到任何红斑。正在开发的工具可能会得到广泛应用，以更早地检测高危人群的损伤情况。

水肿和血栓形成

在持续数小时的无缓解压力后，血流缓慢加上组织损伤会促进血栓形成。当压力减轻时，由于血栓形成引起的血管扩张和静脉阻力增加，毛细血管前压升高，导致液体渗入间隙。此外，当氧气流量恢复到炎症部位时，再灌注损伤可能会加剧损伤。血栓形成、水肿和再灌注损伤的关键组合可能导致

损伤的正反馈循环，并使损伤向横向和浅表方向传播。血管损伤促进了进一步的血栓形成，水肿引起的损伤促进了进一步的水肿，导致周围组织的损伤级联发生。

坏死

在压力得不到缓解的情况下，大约 6 h 后，组织颜色会从红色变为蓝灰色，类似于表面坏疽的外观，导致类似于室间综合征的情况。

溃疡

在损伤和血栓形成 / 水肿的正反馈循环作用下，组织损伤和坏死持续存在，皮肤可能保持完整。在某些情况下，皮肤会严重褪色并明显坏死，但看不到开放性伤口。最终，坏死的皮肤会退化成溃疡。由于皮肤开口的大小、坏死的真实程度往往被低估。一个特殊病例可以说明这种情况。一名患者被转介给本书其中一位作者处，以处理骶骨上的伤口，该伤口被称为"只是一个小口子，一角硬币大小"。然而，骶骨上的整个皮肤都是深色的，在切除坏死组织时，发现坏死组织完全覆盖了骶骨，深约 10 cm、宽约 10 cm、长约 12 cm。在骶骨周围找不到任何健康的组织，因此患者被转介给外科医师进行进一步的清创。

"突然"发展的压力性损伤

由于坏死发生在立即受到骨突压力挤压的深层组织中，表面的皮肤可能看起来完好，特别是如果皮肤呈深色。然而，下面的组织感觉松软而温暖。正如在第 8 章中讨论的那样，正常组织是坚实的。松软感表明了连接组织的丧失和正常细胞被退化细胞所取代。最终，炎症和坏死会在几周内扩散到皮肤。当坏死最终导致皮肤溃疡时，液化的恶臭糜烂会渗出，最终坏死组织上的皮肤也会坏死，从而突然出现一个大伤口。在某些情况下，急诊医院可能会从家中或长期护理机构收治压伤已持续很长时间的患者。如果压力性损伤在 48 h 后突然导致皮肤溃疡，而之前没有对深层组织进行鉴定和记录，则医院应负责该溃疡的护理费用。

使用压力性损伤分期的问题和局限性

压力性损伤分期的概念使人们误以为压力性损伤是逐渐进展的，但实际上并非如此。1 期的损伤并不会经历 1 期到 2 期，然后 3 期和 4 期的过程。对于骨突上的持续压力很可能会导致 4 期压力性损伤，并且在溃疡即将发生之前可能从不显示不可消退性的红斑。然而，那些确实出现不可消退性红斑的人则应将其视为溃疡的高危人群。最新版本的定义使用的是 1 ~ 4 期。不过，在文献中和诊所之间，可能会使用阶段、等级或类别等术语，一些资料中仍经常使用罗马数字。

1 期的红斑在浅色皮肤中可能很容易观察到，但随着皮肤颜色加深，越来越难以确定。在较深色皮肤中，与周围皮肤相比，红斑呈紫红色 / 茄子色，温度较高，这表明是第 1 期损伤。另一个局限性是机构使用分期报告伤口状况。在某些情况下，临床医师被鼓励进行反向分期，这是将部分肉芽形成的 4 期损伤称为 3 期损伤，随后在几乎完全肉芽形成时又将其称为 2 期损伤，以此来显示伤口愈合的一种不合逻辑的尝试。从逻辑上讲，应该把部分肉芽化的第 4 期和完全肉芽化的第 4 期压力性损伤都称为 4 期。最后，我们已经有了一般伤口的术语，可以清楚地识别伤口的状态。此外，一些临床医师不恰当地将压力损伤分期用于非压力病因的伤口。

使用压力损伤分级的最大问题在于，人们普遍认为表面充血表明损伤是可逆的，因此可以预防损伤。仅依靠检测不可消退性的红斑来指导预防工作是有问题的，因为 80% 的深层组织损伤患者并不会首先表现出表面红斑。

压力性损伤的 4 个基本原因

预防压力性损伤取决于对导致压力性损伤的原因有所了解。能够检测到过度组织负荷的人会处理这些信息，并在身体和认知能力允许的情况下采取措施来缓解问题。要对伤害性组织负荷做出反应，

就需要对信息进行输入、处理和输出，并通过效应器以改变情况。无法做出反应可以归因于以下 4 个因素：

（1）缺乏感觉：神经病变、脊髓损伤、周围神经损伤、其他损伤 / 疾病。

（2）缺乏认知意识 / 沟通障碍：危重症、昏迷、谵妄、镇静、新生儿、中风、头部受伤、非母语者。

（3）不愿重新调整体位：痴呆症、精神病等。

（4）无法重新调整体位：约束、瘫痪、麻痹、设备、运动神经元疾病等。

皮肤衰竭

在生命的最后阶段，患者有时会出现一种特征性的压力性损伤，称为肯尼迪终末病变、褥疮、特罗姆布里 – 布伦南终末组织损伤和生命末期皮肤变化（SCALES）。虽然大多数压力性损伤是可以预防的，但肯尼迪终末病变被认为是不可避免的。这类损伤主要发生在骶骨或尾骨部位，表现为黄色、红色或黑色的组织变色。出现这种损伤的患者往往在发病后 6 周内死亡，因此，它代表着"皮肤衰竭"。皮肤衰竭可能反映了微血管功能障碍导致的灌注不足，作为多器官功能障碍和 / 或败血症的一部分，其特征是肾衰竭、呼吸功能不全、心力衰竭和严重的肝功能障碍。低血容量是导致肯尼迪终末病变的另一个因素。

预防压力性损伤

除了伤口本身给患者带来的负担外，压力性损伤还与不良治疗效果、生活质量降低和健康支出增加相关。压力性损伤会导致护理时间延长，疼痛加剧，感染率、发病率和死亡风险增加。这些创伤是最昂贵的可预防创伤之一，据保守估计，每年在美国的支出为 91 亿 ~ 116 亿美元，每位患者的费用为 20900 ~ 151700 美元，具体取决于压力性损伤的阶段或严重程度。压力性损伤的发生率因患者人群和环境而异。全球公立医院的发病率为 6.3%，时点患病率为 14.8%。在美国，卫生机构中压力性

损伤的患病率估计为 4.5%。对于在社区机构中接受治疗的患者（包括家庭护理和门诊机构）压力性损伤的患病率约为 7.4%。每年有 250 多万美国人受到压力性损伤的影响，并导致 6 万人死亡。然而，压力性损伤的发病率和患病率似乎呈下降趋势。压力性损伤的总体发生率从 2006 年的 13.5% 下降到 2015 年的 9.3%，在所有护理环境中下降了 31%。

预防的最重要部分是承认问题的存在，自负是造成可避免的压力伤害的罪魁祸首。大多数临床医师都应该认识到，任何没有能力或没有动力重新摆放体位的人都会面临风险。然而，了解风险因素与采取相应措施并不相同。许多有风险因素的人从未发生过压力性损伤，而预防工作又非常耗费精力。因此，负责检查和重新调整依赖性患者的工作人员可能会变得自负。患者也可能会不计后果地希望保持特定体位。他们可能会拒绝或取消休位，这就引出了一个问题：是否所有压力性损伤都是可以避免的？这个问题已争论多年，但近年来，美国联邦政府在其法规中使用了可避免和不可避免的压力性损伤的术语。不可避免的压力性损伤是指当患者在标准化工具上得到的分数显示为高风险，并接受了高风险个体的标准护理时发生的压力性损伤。

压力性损伤的风险因素

在任何个体中，都可能有一个或多个因素导致发展成压力性损伤。表 10-1 列出了压力性损伤发生的潜在风险。通常，缺乏活动能力、认知能力或运动动力，以及营养不良和失禁等恶化因素的组合是造成压力性损伤的原因。特别是，患有脊髓损伤、糖尿病、髋关节置换手术、股骨骨折、低血压的重症监护室患者和患有多种疾病的老年患者处于风险之中。在严重情况下，预防压力性损伤可能变得非常困难，甚至不可能。不管是什么原因导致的缺乏自主调整体位都与患压力性损伤的风险极大相关。一篇 1961 年发表的论文表明，在睡眠时间内自发运动次数少于 20 次的人中，90% 发生了压力性损伤。相比之下，观察到的自发运动次数超过 50 次的受试者没有发生损伤。与此相关的一个问题是，在长时间的外科手术过程中，以及在急诊室

表 10-1　压力性损伤的风险因素
• 体力原因导致的运动功能障碍
• 神经肌肉完整性改变
• 力量减弱
• 肌肉张力改变（痉挛、僵硬、扭转痉挛、运动不协调、无力等）
• 骨骼肌肉完整性改变
• 关节活动范围减少
• 外伤
• 肌肉疾病
• 其他
• 设备
• 夹板
• 石膏
• 矫形器
• 拘束
• 认知因素导致的运动功能障碍
• 意识状态改变、昏迷
• 长时间麻醉
• 自我调整体位的动力减弱
• 感觉减退
• 脊髓损伤
• 脊柱裂
• 头部受伤
• 周围神经病变
• 过度潮湿
• 使用湿润防护支撑表面
• 尿失禁
• 大便失禁
• 消瘦
• 营养不良
• 脱水
• 管理
• 不合适的翻身/调整体位时间表
• 不合适的支撑表面
• 忽视运动功能障碍问题
• 未能卸除危险区域的压力
• 在失禁发作后未清洁
• 苛刻的清洁程序
• 未能滋润/保护干燥皮肤

里长时间躺在压力分布不当的担架床垫上时，皮肤得不到保护。

处于高风险的人群

众所周知，某些患者群体发生压力性损伤的风险更大。住在疗养院、长期急症护理和重症监护病房的有多种并发症的患者比住在一般医院外科病房

的患者风险要高得多。行动不便、饲管喂养、失禁并伴有认知问题的个体具有巨大的风险。长期通气并伴有镇静或瘫痪的患者，以及患有谵妄或极度虚弱的患者也有很大的风险。在临终关怀环境中，压力性损伤的患病率约为20%。脊髓损伤导致坐骨结节皮肤丧失感觉的人，即使能够调整体位并知晓由于感觉丧失而发生损伤的风险，也面临着极高的风险。

增加压力性损伤风险的因素包括年龄增长、脱水、糖尿病、营养不良，以及呼吸和心血管疾病。导致压力性损伤风险增加的运动障碍可能来自多种原因，包括神经损伤、痴呆症、意识水平下降、药物镇静，以及麻醉。这些行动障碍可能是暂时的，也可能是永久的。体重指数（BMI）也是影响压力性损伤的风险，对于体重过轻、超重和肥胖的个体都是如此。体重正常个体的压力性损伤发生率为7.8%，体重不足个体为12.7%，超重、肥胖和病态肥胖个体分别为5.7%、4.8%和12%。营养因素会加剧压力性损伤的风险。尽管体重超标，但体重指数较高的人可能与体重不足的人一样表现出营养不良的症状，因为额外的热量摄入可能无法满足皮肤健康和伤口充分修复所需的饮食要求。在肥胖症患者中，发生MDRPIs的风险通常会因设备不适合患者体型而加剧。

脊髓损伤患者是压力性损伤发病率最高的人群之一，估计在住院康复环境中为10%～48%。与脊髓损伤患者压力性损伤相关的风险因素包括感觉和运动功能的丧失，以及循环灌注和软组织构成的改变。由于运动功能障碍，SCI患者往往表现出肌肉萎缩和肌肉内脂肪组织增加。这些变化会降低皮下组织对压力和其他类型外力的承受能力。脊髓损伤患者的皮肤损伤也可能与在转移过程中对皮肤施加的机械力有关。在脊髓损伤患者中，可以使用以下功能独立测定的方面来预测压力性损伤的风险：洗澡、膀胱和肠道管理、下半身穿衣、如厕、床上/椅子转移、浴缸/淋浴转移，以及厕所转移，其中床上/椅子转移的预测价值最高。

在新生儿中，由于婴儿的头部相对于身体的其他部分较大，枕骨区域常常有受挤压而损伤的风险。妊娠不足32周的婴儿皮下脂肪组织稀少。早产儿的皮肤真皮也不发达，与年龄较大的儿童和成人相比，其胶原蛋白和弹性蛋白纤维更短、更薄。此外，新生儿的角质层要薄得多，这使婴儿更容易受到温度变化、皮肤蒸发性液体流失和抗菌皮肤清洁剂带来的皮肤损伤影响，增加了皮肤感染的风险。

老年人是另一个易受挤压损伤的易感群体。因为在衰老的皮肤中，其表皮和真皮变得更薄，皮下脂肪组织也在萎缩。

手术期间的压迫损伤风险

手术过程中的压迫损伤是NPIAP最近研究的重点。已知的风险因素包括手术时间、手术过程中低血压、低核心温度和术后活动减少。特别是肥胖个体由于手术期间全身麻醉剂储存在脂肪组织中而有可能需要二次注射。因此，肥胖的人很可能在更长的时间内保持静止。

降低风险的策略包括在手术过程中使用压力再分配床垫，抬高脚跟，以及在手术前、手术中和手术后调整体位。手术前后使用减压床垫也可以降低风险。

风险评估

了解风险因素能够使临床医师和护理人员降低患者发生压迫损伤的风险。在临床情况下，简单地评估风险因素已经不适用了。为了量化风险，几个标准化的工具已经试行了起来。量化的数据使临床医师和护理人员能够在风险因素方面达成共识，并为临床医师提供客观的决策手段。下文所述工具的目标是确定需要采取预防措施的人群，并解决他们面临的具体风险因素。

诺顿量表（Norton scale）、布雷登量表（Braden scale）和戈斯内尔量表（Gosnell scale）是3个评估风险的标准工具。诺顿量表是整体身体状况、精神状况、活动水平、床移动性和活动能力的顺序量表值的总和。每个项目的得分在1～4，5个项目的得分相加，总分决定了风险。诺顿量表的评分系统见表10-2。最低得分可能为5，最高得分可

分值	4	3	2	1
身体状况	好	一般	差	很差
精神状况	清醒	淡漠	呆滞	昏迷
活动能力	快速行走	缓慢步行	无法行走	昏迷
床上活动度	完全不能动	非常受限	轻微受限	正常
失禁情况	无	偶尔	经常	一直

表 10-2　基于诺顿量表的评分

数据来源：医疗保健研究和质量机构。

能为 20。14 分或更低的分数表示有发生压力损伤的风险，12 分或更低的分数表示高风险。根据风险，可以采取预防和干预策略。虽然有些项目需要临床医师的判断，但量表的可靠性足以满足大多数需求。与任何使用顺序量表的文书一样，数字上的差异不能用数学方法处理。例如，7 分并不一定代表比 10 分多 30% 的风险。布雷登量表是最常用的量表，已被证明具有可靠性和有效性。它有 6 个项目，按 1 ~ 4 的顺序量表进行评级。类别包括感官知觉、皮肤水分水平、活动水平、流动性水平、营养状况，以及摩擦力和剪切力的接触情况。在这个量表中，风险随着分数的降低而增加。该量表用感官知觉和皮肤水分代替了精神状况和失禁状况。

与诺顿量表类似，它也包含了移动性和活动水平指标。布雷登量表评分包含 2 个不在诺顿量表上的额外项目。摩擦和剪切力是与床上活动性有关的，营养情况也包含在布雷登量表中。布雷登量表不对临床医师对患者身体状况的总体印象进行评分。该量表给出的最高评分为 23 分，其中一个项目（摩擦力和剪切力）的评分仅为 1 - 3。评分标准见表 10-3。对于这个量表，得分为 16 或以下的人通常被认为处于危险之中。然而，对于某些人群而言，17 ~ 18 分被认为有发生压迫损伤的风险。

戈斯内尔量表是诺顿量表的改编版。一个主要的区别是分数的逆转，即一个高的数字代表着更大的风险。在这种变化下，5 分是最低的可能分数，表示风险最小，20 分表示风险最大。戈斯内尔量表和诺顿量表的另一个区别是用营养指标取代了身体状况指标。其他项目出现在量表上，但不直接用于评分。此外，该量表中还包含非常详细的说明。

营养评估

营养不良和新损伤发展之间已被证明有明显关联，特别提到的风险因素包括低蛋白饮食和低白蛋白血症，第 4 章专门讨论了营养问题。美国卫生保健研究和质量局（AHRQ）指南建议使用营养筛查手册评估营养状况，最好由临床营养师来进行全面的营养评估，AHRQ 还建议每 3 个月进行一次重新评估。指南中提到的营养风险因素包括无法用嘴进食、有非自愿体重减轻史、瘫痪、精神状态改变和受教育程度低。该指南建议鼓励饮食摄入和补充饮食，如果患者营养不良，可以通过管饲或其他方式进行营养支持。建议每天摄入 30 - 35 kcal/kg，蛋白质 1.25 ~ 1.50 g/kg。

疼痛评估

疼痛管理在第 6 章讨论。对于活动受限的患者，体表疼痛的主诉应视为发生皮肤损伤预兆。需要对疼痛的原因进行彻底的调查，而不是简单地治疗疼痛。AHRQ 建议对疼痛进行常规评估，同时他们也建议对该评估方法进行进一步研究。特别强调的是在敷料更换和清创过程中有疼痛加剧的可能性。他们建议应通过消除或控制疼痛的来源，并在清创术等过程中提供镇痛来管理疼痛。所有患者均应评估与压迫损伤或其治疗相关的疼痛。控制疼痛来源的方式包括覆盖伤口、调整支撑表面和重新定位。

分数	1	2	3	4
知觉	无	轻微感知	部分感知	正常
皮肤水分	一直湿润	经常湿润	偶尔湿润	干燥
活动水平	卧床不起	坐轮椅	有时能走路	行走流畅
床上活动度	完全不能动	非常受限	轻微受限	正常
营养状况	差	可能不足	充足	良好
摩擦和剪切力	有问题	可能有问题	无明显问题	—

表 10-3　基于布雷登量表的评分

数据来源：医疗保健研究和质量机构。

社会心理评估

在许多情况下，卫生保健专业人员并不能提供所有的护理服务，患者或其照顾者必须发挥主要作用。即使在急症护理医院，心理社会问题也可能促进或损害所提供服务的有效性。需要解决的问题包括患者是否遵守护理计划，以及患者是否有动力遵守护理计划。临床医师需要了解患者及其家人或护理者的价值观、生活方式、社会心理需求和目标。AHRQ 指南特别提到了以下影响因素：精神状态、学习能力、抑郁、社会支持、多种药物或过度用药、酒精和药物滥用、人生目标、价值观、生活方式、性、文化和种族，以及压力源。考虑到这些问题，临床医师、患者、家人和其他护理人员应该合作制订治疗目标。在制订家庭护理计划时，临床医师需要确定患者及其家人是否有足够的资源在家中接受治疗。这不仅包括财力，还包括理解和贯彻治疗计划的能力。AHRQ 还建议定期重新评估，并应与患者和照顾者合作计划后续行动。

预防和治疗的干预措施

虽然评估和了解患者发生压迫损伤的风险因素很重要，但如果临床医师不解决患者的风险，提出这些因素也无济于事。可以直接采取干预措施处理这些因素。物理治疗可以改善活动能力，并指导患者使用辅助和自适应设备，可以订购专门的支撑面和矫形器。此外，失禁问题也可以解决。AHRQ 建议，卧床、坐轮椅，以及任何自主体位能力受损的患者都要系统地评估风险因素。

此外，AHRQ 建议在急性护理和康复医院、疗养院、家庭护理计划和其他医疗保健设施入院时对个人进行评估，并应定期重新评估。根据 AHRQ 的建议，所有风险评估都应记录在案。这为临床医师和医疗机构提供了法律的保护，并能容易地评估患者状态的变化。除了预防压迫性伤害的道德问题外，医疗保险和医疗补助服务中心还制定了额外的财政激励措施。在入院治疗时，不存在压迫损伤的情况下，医疗保险和医疗补助服务中心将不再支付额外的费用。入院收治的机构将负责所有额外的治疗费用。

皮肤护理

那些被确定为有风险因素的患者需要接受干预，包括对患者、家人和护理人员的教育，以维持和改善组织对压力的耐受性以防止损伤。AHRQ 建议所有有风险的患者每天至少进行一次系统的皮肤检查，特别注意骨质疏松。皮肤检查的结果应该记录在案。提高皮肤韧性曾是增加组织对负荷耐受性的手段。然而，这种做法已被证明会造成损害，而不是防止伤害。AHRQ 指南明确指出，不应在骨质疏松的区域进行按摩。

失禁存在两个问题。首先是皮肤上存在过多的水分，其次是尿液和粪便中的成分。两者一般都是酸性的，尿液的 pH 可以从 6 到 3，粪便中含有大量的胆汁酸。由于失禁包含了这些重要风险因素，因此应在弄脏时定期进行皮肤清洁。清洗时不应使用热水和刺激性洗涤剂。相反，使用温和的清洁剂可以最大限度地减少刺激和保持皮肤适当的水分。虽然去除酸性尿液和粪便很重要，但在清洁过程中尽量减少施加在皮肤上的力和摩擦力对于防止皮肤损伤同样重要。另外，皮肤过度干燥也会导致受伤。

伤害的预防还必须包括尽量减少低湿度（＜40%）和避免暴露于寒冷环境中。此外，干燥的皮肤应使用适当的保湿剂或者保湿霜。这些保湿剂的固体浓度不同，具有低浓度固体的水性洗剂不如具有较高浓度油和固体的润肤剂有效。有效的保湿霜将保持皮肤内的液体，同时保护皮肤免受过多的外部水分影响，如失禁、出汗或伤口引流。护肤品在第 16 章讨论。有时，水分来源可能无法控制。在这些条件下可能需要使用各种吸收垫或衣服。然而，所有的普通的护垫和内衣都不适合，只有那些能吸收水分并将其从皮肤上带走的材料才适合。一般用途的底垫可能适合于那些在几天内处于低风险的人，例如，在手术后具有手术伤口大量引流的压力损伤低风险的个体。皮肤上经常有水分的人应该使用防潮层。对于有风险的人需要的额外的护理包括转介物理治疗，以防止由于摩擦和剪切力导致的皮肤损伤。

应指导患者、家属和护理人员正确固定体位和转运。缺乏活动是造成压力性损伤的最重要原因，如果存在改善的潜力，并且改善活动性与患者和家庭目标一致，则应转诊至物理治疗以改善活动性。在某些情况下，简单地保持当前的活动水平，移动性和运动范围是一个适当的目标，这也可能需要一个物理治疗过程。

定期翻身

任何行动不便或有其他危险因素的卧床个体都应根据患者护理人员编写、张贴和执行的个性化时间表来变换体位。以往的做法有每 2 h 在一侧侧卧、仰卧和另一侧侧卧之间轮换一次。不应采用直接侧卧位，而应使用枕头或楔子将患者旋转 30°，以避免直接接触在大转子上。对于高危人群，特别是那些瘦弱和营养不良的人，一个姿势保持 2 h 可能太长，需要更频繁地改变体位。

不考虑神经功能缺损、肌肉骨骼损伤或特定的高危皮肤区域而盲目地重新定位是对患者的伤害。此外，如果可能的话，患者体位不应直接接触损伤部位。为防止骨性关节炎的产生，应使用枕头、泡沫楔或其他装置来保持膝盖或脚踝分开。任何行动不便或卧床不起的人都应该有一个完全缓解脚跟压力的装置，通常是将脚跟抬离床（使脚跟悬空）。这可能包括简单地将枕头放在腿下，也可能包括使用更复杂的设备，如多足（美国恢复护理公司）或脚跟升降靴（图 10–11A～D）。不应将甜甜圈装置用于任何有压力伤害风险的人。这些器械仅用于暂时使用，并且患者不存在压力损伤风险。

虽然枕头和楔子在翻身时很有效，但 Sage 机构开发了 TAP（翻身和休位）系统，以帮助工作人员翻身（图 10–12A～C）。该系统使用 2 个楔形块帮助患者实现 30° 旋转。该系统还设有滑动片，有助于减小摩擦和剪切力。这个系统的好处是双重的。它不仅有助于防止骶骨压力损伤，而且还有利于护理人员，因为它减少工作人员受伤，不过这也增加了治疗压力损伤的总成本。

除了压力之外，剪切力也必须最小化。剪应力的增加与床或椅子的倾斜度成正比。在倾斜的情况下，当皮肤随着体重向下拉而黏附到支撑表面时，骶骨上的皮肤上会受到剪切力。这种剪切力也发生在转移、翻身和床移动过程中。为了尽量减少剪切力造成的损伤，临床医师应将床头保持在符合医疗条件和其他疾病限制（如颅内压增高、肺水肿、充血性心力衰竭和胃食管反流）的最低高度。为了进一步减少剪切力，患者可以被放置于 Fowler 体位。抬高床脚使患者处于髋关节和膝关节屈曲状态，使得重量被放置在大腿后部上，以防止患者在仰卧时在床上向下滑动。然而，这会使髋关节和膝关节存在屈曲挛缩的风险，需要避免延长 Fowler 体位。建议在转移和位置改变过程中，使用担架或牵引床单抬起并避免拖拽无法协助的卧床患者。最近，NPIAP 提倡使用泡沫敷料预防压力损伤："考虑将泡沫敷料放置在有剪切损伤风险的身体部位和

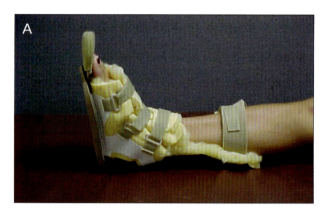
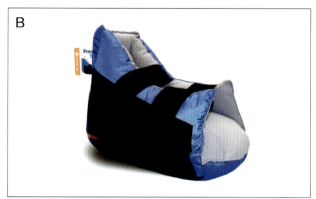
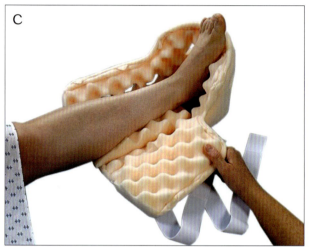
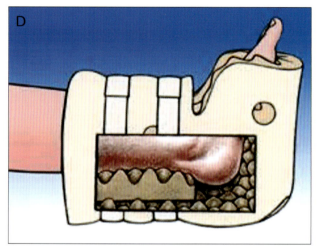

图10-11 （A）Multi Podus 靴子：保护脚跟免受患者腿部重量的影响。（B）Prevalon（Sage）脚跟提升靴子。（C）泡沫鞋跟靴子。（D）泡沫鞋跟靴子的应用

压力损伤部位。"许多重症监护病房都有一个患者入院时应用骶骨泡沫敷料的计划。通常，具有硅胶边缘的泡沫敷料提供黏附性，对皮肤非常温和。这些敷料的另一个好处是，边缘可以抬起，以检查下面的皮肤。

最近的一些技术已经被研发出来，以帮助医疗保健专业人员了解患者是否已经被充分翻转以防止皮肤损伤或判断患者的体位。第一个产品是Wellsense 的 VU（图 10-13A、B）。VU 是一个垫子，可以放在医院的床垫上，向医疗保健人员显示患者的压力，以帮助有效的重新定位。这是通过先进的压力可视化系统完成的。在床脚的平板上显示组织界面压力的实时图像。员工应明确 ROY（红色、橙色和黄色）是压力升高的区域，应尽力避免。另一个系统是 Smith & Nephew 的 Leaf 患者监测系统，用于判断患者位置（图 10-14A、B）。Leaf 系统是第一个获得美国食品和药物监督管理局（FDA）批准的医疗技术，可持续监测患者的活动和位置，以帮助识别在重新改变体位中受益的患者。该系统可以跟踪患者在床上和椅子上，以及他们走动时的情况。

支撑表面

支撑表面用于重新分配压力或减少任何特定身体部位上的压力，特别是对于骨结构被压缩的区域。大量的支撑表面已经被研发出来，以减少压力伤害的风险。这里讨论与它们相关的几个术语。压力释放和压力降低已被建议使用。压力释放表面支持低于 25 mmHg 的界面压力测量。压力降低装置提供 26~32 mmHg 的界面压力。界面压力是指在支撑表面和骨界面（如大转子）之间测量的压力。32 mmHg 基准线的定义的目的是避免压力大于毛细管闭合压力的公认标准。该数值基于假设大于

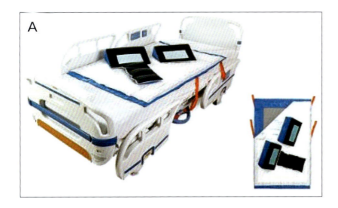

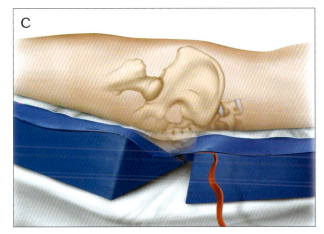

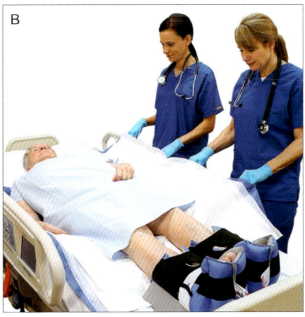

图 10-12　拍动并转动器械

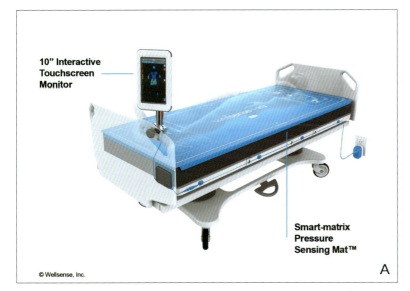

图 10-13　VU 装置

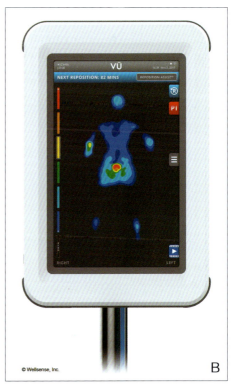

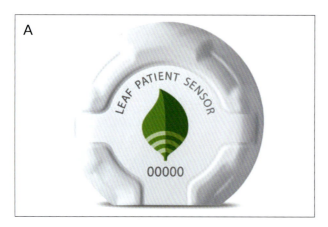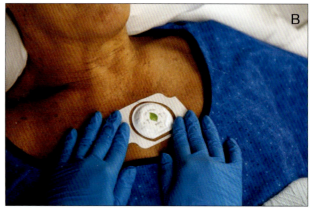

图 10-14 Leaf 患者监护系统。(A) 设备。(B) 器械应用于患者

32 mmHg 的界面压力使毛细血管变形，以切断对支撑表面和骨突之间组织的血液供应。这个数字是基于 1930 年对健康年轻男性的研究，但是其在男性和女性之间，以及年龄和心血管状况之间可能存在巨大差异。最近，术语压力再分布已被用于更充分地描述器械可为患者提供的内容。

几个术语用于评估支撑表面。压痕负荷挠度可以用特定的设备和测试程序进行检测。25% 压痕负荷挠度的标准测试检查了将表面压缩到其原始高度的 75% 所需的负载。预计该负载将在 25 和 35 lb 的范围内。同样确定 65% 的挠度。将表面压缩至原始高度的 35% 所需的负载与将表面压缩到其原始高度的 75% 所需的负载之比被称为支撑因子。高比例表示最初提供舒适性但保持牢固的支持的表面。泡沫的密度是指泡沫每立方英尺的重量。密度应大于 1.8 lb/ft³，以防止泡沫的降低和过早疲劳。此外，使用几个术语来描述支撑表面的性能。浸入使骨头突出后可以沉入支撑表面，从而可以由骨头周围的组织承受压力（图 10-15）。由于周围的组织与支撑表面几乎没有接触，因此具有低浸入的支撑表面对骨质的突出施加了更大的压力。

术语"包裹"是指支撑表面在任何不规则处周围变形的能力。从表面上看，这两个术语似乎相似。两个词都具有形变的含义。浸没更具体地说是指表面的"给予"，而包裹是指表面与其上放置的物体的轮廓。支持表面可以具有良好的浸没性和包裹性，也可以仅具有其中一种良好的性质。姿势稳定性是指支撑表面可以稳妥地支撑患者的重量和姿势。然而，支撑表面中的材料在覆盖物下方流动虽然提供良好的包裹性但也降低了姿势的稳定性。许多支撑表面可以由材料的组合构造以优化这 3 个特性。

为了提供不同的特性，坐垫可以用除了平坦的形状之外的几种形状形成。根据人的支撑组织的一般形状预先设计垫子的轮廓可以为给定量的包裹或浸没提供更多的姿势稳定性。分段垫具有在两个水平方向上的切口的等效物，以允许不同段之间的移动，并为特定的浸没提供更好的保护。第三个策略是切断减压区。Isch-Dish（Span America Medical Systems，Inc）在衬垫背面有一个切口区域。骶骨尾骨区和坐骨结节区是悬浮的，更多的重量承担在大腿后部，这可以比骶尾骨棘和坐骨结节的骨隆起组织更好地承受压力。在支撑表面上使用的覆盖物会影响支撑表面的整体性能。一个紧密的覆盖物减少浸没和包裹，旨在降低摩擦力和剪切力的覆盖物可能会降低姿势稳定性。

湿度和温度控制也可能是重要的考虑因素。某些材料具有低的热传递速率，允许皮肤表面保留热量，而其他材料可能具有高的热传递速率，这降低了皮肤温度。湿气透过率是指湿气通过表面的传递。在为特定个体确定最合适的支撑表面时，还应考虑特定材料允许水分积聚的能力。支撑表面的选择可能成为折中的办法，因为具有一个良好特性的支撑表面可能由于另一个差的特性而变得不太有用。例如，在流体填充垫中使用的一些材料可以提供优异的包裹性，但是提供差的姿势稳定性可导致热量和水分堆积。

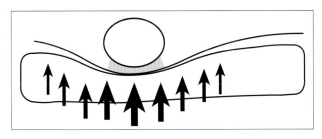

图 10-15　由坐垫提供的压力再分配

压力重新分配装置

任何被评估为有发生压力性损伤风险的个体，都应该被放置在一个压力重新分配装置上，该装置适合于坐在椅子上或躺在床上。这些装置可被称为减压装置或压力缓解装置。该装置不会降低或释放整个支撑表面上的压力，相反将压力重新分配到可以承受更大压力的区域，以减少原来可能受伤区域的压力。例如，可以产生缓冲垫，其通过将一些压力重新分布到大腿后部，以及大腿的部分内侧表面和外侧表面来减小坐骨结节上的压力。压力释放可以通过从衬垫（或另一装置）切割区域来产生，使得身体部分不接触支撑表面。这种从特定位置移除材料的过程也被称为设备中的"切割浮雕"。除非器械的特性另有规定，否则压力分配装置（PRD）将通过利用可用材料的某些特性来重新分配压力。

确定有发生压力性损伤风险的人应该避免持续地坐在椅子或轮椅上。应提供合适的垫子以应对风险。对于下肢肌肉骨骼损伤但可以自主改变体位的人，简单的带吊索座椅的轮椅可能就足够了。另一个极端情况是，一个四肢瘫痪不能自主改变体位并且缺乏知觉的人，应该为其提供一个专门的压力重新分配垫。

除了压力分布，安置体位还必须考虑姿势调整、重量分布、平衡和稳定性。AHRQ 指南建议，如果符合患者的总体管理目标，则在坐立或躺回床上时，至少每小时调整一次压力点。然而，将患者单独留在床上也有发生压力伤害的风险。当躺在床上时，坐姿时有风险的一些区域的压力会降低，但有些位置可能会继续承受压力或剪切力，特别是骶骨。

此外，躺在床上也会对健康构成巨大风险，包括血栓栓塞、肺炎、胃肠道和肾脏疾病，以及骨质流失的风险。如果患者有身体和认知能力，应该教他们每 15 min 改变一次坐姿。机构应提供一份使用定位装置的说明书，并与每个人一起检查。如果患者在坐着的地方受到压迫，就应该避免坐着。如果坐姿可以减轻受伤部位的压力，则可以间断坐着。

我们研究了 PRD 的几种分类。接触表面可以按其机制分类为交替压力垫、床、床垫覆盖物、床垫替换物，以及增强的覆盖物和床垫。交替压力垫由泵组成，该泵周期性地将空气引导到一组单元，同时允许空气从另一组单元释放，从而在给定时间内产生交替的压力点。为了达到效果，这些装置必须至少有 5 cm（2 in）深。

床垫覆盖物应该与一个标准的床垫搭配。这些物质包括空气、泡沫、凝胶或水等。空气覆盖层应至少有 7 cm（3 in）深，可以是电动或非电动的。泡沫特征包括 1.35 ~ 1.8 lb/ft³ 的密度和 25 ~ 35 lb 的 25% 压痕载荷挠度。防水和减少摩擦的覆盖层应该是覆盖层的一部分。建议凝胶覆盖层的最小深度为 5 cm（2 in），水的最小深度为 7 cm（3 in）。

床垫更换设计为适合标准床架，取代标准床垫，而不是覆盖或专用床。这些材料，像覆盖物一样，可以是空气、泡沫、凝胶或水。因为它们能代替床垫，所以推荐的厚度大于覆盖层的厚度。对于空气，它需要 7 cm（3 in），泡沫是 12.7 cm（5 in），它也具有覆盖层的功能。建议凝胶深度为 12.7 cm（5 in）以替换水床垫。

增强型覆盖层和床垫包括交替压力床垫、低空气损失覆盖层、无动力可调区域覆盖层、低空气损失床垫和具有辅助功能的低空气损失床垫。支承面的等级见表 10-4。

根据定义，床是集成系统，包括框架和用于支撑表面的任何控制装置。这些床可进一步分类为空气流化床、低空气损失床和具有辅助功能的低空气损失床。空气流化床由一个装有硅微球的罐和一个装有硅微球的板组成，其中硅微球通过空气泵循环。本章后面将更详细地描述这种支承面作为压力释放装置的特点。

低空气损失床由相互连接的空气单元组成，监

表 10-4 支撑面的等级				
分组	说明	材质	特性	适应证
1	旨在取代现有医院或家庭床垫或覆盖物。该组中的所有设备都是非动力设备	床垫、压力垫、床垫覆盖泡沫、空气、水、凝胶	价格最便宜，仅在较大区域分配压力	活动性依赖或活动受限包含任意躯干/骨盆的PI期，至少有以下一种情况：营养受损、感觉障碍、知觉改变、循环受损
2	也被设计用来取代现有标准的医院或家庭床垫，但除了非动力的高级减压床垫外，所有床垫都是动力的	动力气浮床、动力减压气垫、非动力高级减压气垫	比第1组更贵，分配压力需要电源，需要事先获得Medicare授权	较高风险的患者；改变体位受限；在使用第1组设备或者放置皮瓣或移植物后，躯干/骨盆上的大溃疡或多发性溃疡没有改善者
3	完整的床系统	空气流化床	非常昂贵而且设备沉重，需要电源，可能不适合某些家庭	躯干/骨盆上的全厚皮层伤口；完全行动依赖性；需要24 h护理；已接受至少1个月的保守治疗

测压力，允许空气随着单元内压力的增加而损失。当重量从一个单元转移时，空气泵根据需要更换空气。这些最小深度为12.7 cm（5 in），可能需要一个凳子，允许患者在床上移动。具有辅助特征的低空气损失床基本上是相同类型的支撑表面，但包括敲击、振动或患者在表面上的周期性运动的特征，以重新评估患者以改善呼吸状态。

另一种对支撑表面进行分类的方法是构成表面的材料。弹性泡沫因其形变性质被设计在合适的位置构成支撑表面上的负载，并且可以由一系列层组成，可以是波状的，或者可以与另一种材料（如凝胶或空气填充室）组合。因为浸入和凝胶或空气室的性能，泡沫和凝胶或空气室的组合提供姿势稳定性。当泡沫随着时间降解时，泡沫会失去其弹性并降至最低点，这是一种称为印模组的性质，并且泡沫具有有限的包封能力并允许浸入。泡沫是吸收性的，所以它可以保留热量和水分，并可能造成污染。一个多孔覆盖和开孔泡沫允许一些水分通过表面远离皮肤。泡沫垫和床垫覆盖物仅在患者受伤风险较低时对患者的舒适性有用而不应用于存在任何损伤的患者。泡沫的硬度必须在软泡沫的膨胀和触底之间达到平衡。预成型泡沫支撑表面提供浸入和包裹，并具有改善的姿势稳定性。黏弹性泡沫由开孔泡沫构成并且是温度敏感的。最接近皮肤的泡沫由于温度的升高而变得更软。黏弹性性质有助于泡沫贴合身体表面并降低界面压力。固体－凝胶

支撑表面以与黏弹性泡沫相同的方式起作用，但是如果表面使用超过2 h，凝胶就会堆积热量和水分。

流体填充的支撑表面具有可变形的优点，而没有诸如泡沫的表面的大恢复力。如果表面得到适当的维护，这种特性会出现非常低的界面压力。流体填充的支撑表面可以填充空气、水或黏性流体材料，并且可以具有互联的腔室。压力通过腔室之间的流体流动而重新分布，从而允许浸没和包裹。适当的再分配只有在适当的充气下才能发生，过度或不足的充气都会否定其有效性。

此外，它们在大转子和足跟处充分减压的有效性值得怀疑。它们往往很容易触底，可能会变冷或泄漏。与泡沫一样，水漂浮法对风险较低的患者有用，并且仅在损伤不在脚跟或大转子上的情况下才有用。它们应该保留给那些在移动和体重转移方面独立的患者。充气垫也必须进行最佳充气，以防止充气不足时触底和过度充气时压力过大。

凝胶覆盖和坐垫比泡沫和水悬浮更有用。特别地，这些覆盖层能够分散压力和剪切力。但是这些覆盖物和衬垫价格昂贵、沉重，并且会引起湿气积聚。凝胶覆盖物适用于低至中度风险患者和具有可控损伤和独立活动能力的患者。它们经常用于手术台上，以防止在长时间手术过程中发生压力损伤。虽然凝胶坐垫（图10-16 A、B）非常昂贵，但是它们对患有SCI或其他腰部以下感觉丧失的人非常有效。凝胶填充的表面可能需要周期性地通过表面

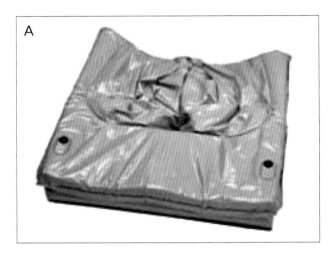

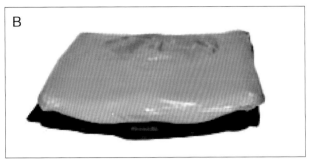

图 10-16　椅子的支撑面。(A) Jay J2 Deep Contour 凝胶气垫。(B) Jay J2 凝胶垫

重新分布凝胶以防止触底。

最有效的 PRD 类型的坐垫是静态空气。这些装置允许空气在通道之间移动，以重新分配压力，并在一定程度上重新分配剪切力。缺点包括可能过度充气或充气不足，接缝疲劳和泄漏的风险，以及意外刺穿。静态气垫和床覆盖物可用于低至中等风险的患者和具有可管理的损伤和独立活动能力的患者。它们易于清洁和运输，而水悬浮和凝胶 PRD 没有这些优点。

动态空气系统由交替充气和放气的相邻隔间组成，其减少了任何区域暴露在高压下的时间。这些对于中等风险、依赖行动能力的患者和那些有可控损伤的患者非常有用。动态空气系统可以采用专用床或放置在标准床上的覆盖系统的形式。专用床由低空气损失或空气流化床或组合单元组成。这些床或覆盖物被推荐用于多个弯曲表面上的 3 级或 4 级损伤。由于提供支撑表面的费用，大多数机构都制定了确定医疗必要性的具体标准，例如，风险评估工具的具体评分或 AHRQ 出版物中详细说明的指南。低空气损失的设备现在可以在覆盖物以及传统的床上使用。在任何一种情况下，该装置都由单独充气的隔室组成，传感器和泵用于保持每个部分中的适当压力，这是因为空气能通过隔室缓慢流失以消散压力，该覆盖物具有水蒸气渗透性。因此，管理伤口引流的临床决策必须考虑伤口水分的蒸发。压力和气流可以针对各个隔室进行调节。

一些高端装置通过振动或旋转运动弧来提供气道间隙，以减少特定肺段处于依赖位置的时间。低

空气损失病床非常昂贵，大医院可能拥有少量病床，或者患者只能租用病床在医院或家庭使用。这些设备特别适用于活动依赖性、中度至高风险的患者和具有难以处理的损伤的患者。如果没有将安全机制内置到单元中，空气部分的可压缩性将增加运动和心肺复苏的难度。在紧急情况下，可以使用心肺复苏开关迅速排出空气。根据患者的身高，对床的放气可用于对床的移入和移出。可通过使用"最大充气"或等效功能暂时增加节段压力来改善流动性。床的放气通常对较矮的患者更有用，而最大充气对较高的患者更有用。

空气流化床是唯一真正的减压装置。这些床由一个装有陶瓷硅涂层的钠钙珠的罐、一个驱动空气通过珠的泵和包括温度控制在内的控制单元组成。将蒸汽传输片放置在罐中的珠上。由于水箱中的珠子密度是水的 1.5 倍，悬浮的珠子使患者漂浮，减少了身体和支撑表面之间的压力。床也被设计成最小化摩擦、剪切和浸渍。体液流入水箱，使珠子结块，然后沉淀出来并被去除。

此外，排水导致钠离子从珠粒中释放，使液体具有抑菌性。此外，微球的温度是可控的。与使用不透气床单的床相比，需要在伤口上放置适当的敷料以避免干燥。由于这些床以最小的压力支撑患者，因此适用于发生压力损伤的高风险患者或由于体位问题而导致压力损伤无法愈合的患者。这些问题可能包括无法改变体位或多个弯曲表面上存在压力损伤（如大转子和骶骨上的压力损伤）。与低空气损失床一样，气流床可以在紧急情况下关闭，如

心肺复苏管理。Hill-Rom 提供空气流化床和低空气损失床的组合。上段使用低空气损失，下段使用空气流化罐。上部分保护上半身免受压力，而在最有可能发生压力伤害的下部分则提供最佳的压力释放。空气流化床也可用于大面积烧伤的患者，以促进烧伤后部和移植物供体部位的愈合。器械分类、选择标准和分组总结见表 10-4。

压力再分配 / 减压 / 泄压装置的选择

AHRQ 建议的选择支持表面标准包括增大的支持面积、低保湿、减少热量积累、剪切减少、减压性能，其他要考虑的因素是动态与静态属性和每天的成本。专家组建议临床医师评估所有现有压力损伤的患者，以评估他们发生额外压力损伤的风险。如果患者仍有风险，应使用减压表面。静态支撑表面推荐用于能够自主采取各种姿势的患者，其会帮助患者远离损伤且不会导致器械触底。触底定义为在特定支撑表面下方与骨间隙之间 < 2 cm（1 in）的距离。

动态支撑表面推荐用于无法采取各种姿势、无法远离损伤或导致静态支撑表面降至最低点的患者。具有未愈合迹象的伤口是使用动态支撑表面的另一个指示。空气流化床适用于发生压力损伤的高风险患者和难以处理的损伤患者。低空气损失床适用于中等风险的患者和那些可管理的伤害。覆盖型 PRD 适用于低至中等风险的患者和不需要减压即可愈合的损伤。当 AHRQ 指南撰写时，专家组成员无法找到可信的证据表明床的一个支撑表面能够适应所有的情况。

在最初的指南中，动力治疗床没有被提出。这些床的设计主要是为了通过从一侧到另一侧的轻轻旋转来改善肺部分泌物的清除，也称为连续侧向旋转治疗，从而帮助解决呼吸问题。来自 KCI、Hill-Rom 和 Huntleigh 的新专业床通过有节奏地从一侧到另一侧对床的气室进行充气和放气来实现相当于摇摆运动的效果。而且，这些较新的床可以通过振动支撑表面来提供气道间隙。RotoProne 床（Arjo）可将患者安全地变为俯卧位，而无须工作人员翻转患者。然而，考虑到床的租金成本和需要始终有专门的医疗保健专业人员与患者在一起，这种疗法非

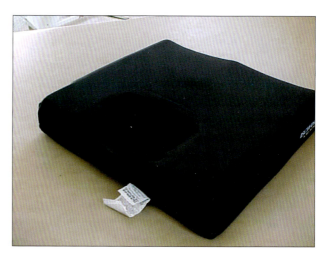

图 10-17　椅子的支撑面：Isch-Dish

常昂贵。因此，RotoProne 床只能用于没有其他可行替代品的严重的患者。然而，动力治疗床的使用并不能减少对翻身时间表的使用。

AHRQ 建议了一些如何坐的考虑因素。这些建议包括姿势调整和干预措施的评估，如指导、矫形器或垫子，以提供姿势调整。应使用定位系统来确保重量的最佳分布、平衡、稳定性和持续的压力释放。虽然从心肺角度来看更有利，但即使坐在舒适的椅子上也会导致非常高的界面压力。AHRQ 指南的建议包括，如果损伤发生在坐姿表面，如骶骨或坐骨结节，应避免坐姿。然而，请记住，这些指导方针已经是在开发新的坐垫之前制定的。有一种坐垫叫 Isch-Dish，它将坐骨结节和骶骨的重量完全转移到大腿后侧（图 10-17）。如果压力可以完全释放，指南建议患者可以坐一小段的时间。与卧床不起的人一样，每位患者都应有个性化方案。每个人都应该有一个单独的垫子，每小时改变体位一次，如果可能的话，可以每 15 min 改变一次体位。

Medicare Part B 支持表面指南

Medicare Part B 支撑面指南支撑面报销政策分为 I、II 和 III 组。第 I 组器械的标准是完全不能移动或活动受限或躯干或骨盆的任何阶段损伤，以及以下至少一种促成因素：营养状况受损、大便或尿失禁、感觉感知改变或循环状态受损。PRD 的需求应包括在一项护理计划之中，该计划应涉及患者的医师、居家护理护士和医疗文书。其中医疗文

书应包括对患者或护理人员进行的关于预防或管理压力损伤的教育、医疗保健从业人员的定期评估、适当的翻身和体位、适当的伤口护理、适当的水分管理（失禁）以及与总体护理计划一致的营养评估和干预、医师提供的书面医嘱。在第 I 组中，器械包括交替气压床垫和覆盖物、凝胶床垫或覆盖物以及水压床垫和覆盖物。

第 II 组产品包括低空气损失床，也被称为"动力气浮床"。该组包括动力减压空气床垫、无动力高级减压床垫覆盖层、动力空气床垫覆盖层和无动力高级减压床垫。第 II 组产品的应用要求包括位于躯干或骨盆的多个 2 级压力损伤，当患者在过去 1 个月内一直使用 I 组支撑表面作为综合治疗计划的一部分而恶化或无改善时，躯干上的大型或多个 3 级或 4 级压力损伤，或在过去 60 天内因躯干或骨盆压力损伤接受过手术的近期肌皮瓣或皮肤移植，且患者在出院前即刻处于 II 或 III 组支撑表面上。受伤手术修复的保险期限为 60 天。同样，和第 I 组表面一样，也需要一份书面方案和一份全面计划。可以使用 II 组表面，直到损伤愈合或病历中的文件显示修改护理计划的其他方面以促进愈合或 II 组表面在医疗上对于伤口管理是必要的。

第 III 组仅包括空气流化床，要求包括存在 3 级或 4 级压力损伤，因活动严重受限而卧床或坐轮椅，患者需要在没有空气流化床的情况下住院，以及更保守治疗失败。如第 I 组器械所述，空气流化床也需要全面的护理计划。一般来说，在使用空气流化床之前，更保守的护理计划应该已经执行至少 1 个月，并且该计划无效。其他限制也需要解决，这些问题包括存在并存的肺部疾病，缺乏愿意和能够提供空气流化床患者所需护理的护理人员，以及为这些极其沉重的床配备足够的电气系统或结构支撑。

可能的手术干预

使用保守治疗方法，压力损伤患者可能难以愈合。目标是尽早修复伤口，以防止并发症。多种类型的手术选择可用于不愈合的压力损伤。患者可能需要外科清创术来治疗坏死的软组织、骨髓炎和进展性坏死性感染，或者他们可能需要外科治疗闭合创面，如皮肤移植和皮瓣。可以选择择期外科闭合手术，以提高生活质量，改善日常生活活动，并促进更快的修复。在这些手术干预之前需要对患者进行筛查以降低伤口并发症的风险。治愈率可能因患者的健康状况而异。成功的手术结果取决于个体化评估，调查营养、血糖控制和感染存在等因素。还应考虑生活方式因素，如改变烟草和酒精消耗，促进患者坚持压力损伤预防策略和失禁管理。

一旦创面被完全清创，伤口闭合的选择包括带蒂肌肉、肌皮瓣或筋膜皮瓣，以及不太常见的游离皮瓣。皮肤移植虽然可用，但它们可能有较高的失败率和较低的短期耐久性。外科皮瓣的目标是通过使用来自供体部位的血管化组织消除无效腔来填充伤口。供体部位和皮瓣类型的选择基于多种因素，包括伤口的位置、是否需要截肢、以前的压力损伤史、以前的手术干预和患者的并发症。

可能需要手术闭合的典型压力损伤部位包括坐骨、骶骨、大转子和小腿远端。术后管理还包括去除剪切力、避免过多水分、优化营养和促进戒烟。需要对支撑表面进行评估，因为术后指导将包括 6 ~ 8 周的完全卧床休息，直到愈合伤口部位达到最大拉伸强度。不能有效地控制压力会增加伤口复发的风险。建议术后至少 2 周使用支撑表面。在涉及受坐姿影响的皮肤区域的情况下，可以制订坐姿耐受计划。患者可以在床上坐起来 15 min，每天最多 3 次。如果手术皮瓣没有发红、硬结或引流不畅，患者可以开始坐在带减压垫的椅子上，每 2 ~ 3 天增加 15 min 的坐姿时间。遵循这个计划持续两个星期，其目标是让患者每一次能坐 2 h。如果皮肤或伤口恶化或观察到引流，则必须暂停坐位方案，并通知医师。外科医师的随访应每月进行一次，至少持续 3 个月，然后每 3 ~ 6 个月进行 1 次。

压力损伤外科闭合手术的常见并发症包括血肿、血清肿、感染和伤口裂开。据报道，切口线裂开的发生率高达 48.5%，裂开的风险随着糖尿病控制不良、年龄和相同位置的先前皮瓣失败而增加。循环障碍也可能导致皮瓣衰竭，通过观察皮肤颜色和毛细血管再充盈来监测皮瓣被认为是金标准。

预防压力损伤复发的策略与预防策略相似，认识到有慢性伤口病史的患者未来发生压力损伤的风险增加。患者和护理人员必须意识到压力重新分布、适当的支撑表面和频繁重新定位的重要性。在床移动和转移过程中，需要小心防止或减少摩擦和剪切。此外，高频次的皮肤护理可以通过保持压力区域的干燥和健康来帮助减少受伤的可能性。每日皮肤检查有助于早期识别即将发生的损伤，并在需要时及时就医。潜在有害的生活方式行为，如饮食、烟草和酒精的持续接触，应适当教育引导患者来改善。

总结

　　压力损伤是由几个因素引起的，包括压力、剪切、摩擦、过多的水分、热量或皮肤干燥，以及缺乏营养。在评估皮肤损伤的风险时，必须考虑体表受压的时间和压力。压力损伤的分期是基于所涉及的组织层次，因此从逻辑上讲无法进行反向分期。体位必须考虑压力、患者的身体成分、精神状态和支撑表面。我们对适当的支撑表面的指导方针进行了讨论，也需要充分的营养和心理社会评估。促进压力损伤愈合的方法的讨论将在随后的章节展开。NPIAP 在其网站上提供了修订后的指南，最新版本为 2019 年版本。快速参考指南是免费的，在他们的电子商店，但是完整的指南需要在 https://guidelinesales.com/page/NPIAP 付费获得。

问题

1. 对比术语压力和剪切力。
2. 对比术语剪切力和摩擦力。
3. 除了患者的体重，还有什么会导致组织损伤？
4. 列出造成压力伤害的常见因素。
5. 人们通常认为伤害皮肤所需的压力和时间是什么？
6. 骶骨皮肤切断最常见的原因是什么？
7. 在以下哪种情况下，身体的哪些部位最容易受到被动载荷的影响？
   a. 仰卧
   b. 侧卧
   c. 倾斜

8. 为什么不能让依赖的患者靠边站？
9. 什么是侧卧的备用体位？它是如何实现的？
10. 摩擦损伤是压力损伤的一部分吗？检测摩擦造成的伤害有什么价值？
11. 如何定义与医疗器械相关的压力损伤、与医用黏合剂相关的皮肤损伤和与水分相关的皮肤损伤？
12. 为什么身体成分在发生压力伤害的风险中很重要？
13. 为什么枕骨和肘部外侧髁皮肤破裂的风险如此之高？
14. 为什么斜倚是骶骨损伤的一个重要危险因素？
15. 列出一个人可能需要专用床的原因。
16. 有哪些方法可以降低人在坐着时发生压力伤害的风险？
17. 为什么心理社会因素对预防压力性损伤很重要？
18. 压力性损伤的病理生理学是什么？
19. 为什么压力性损伤开始深入？
20. 为什么压力性损伤突然出现？
21. 定义压力损伤的经典 4 个阶段 1~4（目前接受）或 I ~ IV。
22. 定义无法分期的和可疑的深部组织损伤。
23. 压力伤害的 4 个基本原因是什么？
24. 对压力性损伤进行分期的实用价值是什么？
25. 为什么预防压力伤害这么难？需要做些什么来保持尽可能低的发病率？
26. 手术中为什么会发生压力伤？怎样做才能将风险降到最低？
27. 哪种医疗服务提供者在预防压力性损伤方面起着最重要的作用？为什么？
28. 对比以下减压支撑表面：泡沫、凝胶、空气、水、空气流化和低空气损失。
29. 定义并列出下列各项的优点/缺点。
   a. 支持因素
   b. 包裹
   c. 浸没
   d. 网状的
   e. 预塑性的
30. 预测压力伤害风险最常用的工具是什么？

31. 这些工具的主要组成部分是什么?
32. 这些工具中的缺点是什么?
33. 这些工具的价值是什么，迫使他们在医疗保健环境中使用?
34. 这些工具的界值分数是多少?
35. 哪些常见问题通常会使患者面临这两种工具的高风险?

参考文献

[1] Edsberg LE, Black JM, Goldberg M, McNichol L, Moore L, Sieggreen M. Revised National Pressure Ulcer Advisory Panel Pressure Injury Staging System: Revised Pressure Injury Staging System. J Wound Ostomy Continence Nurs. 2016;43(6):585-597. doi:10.1097/WON.0000000000000281.

参考书目

[1] Agency for Healthcare Research and Quality (US). Air-fluidized beds used for treatment of pressure ulcers in the home environment [Internet]. Nov 7, 2001. Technology Assessment. https://www.ncbi.nlm.nih.gov/books/NBK285388/.

[2] Agency for Healthcare Research and Quality. https://www.ahrq.gov/patient-safety/settings/hospital/resource/pressureulcer/tool/index.html.

[3] Barry M, Nugent L. Pressure ulcer prevention in frail older people. Nurs Stand. 2015;30(16):50-60. doi:10.7748/ns.30.16.50.s46.

[4] Black JM. Prophylactic dressings for pressure injury prevention: how do they work? Adv Skin Wound Care. 2019;32(7S Suppl 1):S2-S3. doi:10.1097/01.ASW.0000558696.45433.30.

[5] Black JM, Cuddigan JE, Walko MA, Didier LA, Lander MJ, Kelpe MR. Medical device related pressure ulcers in hospitalized patients. Int Wound J. 2010;7(5):358-365. doi:10.1111/j.1742-481X.2010.00699.x.

[6] Black JM, Edsberg LE, Baharestani MM, et al. Pressure ulcers: avoidable or unavoidable? Results of the National Pressure Ulcer Advisory Panel Consensus Conference. Ostomy Wound Manage. 2011;57(2):24-37.

[7] Cox J. Risk factors for pressure injury development among critical care patients. Crit Care Nurs Clin North Am. 2020;32(4):473-488. doi:10.1016/j.cnc.2020.07.001.

[8] Demarré L, Van Lancker A, Van Hecke A, et al. The cost of prevention and treatment of pressure ulcers: a systematic review. Int J Nurs Stud. 2015;52(11):1754-1774. doi:10.1016/j.ijnurstu.2015.06.006.

[9] Edsberg LE, Black JM, Goldberg M, McNichol L, Moore L, Sieggreen M. Revised National Pressure Ulcer Advisory Panel pressure injury staging system: revised pressure injury staging

[10] Fowler E, Scott-Williams S, McGuire JB. Practice recommendations for preventing heel pressure ulcers. Ostomy Wound Manage. 2008;54(10):42-57.

[11] Hajhosseini B, Longaker MT, Gurtner GC. Pressure injury. Ann Surg. 2020;271(4):671-679. doi:10.1097/SLA.0000000000003567.

[12] Harmon LC, Grobbel C, Palleschi M. Reducing pressure injury incidence using a turn team assignment: analysis of a quality improvement project. J Wound Ostomy Continence Nurs. 2016;43(5):477-482. doi:10.1097/WON.0000000000000258.

[13] Kottner J, Balzer K, Dassen T, Heinze S. Pressure ulcers: a critical review of definitions and classifications. Ostomy Wound Manage. 2009;55(9):22-29.

[14] Kottner J, Cuddigan J, Carville K, et al. Prevention and treatment of pressure ulcers/injuries: the protocol for the second update of the international Clinical Practice Guideline 2019. J Tissue Viability. 2019;28(2):51-58. doi:10.1016/j.jtv.2019.01.001.

[15] Langemo D, Haesler E, Naylor W, Tippett A, Young T. Evidence-based guidelines for pressure ulcer management at the end of life. Int J Palliat Nurs. 2015;21(5):225-232. doi:10.12968/ijpn.2015.21.5.225.

[16] Mervis JS, Phillips TJ. Pressure ulcers: pathophysiology, epidemiology, risk factors, and presentation. J Am Acad Dermatol. 2019;81(4):881-890. doi:10.1016/j.jaad.2018.12.069.

[17] Mervis JS, Phillips TJ. Pressure ulcers: prevention and management. J Am Acad Dermatol. 2019;81(4):893-902. doi:10.1016/j.jaad.2018.12.068.

[18] Munoz N, Posthauer ME, Cereda E, Schols JMGA, Haesler E. The role of nutrition for pressure injury prevention and healing: the 2019 International Clinical Practice Guideline Recommendations. Adv Skin Wound Care. 2020;33(3):123-136. doi:10.1097/01.ASW.0000653144.90739.ad.

[19] National Clinical Guideline Centre (UK). The prevention and management of pressure ulcers in primary and secondary care. National Institute for Health and Care Excellence (UK); 2014. (NICE Clinical Guidelines, No. 179.) https://www.ncbi.nlm.nih.gov/books/NBK248068/.

[20] Pittman J, Gillespie C. Medical device-related pressure injuries. Crit Care Nurs Clin North Am. 2020;32(4):533-542. doi:10.1016/j.cnc.2020.08.004.

[21] Preventing pressure ulcers in hospitals. Content last reviewed October 2014. Agency for Healthcare Research and Quality. https://www.ahrq.gov/patient-safety/settings/hospital/resource/pressureulcer/tool/index.html.

[22] Reger SI, Ranganathan VK, Sahgal V. Support surface interface pressure, microenvironment, and the prevalence of pressure ulcers: an analysis of the literature. Ostomy Wound Manage. 2007;53(10):50-58.

[23] Young M. Medical device-related pressure ulcers: a clear case of iatrogenic harm. Br J Nurs. 2018;27(15):S6-S13. doi:10.12968/bjon.2018.27.15.S6.

system. J Wound Ostomy Continence Nurs. 2016;43(6):585-597. doi:10.1097/won.0000000000000281.

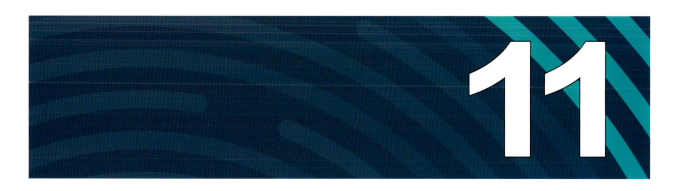

神经性溃疡

目 标

- 列出神经病变的特征。
- 解释糖尿病为何会导致足部损伤。
- 区分动脉疾病和神经病变的影响。
- 识别足部的高危部位。
- 描述足部伤口如何导致截肢。
- 讨论由糖尿病引起的足部伤口的分级和分类（Wagner 分级法和 TEXAS 大学分类法）。
- 采用适当的方法为神经病变性足减压。
- 讨论除伤口护理外神经性溃疡管理的其他组成部分。
- 描述神经性伤口管理团队其他成员的角色。
- 对鞋进行评估。

糖尿病足溃疡

糖尿病足溃疡（DFUs）这一术语被广泛使用，并且在本章讨论的伤口中占大部分。然而，其他类型的神经病变也可能导致相同类型的溃疡。此外，许多 DFUs 实际上是动脉性的，对于动脉性溃疡而言，针对神经病变的特定干预措施是不合适的。使用"糖尿病足溃疡"（DFU）这个术语的主要原因之一是，如果提供了 DFU 的诊断，美国医疗保险和医疗补助服务中心会为某些当前程序术语代码支

付费用，而不是为神经性溃疡支付费用。

糖尿病和足部损伤的风险

在美国，糖尿病足并发症的治疗费用估计为每年 150 亿美元。根据 2005—2010 年收集的数据，美国糖尿病患者的治疗费用中约有 1/3 来自足部溃疡的治疗，其中因足部溃疡住院治疗的费用占总经济负担的一半。此外，大约 85% 的非创伤性下肢截肢是由于 DFUs 引起的。肢体丧失对患者的功能和生活质量有毁灭性的影响。截肢患者的

5 年估计死亡率为 39%～68%。除了导致足部损伤的神经病变，糖尿病还是许多健康问题的风险因素，这也是本章的重点。导致神经病变的两种主要糖尿病类型是 1 型糖尿病（DM1）和 2 型糖尿病（DM2）。DM1 通常出现在儿童和青少年时期，约占所有糖尿病病例的 5%。DM1 由免疫损伤引起，破坏了分泌胰岛素的胰岛 β 细胞，需要胰岛素替代治疗。DM2 有较大的遗传因素，并与一系列症状相关，包括肥胖、高血压、胰岛素抵抗，以及其他产生合成代谢抵抗的内分泌变化。不良饮食习惯和缺乏体育锻炼等生活方式在很大程度上导致了糖尿病的发生。随着超重和肥胖人数的增加，这些因素在社会中的普遍性也在不断上升。这就导致了包括儿童在内的 DM2 患病率不断上升。在美国，2022 年估计 DM2 的患者数为 3700 万，略低于总人口的 10%。

神经病变和外周动脉疾病是与糖尿病相关的常见病症，两者都可能导致足部损伤并延迟愈合。大多数 DFUs 患者（80%）同时存在神经病变和动脉供血不足。本章重点讨论周围神经病变，而动脉疾病将在下一章中讨论。周围神经病变是糖尿病最常见的并发症。大约 50% 的糖尿病患者最终会发展成远端神经病变。在 DFUs 患者中，大约一半主要是由神经病变引起的，而大约 20% 是由血流不足引起的。由于代谢功能障碍，糖尿病患者还更容易感染，伤口愈合也会延迟。

尽管 60%～80% 的 DFUs 最终会愈合，但这类伤口会带来许多严重后果。据估计，糖尿病患者一生中足部溃疡的发生率为 10%～25%。不幸的是，在糖尿病患者中，其他并发症，如视力问题、晚期肾病和其他问题往往比足部护理更受重视。除非感觉神经受损导致疼痛，否则大多数与神经病变相关的问题很容易被忽视。然而，神经病变的影响，以及足部关节的糖基化 / 僵化可能会发展成重大的健康问题，甚至导致截肢。

溃疡的复发也是一个重要问题，大约有 40% 的患者在 1 年内会再次出现伤口。伤口复发的概率随着糖尿病病程的延长和血糖控制的不佳而增加，糖化血红蛋白（HbA1c）水平的升高可以反映这一点。

神经病变、周围动脉疾病与糖尿病足溃疡

糖尿病患者发生周围神经病变的最大风险因素之一是血糖管理不佳。HbA1c 水平是一个重要的预后指标，建议非妊娠糖尿病患者将 HbA1c 水平控制在 7% 或以下。然而，根据其他健康相关问题，医疗服务提供者可以设定个性化的血糖管理目标。不幸的是，对于许多人来说，糖尿病是一种无声的疾病，50% 的人可能甚至在并发症导致他们寻求医疗治疗之前都不知道自己患有糖尿病。发展性神经病变和足部溃疡的风险因素包括高血压、血脂异常和吸烟。神经病变的患病率也随着患者年龄、糖尿病持续时间、周围血管疾病史、肾脏疾病、足部畸形、既往足部溃疡和既往下肢截肢等而增加。

糖尿病足溃疡这一术语的采用加剧了将神经病变和动脉疾病混为一谈的问题。虽然神经病变和动脉疾病经常与糖尿病并发，但糖尿病患者可能只有其中一种、两种或者一种都没有。神经病变会造成足部动态负荷异常。动脉疾病使组织缺乏养分，从而使足部更容易受到压力的伤害，尤其是异常动态负荷和感染。此外，即使没有神经病变，动脉疾病也可能导致足部溃疡。正如以下章节所讨论的，神经病变和动脉疾病会产生特征性的伤口外观和位置。因为患有神经病变的人通常免疫力也会减弱，所以神经病变、动脉疾病和感染的结合经常导致截肢。

神经病变性溃疡的特征

糖尿病是导致神经病变的主要原因，但不是唯一原因。尽管许多神经性溃疡可以归因于糖尿病，但可能导致周围神经病变的原因包括外伤、感染、血管损伤、维生素或营养素缺乏、脊柱狭窄、周围神经损伤、传染性和遗传性疾病、汉森病（麻风病）、吉兰 - 巴雷综合征、腓骨肌萎缩症、慢性炎症性脱髓鞘多发性神经病、长期酗酒，以及化疗引起的周围神经病变，常见于接受过铂类药物（如

奥沙利铂和顺铂）、长春碱类（长春新碱）、紫杉醇等药物治疗的癌症幸存者中。有关神经病变治疗的大部分研究都来自路易斯安那州巴吞鲁日的汉森病研究中心。

周围神经病有几大后果。大直径和小直径的神经纤维都可能受到影响，导致感觉、运动和自主神经功能障碍。一些周围神经病变的患者可能会出现与小纤维感觉改变相关的不适，包括分辨正常疼痛刺激、温度和粗触觉的能力下降。小神经元疾病的症状包括灼烧感和刺痛感。与大纤维感觉改变相关的症状可能包括精细触觉和振动感觉的减弱或丧失。然而，保护性感觉的丧失尤其具有危害，因为它导致检测和应对可能损伤皮肤的外界刺激的能力降低。

运动神经病变会影响脚趾、脚掌和脚踝的肌肉，通常会导致屈肌和伸肌肌群之间的不平衡，以及脚部内在肌肉的萎缩。随着时间的推移，肌肉失衡会导致骨骼畸形，并在负重活动和行走时产生异常压痛点。反过来，这些异常压力点可能会导致胼胝（老茧）的形成。老茧的存在进一步增加了皮肤和下层组织受损的风险，尤其是在重复受力的情况下。骨性畸形和老茧是足部溃疡最常见的发生部位，即足底和大脚趾内侧以及跖骨头。

自主神经病变的后果包括由于对温度和活动变化的反应中血管舒张和收缩效率低下而导致的血流异常。自主神经病变可能导致皮肤干燥和开裂，导致形成老茧、裂纹和缝隙，使细菌和其他病原体进入皮肤。

由于周围神经病变的患者容易不经意间损伤足部皮肤，反复的外力有时会导致无害事件（如穿新鞋）引起皮肤损伤。虽然保护性感觉正常的人会限制穿新鞋的时间，但重复的轻微损伤可能会导致形成水泡，进而发展成伤口。运动神经病变会导致足部骨性畸形，而自主神经改变可能引起皮肤干燥和老茧，这些因素结合起来会加剧反复轻微损伤的影响。

由于神经病变产生了生物力学问题，因此伤口往往是椭圆形或圆形的，这是由于在步态周期中，足骨突起处的组织受到压迫和剪切力作用而形成的。跖骨头下和脚趾上的足底表面压力/剪切点

最容易受到神经性损伤。此外，保护性感觉的丧失可能会使足部表面发生摩擦性损伤，如第五跖骨茎突部位、脚趾的外侧和背侧面、脚趾尖和脚后跟等部位。

神经性溃疡的湿度是不同的。通常情况下，由于合并动脉疾病，神经性溃疡是干燥的；然而，它们可能有正常的湿度，甚至由于感染而变得相当潮湿。随着感染的消除，伤口床可能会迅速从湿润变为干燥，临床医师必须做好准备更换不同的敷料以适应伤口湿度的变化。

由于神经病变，这些溃疡通常是无痛的。然而，一些患者可能会有间歇性感觉障碍（疼痛、持续时间短的触电感或灼烧感），也可能会出现持续性的麻痹感（针刺感）。神经性溃疡患者极有可能丧失保护性感觉，表现为无法感觉到10g单丝是否弯曲。神经性病变足部的其他感觉变化特征包括振动感觉（大感觉神经元）的丧失、位置感觉（Romberg试验）的丧失，以及踝关节反射（大运动和感觉神经元）的减少或消失。动脉性溃疡和神经性溃疡的区别见表11-1。

动脉性溃疡的特征

周围动脉疾病引起的血流限制往往对直径较小的动脉血管影响更大。这些小血管通常供应远端肢体。因此，动脉性溃疡往往始于脚趾，也可以在任何毛细血管血流缓慢到足以导致组织坏死的地方形成，由于缺血降低了组织对压力的耐受性，对血液循环受损的组织施加压力可以导致类似神经病变引起的圆形溃疡。然而，尽管许多动脉性溃疡具有特征性的圆形"凿出"外观，溃疡的形状可能会根据受影响动脉区域供应的组织区域的形状而有所不同。因此，临床医师不应仅依赖溃疡的形状来区分动脉疾病和神经病变作为溃疡的原因。

动脉性溃疡通常是干燥的，除非出现湿性坏疽。当血液流动不足以维持组织存活，但仍然足以使得坏死组织产生的渗透作用驱动一些水分从剩余的组织和循环中移动时，就会发生湿性坏疽。一般来说，患有动脉供血不足的患者会主诉患肢疼痛（跛行）。临床医师通常能够观察到该区域皮肤和肌

	表 11-1　神经病变与动脉病变所致溃疡的鉴别诊断	
性质	神经病变性	缺血性（动脉供血不足）
外观	圆形或椭圆形	周围皮肤干燥 不规则、湿性或干性坏疽 皮肤萎缩、指甲变厚、毛发脱落 依赖性红斑
部位	承重或行走时受压力和剪切力的部位	肢体远端，尤其是脚趾和脚跟，也可能发生在动脉血管闭塞的任何部位
疼痛	无，但可能有感觉障碍	疼痛
测试	感觉测试显示保护性感觉丧失、振动感觉丧失、位置感觉丧失和反射消失	踝肱指数低 经皮氧分压低 跑步机测试中出现跛行

肉的萎缩。随着脂肪的流失，皮肤会变得光滑，皮肤内的血管清晰可见。动脉疾病的常见症状包括四肢毛发脱落、指甲增厚，以及由真菌感染引起的变黄。踝肱指数是用于确定足部灌注状态的常用测试。如第 8 章所述，动脉性溃疡会伴随低踝肱指数。

患者管理

糖尿病患者预防足部溃疡的首要措施是控制血糖。关于血糖的信息有两种类型：即时的（快照）值和长期的"平均"值。使用血糖仪测量血糖得到的结果应该接近 90 mg/dL（根据 Lab Tests Online，认为 70～99 mg/dL 是正常的空腹血糖）。然而，许多人，尤其是那些血糖波动剧烈的人，可能会因为担心低血糖/胰岛素休克而对如此低的血糖水平感到不适。糖化血红蛋白（HbA1c，或简称 A1c）是血液中的葡萄糖与红细胞内血红蛋白结合的产物。葡萄糖分子与蛋白质结合的过程称为糖基化。过度的糖基化会导致蛋白质功能改变，并且在很大程度上导致足部发生变化，这些变化使患者容易发生溃疡。单次测量获得的 HbA1c 反映大约 3 个月内血糖控制的"平均"值，而血糖仪只提供了当前血糖控制的"快照"值。

糖基化是糖尿病病理生理学中的重要部分。特别是关节和内皮细胞的糖基化是导致足部损伤的主要原因。关节僵硬、动脉粥样硬化和微动脉粥样硬化（微动脉的硬化）很大程度上是由于长期高血

糖引起的。

高血糖和糖尿病性神经病变

高血糖会损害全部 3 种神经元。许多人只关注感觉神经病变，虽然这很重要，但这会让人们相对地忽视运动神经和自主神经损伤。运动神经病变和自主神经病变至少在导致足部受伤方面与感觉神经同等重要。

关节的糖基化会导致拇趾僵硬和活动受限，这会使脚变得僵硬，无法在中足到前足的过渡过程中分散力量，从而产生异常的脚趾离地方式，这会导致典型的第一跖骨头下的溃疡形成，较少见的是其他跖骨头下的溃疡。本体感知的丧失会导致支撑基础变宽，给足部带来进一步的异常力量。

三重神经病变

使用"三重神经病变"一词是为了让人们更关注运动神经和自主神经损伤的影响。感觉神经病变除了使患者意识不到足部可能受到的伤害外还会产生多种影响。例如，鞋里遗留的异物，接缝处、穿透鞋的物体，以及鞋部件的损坏导致足部受到摩擦等情况都不会被患者察觉。有患者因穿着带有碎玻璃的鞋行走一整天而造成足部严重急性伤害。感觉丧失的另一个重要表现是穿过小或鞋带系得过紧的鞋。随着感觉丧失的进展，患者最初会通过系紧鞋

带来弥补鞋在足部的正常感觉，后来可能会购买更小的鞋。患者觉得这样合适是因为较小的鞋产生的深层压力让他们觉得鞋合脚。如图 11-1 所示，穿太小的鞋的结果之一是脚趾拥挤和脚趾形状根据鞋内形状，以及相邻脚趾变形。脚趾拥挤和运动神经病变都可能导致爪形趾和锤状趾的畸形。

运动神经病变首先使足部的内在肌肉变弱，然后才影响较长的足背屈肌。肌肉力量的不平衡加剧了由于将脚趾塞入过小鞋子而已经造成的足部形状改变。爪形趾和锤状趾增加了脚趾关节间部位和趾尖皮肤受伤的风险，这种症状被称为 Tip-Top-Toe 综合征，如图 11-2 所示。

自主神经病变会使足部汗液减少，导致皮肤干燥，可能出现开裂和皲裂。当自主神经病变与动脉疾病共存时，会增加受伤的风险。湿润的皮肤能保持柔软并分散力量，而干燥、僵硬的皮肤不仅自身容易受伤，还会形成较硬的表面，损害骨骼和坚硬皮肤之间的组织。每次足底溃疡通过瘢痕愈合都会使情况变得更糟糕，足底皮肤的弹性也会越来越差。

足部的危险区域

足底受伤中，超过一半发生在第一跖骨区域，这是意料之中的，因为在行走过程中大约有一半的足底压力是落在第一跖骨上的。这些损伤发生之前几乎总是先形成老茧。与瘢痕形成一样，老茧的形成降低了皮肤分散压力的能力。糖尿病足溃疡中，30% 发生在第一趾的足底表面；22% 在第一跖骨头上；13% 在趾背侧；10% 在其他趾的足底表面；1% 在脚跟上；在第二、第三、第四和第五跖骨头上分别占 9% 及逐渐减小的百分比。

虽然通常把压力作为造成损伤的原因，但大多数问题可以追溯到行走过程中产生的切向剪切力，这些力导致了老茧的形成。老茧是手掌和足底皮肤暴露于过度剪切力下的正常反应。单纯的压力不太可能导致足底溃疡，因为那些没有糖尿病的人可以整天站立或背着重背包行走而不发展成足底溃疡。然而，研究表明，皮肤在分散不足的力量下反复发生形变会导致溃疡。特别是当拇趾变得僵硬时，第一跖骨区域发生溃疡的可能性大大增加。

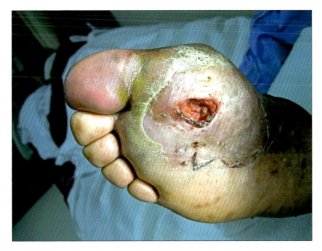

图 11-1 由于感觉神经病变导致脚趾受挤压并根据鞋内形状变形

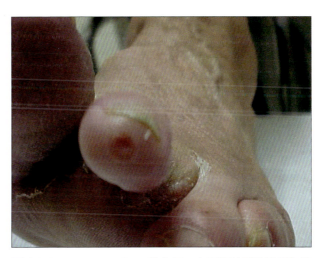

图 11-2 Tip-Top-Toe 综合征。由于脚趾拥挤引起的第二趾尖部溃疡

与糖尿病神经病变相关的足部畸形

有多种畸形会导致足部受伤。锤状趾、爪状趾、拇趾僵硬、拇趾活动受限等在糖尿病患者中更为常见。

锤状趾和爪状趾

糖尿病性神经病变通常被描述为手套和袜子样分布，这意味着最长的神经元首先受到影响。延伸至脚趾的神经元最先受损，而支配腿部肌肉的神经元则比支配足部内在肌肉的神经元更晚受到影响。足部的背屈肌非常强壮，而脚趾的小肌肉相对较弱，它们共同决定了脚趾相对于跖趾关节和近端趾间关节的位置关系。当足部的小肌肉因神经病变而变得无力时，强壮的背屈肌会将跖趾关节牵拉伸展，而近端趾间关节则会被动地被拉直。在锤状趾中，这种拉力小于爪状趾，导致第 2 ~ 5 近端趾间关节被动地处于弯曲状态，而远端趾间关节则处于伸展，使得第 2 ~ 5 趾的趾腹保持在支撑面上。形成锤状趾和爪状趾的力如图 11-3 所示。

爪状趾是由于跖趾关节伸展程度大于锤状趾。近端趾间关节抬升过高，以至于第 2 ~ 5 趾必须依靠趾尖支撑。在锤状趾和爪状趾中，只有一个远端趾间关节的拇趾通常都会依靠趾尖支撑。如前所述，感觉丧失通常导致穿着过小的鞋子。肌肉力量失衡加上鞋子过小增加了形成锤状趾或爪状趾的可能性。由锤状趾或爪状趾摩擦鞋面顶部造成的趾背溃疡可以通过穿着更深的鞋子来改善，这样的鞋子可以为脚趾提供更多的空间。

Tip-Top-Toe 综合征

锤状趾或爪状趾的足部皮肤损伤会导致所谓的 Tip-Top-Toe 综合征。趾间关节的皮肤会出现老茧，通常被称为鸡眼，这些鸡眼随后可能会发生溃疡。锤状趾的尖端顶住鞋的末端，而爪状趾的尖端则顶住鞋底，都容易导致溃疡。Tip-Top-Toe 综合征常常伴随着脚趾的拥挤和变形。第二趾尖端受损的情况如图 11-2 所示。

拇趾僵硬

第一跖趾关节的关节软骨的丧失会导致拇趾僵硬，这种僵硬阻碍了行走时脚趾离地的正常滚动动作。僵硬的脚趾会对第一脚趾和跖骨头下的皮肤造成过度磨损。在没有糖尿病的情况下也可能出现拇趾僵硬，而关节的糖基化产生僵硬增加了这种情况的可能性。此外，近趾关节的糖基化进一步加重了第一趾的负荷，增加了皮肤损伤的风险。

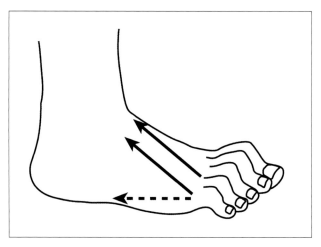

图 11-3　形成锤状趾和爪状趾的力。脚趾的长伸肌力量正常、内在趾屈肌的无力，以及感觉神经病变导致穿着过小的鞋子会导致锤状趾的产生

拇趾活动受限

拇趾活动受限和拇趾僵硬虽然在某些方面相似，但拇趾活动受限的患者在非承重状态下，拇趾具有完全的被动活动范围。也就是说，当脚没有承受体重时，可以手动移动拇趾通过其整个活动范围。然而，在站立姿势中，患者无法主动移动脚趾并通过其活动范围，这与拇趾僵硬相似，都会在第一跖骨上施加过多的力量。拇趾僵直和活动受限可能在神经病变发生之前就存在，但与神经病变一起产生的足部异常压力可能引发或加剧这些情况。

神经病变和感染风险

感染是神经病变性足部溃疡的常见并发症。糖尿病患者经历的免疫变化增加了这种风险。在感觉丧失的皮肤区域，白细胞浸润的速率受到影响。此外，巨噬细胞功能减弱，导致吞噬作用减弱。由于大血管和微血管疾病引起的局部供血受限，使创面愈合和免疫功能障碍更加复杂。由于这些复杂的损害，深部组织和骨骼感染的风险增加，从而增加了骨骼感染（骨髓炎）和截肢的风险。由于感觉减弱或丧失以及血液循环改变，糖尿病患者有时未能表现出感染的典型症状和体征，如疼痛、压痛、红肿和皮肤温度升高。有时，愈合时间的延长和伤口闭合的延迟是感染存在的唯一迹象，需要仔细监测。

足部伤口和导致截肢的病因途径

　　国家汉森病项目（NHDP）于 1992 年开展了预防下肢截肢（LEAP）项目。该项目最初是为了预防患有汉森病的患者截肢而设立的，但现在已经扩展到包括任何导致足部保护性感觉丧失的情况，包括糖尿病。他们的网站是 https://www.hrsa.gov/hansens-disease/leap/index.html。项目的目标是阻止导致截肢的病因途径进一步恶化。这一途径始于神经病变和导致溃疡的轻微创伤。脚部轻微外伤的人通常不会有任何愈合问题，但那些患有神经病变的人在愈合方面处于劣势。持续的创伤、与糖尿病相关的免疫功能下降、血管疾病的存在，以及对伤口的忽视，都会增加愈合不良的风险。坏疽通常是严重动脉疾病的结果。然而，感染带来的代谢需求增加加上愈合的需求，可能会在没有脚部创伤的情况下，在本不会发生坏疽的人身上发生。然而，那些本可能导致坏疽和截肢的血管疾病，可以通过血管重建手术或者更保守的早期治疗来预防。由于感觉减退导致患者未能及时察觉并寻求治疗，再加上感染和组织损伤的快速进展，最终可能导致截肢。这一发展途径在表 11-2 中有重点阐述。

截肢的预防

　　截肢不仅仅是失去一个肢体，需要第二次截肢的风险非常高，而且第二次截肢的死亡率也同样很高。截肢本身不会导致死亡，但是导致截肢的潜在疾病过程也会增加中风、心肌梗死和肾衰竭的风险。尽管如此，改变生活方式，比如改善血糖控制和加强疾病监测，患者仍然可能拥有更健康的未来。截肢的危险因素见表 11-3。预防措施包括年度足部筛查、患者教育、日常自我检查、鞋子检查和对简单足部问题的管理。

表 11-2　糖尿病性神经病变导致截肢病因途径

- 神经病变
- 轻微创伤
- 溃疡
- 愈合不良
- 坏疽
- 截肢

表 11-3　根据美国糖尿病协会（ADA），足部溃疡和截肢的危险因素如下

- 糖尿病病程超过 10 年
- 血糖控制不佳
- 存在心血管、视网膜或肾脏等并发症
- 周围血管疾病
- 有溃疡或截肢史
- 周围神经病变
- 生物力学改变
- 压力增加的证据：表现为胼胝（老茧）、红肿或胼胝下的出血
- 关节活动受限
- 骨性畸形
- 严重的指甲病变

足部筛查

　　密歇根神经病变筛查工具（Michigan Neuropathy Screening Instrument，MNSI）是一个用于筛查神经病变的特定工具（表 11-4）。这包括一份由患者填写的病史问卷和体格检查，体格检查包括足部筛查、振动感知测试、踝反射检查以及单丝触觉测试。这些检测方法在工具中和本节中都有详细描述。其中一些内容已经在第 8 章介绍过。足部筛查涵盖了神经病变的 3 个主要方面及其相关影响。通过踮脚和脚尖行走的动作可以判断一个人是否具备足够的脚部力量，以确保在行走过程中不会给脚部带来不必要的压力。从脚跟着地、放松脚掌，再到从中立位置过渡到脚尖离地的能力可以减少足底软组织受到的剪切力。可以通过观察行走过程中与主动和被动活动范围的比较，同时检查踝关节和足部的活动范围。

　　鞋子检查包括判断鞋子是否合适。由于感觉减退，许多神经病变患者会穿着过小的鞋子。较小的

表 11-4　密歇根神经病变筛查工具（患者版）		
A．病史（由糖尿病患者填写）		
请花几分钟回答以下关于你的腿和脚的感觉的问题。根据你平时的感觉来选择是或否。谢谢。		
1. 您是否有腿和 / 或脚麻木？	是	否
2. 您的腿部和 / 脚部是否有过灼痛感？	是	否
3. 您的脚是否对触摸很敏感？	是	否
4. 您的腿和 / 或脚有肌肉痉挛吗？	是	否
5. 您的腿或脚有刺痛的感觉吗？	是	否
6. 床单碰到您的皮肤会痛吗？	是	否
7. 当您进入浴缸或淋浴时，您能分辨出热水和冷水吗？	是	否
8. 您脚上有过开放性溃疡吗？	是	否
9. 您的医师是否曾经告诉您患有糖尿病神经病变？	是	否
10. 您是否经常感到全身乏力？	是	否
11. 您的症状是否在夜间加重？	是	否
12. 您走路时腿疼吗？	是	否
13. 您走路时能感觉到自己的脚吗？	是	否
14. 您脚上的皮肤是否干得裂开了？	是	否
15. 您是否做过截肢手术？	是	否
共计：		

如何使用密歇根神经病变筛查工具

病史
病史问卷由患者自行填写。回答的问题将被累加以得出总分。对于项目 1 ~ 3、5、6、8、9、11、12、14、15 的回答如果是"是"，则每个项目计为 1 分。对于项目 7 和 13 的回答如果是"否"，则也计为 1 分。项目 4 是用来衡量血液循环障碍的，项目 10 是用来衡量全身乏力的，这两项不包括在评分中。为了减少可能出现的偏差，患者版本中删除了所有评分信息。

身体评估
对于所有的评估，足部应该是温暖的（> 30℃）。

足部检查
检查足部是否有皮肤过度干燥、老茧形成、裂缝、明显溃疡或畸形的迹象。畸形包括扁平足、锤状趾、脚趾重叠、姆外翻、关节半脱位、趾骨头突出、内侧突出（Charcot foot）和截肢。

振动感觉
振动感觉测试应在拇趾无支撑的情况下进行。使用一个 128 Hz 的音叉，放置在拇趾背面的远端指间关节的骨突上，进行双侧振动感觉测试。患者需闭上眼睛，当他们感觉不到振动时告知检查者。一般来说，检查者在手持音叉时，应在其食指远端上感觉到振动比正常受试者在拇趾上感觉到的振动时间长 5 s（如检查者的手指远端指间关节与患者的脚趾比较）。如果检查者在手指上感觉到振动 10 s 或更长时间，则认为振动感觉减弱。还应进行一次非振动状态下的测试，以确保患者是在对振动而非压力或其他刺激做出反应。振动感觉的评分标准为：①如果检查者在手指上感觉到振动时间少于 10 s，则为"存在"；②如果检查者感觉到振动时间超过 10 s，则为"减弱"；③如果患者完全没有感觉到振动，则为"缺失"。

肌肉伸展反射
使用合适的反射锤（如 Tromner 或 Queen Square）检查踝反射。患者应处于坐位，足部自然下垂并保持放松状态。为了获得最佳的肌肉伸展效果，需要被动地固定脚部并让患者轻微背屈。检查时，应直接敲击跟腱。如果能够引出反射，记录为"存在"。如果反射消失，患者需要执行 Jendrassic 手法（即手指交叉并用力拉紧）。仅能通过 Jendrassic 手法引出的反射，记录为"增强后存在"。如果即使在执行 Jendrassic 手法后反射仍然消失，则认为反射"不存在"。

单丝测试

在这项检查中，重要的是患者的脚部要有支撑（即让足底平放在一个平坦、温暖的表面上）。单丝最初应进行预压（在检查者食指的背面垂直施加 4～6 次压力）。然后将单丝用于拇趾的背面，位置在拇趾背甲褶和远端指间关节的中点。不要直接握住脚趾。用单丝垂直且短暂（＜1 s）地施加均匀的压力。当单丝弯曲时，表示已施加了 10 g 的压力。患者闭上眼睛，如果感觉到单丝，回答"是"。在 10 次施压中有 8 次正确回答为正常，1～7 次正确回答表示感觉减退，没有正确回答则意味着感觉消失。

B. 身体评估（由医疗专业人员填写）

1. 足部外观	右侧 a. 正常　0 是　　1 否 b. 如果否，请勾选所有适用选项： 　__ 畸形 　__ 皮肤干燥、老茧 　__ 感染 　__ 裂缝 　__ 其他（请说明）：		左侧 a. 正常　0 是　　1 否 b. 如果否，请勾选所有适用选项： 　__ 畸形 　__ 皮肤干燥、老茧 　__ 感染 　__ 裂缝 　__ 其他（请说明）：		
2. 溃疡	右侧 无　　有 0　　1		左侧 无　　有 0　　1		
3. 踝反射	存在 0	增强后存在 0.5	消失 1	存在 0	增强后存在 0.5	消失 1
4. 拇趾有振动感觉	存在 0	减弱 0.5	消失 1	存在 0	减弱 0.5	消失 1
5. 单丝测试	正常 0	减退 0.5	消失 1	正常 0	减退 0.5	消失 1

签名：　　　　　　　　　　　　　　　　　　　　　　总分：　　　/10 分

此表格由密歇根糖尿病研究和培训中心提供，位于密歇根州安娜堡。

鞋子提供了患者习惯的足部感觉。然而，穿着这样过小的鞋子会导致几个问题。首先，患者的脚形会适应鞋子内部的形状，即所谓的"脚的成形"，如图 11-1 所示。脚趾可能会因为鞋子的不合适而被推向跖趾关节过伸，导致形成锤状趾或爪状趾，尤其是在固有足部肌肉力量减弱的情况下。爪状趾和锤状趾会使患者的脚趾尖和顶部容易受伤，即趾尖 - 趾顶综合征。鞋子的形状可能与鞋楦（鞋子制造时所依据的机械模型）不完全相同。前脚掌紧的鞋子可能在后脚掌处松脱，导致脚跟在鞋内产生活塞式滑动，从而对皮肤造成摩擦性损伤。根据脚和鞋形状的不匹配，摩擦性损伤还可能发生在其他部位，如第五趾的茎突部位。

患者可以绘制一个足部承重轮廓图或模板（图 11-4），并将其轻柔地放入患者鞋内。医师通过观察，检查鞋子过大造成空隙，以及鞋子过小导致纸张起皱的位置。患者可以将这对足部模板带去购买鞋子，以便挑选合适的鞋码。一旦完成足部轮廓的描绘，应在相应的模板上写上"右"和"左"的字样，以防错误地上下颠倒使用。握住鞋的两端并向内施力使其弯曲，鞋子应在跖骨部位弯曲，以便在行走过程中，从脚掌支撑阶段平稳过渡到脚尖离地阶段，而不会带来不必要的压力。通过捏压鞋子的顶部来判断鞋子是否有足够的弹性，让脚在鞋内有足够的空间。鞋跟的高度应该是低至平的，这样可以避免对前掌造成过度压力。应该建议患者避免穿着高跟鞋，尤其是那些鞋头狭窄的款式。

有几种方法可以用来绘制压力点。一个简单的方法是使用哈里斯垫或足印记录器，如图 11-5 所示。这种设备利用一个背面涂有墨水的橡胶垫，将

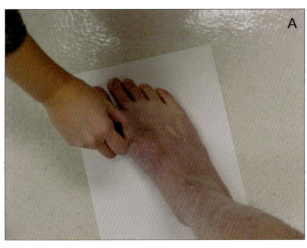
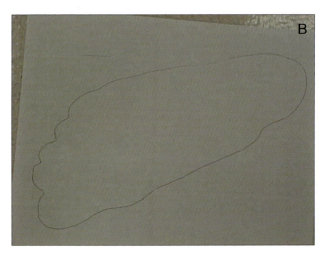

图 11-4 画一个脚模板来选择合适的鞋子。（A）绘制模板。（B）制作成品。用剪刀剪下模板，放在预期购买的鞋子里，以确保合适

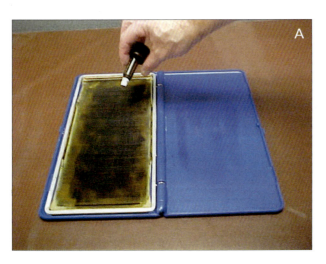
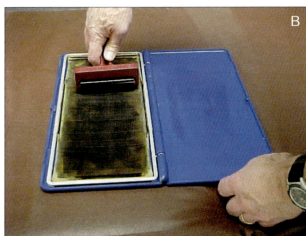
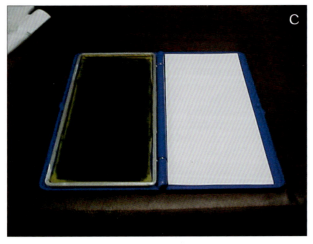
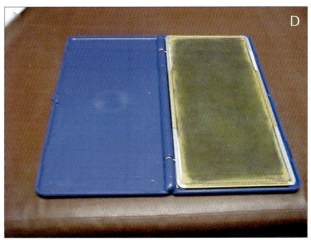

图 11-5 哈里斯垫。（A）将油墨涂在垫子底部的网格上。（B）将油墨均匀地涂在网格上。（C）将纸张放在垫子下面的托盘上。（D）将垫子旋转到托盘上，光滑的一面朝上，涂有墨水的网格面朝下（未完待续）

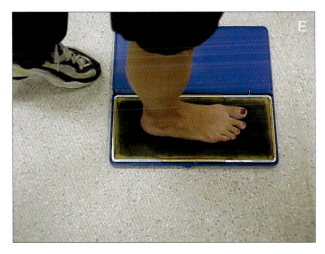
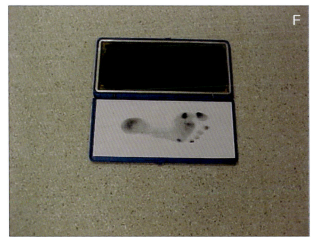
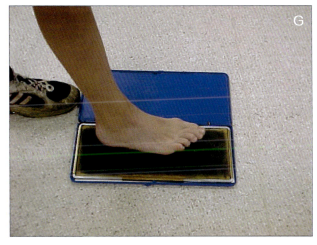
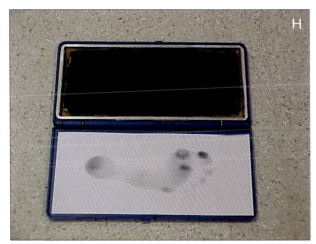

图 11-5 （续上页）（E）患者踏上垫子。（F）纸上标记更密集的部分表示高压区域。垫子上网格密集的部分需要更高的压力才能与下面的纸张接触。注意第一跖骨头和第一趾近端外侧部分的压力较高。（G）第二位患者踏上垫子。（H）注意第二位患者第一和第二跖骨头，以及第一趾的压力较高

其覆盖在下方的纸张上。垫子上涂有墨水的一面带有网格，这些网格与垫子上承受的压力相对应。最宽的网格对应最小的压力，而最窄的网格则对应最大的压力。高压力区域会显得较深，而压力非常低的区域则不会在纸上显示。结果可以显示出足弓高、扁平足，以及在一定程度上显示足部压力的传导路径。通常，足部的"热点"区域与老茧的位置相对应。此外，还可以通过计算机辅助设备获得更详细的信息，这些设备包括从鞋垫到行走垫等各种形式。

除了力量不足导致步态改变，从而影响了脚上的压力分布，感觉输入和感觉处理也应当被考虑在内。如图 11-6 所示，将一只脚的脚跟直接放在另一只脚的脚尖前面进行串联行走，会产生非常狭窄的支撑基底，需要良好的运动控制能力才能完成。

无法进行串联行走并不单独指向某个特定系统的问题，但确实表明患者在行走过程中可能对足部施加了异常的压力。

罗姆贝格测试（Romberg test）专门用于测试本体感觉。在进行这个测试时，要求患者双脚与肩同宽站立，然后闭上眼睛。失去视觉后，平衡通过本体感觉或前庭系统来维持。本体感觉包括许多结构的伸展和压缩，并在小脑中整合。微小的错误可以迅速被纠正，但不如视觉输入那样快，因此，即使本体感觉完好无损，闭上眼睛也会导致轻微的摇摆。然而，前庭系统需要加速度来启动错误纠正机制。因此，如果只依赖前庭系统，它会产生比本体感觉更大的摇摆，这种摇摆可能会被过度纠正，从而导致身体有更大的摇摆和摔倒风险，因此，需要有人在旁边观察保护患者。如果患者在闭上眼睛的

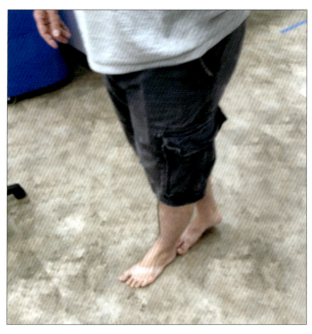

图 11-6   串联步行用于确定患者的本体感受、协调和保护脚的能力

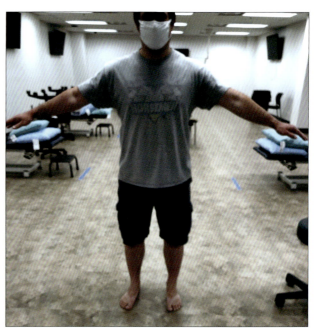

图 11-7   进行 ROMBERG 测试以确定患者的本体感受。摇摆表明在没有视觉输入的情况下，本体感受的丧失和对前庭系统的过度依赖

情况下摇摆幅度很小，那么可以认为患者的本体感觉是完好的。明显的摇摆则表明患者的本体感觉受损，如图 11-7 所示。通常，如果患者在行走时表现出较宽的支撑基础，也可以推断出本体感觉受损。我们可以推测，那些鞋底内侧磨损严重且行走时支撑基础较宽的患者，在罗姆贝格测试中的表现可能会较差。

步态评估

正常的步行依赖于感觉输入和运动控制之间复杂的平衡。周围神经病变导致的感觉和运动损伤会引起步态变化和足底压力异常。这些病理机制会导致足部溃疡和延迟愈合。除了足部溃疡外，周围神经病变患者的步态变化也是导致跌倒和功能丧失的主要原因。在行走过程中，周围神经通过传递关于本体感觉、压力、触觉和振动的信号，提供关于关节位置和承受重量的信息输入。因此，感觉障碍可能会影响脚的位置、平衡、减震以及适应不平路面的能力。

行走中有意识地控制下肢肌肉对于保持正常的

步态非常重要。在糖尿病周围神经病变患者中，腿部远端肌肉最常受到影响。这些变化导致出现足部和踝关节无力的情况。在步态周期中，胫骨前肌和脚趾伸肌的无力可能导致背屈减少。背屈肌的离心控制不足会使脚部迅速减速，导致脚掌拍打地面。这与有运动力量和控制能力的人在步态周期从摆动相过渡到支撑相时应有的平稳、良好控制的动作形成对比。在摆动相期间，踝关节背屈肌的同心收缩减弱可能表现为足下垂或跨阈步态。患肢前进时，当胫骨前肌无法有效提起脚趾以离开地面，就会出现这种情况。患有背屈肌无力的患者会通过在摆动期间增加髋关节和膝关节的屈曲程度来进行补偿，而其他患者可能在向前移动腿部时拖曳脚趾或绊倒。由于大多数糖尿病患者的症状是对称的，这些步态障碍通常也会在两侧同时出现。周围神经病变患者的其他常见步态问题包括步幅之间的变化增大，这可能是由于平衡不稳定所致。还可以观察到站立时间增加、步幅减少、步速和步频降低等情况。

踝关节背屈减少会导致行走时前足和跖骨头处的摩擦和剪切力增加，这些是神经性溃疡常见的部位。步态缺陷和异常的足底压力也可能会因肥胖和年龄增长而加剧。

足部筛查的感觉测试包括使用塞姆斯 – 温斯坦单丝（图 11-8），使用 5.07 g 或 10 g（两种标签都可使用）在图 11-9 所示的 10 个部位进行测试。能够感觉到 10 g 单丝表明患者有足够的感觉来确定脚部是否承受可能造成损伤的力量。感觉不到 10 g 单丝被归类为"保护性感觉丧失"。这是评估足部受伤风险的重要术语。使用一系列单丝可以更好地了解足部的感觉状态。然而，我们关注的是患者是否在足部筛查中失去了保护性感觉。请注意，一些资料使用少于 10 个部位，并可能使用替代部位。

对于感觉测试，患者的眼睛必须闭上，他们应该在感觉到时说出，而不是被问"你能感觉到这个吗？"此外，放置的节奏和顺序应该是随机的（空间和时间变化），以防止患者即使在感觉丧失的情况下也能感觉到单丝或其他感觉测试。其他适用于足部筛查的感觉测试包括使用 128 Hz 音叉的振动感觉测试和踝反射测试。

大型感觉神经元的振动测试

患者被要求辨别音叉是否在振动。用振动的或不振动的音叉触碰患者双脚的多个位置，触碰的节奏和顺序应随机变化。始终保持一定的停顿，以确保患者有足够的时间报告是否感觉到触碰或振动。

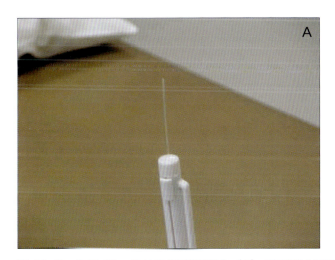
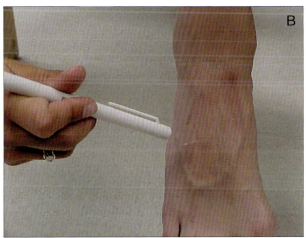

图 11-8 使用 10 g 单丝进行感觉测试。（A）用于测试保护性感觉的典型 10g 单丝的外观。（B）测试过程中显示 10g 单丝在足背位置的弯曲

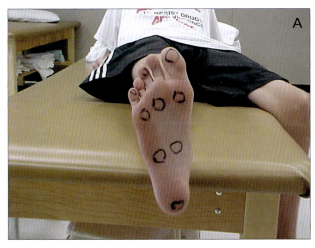
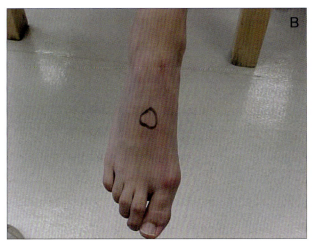

图 11-9 （A）足底表面单丝测试的标准位置。（B）在足背上进行单丝测试的标准位置。一些测试者会使用靠近第一和第二脚趾之间的蹼部位的近端位置

音叉在被敲击 2~3 次后会逐渐减慢，因此需要多次敲击音叉以保持其振动。不要总是先敲击音叉然后再用振动的音叉触碰，要随机进行。音叉振动测试的替代方法是使用生物振动测量仪。这种设备可以确定振动阈值，因此比使用音叉更易于操作且更可靠。然而，生物振动测量仪并不是大多数诊所的标配设备。

踝反射测试可以评估大型的感觉和运动神经元。它应尽量与膝反射进行比较，最好与多个方便的反射测试点进行测试，而不仅仅是双侧踝反射，因为反应的幅度在同一个人中更加一致，而在不同人之间则差异较大。如前所述的足部畸形和Charcot 足（在下文中描述）是额外的风险因素。

皮肤状况也是足部筛查的一部分。自主神经病变会损害汗腺，导致足部皮肤干燥。干燥到裂开和形成老茧的皮肤会使足部处于高度破损风险。动脉疾病与生活在寒冷和干燥的环境中一样也可能会导致皮肤干燥。趾甲状况也作为足部筛查的一部分进行评估。趾甲变厚变黄是糖尿病和动脉疾病的常见症状。厚趾甲可能会对脚趾施加巨大的压力，导致甲下血肿和感染风险。与足部神经病变相关的测试结果摘要显示在表 11-5 中。

Charcot 足

神经病变的一个特别严重的并发症是感觉、运

表 11-5 疑似神经病变的足部筛查和体格检查的组成部分	
测试	目的
力量测试：脚跟和脚趾行走 如果不成功，则进行足部和踝关节的手动肌肉测试	确定患者是否有足够的力量平稳过渡到步态周期，以避免对足部造成损伤
踝关节和脚趾的运动范围——最初步态 如果怀疑有异常，应检查足和踝关节（尤其是拇趾）的特定活动范围	确定患者是否有足够的活动范围，以通过步态周期平稳过渡，避免对足部（尤其是拇趾）造成损伤
闭目难立征	确定患者是否有足够的本体感觉来维持正确的步态。应与观察到的步态模式相关联
串联行走测试	确定患者是否有足够的运动控制力来安全行走
5.07/10g 单丝检测	确定患者是否丧失保护感
振动	确定大的感觉神经元是否完整
双侧踝反射，至少与膝反射比较，最好与上肢反射比较	确定大的感觉或运动神经元是否受损
鞋子评估：鞋跟高度、鞋底状况、内侧或外侧磨损不均匀、材料质量、走路时脚是否在鞋内活动	确定鞋子的材质是否正确，以避免鞋子使脚受伤；鞋底磨损方式是否有明显的异常步态
将脚模板插入鞋中；检查纸张是否有间隙和褶皱	确定鞋子的尺寸和形状是否适合患者的脚
Harris 垫 / 足印器	确定患者在负重期间是否有任何压力过大的部位
足部评估：锤状趾、爪状趾、拇囊炎、局限性半趾、拇趾僵硬、突出的跖骨头、既往截肢、Charcot 足	确定患者是否有任何足畸形，表明存在损伤或损伤风险
皮肤和指甲评估：干燥、开裂的皮肤 vs 肿胀和适当的水分；皮肤萎缩、胖胀、瘀斑、溃疡、红斑、浸渍、裂缝；厚指甲、黄色指甲、向内生长、其他指甲畸形；需要指甲护理	确定患者是否有任何危险因素或皮肤损伤
踝臂指数	确定患者是否有足部动脉功能不全
静脉充盈试验	确定患者是否有足部动脉或静脉功能不全
毛细血管再充盈	动脉或血管痉挛性疾病的大体筛选试验；压迫装置是否过紧
静脉叩诊试验	确定患者是否存在静脉瓣膜功能不全

动和自主神经复杂变化从而导致结构和血管的变化，被称为 Charcot 足。Charcot 关节病是以一位杰出的法国神经学家的名字命名的，最开始被提出时它被描述为是由梅毒导致的。没有明显放射学改变的急性足部肿胀可能是 Charcot 足的早期阶段，需要仔细观察、休息、抬高患足、固定，并介绍患者到有治疗 Charcot 足经验的专家处就诊。Charcot 足最常见于糖尿病患者，但也可能由其他神经病变导致。在糖尿病诊所就诊的高风险患者中高达 13% 患有这种疾病。在糖尿病足中，Charcot 足一词用于描述以关节脱位、病理性骨折和畸形为特征的多发性骨关节病的进行性状态。最常见的畸形是岩石状脚底或船形足，不仅足弓消失，而且脚底也变得凸出（图 11-10）。脚趾经常与脚底的支撑面失去接触，致使巨大的剪切力作用在距骨头上。

　　Charcot 足最初被认为是感觉缺失和反复创伤引起的，但后来学者发现其存在神经和血管病变，这包括因去神经化而引起的血流量增加，同时伴随着足骨骼脱钙。骨质减少与感觉丧失相结合，从而导致足部病理性骨折。此外，肌肉去神经支配和由此产生的肌肉力量不平衡导致足底和拇趾背面溃疡的风险非常高。

Charcot 关节病的诊断

　　单侧肿胀、体温升高和红斑是 Charcot 足发展的早期迹象。这些症状与下肢血管去神经化引起的血流量增加有关。进一步的检查可能会显示关节积液，通过影像技术可以观察到骨吸收，患者足部感觉消失并且通常有一定程度的疼痛。大约 40% 的 Charcot 足患者合并或发生过皮肤溃疡。由于 Charcot 关节病的肿胀、发热、红斑和疼痛等特点易与骨髓炎混淆，我们可以通过骨扫描、血液检查、白细胞计数和骨活检来进行鉴别诊断。Charcot 关节病有 4 个阶段，第 1 阶段的特征是足部肿胀、发红、发热和脉搏搏动。在第 1 阶段，骨吸收会造成严重的骨质疏松。体温升高 2℃ 被认为是诊断所必需的，但体温升高的幅度可能会远远超过该值。在第 2 阶段，因为骨质疏松使骨骼不能支撑足部的生物力学而发生骨溶解和骨折。患者在出现足畸形

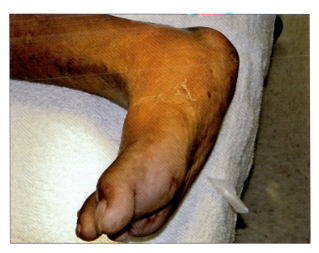

图 11-10 Charcot 足的病例。船形畸形和愈合的前足伤口。这只脚在脚后跟有一个开放性伤口

时则发展到第 3 阶段。第 4 阶段包括足底溃疡，可能进展为感染、坏疽，并最终截肢。预防 Charcot 足在第 1 阶段的干预包括避免患侧肢体负重以及必要时全接触固定患肢，直至皮肤温度恢复正常。如果疾病进展到第 3 阶段，患者将需要穿戴矫形鞋或带有矫形鞋垫的特殊 Charcot 鞋，这一阶段患者可能需要手术修复畸形以防止进展到第 4 阶段。如果进展到第 4 阶段，足部的损伤严重，则需要截肢。Charcot 关节病的另一种分类是根据影像学、温度和临床症状分为急性期和亚急性期。

急性发作

　　有 Charcot 病史的患者和临床医师应该对早期表现为水肿、体温升高和骨折风险的发作迹象保持警惕。应对患者使用全接触石膏固定，直到体温恢复到正常值上下 1℃ 以内。急性 Charcot 关节病可以通过固定和减负处理来治疗，包括使用拐杖来减轻负重。不幸的是，减轻一只脚的负荷会导致对侧脚的过度负荷。由于双侧疾病的可能性，另一只脚的骨折风险增加。其他不会使对侧肢体造成过度负荷的治疗选择包括使用 5 ~ 6 个月的全接触石膏固定、关节融合术、切开复位术和骨折内固定术。长期的治疗方案可以在亚急性期实施。患脚温度与对侧脚温度相差 1℃ 以内时可以确定为亚急性期。在急性发作缓解后，一些患者可以佩戴 Charcot 约束矫形行走器以防止受伤。约 25%

的患者需要进行足重建手术。

慢性 Charcot 足

长年累月的足畸形导致慢性 Charcot 足。最开始，Charcot 鞋能够对足部提供足够的保护。在某些情况下，过于严重的骨折和脱位会使患者无法适应标准 Charcot 鞋。这种情况下，患者未来截肢的风险极高。

神经性足损伤的分类

神经病变，如压力损伤，有其自己的方法来描述损伤的严重程度。Wagner 分级是临床医师熟知的良好分级标准，但实际上这些分级代表 3 种不同类型的损伤。得克萨斯大学的分类方法虽然没有被广泛采用，但它考虑了损伤的严重程度和病因，并提供了比 Wagner 分级更多的信息，是一种替代的分类方法。由于 Wagner 分级在全球范围广为人知，因此我们根据 Wagner 分级来阐述干预措施。神经性溃疡的分类有助于记录创面的严重程度和对治疗的预期反应，并制订与创面特征相匹配的护理计划，解决愈合障碍。它还有助于预测治疗反馈，并促进沟通和护理。然而，护理计划不应仅基于单个指定的分级，完整的观察和测试记录应该用于制订治疗计划。SINBAD 系统根据创面的特征给出 0～6 的得分。项目包括创面位置（Site）、缺血（Ischemia）、神经症状（Neuropathy）、细菌感染（Bacterial Infection）、溃疡面积（Ulcer Area）和深度（Depth）。这 6 个项目中的每一个，都会获得 0 或 1 的得分，得分≥3 与愈合延迟相关。在足部位置中，前足得 0 分，中足或后足得 1 分；被证实足部血流减少、缺血得 1 分；丧失了保护性感觉、有神经症状得 1 分；细菌感染得 1 分；溃疡面积 > 1 cm^2，以及达到肌肉、肌腱或更深层的溃疡都获得 1 分。

Wagner 分级

Wagner 分级经常用于制订神经性溃疡的干预

决策和指导预后情况。该分级并不代表伤口的进展情况，而是代表了治疗伤口所需的严重程度和侵袭性的增加。如分级描述所述，随着等级增加，神经病变、感染和缺血等逐渐被增入其中。分级从 0～5 级：0 级溃疡表示足部受损，但皮肤仍完好无损或溃疡发生风险较高，可能存在严重受伤的皮下组织，因此，足部的轻微损伤可能导致足部坏死组织的严重感染；1 级指浅表或部分深层溃疡（图 11-11A）。伴有累及皮下组织的全厚皮层伤口被归类为 2 级神经性溃疡（图 11-11B）。要注意，只有 2 级用于表示溃疡的深度。当伤口出现感染时，则一律被分类为 3 级，表现为脓肿或骨髓炎（图 11-11C）。进展到前足坏疽则为 4 级溃疡，5 级代表大部分足部坏疽。

得克萨斯大学分类

该分类系统使用数字 0～3 表示伤口的深度，使用字母表示是否存在感染和或缺血。最低等级 0 表示患者可能正在溃疡发展过程中（溃疡前病变）或发生的溃疡已上皮化。1 级是不涉及任何皮下结构的浅表伤口；2 级指病变深达肌腱、骨骼或骨骼之间的深层溃疡；穿透骨或在深部形成脓肿的伤口为 3 级；还会分配 A～D 之间的一个字母，字母分配暗示着缺血的存在比感染更严重。A 被分配给既没有感染也没有缺血的伤口；B 表示感染伤口；C 为缺血的伤口；D 为同时存在感染和缺血的伤口（表 11-6）。

干预措施

神经病性溃疡的干预措施包括患者教育、局部伤口护理、定期检查足部和先前描述的鞋子，以及对患足减负。在双侧受累的情况下，减负选择可能有限。在所有可行的干预措施中，代谢控制是保持长期健康的最重要因素。医疗团队的所有成员都必须加强对患者的宣教，以维持血糖接近正常水平（< 100 mg/dL），不能因为担心造成低血糖所带来的后果而不去努力维持正常血糖。在许多情况下，患者似乎满足于随机血糖明显高于 90 mg/dL

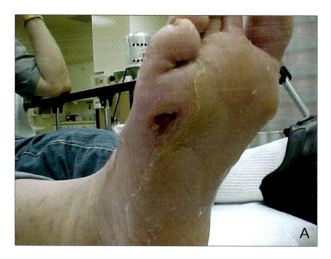
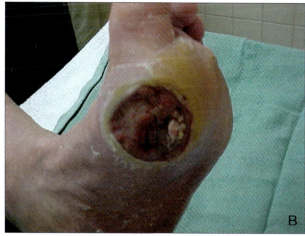

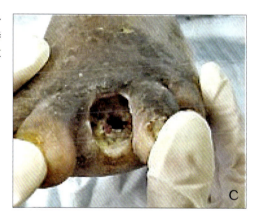

图 11-11 Wagner 分型。(A) Wagner 1 级的浅溃疡特征，注意整个足底表面干燥和骨痂形成。(B) Wagner 2 级的深部溃疡特征，注意伤口周围的厚痂边缘。(C) 感染，随后截肢（脚趾和跖骨）。感染是 Wagner 3 级的特征

表 11-6 Wagner 分级和得克萨斯大学糖尿病足分类			
Wagner 分级	**内容**	**UT 分类**	**内容**
0	无开放性溃疡，但风险高	0	溃疡前或溃疡后或完全再上皮化
1	皮肤或皮下组织浅表性溃疡	1	不累及肌腱、关节囊或骨的浅表伤口
2	溃疡扩展到肌腱、骨或关节囊	2	穿透肌腱或关节囊的伤口
3	深部溃疡伴骨髓炎或脓肿	3	穿透骨或关节的伤口
4	部分足坏疽	A（added to #）	无感染或缺血
5	全足坏疽	B（added to #）	伴随感染
		C（added to #）	伴随缺血
		D（added to #）	感染和局部缺血
数据来源：Armstrong 等，1998.			

（140～200 mg/dL）。由于患者生活的多重要求，血糖控制在溃疡形成之前可能会很困难，但是在感染发生后，血糖控制只会更加具有挑战性。升高的血糖本身就暗示着感染的存在。

减负

现在有很多减负装置可供选择。技术进步增加了可用的选择。此外，全接触固定套件简化了固定过程。虽然其中一些替代方案接近其效果，但全接触固定仍然是神经性足部病变减负的黄金标准。

全接触石膏固定术

全接触石膏固定区别于用于固定骨折的常见矫形石膏。虽然它并不是真正的完全接触，但衬垫非常少。在将被固定的肢体上使用薄的弹力织物材料，并在趾部上方放置衬垫，插入跟腱、踝骨和胫骨嵴。图 11-12 胫骨嵴上的毡垫比其他部位常使用的泡沫垫要薄得多。理想情况下，患者俯卧，膝关节呈 90° 角，以保持踝关节中立位，患者在坐姿下实现踝关节中立位需要持续警惕。固定需要使用多个石膏绷带（带或不带玻璃纤维增强胶带），来制作高质量的固定石膏。石膏制作建议由有经验的临床医师进行培训。理想情况下，使用快速凝固的石膏绷带，有经验的临床医师可以在石膏凝固的时间内制作出良好的石膏模型，但经验不足的医师可能会来不及。使用凝固较慢的石膏可能会使踝关节脱离中立位或在石膏中形成空隙。

全接触石膏固定提供了一种组合的益处，这是其他任何选择所不具备的。这种石膏固定控制踝关节运动，是减负装置中常见的作用机制。将踝关节固定在中立位置并形成弯曲的底部，抵消了绝大部分足底表面上的剪切力。全接触式石膏的舒适贴合将大量身体重量沿石膏壁分布，从而减轻了对足底表面的压力，而鞋子是不能提供这种益处的。合脚也能抵消肿胀。适当的贴合还能对抗肿胀。最初的石膏固定通常持续 1 周，需要仔细检查四肢是否因石膏固定而受伤。当医师对石膏固定不会引起其他伤害充满信心时，随后的石膏可以长时间佩戴，许多有神经病变性溃疡的患者不适合使用全覆盖石膏固定。

除了这些优点之外，全接触型石膏固定架也存在一些重大的风险，必须权衡利弊。石膏固定架会给腿的末端增加较大的重量，并使本身已经存在步态异常的患者产生不协调的步态。睡觉时穿着石膏会增加对另一侧腿和同处一张床上的其他人下肢的伤害风险。尽管有经验的临床医师只需几分钟就能制作好石膏固定架，但相关耗费，包括材料费和诊疗时间上的成本是相当大的。然而，最大的问题还是穿戴上石膏后很难监测患肢的状态。患者必须接受相关宣教，了解在两次就诊之间忽视患肢情况的危险性，必须告知患者不要把尖锐的物体放进石膏中抓痒，患者还必须清楚如何在下次就诊之前保持石膏的完整性。例如，在没有保护石膏的情况下洗澡会迅速破坏石膏，导致石膏不够牢固并且可能损害皮肤。全接触型石膏固定架并非灵丹妙药，曾有患者穿戴全接触型石膏固定架后出现严重伤害，导致截肢。因此，患者的选择十分关键。如果患者不能保持石膏的完整性和监测患肢情况，还有其他选择。其他替代品都是可拆卸的，可以长时间离开肢体。

双瓣全接触石膏

双瓣全接触石膏的结构略有不同，以增加其佩戴时间。它用玻璃纤维带加固，并沿足的两侧切割，然后沿足的内侧和外侧切割，以便将包括足背在内的前部与石膏的其余部分分离。切割的边缘用软性、黏性材料如软麂皮进行覆盖，然后附着钩环带以使两个部分可以相互贴合。这种装置比全接触石膏效果要稍差一些，但我们不知道减效是由于装置本身还是患者在临床实践中的依从性不好。全接触石膏的佩戴是强制的，无法在就诊时被取下和穿上，而对于双壳石膏和其他装置，一旦患者离开诊所就可以简单地取下，然后在下次就诊时重新穿上。可取下式装置的一个重要优点是患者可以取下装置洗澡、睡觉和穿衣等，之后再戴上双壳石膏（图 11-13）。

控制踝关节运动行走器

用于稳定性骨折的矫形靴，称为控制踝关节运动（CAM）行走器，是有效性、低成本和安全性的良好组合。它们易于穿脱，能够控制踝关节运

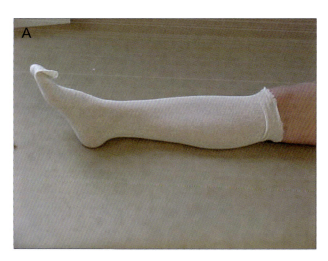

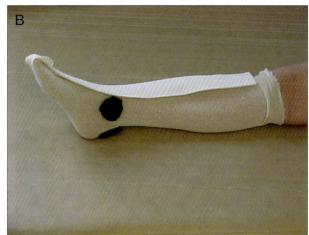

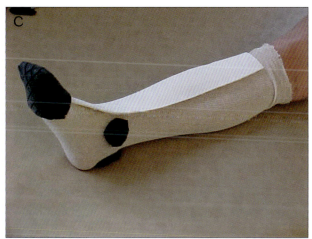

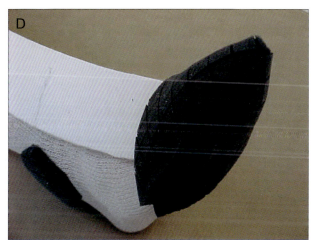

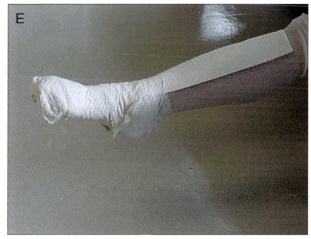

图 11-12　全接触石膏。(A) 长袜从膝盖开始，超过脚趾，折叠到背部表面。(B) 全接触石膏所需的衬垫。在胫骨嵴上放置一层薄薄的毛毡，在踝关节和脚跟线的插入处放置泡沫衬垫。(C) 在脚趾上放置泡沫，包括跖骨和跖骨头下的边缘，以改善足部生物力学。(D) 前足泡沫衬垫的特写视图。(E) 应用石膏绷带多圈缠绕踝关节是必要的，以保持固定强度。固定时，踝关节必须保持中立位，患者首选俯卧位

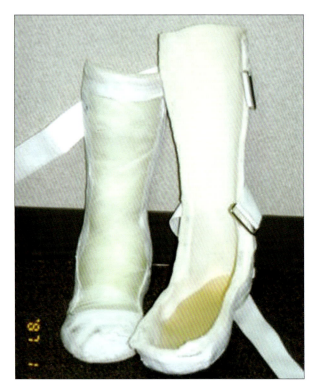

图 11-13　双瓣全接触式石膏模具。该模具比典型的全接触式石膏模型更坚固，并如图所示进行裁剪，允许患者穿戴和脱下石膏模具（The image is a copyrighted product of AAWC [www.aawconline. org] and has been reproduced with permission.）

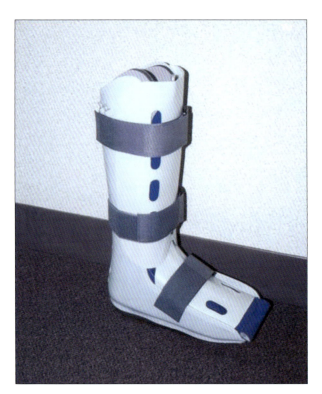

图 11-14　CAM 行走器用作完全固定的替代品，优点显著（The image is a copyrighted product of AAWC [www. aawconline.org] and has been reproduced with permission.）

动，提供摇底功能，并设计用来承受足部和踝部的巨大压力。

　　它是现成的商品，非常容易获得，但因此也限制了它们的适配性。新一代的 CAM 行走器在适配性方面比前几代更好，但适配性取决于穿戴者的能力和护理，仍然需要仔细地对患者进行教育和演示（图 11-14）。

Charcot 约束步行器

　　这是一种半永久的矫形装具，可以进行个性化定制，模仿全接触石膏。由于个性化定制和使用更耐磨的材料，这种装具非常昂贵。它们的外观类似于一个开瓣的石膏，但具有更高端和耐用的组件，如图 11-15 所示。

DH 减负步行机

　　另一个具有新颖功能可供选择的是 DH Offloading Walker（Össur），它的构造类似于 CAM

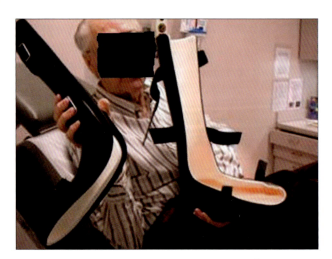

图 11-15　Charcot 约束步行器个体化定制（The image is a copyrighted product of AAWC [www.aawconline.org] and has been reproduced with permission.）

助行器，但鞋垫上有可拆卸的六边形零件（图 11-16）。临床医师可以选择拆除其中一部分，以缓解溃疡下方的压力。它的设计可适应左右脚，其开放式的结构无法控制水肿，它使用直立支架绑带控制负重，而非外骨骼。

带滚球底的鞋子。如图 11-17 所示，OrthoWedge 鞋（Darco）专为前足溃疡设计。带有加高前脚装置的半鞋可用于减轻脚后跟负重，适用于前足溃疡的半鞋能提供 10°背屈，但没有滚球底，因为这违背了将负重限制到脚后跟的目的。虽然这种装置可以消除前足的负重和剪切力，但正常行走可能较困难，患者仅能踏步行走；正常步态会导致半鞋滚动到前足上，从而导致装具无效，如图 11-17B 所示。后足增高部分与其他鞋不易匹配，增加了行走困难。鉴于这些装置的潜在患者已经存在了步态障碍，这些装置必须与患者正确匹配。

鞋

溃疡愈合后，患者必须考虑使用"糖尿病"鞋。在某些情况下，可能会为尚未出现足底溃疡的高风险个体开具糖尿病鞋的处方。足部矫形师是提供糖尿病鞋的专家，对于尚未溃疡但保护性感觉减弱的个体而言，一双与之前描述的足模板相匹配的优质鞋子可能就足够了。有中度畸形（如槌状趾）的人可能需要更深的鞋子来容纳足部升高的高度。对于中度 Charcot 畸形，可以使用现成的 Charcot 鞋，但是需要根据患者足部特征定制鞋子。医保每年提供一双鞋，一般来说，建议患者轮换鞋子，并逐渐增加新鞋的穿着时间。通常建议最初的穿着时间限制为 1 h，并逐渐增加新鞋的穿戴时间，直到新鞋子可以每天穿，但要与旧鞋轮换。如果鞋子磨损过度，则可能对足部造成损伤，应及时扔掉。

模压鞋垫

医疗保险每年还为糖尿病患者提供两双模压鞋垫，但不包括其他神经病变患者，也可以从足踝医师那里获得。模压垫的形状适应足底表面，以更均匀地分配足底力量。它们由一种密实泡沫制成，最终会被压缩并丧失效果，需要更换。

行走模式

另一种控制受伤足部负荷的策略是改变步态模式。只有在不允许受伤足部负重的情况下才能实现完全减负。使用标准助行器或拐杖可以实现 3 点模

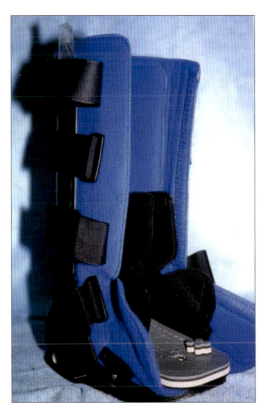

图 11-16 DH 减负步行鞋用作全接触石膏的替代品（The image is a copyrighted product of AAWC [www.aawconline.org] and has been reproduced with permission.）

强制佩戴可拆卸装具

可移动的减负设备的优点在于可以脱下，甚至在睡觉时也可以脱下。许多有足部溃疡的患者可能多次在夜间醒来小便，不太可能花时间穿上减负靴，这可能会发展到步行走出家门，然后走到邮箱寄取邮件，然后去商店、去教堂等。这种情况发生得越多，患者对佩戴减负装具就越放松，最后只在到诊所就诊时佩戴。强制佩戴的方法包括使用拉链带和玻璃纤维固定带，这些都是在患者明确表示戴上了装具但实际上没有的情况下采取的极端措施。使用这样的策略会对自主性产生局限，除非患者同意采取这种措施。尽管拉链带很容易获得，并且患者可以在下次就诊前更换，但玻璃纤维固定带较难移除，在下一次就诊前，移除玻璃纤维固定带更加困难。

半鞋

鞋子可以提供后足或前足抬高的款式，也有

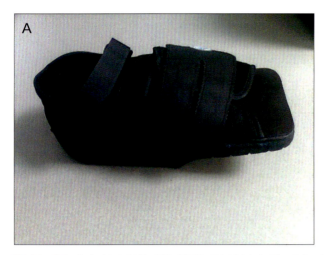
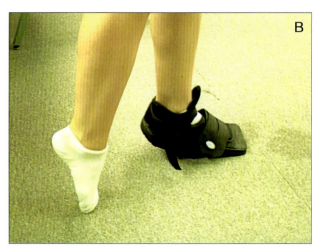

图 11-17 （A）注意鞋造成的背屈和前足没有负重。（B）穿着 OrthoWedge 鞋行走。患者可以在没有适当步态模式的情况下将重量放在前脚上

式的非负重步态。对于一些有足够技巧的患者，也可以选择膝关节滑板车。我们必须评估患者使用这些辅助设备的能力，并考虑患者在夜间醒来时使用它们的能力。一个患者可能在完全清醒时使用拐杖或膝关节滑板车，但他在困倦和黑暗中使用辅助器械会遇到困难并可能摔倒，这样的患者可能在白天使用拐杖，晚上使用助行器。患者更有可能扶着墙壁走到浴室，但这种情况下也应该提供适当的辅助设备。如果患者需要双足均不承重，可使用滑板车或轮椅。根据个人情况，用拐杖或助行器，可以通过脚后跟接触地面代替脚尖接触地面进行部分负重。在某些特定情况下，可以使用手杖，但患者需要接受在健侧使用的培训。

代替使用辅助装置减轻负重，改变步态模式可以通过避免从足中部到脚尖的过渡来减少对脚的剪切压力。由患者创建步进步态模式（图 11-18），使患肢与健肢平齐，健肢前进，并再次使患肢平齐，这样就不会发生滚动前进的步态。另一种选择是允许患足以"步步通过"的模式前进，但是在站立位时提起脚，并使用髋部屈曲推进而不是足滚动前进（图 11-19）。

溃疡护理

Wagner 分级有助于制订神经性溃疡的护理计划。正如前面对神经性溃疡分类的讨论所指出的，应该利用所有可能的信息来确定护理计划。0 级溃疡具有完整的皮肤，必须通过全接触石膏或前面描述的其他方法（包括矫正鞋或特制鞋）来减轻足部负荷，保护患肢。必须检查足部是否存在皮下坏死和潜在的皮肤损伤，在表皮完整下的皮下坏死经常在局部产生绿色。

1 级和 2 级溃疡的处理包括局部伤口护理、水肿处理、防止浸渍和通过全接触式石膏或其他方法保护足部。全接触式石膏既能减轻负荷又能控制水肿。然而，在水肿的控制上，临床医师有着两个巨大的挑战：水肿的消退可能会影响全接触石膏的适配性，造成石膏下皮肤的损伤；石膏内肿胀的增加可能会导致肢体缺血损伤。这就要求患者必须学会仔细监测，在因肿胀导致石膏内血管受损时立即寻求护理，在石膏变得过松时进行重新固定。

3 级溃疡需要转诊到整形外科医师或足踝科医师处，他们可能会切除骨或骨性隆起，以及切开并引流脓肿。外科医师可能会选择性切除足部部分骨以清除感染。美国糖尿病协会建议口服或静脉注射抗生素，而不是局部涂抹抗生素。全接触石膏禁止用于 Wagner 3 ~ 5 级。局部伤口护理及时通过锐性清创术清除尽可能多的坏死组织，可以辅以脉冲冲洗并同时抽吸。美国糖尿病协会不鼓励使用漩涡浴和湿 – 干敷料，其指南指出由于感染风险需要立即进行锐利刮除。

伴有干性坏疽的 4 级和 5 级神经病足需要转诊至血管外科，可能需要进行血管重建或截肢。敷料

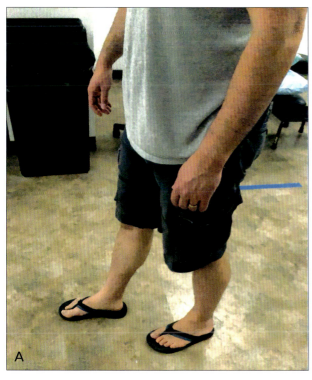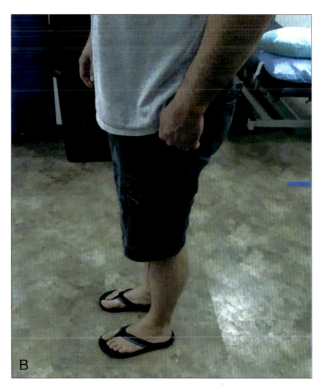

图 11-18　步进式步态模式用于最大限度地减少对患足的剪切力。注意不合适的鞋子。精神病患者应避免穿此类鞋子，以防止足部损伤

的选择取决的因素将在第 16 章中讨论。通常，神经病溃疡是干性的，需要用水凝胶湿润。如果伤口最初是湿润的，应该考虑到它可能会被感染，并使用吸收性敷料。在第 16 章和第 20 章讨论护理计划时，我们还会详细阐述。

超负荷模式与欠负荷模式

治疗神经性足的一个被忽视的部分是康复和预防。一旦伤口愈合，患者就有再次发生溃疡的风险，预防复发和改善患者的生活必须是护理计划的一部分。康复的基础是从神经性溃疡的超负荷模式转移到欠负荷模式。简单地说，超负荷模式认为神经性溃疡是无感觉的脚过度负荷的结果。基于这种模式，人们努力通过穿鞋和减少活动来减少负荷。然而，对持续保护受伤结构的最新思考引发了需要康复步态和组织生物力学的考虑。神经性溃疡似乎是缺乏保护性感觉和改变的生物力学结果。例如，没有人会让患者在颈部扭伤后一直戴着颈圈，那么为什么我们要一直保护脚而不是试图康复它呢？

欠负荷模式基于这样一个观点：神经性溃疡

是由于缺乏维持组织完整性的刺激所导致的。除了伤口护理外，欠负荷模式旨在相对于个体生物力学提供适当的负载。具体来说，它的目标是在中足与前足过渡处提供主动的拱支撑和跖趾过渡，依赖被动的拱支撑和脚趾抬起不足会对跖骨头施加过大的压力，这些是可以得到改善的

预防性治疗

预防始于对个体足部生物力学的理解。如果可能的话，应始终要求患者步行，作为初步体检的一部分。并非所有患者都适合进行足部康复，如果患者一直能走动，应评估生物力学，还应评估并更换或调整鞋子。在伤口愈合之前就开始在家和诊所中进行标准足部强化锻炼，生物力学再训练应使力量分散正常化，特别是从中足到前足的过渡。我们还需要评估被动和主动的运动范围，以及负重情况。僵硬的足部，特别是拇趾，会在跖骨头和脚趾上的皮肤产生很大的剪切力。

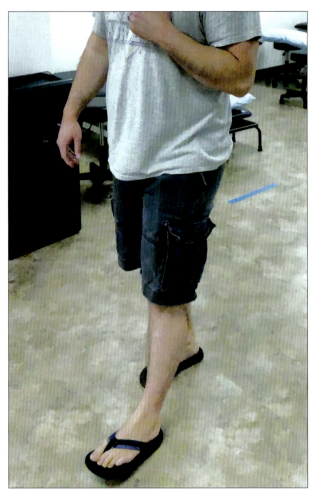

图 11-19 髋关节屈曲步态策略，以尽量减少对受影响的脚的剪切力。注意不合适的鞋子。神经病患者应避免穿此类鞋子，以防止足部损伤

足部溃疡的康复治疗

一旦伤口愈合，康复过程将继续进行标准的足部强化锻炼，包括卷毛巾、捡大理石、脚踝字母表、滚动高尔夫球、卷曲和伸展脚趾等（图 11-20）。一些患者可以进行更高难度的练习，如在斜板上提趾、站在不稳定的表面上（如 BOSU，即 BOSU Fitness，LLC），以及使用阻力带背屈和跖屈。这个足部锻炼计划应与逐渐增加的步行计划和下肢平衡与强化计划同时进行。对于没有神经病变的人来说，足部强化计划通常包括光脚行走，包括在沙滩上或光滑的岩石上行走。对于患有糖尿病神经病变的人来说，光脚行走可能难度较高，只能视情况特殊考虑。

总结

尽管血管病变和神经病变往往同时发生，但敏锐的临床医师需要区分每种疾病的影响，认识到血管疾病和神经病变的联合效应。由于生物力学变化，神经病变增加了足底溃疡的风险感，感觉神经病变影响疼痛，而自主神经病变影响了皮肤。全接触石膏是减负的黄金标准，但也存在伤害风险，特别是对于那些依从性不好、不能监测和持续佩戴石膏的患者。

可拆卸的减负装置，患者可以将其取下并且仅在门诊复诊时才将其穿上。Wagner 和得克萨斯大学的分类系统对于考虑护理计划是有用的，但是评定者的主观判断有一定偏差。减负是针对皮肤完整、小或大溃疡治疗计划的组成部分，但不适用于感染性伤口或坏死组织。由于感染的风险，建议对所有神经性溃疡及时进行锐性清创。由纺织师负责定制适合患者脚型和生活方式的鞋子。预防溃疡和溃疡康复需要提高从中足到前足转移力的足部锻炼。

问题

1. 区分神经性、动脉性和糖尿病足溃疡。
2. 空腹血糖的正常范围？
3. 对于指示长期血糖控制，什么是更好的检测方法？
4. 肌肉骨骼糖基化的表现是什么？
   a. 神经
   b. 足部肌肉骨骼结构
   c. 步态
5. 以下情况有哪些表现？
   a. 感觉神经病变
   b. 运动神经病变
   c. 自主神经病变
6. 列出神经性溃疡最常见的部位。
7. 爪状趾和锤状趾有什么区别？
8. 足尖综合征的要素是什么？
9. 拇趾僵硬限制症的后果是什么？

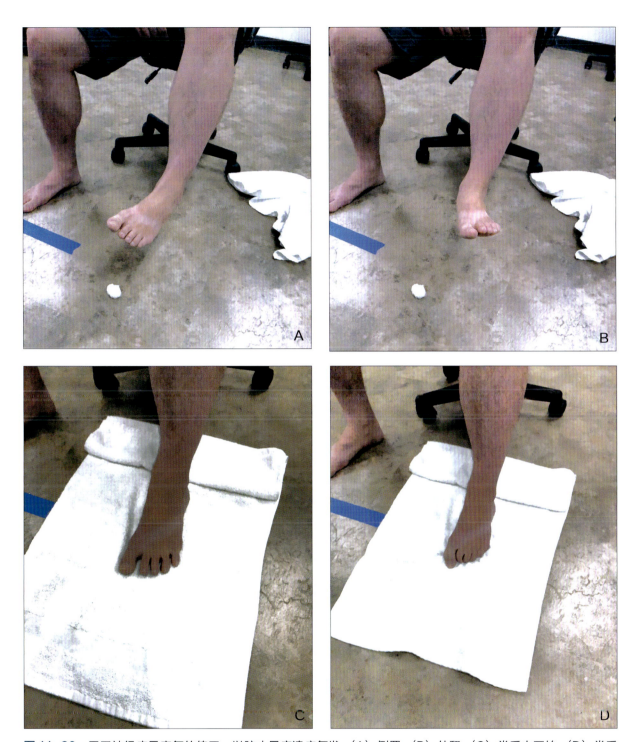

图 11-20 用于神经病足康复的练习，以防止足底溃疡复发。（A）倒置。（B）外翻。（C）卷毛巾开始。（D）卷毛巾结束（未完待续）

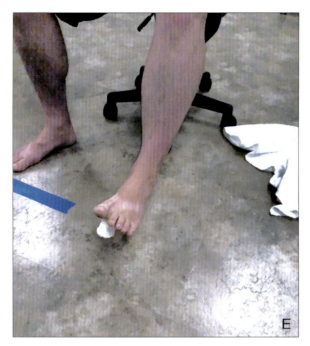

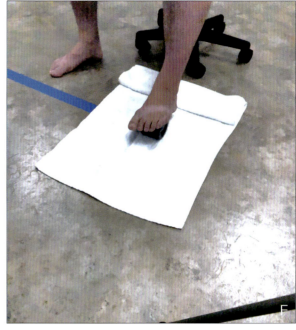

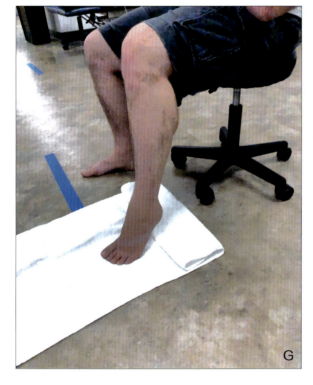

图 11-20 （续上页）（E）用脚趾捡起一个棉球。（F）在圆筒上滚动脚。（G）脚趾向上

10. 与神经病变相关的截肢的要素是什么？

11. 神经性溃疡物理治疗干预的 3 个要素是什么？

12. 描述一下 Charcot 足，它的急性期的表现是什么？

13. 什么是 Wagner 的 5 个等级？等级的进展有什么意义？

14. 为什么美国糖尿病协会建议对神经性溃疡立即进行锐性清创？

15. 减负的目的是什么？

16. 减负的黄金标准是什么？

17. 第一次石膏固定的时间一般是多久？后续的石膏固定时间是多久？

18. 可拆卸减负装具的优点和缺点是什么？

19. 还有哪些其他选择？它们的有效性如何？

20. 以下哪些鞋子适合长期穿着？

    a. 低风险

    b. 中度畸形 / 锤状趾 / 爪状趾

    c. 中度 Charcot 畸形

    d. 重度 Charcot 畸形

21. 医疗保险对于患有糖尿病神经病变的人提供哪些鞋子保障？

22. 有哪些步态模式 / 辅助设备可用于减轻患足的负担？

23. 为什么 Wagner 3 级禁止使用全接触石膏？

24. 为什么 Wagner 4 级和 5 级需要血管外科会诊？

参考文献

[1] Hicks CW, Selvin E. Epidemiology of peripheral neuropathy and lower extremity disease in diabetes. *Curr Diab Rep.* 2019;19(10):86. doi:10.1007/s11892-019-1212-8.

参考书目

[1] Amemiya A, Noguchi H, Oe M, et al. Shear stress–normal stress (pressure) ratio decides forming callus in patients with diabetic neuropathy. *J Diabetes Res.* 2016;2016:3157123.

[2] American Diabetes Association. Standards of Medical Care (living document). Accessed June 15, 2021. https://care.diabetesjournals.org/content/43/Supplement_1.

[3] Armstrong D, Lavery LA, Harkless LB. Validation of a diabetic wound classification system: the contribution of depth, infection and ischemia to risk of amputation. *Diabetes*

Care. 1998;21(5):855–859.

[4] Boyko EJ. How to use clinical signs and symptoms to estimate the probability of limb ischaemia in patients with a diabetic foot ulcer. *Diabetes Metab Res Rev.* 2020;36(Suppl 1):e3241.

[5] Braun LR, Fisk WA, Lev-Tov H, Kirsner RS, Isseroff RR. Diabetic foot ulcer: an evidence-based treatment update. *Am J Clin Dermatol.* 2014;15(3):267–281.

[6] Bus SA. The role of pressure offloading on diabetic foot ulcer healing and prevention of recurrence. *Plast Reconstr Surg.* 2016;138(3 Suppl):179S–187S.

[7] Chin YF, Yeh JT, Yu HY, Weng LC. Knowledge of the warning signs of foot ulcer deterioration among patients with diabetes. *J Nurs Res.* 2018;26(6):420–426.

[8] Cowley MS, Boyko EJ, Shofer JB, Ahroni JH, Ledoux WR. Foot ulcer risk and location in relation to prospective clinical assessment of foot shape and mobility among persons with diabetes. *Diabetes Res Clin Pract.* 2008;82(2):226–232.

[9] Eraydin Ş, Avşar G. The effect of foot exercises on wound healing in type 2 diabetic patients with a foot ulcer: a randomized control study. *J Wound Ostomy Continence Nurs.* 2018;45(2):123–130.

[10] Fard AS, Esmaelzadeh M, Larijani B. Assessment and treatment of diabetic foot ulcer. *Int J Clin Pract.* 2007;61(11):1931–1938.

[11] Hamatani M, Mori T, Oe M, et al. Factors associated with callus in patients with diabetes, focused on plantar shear stress during gait. *J Diabetes Sci Technol.* 2016;10(6):1353–1359.

[12] International Working Group on the Diabetic Foot. Accessed June 6, 2021. https://iwgdfguidelines.org/guidelines/guidelines/.

[13] Kee KK, Nair HKR, Yuen NP. Risk factor analysis on the healing time and infection rate of diabetic foot ulcers in a referral wound care clinic. *J Wound Care.* 2019;28(Suppl 1):S4–S13.

[14] Lavery LA, Higgins KR, LaFontaine J, Zamorano RG, Constantinides GP, Kim PJ. Randomised clinical trial to compare total contact casts, healing sandals and a shear-reducing removable boot to heal diabetic foot ulcers. *Int Wound J.* 2015;12(6):710–715.

[15] Lavery LA, LaFontaine J, Higgins KR, Lanctot DR, Constantinides G. Shear-reducing insoles to prevent foot ulceration in high-risk diabetic patients. *Adv Skin Wound Care.* 2012;25(11):519–524.

[16] Ledoux WR, Shofer JB, Cowley MS, Ahroni JH, Cohen V, Boyko EJ. Diabetic foot ulcer incidence in relation to plantar pressure magnitude and measurement location. *J Diabetes Complications.* 2013;27(6):621–626.

[17] Lott DJ, Zou D, Mueller MJ. Pressure gradient and subsurface shear stress on the neuropathic forefoot. *Clin Biomech (Bristol, Avon).* 2008;23(3):342–348.

[18] Miranda-Palma B, Sosenko JM, Bowker JH, Mizel MS, Boulton AJM. A comparison of the monofilament with other testing modalities for foot ulcer susceptibility. *Diabetes Res Clin Pract.* 2005;70(1):8–12.

[19] Monteiro-Soares M, Boyko EJ, Jeffcoate W, et al. Diabetic

foot ulcer classifications: a critical review. *Diabetes Metab Res Rev*. 2020;36(Suppl 1):e3272.

[20] Park JH, Suh DH, Kim HJ, Lee YI, Kwak IH, Choi GW. Role of procalcitonin in infected diabetic foot ulcer. *Diabetes Res Clin Pract*. 2017;128:51–57.

[21] Reiber GE. The epidemiology of diabetic foot problems. *Diabet Med*. 1996;13(Suppl 1):S6–S11.

[22] Shin JY, Roh SG, Sharaf B, Lee NH. Risk of major limb amputation in diabetic foot ulcer and accompanying disease: a meta–analysis. *J Plast Reconstr Aesthet Surg*. 2017;70(12):1681–1688.

[23] Stang D, Young M. Selection and application of a diabetic foot ulcer classification system in Scotland: part 2. *Diabet Foot J*. 2018;21(2):100–106.

[24] Tay WL, Lo ZJ, Hong Q, Yong E, Chandrasekar S, Tan GWL. Toe pressure in predicting diabetic foot ulcer healing: a systematic review and meta–analysis. *Ann Vasc Surg*. 2019;60:371–378.

[25] Waaijman R, de Haart M, Arts ML, et al. Risk factors for plantar foot ulcer recurrence in neuropathic diabetic patients. *Diabetes Care*. 2014;37(6):1697–1705. doi:10.2337/dc13–2470.

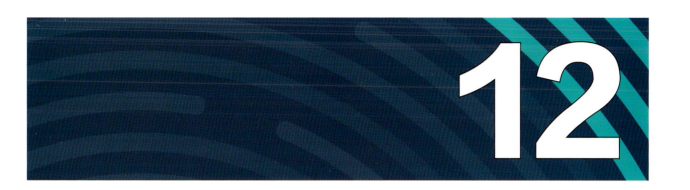

血管溃疡

目 标

- 讨论静脉溃疡的诊断标准。
- 描述静脉溃疡的病理生理学。
- 讨论可用于治疗静脉疾病的干预措施及其使用标准。
- 讨论淋巴溃疡的诊断标准。
- 讨论可用于治疗淋巴疾病的干预措施及其使用标准。
- 讨论动脉溃疡的诊断标准。
- 讨论可用于治疗动脉疾病的干预措施及其使用标准。

静脉疾病是造成伤口的重要原因。下肢静脉溃疡的治疗是伤口治疗的主要组成部分。动脉疾病也会导致溃疡，但除了手术干预外，对它们的干预措施也很有限。淋巴疾病通常由专科医师进行治疗，本章不再详细讨论，其重点在于了解淋巴疾病的特征，以及淋巴水肿继发溃疡的治疗。

静脉和动脉解剖与生理学

下肢静脉溃疡是动脉和静脉血管之间解剖学和生理学差异的结果。动脉溃疡是缺血的直接后果，而继发于静脉高压的微血管渗漏则为下肢静脉溃疡奠定了基础。

大静脉和大动脉是成对的，通常被冠以相同的名称。这些成对的血管位于深筋膜层。由于需要在低压下回流血液，静脉的冗余度相当高。静脉的横截面积比伴随的动脉大得多，因此流速低，更容易发生凝血。动脉血流由心脏泵血驱动，产生动脉压力，重力作用相对较小。静脉血流几乎没有压力将其驱动回中央循环，因此，重力对静脉血流的影响要大得多。通过瓣膜和肌肉泵的共同作用，血液可以逆重力流动。不幸的是，凝血功能障碍、静脉瓣膜功能障碍和肌肉泵血功能障碍会引发静脉疾病，导致下肢静脉溃疡。

静脉解剖

与动脉血管相比，静脉血管的数量增加了，除此之外，大量静脉血管还必须将皮肤小静脉引流到筋膜下的大静脉。为了讨论功能，静脉血管被分为深静脉、浅静脉和交通静脉。交通的另一个术语是穿支。这个术语表达的意思是，这些静脉穿透筋膜，让浅静脉排入深静脉。浅静脉的压力大于深静脉，这使得浅静脉可以通过穿支静脉排入深静脉。浅静脉、交通静脉/穿支静脉和深静脉之间的关系如图 12-1 所示。

静脉功能

简而言之，体循环静脉的功能就是从毛细血管收集营养耗竭、含有代谢废物的血液，并将其送回右心房，以卸载代谢废物并补充血液。功能完善的单向阀可防止血液倒流。在瓣膜功能正常的情况下，施加在静脉外侧的压力只会推动血液向前流动。因为血液进入的速度快于流出的速度，所以任何导致静脉排空困难的因素都会增加静脉和毛细血管的压力。压力越高，血液流出静脉的速度就越快，与从动脉一侧流入静脉的速度相同。因此，任何使血液从静脉流出的速度慢于血液进入的速度的因素都会导致静脉压升高。

毛细血管渗漏

Starling 描述的力被用来解释毛细血管渗漏。静水压力是将血液泵入血管的结果，产生的势能随后以流动的形式转化为动能。血液被迫进入血管的速率、允许血液流出该段血管的速率，以及血管的顺应性决定了血管中的静水压。组织间隙静水压通常为轻微负压。当液体在组织间隙中积聚时，静水压就会增加。毛细血管静水压和组织间隙静水压之间的差异会促使大量液体向外流动，直到毛细血管压力和组织间隙压力相等。

第二种力量来自血浆蛋白，主要是白蛋白。血浆蛋白会降低液体离开毛细血管的倾向，从而产生所谓的胶体渗透压，即阻止肿胀所需的压力。血浆本体压力通常略低于进入毛细血管的静水压，但略高于毛细血管末端的静水压，这是因为在推动流经毛细血管的过程中失去了静水压。因此，Starling

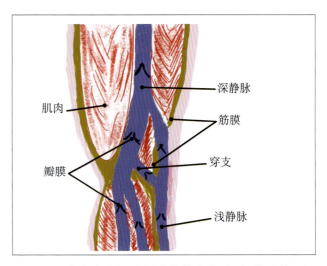

图 12-1　根据解剖深度划分的静脉类型。深静脉位于深筋膜层，浅静脉位于浅筋膜层，穿支静脉（交通静脉）使浅静脉排入深静脉

（图注标签：肌肉、深静脉、筋膜、瓣膜、穿支、浅静脉）

力预示着毛细血管动脉端的净渗漏和毛细血管静脉端的液体吸收。然而，这一模型过于简化。特定毛细血管可能会沿着其整个长度的一部分渗漏或吸收液体，而且任何特定毛细血管的渗漏率都可能随时间而变化。任何净渗漏一般都由淋巴系统管理，它将净渗漏的液体送回锁骨下静脉。造成毛细血管液体渗漏的 3 个主要因素是静水压差异（毛细血管压力与组织间隙压力）、动脉压差异（血浆蛋白浓度与组织间隙蛋白浓度），以及内皮细胞的渗透性。水肿可分为炎症性和非炎症性两类。炎症性水肿是由于动脉扩张和静脉内皮细胞之间的空隙打开造成的。非炎症性水肿是由不平衡的 Starling 力引起的，可以是正常的，也可以是病态的。正常的暂时性水肿的一个例子是剧烈运动。在运动过程中，动脉扩张会增加毛细血管压力，导致渗漏超过淋巴管的承受能力。然而，随着动脉扩张的结束、渗漏的减缓，以及淋巴管有机会恢复间隙容积，水肿会在运动结束后逐渐消退。在炎症时，水肿会一直持续，直到组织间隙压力与毛细血管流出的压力相反且相等，这样就会产生长期、严重的水肿。

本章中另一个重要因素是静脉压的影响。毛细血管压力会因动脉阻力低（允许血液进入毛细血管）和静脉阻力高（阻止血液流出毛细血管）而增加。静脉血管的反流（因瓣膜功能不全导致的

倒流）和阻塞都会减少毛细血管的流出量，并使
静脉压力达到无法控制的程度。因此，静脉疾病会
造成大量渗漏，超过淋巴系统维持间隙容量的能
力。静脉疾病的水肿程度与静脉回流阻力的程度成
正比（图 12-2）。

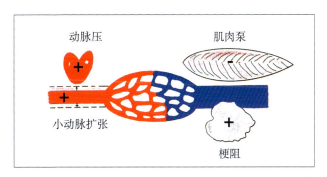

图 12-2　静脉压的决定因素。由于动脉压力和动脉血管
扩张，静脉压会因允许更多血液从动脉进入而升
高。使静脉空虚的因素（如肌肉泵）会降低静
脉压力，而妨碍静脉空虚的因素（如闭塞和瓣
膜功能障碍）则会增加静脉压力

静脉高血压

　　大多数人都熟悉高血压这一术语，因为它适用
于全身循环。动脉高血压是指全身动脉压力过高，
导致动脉本身及其周围组织受损。同样，静脉压力
过高也会导致静脉及其周围组织受损。由于静脉高
压，皮肤和静脉都会发生典型的变化。

静脉类型的作用

　　四肢的深静脉属于筋膜下静脉，回流骨骼肌、
骨骼和其他筋膜下结构的血液。行走和其他肌肉活
动会增加深静脉内的血流量，但由于静脉肌肉泵的
作用，深静脉的血压实际上会比站立时更低。浅静
脉属于筋膜上静脉，主要输送皮肤回流的血液。即
使在瓣膜功能正常、静脉畅通无阻的情况下，浅静
脉也很容易通过穿支静脉排入深静脉。功能不全的
穿孔静脉 / 交通静脉使深静脉充血到浅静脉，导致
浅静脉压力升高。浅静脉压力升高导致静脉曲张严
重扩张和迂曲。

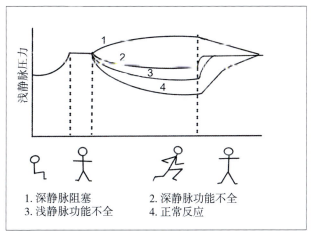

　　1. 深静脉阻塞　　　　2. 深静脉功能不全
　　3. 浅静脉功能不全　　4. 正常反应

图 12-3　肌肉抽动对浅静脉压的影响。肌肉泵血的正常
反应会使静脉压下降到坐位时的水平以下。病
变的浅静脉回流会降低这种反应。深静脉的回
流会使肌肉泵效应产生更大的衰减。在深静脉
闭塞的情况下（上部曲线），工作肌肉的穿支静
脉回流会导致浅静脉压力升高，高于单独站立
时的压力

肌肉泵

　　肌肉泵机制可增强静脉在重力作用下的排空，
从而防止静脉内压力过大。肌肉的每次收缩都会压
迫肌肉内部或肌肉与筋膜之间的深静脉。对于静脉
的短暂压力升高可能会推动血液向两个方向流动，
但功能正常的静脉瓣膜只会让血液流出肢体。如果
静脉瓣膜功能不全，静脉压力就必须升高，以推动
血液向前流动并流出受供血的肢体。由于肌肉泵的
作用，走时的静脉压要低于坐着时的静脉压。

　　对于浅静脉，肌肉收缩会在皮肤和筋膜之间产
生压力。在皮肤和筋膜紧绷的地方，产生的压力比
皮肤和筋膜松弛的地方更大，而皮肤和筋膜松弛的

地方，静脉泵的效果也就更差。此外，通过肌肉泵
来降低深静脉的压力有助于排空浅静脉。有效的
肌肉泵需要 3 个要素——畅通的静脉、合格的瓣膜
（无反流）和肌肉活动。如果其中一个或多个组成
部分出现故障，就会影响静脉泵的功能。静脉泵的
组成部分如图 12-4 所示。

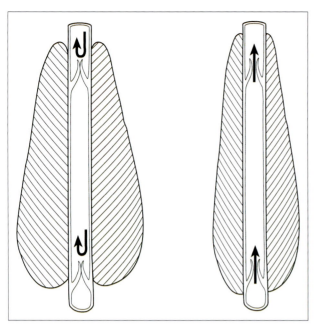

图 12-4　小腿肌肉泵的组成部分。泵送需要畅通无阻的血管、确保单向流动的阀门以及能量来源（肌肉收缩）

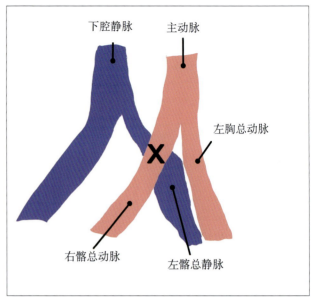

图 12-5　May-Thurner 综合征。右侧髂总动脉闭塞左侧髂总静脉会导致该综合征

阻塞

与动脉血管相比，静脉的压力更低、流速更慢、更容易凝结、血管壁更顺滑，因此发生阻塞的风险更大。静脉可能从内部或外部阻塞。造成阻塞的内部原因包括流速过慢或凝血功能亢进导致的血栓，以及血管壁受损导致的血栓。

肿块压迫静脉可能导致外部阻塞。肿瘤可能发生在静脉回流的任何部位，但腹股沟淋巴结充满癌细胞可能会严重压迫髂动脉。肥胖和怀孕也可能压迫髂静脉。另一个原因是 May-Thurner 综合征，也被称为髂静脉压迫综合征。如图 12-5 所示，髂总动脉和静脉的解剖结构是偏移的，主动脉分支位于髂总静脉的左侧。当右髂总动脉穿过中线进入右下肢时，会与下方的左髂总静脉相交叉。在某些情况下，右侧髂总动脉会严重压迫左侧髂总静脉，因此需要对左侧髂总静脉进行支架植入，以恢复左下肢的血流。

反流

反流是指瓣膜功能不全造成的倒流。功能正常的瓣膜只允许足够的逆流来关闭其远端瓣膜。肌肉收缩时，静脉压力会增加，足以打开相邻瓣膜之间每个节段上方的瓣膜，形成前向血流。随着肌肉收缩之间压力的降低，瓣膜关闭，防止回流（反流）。如果瓣膜功能失调，肌肉收缩产生的压力会推动血液向两个方向流动，而重力则会使血液从近端流向远端。静脉压力不断增加，可能会损坏其他静脉瓣膜，导致静脉瓣膜逐渐失效。压力的增加会导致微循环中的液体和小分子物质渗漏，并使静脉变长和变宽。由于毛细血管和下一个静脉汇合点是固定的，静脉的延长只能通过静脉反复改变方向来实现。当浅静脉变长变宽时，就会出现典型的扩张、迂曲的静脉曲张。静脉周围的血液回流对浅静脉的损害尤为严重。通过深静脉进入浅静脉的大量血液一旦反流到浅静脉，就会产生严重的静脉曲张。图 12-6 总结了导致肌肉泵失效的机制。

股肿

股肿代表静脉功能不全的最终程度，导致动脉

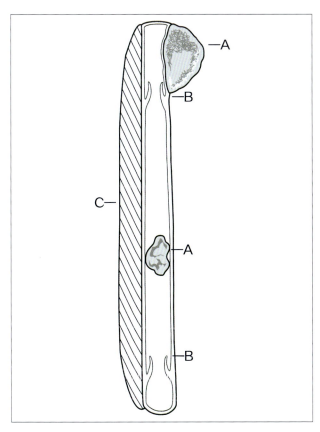

图 12-6 泵故障的潜在原因。(A) 肿块（如肿瘤）从外部或血栓从内部阻塞静脉。(B) 静脉瓣膜功能不全。(C) 本例中肌肉萎缩导致肌肉功能丧失

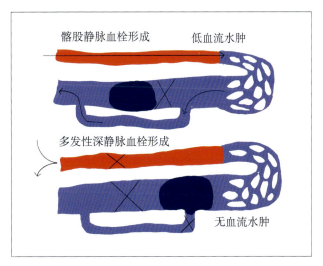

图 12-7 股肿。仅在深静脉闭塞的情况下，静脉压和毛细血管压会升高，但仍可通过浅静脉回流，从而导致严重水肿，但血流量足以保护肢体。在更严重的情况下，浅静脉和深静脉闭塞都会严重影响或阻止动脉血流入肢体

血无法流入肢体。股肿的一个例子如图 12-7 所示。股肿通常发生在下肢，但也可继发于锁骨下中心导管的并发症而发生于上肢。文献中描述了两种类型的股肿。股白肿（白色，疼痛）会导致肢端肿胀、发白，原因仅在于深静脉缺乏静脉流出。股蓝肿（蓝色，疼痛）的特点是严重肿胀和发绀。这种类型涉及深静脉和浅静脉，可导致坏疽。由于肺栓塞，截肢和死亡的风险很高。

静脉泵的功效

所有潜在的静脉泵机制并非都同样有效。由于解剖结构的不同，泵机制的某些特性也不尽相同。大多数关于静脉泵的讨论仅限于小腿肌肉泵。足部、腿部和大腿的肌肉泵机制因解剖结构以及筋膜下和筋膜上泵的参与而有所不同。对骨骼或筋膜等不平整表面的挤压比对皮肤的挤压产生的压力更大，因为皮肤比筋膜更易对抗。因此，深静脉的泵

送比浅静脉的泵送更有效。在比较肢体的不同部位时，有些部位（如手腕和脚踝）的皮肤更加紧致，作为泵压机制的一部分，其效果更好。此外，较长的静脉需要承受更大的压力。一般来说，穿过松弛皮肤的浅表长静脉最容易发生故障。尤其是脚踝上方的大隐静脉，是静脉功能不全及其问题最常见的部位。

姿势和动作的影响

循环系统内压力通过心脏泵血和液柱两种方式产生。心脏泵血产生的压力在血液通过动脉血管时耗尽，而在血液进入静脉时达到低值。除此之外，液柱也会产生压力，心脏上方液柱（如将手臂举过头顶）会降低肢体内压力，而心脏下方液柱则会增加压力。基于以上基础，动脉压力都在心脏水平测量，与人体姿势无关，这样测量所得心脏泵血压力，不受心脏水平以上或以下液柱影响。腿和足部动脉的压力测量在仰卧状态下进行，腿部略微抬高，使被测动脉与主动脉（或右心房）平齐，即 phlebostatic 轴。该液柱对高于或低于膈静脉轴任何位置均会产生影响。

静脉内压力增加会导致静脉扩张（即变宽），因此，在流速一定的情况下，静脉扩张后原有流速

会减慢。静脉长期扩张会对静脉瓣膜造成损害。部分人浅静脉数量较多，无法支撑液体柱，从而导致静脉曲张。下肢静脉功能正常时，肌肉泵血可以对抗这股液体柱的影响，但长时间站立仍会导致静脉疾病。长期站立史是腿部溃疡患者病史采集中一项标准内容。如图 12-8 所示，卧位时腿部静脉压最低，低于 20 mmHg，抬高腿部可进一步降低静脉压。当人体其他部位高于腿部时，静脉压会增加，静态站立时达到最大值 100 mmHg。身高较高的人静脉压力增加较多。行走会激活肌肉泵，使腿部静脉压数值与仰卧时接近，约为 20 mmHg。肌肉泵功能不足时，腿部静脉压在不同情况下会略微下降。浅静脉功能不全时，腿部静脉压会适度降低。然而，深静脉功能不全时，腿部静脉压几乎不会下降，因为深静脉血液会从运动的肌肉中回流到浅静脉，如图 12-3 所示。若深静脉阻塞导致肌肉静脉血通过浅静脉分流，情况就会变得更糟。在这种情况下，浅静脉压力会在运动时升高。此外，如图 12-3 所示，根据不同原因，运动后腿部静脉压力恢复到静态站立状态的时间非常短。肌肉泵血正常时，浅静脉在运动后几分钟内不会承受升高的压力。深静脉阻塞时，几分钟内压力即可升高，瓣膜功能不全的人会在运动结束后几秒钟内出现静态压力。对于需要长时间站立的人来说，这种影响意义重大。对于静脉功能完好的人来说，站立时短时间

的肌肉活动可以降低静脉压力。然而，静脉功能不全的人则需要持续有节奏地收缩腿部肌肉，以对抗静脉压力的升高。

静脉高血压的原因

静脉疾病导致静脉压力在行走后仍居高不下，即可用"慢性活动性静脉高血压"这一术语来描述。肌肉泵由 3 个部分组成，它们共同发挥作用从而实现最佳泵压。因此，导致流动性静脉高血压的原因包括允许回流的瓣膜不足、静脉阻塞和肌泵活动不足。由于阻塞可能发生在静脉内部或外部，因此患者应接受转诊医师的评估，以确定阻塞原因，并在可能情况下开始治疗。肌肉泵活动不足可能是由神经系统疾病或损伤或暂时性固定造成。转诊前应确定肌肉活动不足的原因。静脉高压的原因见表 12-1。

病史和体格检查

腿部静脉溃疡的诊断通常很简单。患者通常有因工作或娱乐而长时间不间断站立病史。患者主诉腿部"沉重"，有些患者甚至会出现中等程度的爆裂性疼痛。患者经常说是急性发病，提到腿部外伤导致皮肤裂开。尽管外伤可能会导致腿部坏死组织

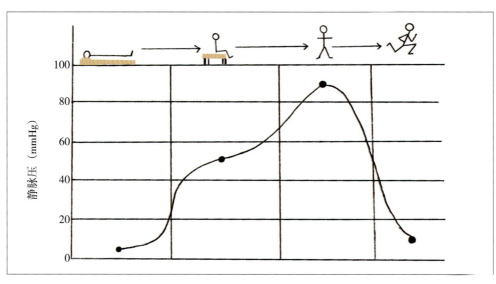

图12-8 姿势和行走对静脉压的影响。请注意，行走时肌肉泵的静脉压力比坐着时小。患有静脉疾病的人可能会出现流动性静脉高压

表 12-1　静脉高血压的原因
阀门问题 • 深静脉瓣膜不足 • 交通静脉瓣膜不足 • 浅静脉瓣膜不足（静脉曲张）
下肢静脉阻塞 • 孕期肥胖 • 静脉凝血/血栓形成
小腿肌肉活动不足 • 长时间站立 • 影响腿部肌肉的神经肌肉疾病 • 影响腿部肌肉的肌肉骨骼损伤或疾病下肢固定

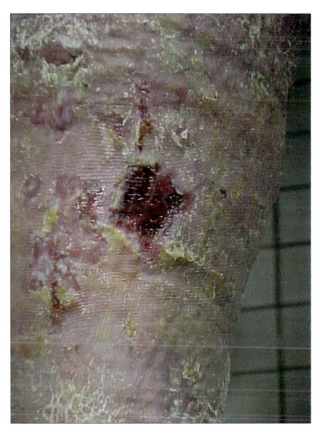

图 12-9　静脉疾病的皮肤外观

撕裂，但外伤并非主要原因。当其他因素都指向静脉功能不全时，外伤报告不应影响诊断。预计会有静脉性腿部溃疡的既往史和静脉曲张或小"蜘蛛静脉"的家族史。大隐静脉因其长度、周围肌肉缺乏以及筋膜深度较浅，最易出现问题并导致腿部静脉溃疡。踝关节远端皮肤足够紧实，可以提供压迫。然而，由于该处以上皮肤不够紧绷，导致内踝近端静脉扩张并出现问题。腿部静脉溃疡可能发生在小隐静脉附近和腿部其他地方。然而，大约 2/3 的腿部静脉溃疡发生在小腿内踝近端，即小腿肌肉和脚踝之间的"步态区"。

皮肤变化

对受累肢体进行观察时，应注意观察以下情况：水肿、毛细血管扩张（蜘蛛网状静脉）、脂质硬化和溃疡周围的血色素染色。水肿是由静脉功能不全导致的毛细血管压力升高引起。蛛状静脉是由以下原因造成的小血管扩张、浅静脉功能不全。穿支静脉从深静脉回流到浅静脉会导致浅静脉扩张、粗大、迂曲。随着温度升高，静脉会变长，而且只能通过周期性转动来实现。虽然静脉曲张从外观上看似乎是静脉疾病中最严重的情况，但只要穿支静脉仍有能力，病情严重接近瘫痪的人可能不会出现静脉迂曲、膨胀。脂肪性皮肤硬化症如图 12-9 所示，皮肤出现增厚和收紧。皮肤上红斑、脱屑和蛋白痂使一些临床医师误将其描述为"湿疹"，但脂质皮肤硬化症才是首选术语。这种外观对静脉疾病具有高度特异性。皮肤外观会伴随淋巴水肿而恶化。

静脉溃疡的出现

一般来说，下肢静脉溃疡会显得潮湿、发亮。根据患者皮肤坏死发生的时间，创面一般会呈现良好的肉芽组织，并伴有不同数量的痂皮。图 12-10 是典型的下肢静脉溃疡。其特征包括外观潮湿发红，边缘不规则，边缘粘连、浸渍。拍摄时，伤口上还有少量黄色痂皮和血凝块。

静脉溃疡的病理生理学

血液要从毛细血管进入充血的静脉，毛细血管流出压力就会增加，直到毛细血管内压力超过排出静脉内的压力。这种高压会导致水、电解质和小分子物质泄漏。随着压力进一步升高，包括蛋白质和

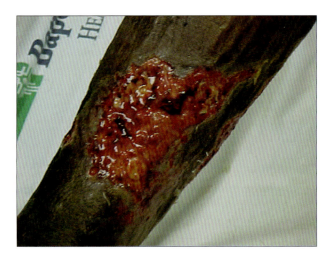

图 12-10　典型湿性静脉溃疡的外观

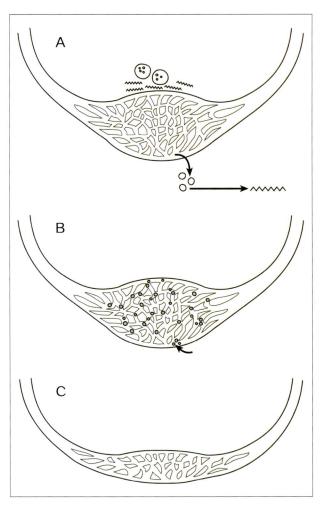

图 12-11　慢性静脉功能不全导致溃疡的病理生理学。（A）蛋白质从毛细血管渗出。（B）白细胞滞留引起的炎症。（C）继发于静脉高压的毛细血管稀疏

细胞在内的较大血液成分可能会从毛细血管中渗出。静脉疾病水肿是由高静水压和组织间隙中的高浓度蛋白质造成的。当蛋白质从毛细血管渗漏到组织间隙时，导致阻止液体流出毛细血管的渗透梯度就会降低，从而使液体以更快的速度流出。正常情况下，液体和血浆蛋白的流失可以通过淋巴引流来处理；但静脉高血压时，蛋白渗漏到组织间隙的速度超过了其被吸收的速度，导致血浆蛋白在组织间隙中积聚。虽然水肿本身会增加营养物质的扩散场距离，但蛋白质（尤其是纤维蛋白原）的存在也会造成组织损伤。组织间隙中的纤维蛋白原可能会转化为不溶性蛋白质纤维蛋白，而纤维蛋白是组织损伤的主要原因。过多的水分和蛋白质加上毛细血管数量的减少，会削弱静脉周围组织健康所需的氧气和营养物质的扩散。在毛细血管内，过度紧张会导致扩张、伸长、迂曲，并经常形成血栓，这与高血压对浅静脉的影响类似。在色素沉着和脂质硬化的部位，毛细血管的这些变化最为明显。毛细血管的变化也最常见于穿支静脉和深静脉不足的患者。大分子和红细胞长期渗入组织间隙会导致组织损伤和溃疡。促炎细胞因子和铁超载会导致成纤维细胞和巨噬细胞发生变化，使组织容易受伤。成纤维细胞转化为肌成纤维细胞，增加了真皮层的张力，而铁超载则使巨噬细胞处于促进组织破坏而非修复的模式。压力升高引起的微血管病变导致毛细血管稀疏（图 12-11）。

微血管病变

肌肉泵失灵导致静脉压升高，从而引起压力升高和毛细血管扩张。在观察到静脉高压特有的组织损伤之前，就可以观察到毛细血管扩张，皮肤损伤的严重程度与毛细血管损伤高度相关。在溃疡内部和溃疡边缘可以观察到毛细血管数量严重减少，可以观察到大量受损的毛细血管，其特征是扩张、伸长、迂曲、瘀血和血栓形成。因此，会出现无血管区域，导致组织损伤，进而发展为组织溃疡。由于缺乏营养物质循环，伤口愈合也会变得缓慢或不愈合。在一系列慢性静脉功能不全患者中，毛细血管的缺失与经皮血氧（$TcPO_2$）的降低之间存在相关

性。在愈合过程中，所有病例的溃疡和溃疡边缘周围皮肤的毛细血管密度都有所提高。与愈合相对缓慢的患者相比，愈合相对较快的患者的毛细血管密度增加幅度更大。此外，愈合快的患者 $TcPO_2$ 上升很快，而愈合慢的患者最初较低。两组患者在痊愈的同时 $TcPO_2$ 也在增加，但快速痊愈者的 $TcPO_2$ 更高。虽然这些患者出现了痊愈，但毛细血管形态失常的情况依然存在。这在一定程度上解释了为什么只接受溃疡治疗而不接受静脉高压治疗的患者溃疡复发率很高。

手术治疗

治疗静脉功能不全的方法有多种。过去通过大切口进行剥离的治疗方法已被改良，只需较小的切口即可进行治疗。其他选择包括超声引导下的硬化剂疗法和使用激光或射频装置的血管内热消融术。硬化疗法是通过注射一种药剂，使血管壁塌陷。

CEAP 静脉疾病分类

静脉疾病的分类方案采用分级和分类系统来描述严重程度、病因和涉及的静脉类型。CEAP 的分类包括临床表现（7 个严重程度分级）、病因（先天性、原发性、继发性）、解剖（浅静脉、深静脉或穿支静脉）和病理生理学（阻塞或回流）。本分类方案中的解剖学和病理生理学部分可使用任何或所有术语。病因可能是先天性的（罕见），也可能是原发性或继发性的。原发性是指病因可归咎于静脉本身的缺陷，而非继发于其他现象。例如，原发性和反流性会一起用于描述静脉瓣膜在没有受到任何损伤的情况下发生衰竭（假定是遗传性的）。由于肥胖、怀孕、肿瘤、弹力绷带或石膏使用不当或静脉内凝血等原因导致静脉受压，因此继发性和阻塞性这两个术语经常一起使用。阻塞的原因（阻塞是另一个问题的次要原因）和临床表现的定义见表 12-2。

表 12-2　用于 CEAP 系统的说明

气候图

C0：无可见或可触及的静脉疾病迹象
C1：网状扩张或网状静脉
C2：静脉曲张；与网状静脉的区别是直径 ≥ 3 mm
C3：水肿
C4：心血管疾病引起的皮肤和皮下组织变化
　　C4a：色素沉着或湿疹
　　C4b：脂肪皮硬化症或萎缩性白斑
C5：已愈合的静脉溃疡
C6：活动性静脉溃疡
S：无症状
A：无症状

病因学

Ec：先天性
Ep：原发性
Es：继发性
En：未找到静脉原因

解剖

As：浅静脉
Ap：穿支静脉
Ad：深静脉
An：未找到静脉位置

病理生理学

Pr：反流
Po：阻塞
Pr,o：反流和阻塞
Pn：无法确定静脉病理生理学

经 Lurie F、Passman M、Meisner M 等许可转载。CEAP 分类系统和报告标准的 2020 年更新 [已发表的更正见 *J Vasc Surg Venous Lymphat Disord*]. 2021 Jan;9(1):288]. *J Vasc Surg Venous Lymphat Disord*, 2020;8(3):342–352. doi:10.1016/j.jvsv.2019.12.075.

干预

下肢静脉溃疡的干预措施包括局部伤口管理、清除伤口表面的痂皮、保护周围皮肤。压迫疗法用于治疗静脉疾病。每次更换敷料时都应轻柔地清洁伤口，同时进行可能需要的清创。使用漩涡疗法会给静脉功能不全带来更多问题。典型的漩涡池温度会增加动脉流入量，而大腿被压在漩涡池边缘的依赖体位会加剧静脉功能不全。

外部压力可以抵消产生水肿的毛细血管静水压。因此，患者必须在一天中用尽可能多的时间进行加压治疗。对于腿部静脉溃疡，采用的任何敷料也必须能提供压力。一些公司已经开发出了包括敷料和压力绷带的套件。除了加压绷带，还可以使用临床或家用压力泵进行加压。一些较旧的压力泵是单个装置，其中的单个套筒有节奏地充气和放气（图 12-12）。大多数较新的设备都是顺序式多单元泵，其中 3 个或更多单元从远端（脚部上方）向膝盖方向顺序充气，然后再向大腿上方充气。装置以相反的顺序放气，然后再从远端向近端开始充气（图 12-13）。任何伤口都应该用适当的敷料和塑料袋覆盖，以防弄脏压力套。然后将装袋的肢体放入压力套，并抬高患肢。泵压 1 h，压力为 50 mmHg 或低于收缩压。高于 50 mmHg 的压力被认为会压迫淋巴管，而小于舒张压的压力则可确保在整个心动周期中肢体都有一定的血液循环。如果使用单细胞套管，通常采用开 90 s、关 30 s 的方法，但没有确切证据表明需要特定的加压方案。如前所述，顺序泵只需持续运行即可。如果患者需要到诊所就诊，每周可进行 2~3 次治疗。成本效益更高的策略是租用家用设备，进行更频繁的治疗，每天最多 2 次。在许多情况下，只需使用绷带而无须使用压力泵即可实现加压。

　　压力绷带的选择有乌纳氏糊靴和多层压力绷带。目前仍可使用安纳靴，但多层压力绷带已被视为护理标准。乌纳氏糊靴可以快速穿戴，但穿戴起来比较麻烦（图 12-14），而且很难调节靴子内的压力。人们认为它只适用于行动不便的患者，因为半硬质敷料有助于小腿泵机制。此外，随着腿部容量的减少，乌纳氏糊靴的效果也会减弱，绷带材料无法吸收大量引流，除非采取其他措施处理伤口引流，否则伤口周围的皮肤可能会出现浸渍。多层绷带系统包括 2 层（图 12-15）、3 层或 4 层（图 12-16）。有些系统（图 12-15）的绷带上有指示器，可帮助临床医师将绷带拉伸到正确的张力。所有市售套件都提供一层用于吸收引流的绷带，并使用短拉伸绷带。短弹力绷带在静止和肌肉收缩时都能有效提供压力。长弹力绷带，如 ACE 缠绕绷带（3M）必须以很大的张力拉扯，在休息时可能会提供过大的压力。在运动时，这些绷带太容易脱落，不能提供像短拉伸绷带那样大的压力。无论使用哪种加压系统，临床医师都必须确保绷带不会产生过大的压

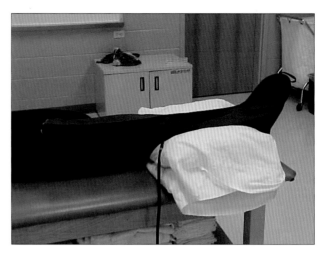

图 12-12　单气室压缩泵。单个气室可交替充气和放气。必须设置开启和关闭时间，以及压力

力，并且必须向患者提供紧急信息，说明如何以及在什么情况下去除加压绷带。一个简单的测试方法是检查毛细血管再充盈情况（图 12-17）。直到临床医师确定水肿已尽可能消除前都应一直使用压力泵和绷带。使用足部容积计进行连续测量是最客观的判断方法，但也可以使用沿腿部进行的多次周长测量或数字 8 测量。当腿部体积不再随着压力的增加而减少时，应为患者量身定制压力袜（图 12-18）。临床医师必须检查另一条腿，以确定该肢是否也存在静脉功能不全。

进行多层包扎

　　在多层绷带系统中，第一层是一层吸水蝙蝠衫，用于吸收引流并填充不规则区域，如踝骨周围，在没有适当衬垫的情况下，这些区域的压力可能较低。另一层是短弹力绷带，因此，最小的多层绷带有两层。如图 12-15 所示，一些短拉伸绷带上有校准标记，用于指示绷带在给定长度下施加的压力大小。通常情况下，当达到适当的张力时，矩形角被拉长成正方形。外层黏性绷带通常是多层绷带系统的最后一个组成部分。这层绷带可防止短弹力绷带脱落并滑落到腿部。在 4 层绷带系统中，覆盖在吸水绷带上的第二层是中等弹力绷带；第三层是短弹力绷带；第四层是黏性绷带。在可行的情况下，这种绷带应保持在原位，一般为 7 天左右。有人建议在绷带系统的各层使用半重叠螺旋形

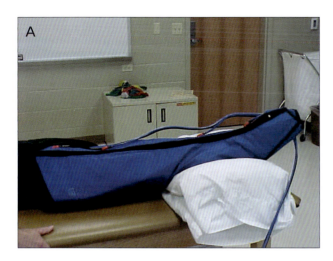

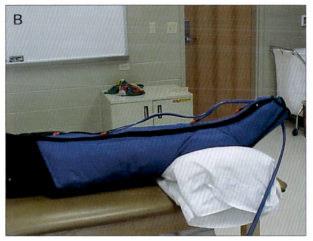

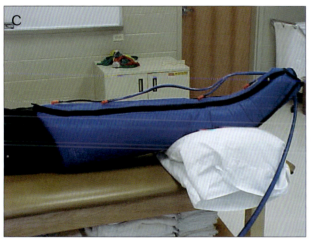

图12-13 顺序充气压缩泵。(A) 4个气室从远端到近端顺序充气。在该模型中,只有泵施加的压力可调。所有4个气室均放气。(B) 足部周围的腔室充气。(C) 4个腔室全部充气

和数字8形绷带。半重叠螺旋形的包扎方法比较简单,但更容易解开,而且可能无法很好地控制静脉高压。对于新手来说,8字形包扎法比较困难,但对于有经验的临床医师来说,8字形包扎法几乎和螺旋形包扎法一样快捷。8字形包扎法似乎能更有效地控制静脉高压。绷带包的设计一般是将短弹力绷带缠成8字形,其他层则以半重叠螺旋形缠绕。使用套件时,请按照制造商的说明缠绕每一层。提供的每条绷带的长度取决于是采用半重叠螺旋包扎法还是8字形包扎法。而数字8技术使用的绷带长度要长得多,如果在制造商指示使用半重叠螺旋的层上使用数字8,很可能会导致绷带长度不足。

乌纳氏糊靴

穿戴乌纳氏糊靴有几种方法。8字形绷带可以让绷带层之间有一定的活动空间,并能分散过大的

压力。其他选择包括用条状绷带形成一个8字形,而不是在肢体上滚动绷带。建议采用这种技术,因为它比滚动的8字形绷带有更大的弹性。其他方法则是简单地使用半重叠的螺旋形绷带,在绷带长度允许的情况下向上、向下、再向上。在缠绕绷带的过程中,应定期将粘贴物抹平,使粘贴物分布更均匀。

一般包装注意事项

绷带应在踝关节处产生较大的压力,并随着绷带向近端缠绕而逐渐减小。这种压力梯度可以在包扎过程中自动形成,方法是在包扎开始时对绷带施加相等的张力。根据拉普拉斯定律,张力等于压力乘以半径($\tau = P \times r$,其中 τ = 绷带张力,P = 绷带对肢体产生的压力,r = 肢体半径)。因此,当绷带从脚部向膝部推进时,以恒定的张力缠绕绷

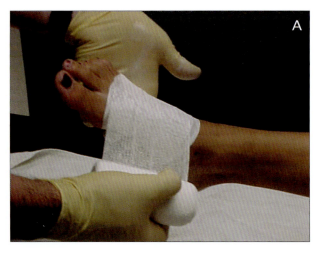
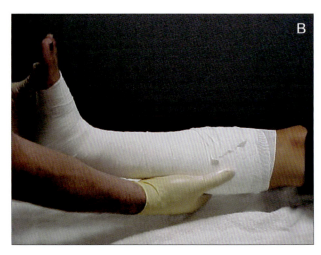
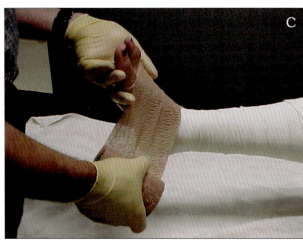
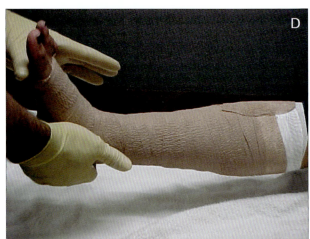

图 12-14　（A）乌纳氏糊靴的应用。绷带从跖骨头周围开始缠绕，近端以 8 字形缠绕。（B）乌纳氏糊靴粘贴绷带的应用完成。（C）第二层为黏合绷带。（D）用粘贴绷带和黏合绷带完成乌纳氏糊靴的粘贴。（E）乌纳氏糊靴在患者腿脚上的残留物

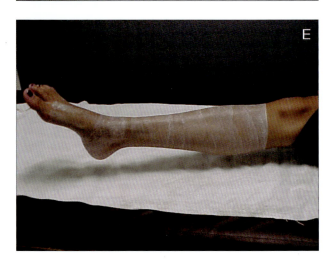

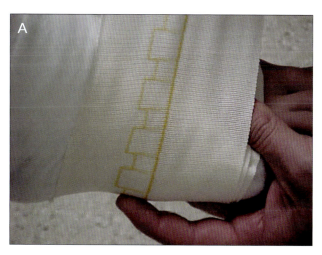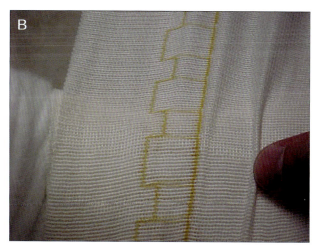

图 12-15 （A）2 层绷带的应用。弹力绷带上的标记表明，在采用半重叠螺旋技术时，绷带的适当张力可产生所需的压力。短的四边形绷带被拉伸成正方形，对腿部产生约 30 mmHg 的压力。（B）进一步拉伸使较大的四边形绷带形成正方形，产生约 50 mmHg 的压力

带，会在脚部产生较大的压力，此时绷带的转弯半径为小，而接近膝盖处的压力较低，因为那里的腿部半径变得最人。使用多层绷带或多层绷带会导致情况更加复杂。多层绷带和不同宽度绷带的计算公式为 $P=NTk/CW$，其中 N= 层数，T= 张力，k 是常数，C= 周长，W= 绷带宽度。这个等式的实际意义是：①更多层次的绷带会对肢体产生更大的压力；②随着周长的增加，压力会减小；③更窄的绷带会产生更大的压力；④如果希望在近端产生较小的压力，可以在从远端到近端使用宽度更大的绷带。最后一个含义是等式中的常数。在简单的加压包扎过程中，肢体上产生的实际压力是未知的，需要进行估计。而要确保绷带对肢体产生有效的压力，还需要经验的积累。

压力疗法的禁忌证

治疗静脉功能个全最重要的一点是首先排除动脉功能不全。虽然可以明确诊断出静脉功能不全，但必须彻底排除动脉功能不全，因为有些人可能同时患有静脉功能不全和动脉功能不全。加压疗法会加重动脉供血不足，并可能危及肢体。多位专家建议，踝肱指数（ABI）< 0.7 是压力治疗的禁忌证。一些资料建议在 0.7 ~ 0.8 使用较轻的压力。其他一些资料则表示有信心在 ABI 低至 0.6 时使用较轻的压力。作为一项实用规则，当患者的 ABI 介

于 0.7 ~ 0.8 时，请勿对其进行按压，除非您确信患者会注意到按压可能出现的任何问题。如果患者或护理人员识别和处理紧急情况的能力值得怀疑，则应保留 ABI 值 ≥ 0.8 的肢体进行按压。压迫的其他绝对禁忌证包括静脉炎和疑似深静脉血栓。相对禁忌证包括体液从下肢向中枢循环移动，而中枢循环无法处理多余的体液（充血性心力衰竭和肺水肿）。感觉减退被视为相对禁忌证，因为无法检测到可能伤害患者的情况。虽然对患者的护理可能会结束，但压力疗法不会结束。对于单侧患病的患者，当双侧肢体大小相同或肢体体积或肢体重量相同时，应将多层压力绷带换成压力袜，周长达到稳定值后不再继续减少。对于双侧疾病患者，当肢体体积没有进一步变化时，就可以停止使用多层弹力袜。现在，患者在压力袜方面有了更多的选择。其中许多对普通人来说并不明显，但却非常时尚。对于需要继续加压的患者，可以使用一些绑带和尼龙搭扣，包括图 12-19 中所示的 Circaid Juxtalite（Medi）。

锻炼

锻炼计划已被用于改善慢性静脉功能不全患者的皮肤血流和减轻水肿。另一项研究也表明，运动可提高伤口愈合率。与单纯加压或对照组相比，为期 3 个月的运动（无论是否加压）可改善皮肤愈合。运动可以是简单的背屈运动（清醒时每小时

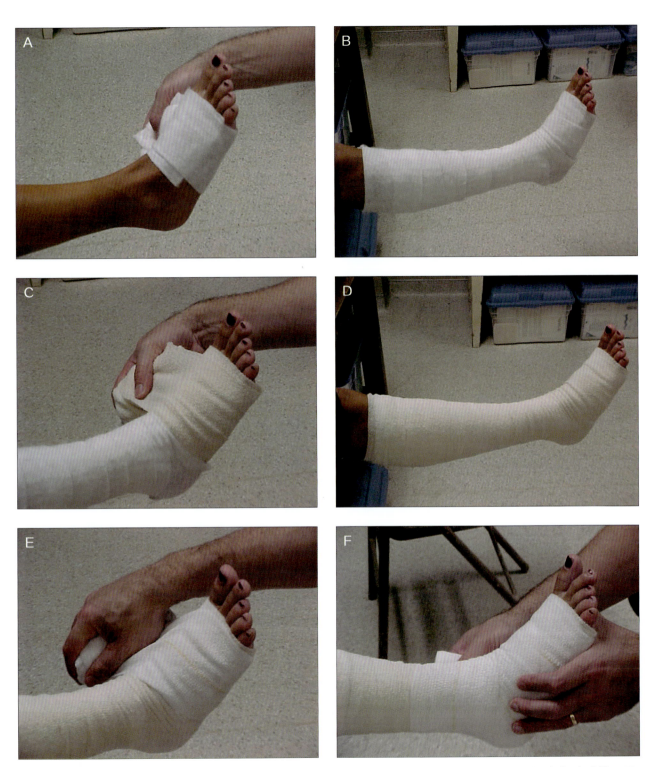

图 12-16 4 层加压包扎。（A）第一层吸收材料以半重叠螺旋状包扎，特别注意填充踝骨周围区域。（B）完成第一层。（C）开始使用轻型弹力绷带的半重叠螺旋技术。（D）完成第二层。（E）以 8 字形技术开始第三层，即短弹力绷带。（F）脚部包扎完成，开始用短弹力绷带向上包扎腿部（未完待续）

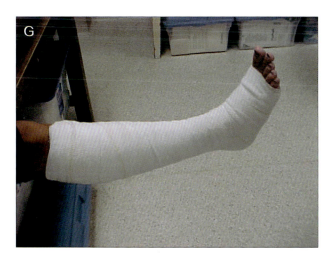

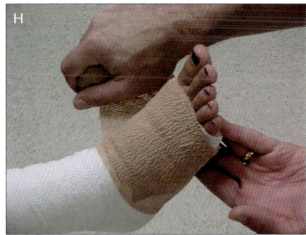

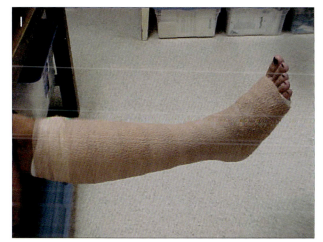

图 12-16 （续上页）（G）完成第三层。注意 8 字形技术产生的菱形图案。（H）开始第四层，即黏合绷带。（I）完成第四层

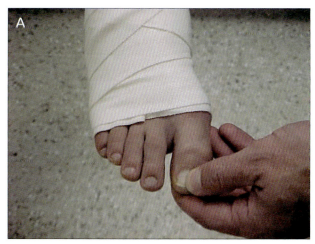

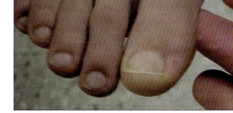

图 12-17 压缩拇趾指甲以测试毛细血管再充盈

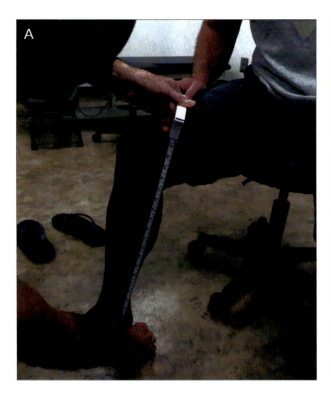

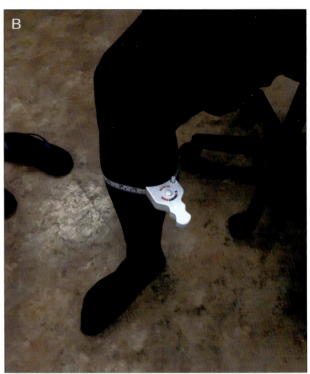

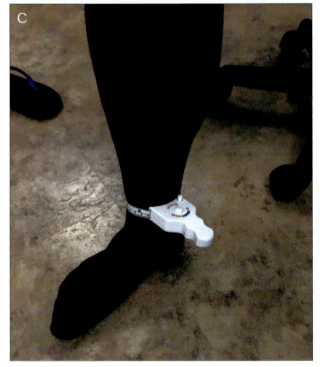

图 12-18　测量膝高压力袜的方法。（A）测量从地面到膝盖折痕处。（B）测量腿部最宽的周长。（C）测量脚踝周围的最小周长。使用弹簧卷尺可确保测量结果的一致性

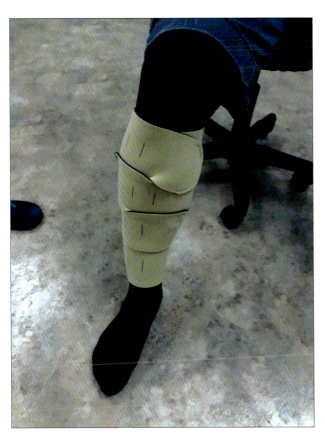

图 12-19 以尼龙搭扣为基础的压力服

收缩、肌肉收缩或其他力量对淋巴管的外部挤压、吸气时胸腔内的负压以及降主动脉和其他动脉的搏动。

淋巴从淋巴毛细血管向近端移动，通过逐渐增大的淋巴管。这些较大的淋巴管会进入淋巴结的几个特征位置，在这些位置淋巴会接触到免疫系统的各种元素。在正常情况下，病原体会被消灭，但在某些情况下，细菌或其他病原体的持续存在会刺激淋巴结中免疫细胞的增殖，并引起肿胀，即淋巴结炎。如果淋巴防御系统不堪重负，淋巴结和上覆皮肤就会受到侵蚀。感染沿淋巴管扩散，在皮肤上形成红色条纹，被称为淋巴管炎。如果淋巴管无法清除病原体，病原体就会进入血液，引发败血症。

身体右上象限的淋巴引流进入右淋巴管，然后进入右锁骨下静脉。其余的引流物进入胸导管，然后进入左锁骨下静脉。淋巴引流会随着间隙容积的增加而增加，可能增加约 10 倍。肌肉收缩和深呼吸也能促进淋巴引流。在胸腔内形成强大的负压会产生压力梯度，推动淋巴向近端流动。

10 次），然而，一个更全面的计划，包括跑步机步行、固定自行车和下肢阻力运动可能会同时改善肌肉泵血活动和静脉功能。

淋巴水肿

虽然伤口通常不被认为是导致淋巴水肿的主要问题，但许多人尤其是患有严重下肢淋巴水肿的人，都会出现溃疡。下文将简要介绍淋巴系统、淋巴水肿及其与溃疡有关的治疗方法。

淋巴解剖

淋巴系统由盲端小淋巴管组成，这些毛细淋巴管往往沿着小动脉、静脉和毛细血管分布。毛细淋巴管的末端由瓣状结构组成，当间隙液体量较少时，瓣状结构会关闭；当液体积聚时，瓣状结构会打开。淋巴管内瓣膜的存在可使淋巴向前运动。淋巴向锁骨下静脉推进的原因包括淋巴管的内在

淋巴术语

淋巴排泄点之间的身体区域称为分水岭，类似于可能排入一个或另一个水体的陆地区域。人们已经绘制了人体的分水岭图，可以获得各种分水岭示意图。分水岭内淋巴管的阻塞会在特定位置产生淋巴水肿。淋巴水肿治疗的理论之一是，淋巴引流可以重新分配到未受阻的不同分水岭。瓣膜之间的一段淋巴管被称为淋巴管。与静脉一样，瓣膜只允许外力将淋巴向前移动，从而使淋巴进入下一个近端淋巴管。

淋巴病理生理学

在世界许多地方，淋巴水肿通常是由蚊虫传播的蠕虫引起的。盘尾丝虫会侵袭淋巴系统，造成淋巴阻塞。在西方文明中，大多数淋巴水肿是由于癌症手术和放射治疗对淋巴系统造成的损伤。因乳腺癌和子宫癌接受治疗分别是上肢和下肢淋巴水肿的常见原因。由于这些类型的淋巴水肿是由其他疾病

引起的，因此被称为第二性淋巴水肿。少数淋巴水肿是原发性的。原发性淋巴水肿是指淋巴系统发育不正常，影响了从淋巴间隙回流液体和蛋白质的能力。原发性淋巴水肿可能在出生时就存在（先天性淋巴水肿，占原发性淋巴水肿的10%）。在原发性淋巴水肿中，有一种特殊类型的先天性淋巴水肿叫作米尔罗伊病，占原发性淋巴水肿的2%。在米洛伊病中，由于一种特定类型的血管内皮生长因子存在遗传缺陷（常染色体显性遗传），淋巴管无法正常发育。淋巴水肿可能会延迟到童年或成年后期才出现，这种疾病被称为"前驱性淋巴水肿"。根据定义，前发性淋巴水肿是最常见的原发性淋巴水肿，在出生时并不明显，但会在35岁之前出现。35岁后发生的淋巴水肿占原发性淋巴水肿的10%。这种淋巴水肿被称为Tarda淋巴水肿，或Meige病。在所有形式的原发性淋巴水肿中，淋巴管都无法正常发育。

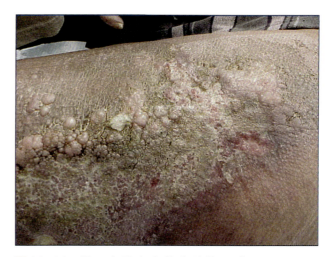

图12-20 淋巴水肿患者的皮肤外观（The image is a copyrighted product of AAWC [www.aawconline.org] and has been reproduced with permission.）

淋巴疾病继发皮肤损伤的特征

淋巴水肿造成的皮肤损伤通常比静脉疾病造成的水肿更为严重，尽管在皮肤严重损伤明显之前可能不会出现伤口。在最严重的病例中，皮肤最终会变得厚实、冗余和起皱，与大象的皮肤相似，因此被称为象皮病。如图12-20所示，蛋白质大量流失到间质空间，造成了皮肤的大部分外观改变。随着体液的潴留，间质中过多的蛋白质会导致皮肤纤维化和起皱，形成橘皮样皮肤。血色素染色以及皮肤细菌和真菌感染也很常见。严重淋巴水肿患者可能无法保持皮肤干燥清洁，从而导致真菌感染和细菌超级感染。淋巴水肿的常见诊断测试方法是斯特默征（Stemmersign）。淋巴疾病引起的水肿经常会阻碍人们抓握起掌指关节远端的皮肤。如图12-21所示，如果无法抓握掌指关节/跖趾关节远端第二趾或手指背侧的皮肤，或者与抓握未受累侧相同部位的皮肤相比，抓握困难，则为Stemmer征阳性。Stemmer征阳性几乎可以预测淋巴水肿。然而，Stemmer征阴性（能够抓握住皮肤）并不能排除早期或轻度淋巴水肿的可能性。

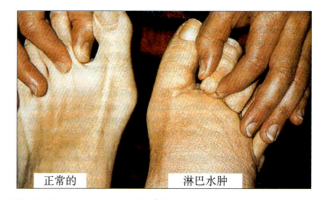

正常的　淋巴水肿

图12-21 Stemmer征（The image is a copyrighted product of AAWC [www.aawconline.org] and has been repro-duced with permission.）

淋巴疾病分期

为了便于诊断和治疗，淋巴水肿被分为4个阶段。0期为临床前期，3期为临床晚期。处于0期的人淋巴运输能力减弱，但功能储备的减弱尚未受到挑战，淋巴疾病的表现还不明显。例如，一位多年前因子宫癌接受过手术和放射治疗的患者。在此期间，她右下肢的淋巴运输能力一直下降。但是，输送淋巴的需求（淋巴负荷）并未超过其储备能力。在这一阶段，必须对患者进行咨询，使其了解可能导致其淋巴引流能力超标的风险因素。然而，多年后，处于这一阶段的患者可能会开始忽视这种咨询。因此，压力事件可能会使淋巴负荷的平衡点超过储备点。例如，这位女士在连续多个雨天后需要修剪草坪。草变得越来越长，而且没有充分干透。同时，天气也变得炎热潮湿。炎热的天气加上在又长又湿的草地上推割草机的体力消耗，导致淋巴负荷大大超过了她自子宫癌治疗以来所经历的淋巴负荷。10 多年来，亚临床淋巴疾病一直没有出现任何后果，但最终还是供不应求，淋巴水肿开始在临床上显现出来。第 ·阶段也被称为可逆阶段。简单的抬高可使水肿消退。出现点状水肿，但组织特性没有改变。皮肤颜色或质地没有发生变化。在这一阶段，适当的治疗有望使肢体体积恢复正常。如果缺乏适当的治疗，病情可能会发展到第二阶段。第二阶段的另一个术语是自发不可逆淋巴水肿。这个名称意味着单纯的抬高已不足以使肢体恢复到病前的体积。在这一阶段，Stemmer 征将呈阳性。组织纤维化和蜂窝织炎也会在这一阶段出现。通常情况下，淋巴水肿会在第二阶段趋于稳定。治疗可能会有效地减少肢体的体积，但如果缺乏适当的治疗和慢性蜂窝织炎的发展，可能会导致淋巴水肿发展到第三阶段。第三阶段被称为淋巴母细胞性象皮病。皮肤变硬，点状水肿难以发生或不再发生，Stemmer 征更加明显。皮肤皱褶变得非常深和明显，以至于毁容。角化过度、真菌感染和皮肤变黑都很常见。乳头状瘤和囊肿以及溃疡和瘘管等开放性伤口也经常出现。在这一阶段进行治疗是可行的，但要恢复肢体的体积，需要比在第一或第二阶段开始治疗时更广泛的治疗。

历史

除了对任何有开放性伤口的人进行常规询问外，还应询问患者淋巴水肿的发病情况。淋巴水肿可能是一种原发性疾病，也可能是继发于癌症的手术和放射治疗。原发性淋巴水肿可能发生在生命早期，也可能发生在生命晚期。此外，继发性淋巴水肿可能与导致淋巴水肿的事件有一定的距离。近期过度劳累，尤其是在高温下，感染或穿着过紧的衣服或佩戴过紧的首饰，都有可能将潜伏性淋巴水肿转变为明显的淋巴水肿。病史应包括可能导致淋巴水肿的手术等事件，以及近期可能导致淋巴管不堪重负的事件。还应了解患者在工作或家庭中遇到的问题，如穿衣、行走等。

体格检查

针对淋巴水肿，应检查患者是否存在可能影响活动能力的障碍。对于下肢淋巴水肿，应检查步态。还应评估患者的活动范围、力量和感觉、体位，以及日常生活活动能力。Stemmer 征是一种专门针对淋巴水肿的检查方法。临床医师会尝试捏住受累肢体第二趾或手指的皮肤。无法捏起皮肤褶皱是淋巴水肿的阳性测试。

体积或周长均可作为测量结果。体积测量仪既可用于上下肢，也可用于手部或足部。图 12-22 展示了足部容积测量仪及其使用方法。根据肢体特定部位的测量结果，已开发出各种估算容量的公式。另一种方法是在治疗前对特定部位进行测量，并在治疗过程中每隔一段时间重复测量。容积测量法在确定容积方面更为精确，但耗时较长，且因感染控制而产生额外工作。作为替代方法，周长测量需要在可重复的标准化位置进行，带校准弹簧的卷尺可提高测量的可靠性。

淋巴疾病的治疗

针对淋巴疾病开发了许多疗法。与静脉疾病一样，成功的治疗也需要一段密集的压迫治疗期，然后终身坚持压迫治疗。

完全去充血疗法

完全去充血疗法（CDT）是一项涉及面很广的计划，需要大量昂贵的培训。培训计划需要数周时间，并可分为特定的课程级别。CDT 治疗方案包括人工淋巴引流（MLD）、加压包扎、"补救运动"和患者皮肤护理教育。

压缩泵送

由于极少数情况下会出现生殖器水肿，因此 CDT 医师不鼓励使用压缩泵。家用顺序压缩泵是治疗淋巴水肿的常规方法。压力保持在 50 mmHg

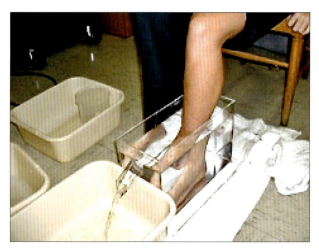

图 12-22 使用脚踏容积计

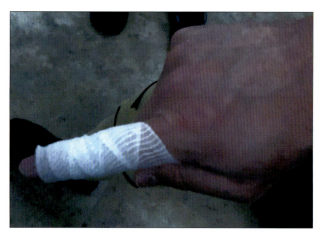

图 12-23 缠绕手指治疗淋巴水肿

或以下，以防止压迫淋巴管，每天持续 2～4 h。在两次压力泵之间使用压力衣或绷带。

患者教育

皮肤护理是患者教育的重要内容。保持皮肤湿润和健康以及避免受伤或肿胀是重点。指导患者避免患肢过度活动，避免过热，并在可行的情况下抬高患肢。患者在园艺活动时也要戴上手套，避免任何可能伤害肢体的活动，并及时处理肢体皮肤上的任何损伤。

压缩绷带

淋巴水肿常用的压力绷带与静脉疾病所用的材料有些不同。通常使用泡沫板代替吸收性绷带材料，希望能阻断纤维化。根据肢体的周长使用不同宽度的短弹力绷带。与静脉疾病的加压包扎不同，如图 12-23 所示，手指也要进行加压包扎。

锻炼

鼓励在加压包扎的情况下锻炼受影响的肢体。压力绷带可产生必要的反压力，抵消肢体静水压，促进液体从肢体吸收。没有加压的运动可能会导致水肿加重。CDT 的实践者有特定的锻炼方法，但任何能产生肌肉泵压作用而又不会过度增加动脉内流和毛细血管渗漏液体的锻炼方法都可以使用。与下文介绍的 MLD 一样，在运动中也采用了从最近端清除淋巴通路并向远端移动的策略。因此，颈部和肩部运动应在肘部运动之前进行，腕部和手部应放在最后。应使用可举起至少重复 30 次的适度重量，患者在锻炼时应佩戴压力绷带。深呼吸也被纳入锻炼计划，以将淋巴从糜烂性结肠转移到胸部。

手动淋巴引流

MLD 被誉为 CDT 的主要组成部分。它使用类似按摩的特定皮肤轻压手法，促进淋巴循环，并在阻塞的血管周围形成备用路径。MLD 从颈部开始，清理适当的导管（右侧或胸部），或同时清理两侧导管，以促进两侧淋巴液的流动。随着阻塞前面的血管被"清除"，MLD 向远端推进。MLD 之后必须立即进行加压包扎，在两次 MLD 治疗之间必须保持原位，这样才能有效。

水肿

脂肪性水肿是一种容易与淋巴水肿相混淆的疾病，但它比淋巴水肿更为普遍。脂肪性水肿是脂肪组织的堆积，主要影响腰部以下部位，但有些患者也会影响上肢。足部不受影响，斯特默征为阴性。脂肪性水肿主要影响女性，而淋巴水肿则可能影响男性和女性。但在发达国家，由于乳腺癌的治疗，女性比男性更容易患淋巴水肿。可以使用吸脂术，但切除大量组织可能会损伤淋巴管，导致淋巴水肿。然而，如果不进行治疗，脂肪性水肿可能会导致淋巴水肿、静脉功能不全或两者兼而有之。当脂肪性水肿和淋巴水肿同时存在时，就称为脂肪性水肿。一个人也可能患有静脉溶性水肿或静脉脂肪性水肿。因此，在进行评估时需要区分脂肪性水肿、淋巴水肿、静脉功能不全、两种水肿的组合或 3 种水肿的组合。

动脉疾病

尽管我们通常以间歇性跛行或脚趾坏疽来讨论动脉疾病，但这种疾病经常是无症状的，尤其是在 ABI 略低于 0.9 的早期轻度疾病中。此外，为了避免腿部疼痛而减少活动以否认症状，也可能导致动脉疾病"无症状"。由于外周动脉疾病本身与衰老有关，组织灌注的减少会导致第 8 章讨论的一系列早期症状，这些症状可能与正常衰老相混淆。因此，在出现组织坏死之前甚至出现组织坏死时，动脉疾病往往会被忽视。到目前为止，动脉粥样硬化是外周动脉疾病最常见的病因。常见的危险因素包括吸烟、高血压、糖尿病、高胆固醇血症和缺乏运动。随着动脉疾病的发展，受累血管的组织可能会丧失储备功能、萎缩并最终坏死。除动脉粥样硬化外，感染或自身免疫性疾病也可能导致血管病变，包括感染性动脉炎、结节性多动脉炎、高敏感性血管炎和布格氏病（血栓闭塞症）。较小的动脉血管（动脉小动脉）也可能受到损伤，尤其是在高血压和糖尿病的情况下。糖尿病血管损伤的程度可以用临床分级来描述。I 级用于无症状，但可通过检测发现疾病的人，如 ABI < 0.9。II 级用于描述出现间歇性跛行的患者。II 级又分为 IIa 级和 IIb 级，前者腿痛不会限制患者的生活方式，后者腿痛会限制患者的活动。III 级用于描述在休息时出现疼痛或麻痹的患者，而 IV 级则会出现明显的坏疽或营养性病变。

与动脉疾病相关的伤口

缺血性溃疡是肢体动脉供血不足（通常由动脉粥样硬化引起）继发组织坏死的结果。除组织坏死外，动脉疾病还会减缓其他病因造成的伤口愈合。特别是，神经病变和足部缺血会增加足部溃疡的风险，这些溃疡愈合非常缓慢或根本无法愈合，需要截肢。缺血性溃疡的其他病因包括镰状细胞病、布格氏病（血栓闭塞性脉管炎）、雷诺氏病、继发于硬皮病和其他自身免疫性疾病的雷诺现象，以及原发性血管炎。原发性血管炎包括韦格纳氏肉芽肿、显微镜下多血管炎、过敏性紫癜、结节性多动脉炎、冷球蛋白血症、川崎病、巨细胞动脉炎、高安氏动脉炎和白塞氏病。

由于最常见的动脉疾病是动脉粥样硬化，因此应测量 ABI 以评估动脉疾病的严重程度。如果数值 < 0.8，则表明患者患有动脉疾病。如果患者的 ABI 值 < 0.45，则不可能痊愈。体力活动量大的人很可能在 ABI 值降到这么低之前就出现跛行。然而，许多动脉疾病患者在 ABI ≤ 0.5 时才会出现跛行。沿肢体进行分段血压测量可以无创分离闭塞区域。$TcPO_2$ 是一种耗时但实用的检测方法。血管实验室应该可以提供这种检测，以确定向组织输送氧气的肢端受损点。手术规划可能需要进行成像检查，包括双相超声、磁共振血管造影和使用造影剂的血管造影。髂动脉、股动脉、腘动脉和胫动脉的大血管动脉粥样硬化可以通过搭桥手术或切除特定的堵塞物来发现和修复。然而，小血管疾病会在这些小动脉分支供应的特定组织区域内产生缺血。这些组织区域被称为血管小体。血管小体类似于皮肤小体，通过分析皮肤区域的血管分布图来确定堵塞的来源。就像通过检测皮膜来确定问题可能出在哪条神经根上一样，血管体也能显示哪条动脉可能闭塞。这样，血管外科医师就可以尝试重新打开特定的小动脉，而不是对腘动脉或胫前动脉等大动脉进行搭桥。这种方法的支持者指出，截肢的数量会减少。图 12-24 显示了足底的血管分布图。

在最常见的下肢动脉粥样硬化病例中，坏死风险最高的组织是最远端的结构。正常情况下，血流在下肢血管中流动时，血压消散得并不多。然而，当动脉粥样硬化斑块和血栓形成导致动脉血管阻塞时，坏死就会发生在阻塞远端组织，通常是脚部，尤其是脚趾。不过，四肢任何部位的小动脉都可能受累。尽管有大量病史表明存在动脉疾病，但由于服务于该组织的小分支受阻，后跟缺血一直被误诊为压力性损伤。这些伤口往往很深，边界不规则，可勾勒出受累的动脉分布。

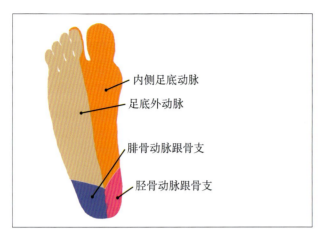

图 12-24　足部血管瘤

内侧足底动脉
足底外动脉
腓骨动脉跟骨支
胫骨动脉跟骨支

动脉疾病的表现

　　肢端缺血性坏死的 3 种主要类型是湿性坏疽、干性坏疽和木乃伊化。在湿性坏疽中，由于存在能够降解坏死组织的酶，因此可能发生液化性坏死。在干性坏疽中，坏死发生得太快，无法进行任何分解。组织液量减少，并逐渐变色。早期坏疽可能会呈现出微妙的紫色，这是因为血流缓慢的血管血栓形成导致脱氧。随着组织容积的逐渐丧失，干性坏疽的颜色也会逐渐变深 / 变黑。在木乃伊化过程中，组织轮廓相对保留，皮肤呈现皱纹状。动脉疾病的影响示例如图 12-25 所示。

　　许多权威人士建议不要对干性坏疽进行清创，因为干性坏疽会起到敷料的作用，保护坏疽下的组织。不鼓励对干性坏疽进行清创，因为清创会暴露出坏死组织，而坏死组织很快就会滋生病原生物，导致感染扩散。严重缺血需要血管重建或手术截肢。在某些病例中，坏死组织（通常是脚趾）会萎缩并从肢体上脱落，从而发生自动截肢。

　　动脉疾病的保守治疗包括局部伤口护理，但不应对干性坏疽进行清创。可为患者减少吸烟、血糖升高、高血压、高脂血症等危险因素，并保护肢体。看似微不足道的机械性创伤也可能产生溃疡。衬垫、乳液、吸收多余水分以及使用辅助和适应性设备可帮助保护有感染或受伤风险的肢体。

　　动脉供血不足的药物治疗包括溶栓药物、抗凝药物、血管扩张剂和喷托非利尔（Trental）。手术治疗由血管外科医师或介入放射科医师实施的手术

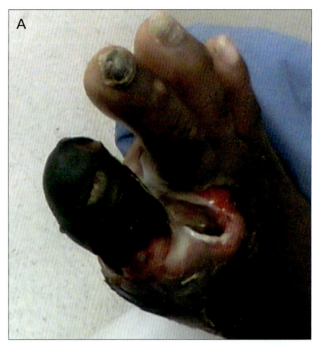

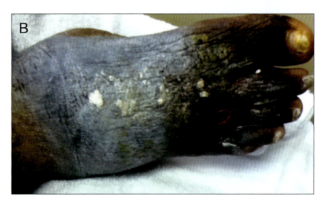

图 12-25　足部动脉疾病。（A）拇趾干性坏疽，蹼间湿性坏疽。（B）木乃伊化

包括搭桥手术、动脉内膜切除术和经皮穿刺血管成形术。

预防外周动脉疾病的运动

　　2016 年美国心脏协会 / 美国心脏病学会下肢外周动脉疾病管理指南中介绍了改善跛行和功能的运动建议。基本内容是每周步行 3 次或 3 次以上，强度以引起跛行 4 级疼痛量表中的 3 级疼痛（中度疼痛）为宜，每次步行 30 ~ 45 min，不包括休息时间。休息时间是必要的，以便个人能够耐受运动训练。血液循环的改善可能来自对缺血的反应，因此，为了达到最佳效果，在出现跛行时进行运动似

乎是必要的。坐位休息时间应持续到疼痛缓解为止。此外，还建议进行阻力和柔韧性锻炼，以改善全身健康状况。

马托雷尔溃疡（Martorell 溃疡）

马托雷尔高血压缺血性腿部溃疡发生在有长期高血压病史的老年男性和女性（平均年龄 74 岁）脚踝附近（小腿后外侧）。皮下动脉硬化导致小动脉血管钙化和狭窄，从而进一步导致伤口变浅、坏死并迅速扩大。这种类型溃疡的患者都患有高血压，58% 患有糖尿病。但与高血压相比，马托雷尔溃疡的发病率要低得多。这些数据表明，高血压是导致这种溃疡的必要条件，但并非充分条件。该类患者 ABI 正常，故确诊需要进行活组织检查。

摘要

动脉、静脉和淋巴疾病会造成溃疡，需要专业评估和治疗。充分的鉴别诊断至关重要。动脉疾病可能需要紧急手术，而慢性静脉功能不全的治疗可能需要调整，或者在出现动脉疾病时可能是禁忌证。

动脉供血不足可能发生在任何部位，但最常见的是血管最远端的部位（即脚趾和脚跟）。静脉溃疡最常见于内侧踝骨近端，有时也发生在外侧踝骨近端，其他部位很少见。动脉供血不足在休息时会感到疼痛，抬高时疼痛加剧，伤口往往呈粉红色而非红色。静脉功能不全可能会导致腿部不舒服的压迫感，抬高后压迫感会减轻，伤口往往会发红且非常潮湿，溃疡周围的皮肤会出现血色素沉着。未能治疗静脉高压症是腿部静脉溃疡无法愈合或复发的一个常见原因。加压疗法包括加压包扎、抽水，以及在消除水肿后为患者量身定制长袜。3 类主要血管疾病的比较见表 12-3。

问题

1. 对比静脉和动脉解剖。
2. 静脉瓣膜的作用是什么，尤其是在下肢？
3. 深静脉、浅静脉和穿支静脉的作用是什么？
4. 筋膜如何与 3 种静脉相互作用？
5. 当一个人在以下状态时，静脉压会有何变化？
    a. 坐着或躺着站立
    b. 坐姿
    c. 散步
6. 哪些机制可以防止静脉回流？
7. 什么是静脉高压？
8. 什么是慢性动态静脉过度紧张？
9. 静脉高压的 3 个根本原因是什么？
10. 静脉溃疡患者的病史一般包括哪些内容？
11. 为什么大隐静脉特别容易发生静脉高压？
12. 静脉溃疡最常见的部位是哪里？
13. 静脉溃疡通常有哪些表现？
14. 什么是脂皮硬化症？
15. 静脉高压为何会导致皮肤损伤？
16. 静脉疾病有哪些手术选择？

表 12-3　动脉、静脉和淋巴伤口的特征

特征	动脉	静脉	淋巴结
地点	远端，尤其是脚趾	主要位于内侧踝骨上方	受影响的肢体
外观	干性坏疽时皮肤凹陷，皮肤体积减小；湿性坏疽时组织质量差	潮湿，通常有良好的颗粒；可能有一定量的淤泥	色素沉着、皮肤增厚；可能有裂口
疼痛	痛苦	疼痛程度可能从不痛不痒到痛不欲生	可变
病史和体格检查	高血压、糖尿病、吸烟、皮肤萎缩、四肢脱毛、主诉跛行	可站立、静脉曲张、腿痛	癌症、放疗、淋巴结切除、最初通过体位缓解的肿胀

17. 什么是 CEAP 系统？

18. 为什么原发性静脉疾病和反流通常会同时发生？

19. 为什么继发性静脉疾病和阻塞通常会同时发生？

20. 为什么压迫是静脉溃疡护理计划的主要组成部分？

21. 为什么要对静脉疾病患者进行 ABI 测量？

22. 什么值的 ABI 被认为是安全的压力治疗值？

23. 如果患者同时患有神经病变和静脉高血压，会有什么风险？

24. 拉普拉斯定律对使用加压绷带有什么影响？

25. 腿部静脉溃疡压迫的黄金标准是什么？

26. 使用乌纳靴进行压缩有哪些优缺点？

27. 静脉功能不全的包扎应从哪里开始？为什么？

28. 怎样才能确保加压包扎不会太紧？

29. 我们如何知道何时应该结束加压包扎或抽气？

30. 当腿的容量稳定后，接下来必须做什么？持续多长时间？

31. 为什么静脉溃疡禁用漩涡疗法？

32. 淋巴水肿的典型表现是什么？

33. 将静脉疾病的点状水肿与淋巴水肿的糙水肿进行对比。

34. 与淋巴水肿相关的典型问题有哪些？

35. 定义淋巴水肿的 3 个阶段。

36. 什么是 Stemmer 符号？

37. 测量肢体体积有哪些方法？

38. 肢体周长测量和容积测量的优缺点是什么？

39. 淋巴水肿与静脉疾病引起的水肿之间有什么关系？

40. 如何区分脂肪性水肿和淋巴水肿？

41. 理疗师进行外周动脉测试的黄金标准是什么？

42. ABI 的正常值是多少？

43. ABI 值大于 1.3 意味着什么？

44. 外周动脉疾病的诊断标准是 ABI 的什么值？

45. ABI 的什么值被认为是临界肢体缺血？

46. 外周动脉疾病有哪些典型症状？

47. 外周动脉疾病有哪些典型症状？

48. 物理治疗师能为动脉疾病做些什么？

参考书目

[1] Aggarwal S, Moore RD, Arena R, et al. Rehabilitation therapy in peripheral arterial disease. *Can J Cardiol*. 2016;32(10 Suppl 2):S374–S381.

[2] Andriessen A, Apelqvist J, Mosti G, Partsch H, Gonska C, Abel M. Compression therapy for venous leg ulcers: risk factors for adverse events and complications, contraindications—a review of present guidelines. *J Eur Acad Dermatol Venereol*. 2017;31(9):1562–1568.

[3] Bauer AT, von Lukowicz D, Lossagk K, et al. New insights on Lipedema: the enigmatic disease of the peripheral fat. *Plast Reconstr Surg*. 2019;144(6):1475–1484.

[4] Bonkemeyer Millan S, Gan R, Townsend PE. Venous ulcers: diagnosis and treatment. *Am Fam Physician*. 2019;100(5):298–305.

[5] Couch KS, Corbett L, Gould L, Girolami S, Bolton L. The international consolidated venous ulcer guideline update 2015: process improvement, evidence analysis, and future goals. *Ostomy Wound Manage*. 2017;63(5):42–46.

[6] Cowan T. Strategies for improving outcomes in venous leg ulcer care. *J Wound Care*. 2018;27(7):456–457. doi:10.12968/jowc.2018.27.7.456.

[7] Crawford JM, Lal BK, Durán WN, Pappas PJ. Pathophysiology of venous ulceration. *J Vasc Surg Venous Lymphat Disord*. 2017;5(4):596–605.

[8] de Carvalho MR. Comparison of outcomes in patients with venous leg ulcers treated with compression therapy alone versus combination of surgery and compression therapy: a systematic review. *J Wound Ostomy Continence Nurs*. 2015;42(1):42–46.

[9] Finlayson K, Edwards H, Courtney M. Relationships between preventive activities, psychosocial factors and recurrence of venous leg ulcers: a prospective study. *J Adv Nurs*. 2011;67(10):2180–2190.

[10] Gould DJ, El-Sabawi B, Goel P, Badash I, Colletti P, Patel KM. Uncovering lymphatic transport abnormalities in patients with primary lipedema. *J Reconstr Microsurg*. 2020;36(2):136–141.

[11] Hedayati N, Carson JG, Chi YW, Link D. Management of mixed arterial venous lower extremity ulceration: a review. *Vasc Med*. 2015;20(5):479–486.

[12] Karges JR, Mark BE, Stikeleather SJ, Worrell TW. Concurrent validity of upper-extremity volume estimates: comparison of calculated volume derived from girth measurements and water displacement volume. *Phys Ther*. 2003;83(2):134–145.

[13] Levenhagen K, Davies C, Perdomo M, Ryans K, Gilchrist L. Diagnosis of upper quadrant lymphedema secondary to cancer: clinical practice guideline from the Oncology Section of the American Physical Therapy Association. *Phys Ther*. 2017;97(7):729–745.

[14] Lloret P, Redondo P, Cabrera J, Sierra A. Treatment of venous leg ulcers with ultrasound-guided foam sclerotherapy: healing, long-term recurrence and quality of life evaluation. *Wound Repair Regen*. 2015;23(3):369–378.

[15] Lurie F, Passman M, Meisner M, et al. The 2020 update of the CEAP classification system and reporting standards [published correction appears in *J Vasc Surg Venous Lymphat Disord*. 2021 Jan;9(1):288]. *J Vasc Surg Venous Lymphat Disord*. 2020;8(3):342–352. doi:10.1016/j.jvsv.2019.12.075.

[16] Milic DJ, Zivic SS, Bogdanovic DC, Karanovic ND, Golubovic ZV. Risk factors related to the failure of venous leg ulcers to heal with compression treatment. *J Vasc Surg*. 2009;49(5):1242–1247.

[17] Mutlak O, Aslam M, Standfield NJ. An investigation of skin perfusion in venous leg ulcer after exercise. *Perfusion*. 2018;33(1):25–29.

[18] Mutlak O, Aslam M, Standfield N. The influence of exercise on ulcer healing in patients with chronic venous insufficiency. *Int Angiol*. 2018;37(2):160–168.

[19] Okhovat JP, Alavi A. Lipedema: a review of the literature. *Int J Low Extrem Wounds*. 2015;14(3):262–267.

[20] Raffetto JD. Pathophysiology of chronic venous disease and venous ulcers. *Surg Clin North Am*. 2018; 98(2):337–347.

[21] Silva AK, Chang DW. Vascularized lymph node transfer and lymphovenous bypass: novel treatment strategies for symptomatic lymphedema. *J Surg Oncol*. 2016;113(8):932–939.

[22] Stather PW, Petty C, Howard AQ. Review of adjustable Velcro wrap devices for venous ulceration. *Int Wound J*. 2019;16(4):903–908.

[23] Takahashi PY, Chandra A, Cha SS, Crane SJ. A predictive model for venous ulceration in older adults: results of a retrospective cohort study. *Ostomy Wound Manage*. 2010;56(4):60–66.

[24] Tew GA, Gumber A, McIntosh E, et al. Effects of supervised exercise training on lower–limb cutaneous microvascular reactivity in adults with venous ulcers. *Eur J Appl Physiol*. 2018;118(2):321–329.

[25] Tzani I, Tsichlaki M, Zerva E, Papathanasiou G, Dimakakos E. Physiotherapeutic rehabilitation of lymphedema: state–of–the–art. *Lymphology*. 2018;51(1):1–12.

[26] Zasadzka E, Trzmiel T, Kleczewska M, Pawlaczyk M. Comparison of the effectiveness of complex decongestive therapy and compression bandaging as a method of treatment of lymphedema in the elderly. *Clin Interv Aging*. 2018;13:929–934.

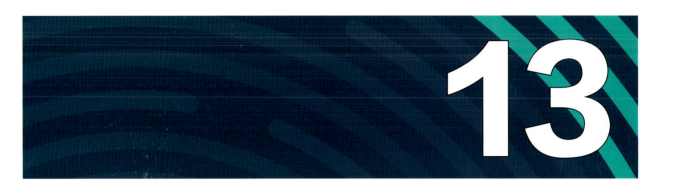

创伤伤口及手术伤口

目标

- 阐述与创伤伤口相关的机制和并发症：撕裂伤、皮肤撕裂、擦伤、皮肤脱落/撕脱伤、刺伤、枪伤、骨折和咬伤。
- 探讨创伤伤口和手术伤口的相关治疗方法。
- 阐述与需要行伤口处理的手术伤口相关的并发症，包括伤口开裂和手术部位感染。
- 探讨皮肤和软组织感染的管理方法。

创伤和手术伤口通常由急诊科或处理手术伤口的外科医师进行初步处理。由于伤口的性质差异，在某些情况下急性伤口可能需要在其他场所进行清创，也可能需要采取其他干预措施。有些急性伤口并发症的风险很高，需要长期干预。在以下情况下，急性伤口可能会被转诊给其他临床医师：伤口严重污染，需要在伤口闭合前进行清理；伤口起泡，如大面积二度烧伤；小面积三度烧伤；急性伤口或手术伤口感染；伤口内存在不健康组织，因此无法进行初次闭合；免疫系统受损；伤口开裂（定义见后）；以及其他任何需要进行3次或延迟初次闭合的情况。

创伤伤口

撕裂伤

撕裂伤是急诊科最常见的伤口之一。与任何急性伤口一样，撕裂伤通常具有很高的污染风险。不过，通常情况下，只要充分清洁伤口，就可以用缝线、胶水、订书针或胶带进行初步缝合。裂伤由3种基本机制造成：剪切、拉伸和压迫（图13-1）。剪切伤是由集中在一个小区域的少量能量造成的，基本上是由刀或碎玻璃等锐利边缘造成的。这些伤口相当于外科手术切口，只是损伤不是在无菌条件下造成的。伤口被分割，但锐利边缘以外的细胞损伤极小。这些伤口可以用初治法清洗和修复，瘢痕很轻，感染风险很小。

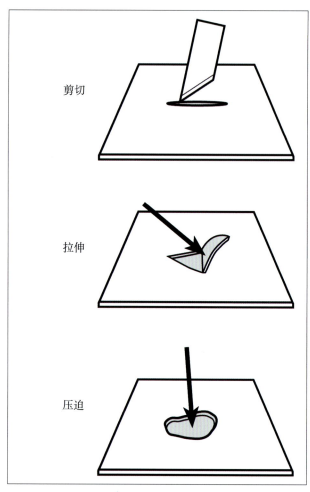

剪切

拉伸

压迫

图 13-1　撕裂伤的机制

用钝器以高能量的角度撞击身体会造成张力性损伤，形成一个三角形皮瓣（部分撕脱）。由于游离边缘失去血液供应，皮瓣有缺血坏死的风险，尤其是当皮瓣基底部位于远端而非近端时。与剪切性损伤相比，由于缺血和组织破坏的可能性更大，感染的风险也更大。

压迫性损伤是由巨大力量的打击造成的，尤其是在表层骨骼上。伤口边缘呈锯齿状甚至碎裂，细胞损伤比其他两种类型严重得多。损伤可能会延伸到皮下组织，包括骨骼。这类伤口感染的风险更大，需要进行大量的清洁、冲洗和清创。初级修复的范围非常大，可能会留下瘢痕影响美观。在许多情况下，由于细胞损伤程度大导致组织缺失，初级修复是无法实现的。图 13-1 描述了导致这 3 种撕裂伤的机制。

皮肤撕裂

皮肤撕裂是一种特殊的撕裂伤，与皮肤上的黏合剂脱落或其他轻微外伤［如肢体与物体（如床栏或门框）碰撞］有关。这些损伤通常会产生皮瓣。皮肤裂伤可发生在任何年龄，但往往该损伤多发于老年人。预防皮肤撕裂需要避免，或尽量减少在皮肤上使用黏合剂，并仔细去除胶带以避免拉扯。将胶带从皮肤上扯下，这一般不会对年轻人的皮肤造成伤害。但这种匆忙的胶带撕扯很容易撕裂老年人的皮肤，严重时年轻、健康的皮肤也可能被撕裂。由于皮肤薄弱，轻微的外伤就会导致老年患者的皮肤撕裂。大多数这种皮肤撕裂发生在撕下固定静脉内管路的胶带时。此外，手背和前臂远端在拿东西时会撞击家具、抽屉、橱柜等，这些微不足道的外伤也可能造成皮肤撕裂。这种脆弱的皮肤通常很薄，几乎是透明的，撕裂后会出现多处瘀斑和紫癜（如第 9 章所述的烟头纸皮肤）。预防皮肤撕裂需要保护皮肤的脆弱部位，可使用各种保护手段，如管状绷带和绷带卷。

皮肤撕裂分类

国际皮肤撕裂咨询小组（ISTAP）将皮肤撕裂分为 3 类。第一类是没有任何组织损失的皮肤撕裂。这种类型的皮肤撕裂通常是由于钝性创伤造成的三角形表皮瓣，如张力型撕裂那样。通常情况下可以用适当的敷料替换表皮瓣并覆盖，以在伤口重新上皮化期间保护伤口。表皮部分脱落并伴有皮肤撕裂属于第二类损伤。这种类型的损伤通常是由于黏附物的去除造成的。胶带与表皮之间的黏附力可能强于表皮与真皮之间的内聚力和黏附力。第二类也可能是由拉力和压力共同造成的。第三类是表皮瓣完全脱落，可能是由于黏合剂去除或皮肤受到钝器创伤。第二类和第三类也可使用敷料进行治疗，以保护真皮层重新上皮化。3MTM 的 Steri-StripsTM 和类似的黏合材料可用于固定任何可以挽救的皮瓣。图 13-2 描述的是没有皮肤缺损的第二类撕裂，但边缘不易区分。

佩恩－马丁（Payne-Martin）分类系统为 ISTAP

分类提供了子类别。1A 型代表线状损伤，1B 型用于描述皮瓣状损伤。2A 型用于描述皮瓣脱落 25% 或更少，而 2B 型用于描述皮瓣脱落超过 25% 的皮肤撕裂。ISTAP 系统中的第三类损伤是皮瓣完全脱落。图 13-2 显示了 Payne-Martin 1B 型损伤。

皮肤撕裂审计研究（STAR）系统也包括 3 个类别和子类。该系统强调边缘易于重新对齐的能力，以及对皮瓣健康状况的视觉评估。1A 型用于边缘容易重新对齐的皮肤撕裂，无须拉伸皮肤，皮瓣无苍白、暗淡或变黑（即看起来健康）。如果边缘容易恢复，但皮瓣颜色苍白、暗淡或变黑，则为 1B 型。当边缘容易重新对齐时则归为 2 型。2 型的 A 和 B 子类别的含义与 1 型中的含义相同。与其他两个系统一样，类型 3 用于表示皮瓣的缺失。图 13-2 中的皮肤撕裂示例在 STAR 系统中被归类为 2B 型。

擦伤

擦伤也是常见的损伤。由于许多擦伤都是自行处理的，因此很难确定其发生率。这些伤口是由于皮肤与粗糙表面的摩擦和切向剪切造成的。由于它们通常发生在自行车或摩托车事故，以及机动车事故中被弹出的未受约束的乘客或行人身上，因此人们通常用"路疹"来描述这种伤害。擦伤是表皮伤

口，通常只需要清洁和保护。彻底清除污染物非常重要，原因有二：首先，必须清除微生物以防止感染；其次，未清除的污染物可能会永久残留在皮肤中，造成变色，即文身。如果擦伤发生在骨质突出部位，则会造成更深的伤害。图 13-3 是路疹的一个例子。

皮肤脱落（撕脱）

更严重的损伤是皮肤从身体上被剥离，这种损伤被称为"皮肤脱落"（Degloving）。这一术语尤其适用于上肢。它与张力性撕裂类似，但没有皮瓣残留，皮瓣的基底被撕裂。这种类型的损伤有时也被称为撕脱伤。撕脱指的是组织撕裂，也可用于张力性撕裂或皮肤撕裂。撕脱伤更具体地发生在机动车事故或工业事故中，当身体远离物体时，皮肤会被尖锐的边缘卡住，从而造成更大的皮肤损失。例如，在机动车事故中，当驾驶员或乘客被弹出车外时，皮肤会被撕裂的金属卡住。皮肤随后被撕裂，并被拉离身体。皮肤会向下撕裂直到下面牢固连接的部位。就上肢而言，皮肤撕脱往往发生在手腕远端。根据受伤部位的不同，这种损伤可以用中厚或全厚的皮瓣植皮覆盖。图 13-4 是皮肤撕脱的一个例子。

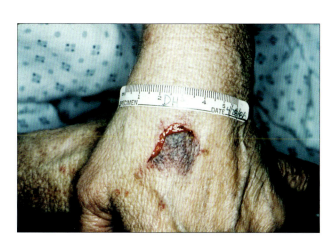

图 13-2 皮肤撕裂伤。该皮瓣与基底附着，分别被评为 ISTAP 的 1 类、Payne Martin 的 1B 型和 STAR 的 2B 型。皮瓣仍然存在，但无法拉回原位，组织损失小于 25%，颜色晦暗，STAR 将其归为 2B 型（The image is a copyrighted product of AAWC [www.aawconline.org] and has been reproduced with permission.）

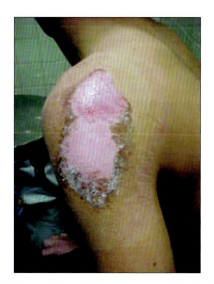

图 13-3 摩托车跌落致左肩部擦伤。注意擦伤的皮肤没有色素沉着，表皮烧伤边缘颜色变深。相较于周围能够在受伤时变形的组织，肩峰突上方的伤口更深

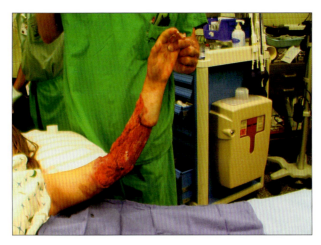

图 13-4 皮肤脱落或撕脱。因车祸导致的前臂皮肤被强行撕裂

外渗和间隔综合征

外渗是指本应注入血管的液体积聚在皮肤内或皮肤下。大量液体会造成皮肤下压力过高和组织坏死。静脉导管可能会穿过静脉进入组织间隙并注入液体。在血液透析过程中，手臂上的橡胶管分流器也可能将大量液体泵入皮肤。外渗可能会产生类似于间隔综合征的损伤。

间隔综合征通常由外伤引起。外伤既可能是慢性的（如在坚硬的地面上跑步），也可能是急性的（如肌肉骨骼损伤导致间隔肿胀）。肌肉骨骼损伤通常是骨折，但严重的扭伤也会引起间隔综合征。由间隔综合征引起的损伤会因细胞内容物释放到间隙中而导致进一步肿胀。可能会导致周围神经永久性损伤、间隔内部和下游缺血、肌坏死和皮肤坏死。必须尽早通过筋膜切开术减轻压力，治疗炎症，并在可能的情况下消除导致间隔内水肿的任何原因。

刺伤

冰锥、刀子和动物牙齿等长尖物体会造成刺伤。钉子和其他尖锐物也可能通过踩踏刺伤脚部。刺伤伤口的严重性在于伤口有可能深入体内，特别是骨质。目前已开发出一套刺伤伤口评分系统，用于评估伤口的风险并指导治疗。该评分表由 4 个 1 ~ 3 分的区域和一个 0 ~ 9 分的区域组成。评分项目包括时间、伤口形状、伤口深度、穿刺时所穿鞋袜以及放射学评估。如果存在并发症，则加 1 分。评分系统见表 13-1。

1 ~ 4 分表示需要进行局部清洗；5 ~ 8 分表示需要进行局部清洗、冲洗和清创（I&D）、探查和放置引流管。任何大于 9 分的分数都表示需要灌洗、静脉注射抗生素和住院治疗。

枪伤

手枪、步枪和霰弹枪有可能传递巨大的能量，对人体造成伤害。从微型枪到大口径手枪和大威力步枪等，弹丸的速度和质量范围各不相同。除了沿弹道造成软组织伤口外，枪伤还可能因与组织的相互作用而造成多处伤口。在许多情况下，由于对大脑的直接和间接伤害（脑疝），以及主要血管的撕裂、伤害会立即致命或在短时间内致命。枪伤还可能导致截肢。

子弹穿过组织时的变形会造成更大的能量损失，因此会有更多的能量传递到组织中，造成组织损伤。当子弹击中密度较大的组织介质时，其飞行会变得不稳定，越不稳定，传递到组织中的能量就越多。不稳定性可能表现为翻滚或偏航运动，这会增加子弹的表面积，撞击组织并将更大的能量传递到组织中。此外，不规则运动还增加了子弹变形甚至碎裂的可能性。

根据击中组织的深度和子弹的速度，可能会出现不同的结果。低速子弹和枪弹可能只会在组织中留下入口伤，而高速子弹则会同时造成入口伤和较大的出口伤。高速子弹还会产生破坏性空化（图 13-5）。气蚀是高速气流在组织中产生压力波的结果。轨道的循环膨胀和塌陷会撕裂组织，因此，在较厚的组织中会产生更多的空化。子弹可以穿过相对较薄的组织区域而几乎不产生空化（图 13-5A）。非常柔软的组织（如内脏）比坚硬的组织更容易产生空化，而骨骼肌对空化的敏感性介于两者之间。

最简单的枪伤结果是一个小的线性伤口，有一个入口伤口和一个小的或可能没有的出口伤口，有一个狭窄的组织损伤区。如果高速子弹快速穿过

类别	0	1	2	3	9
表13-1 刺伤伤口评分系统					
时间	—	<6 h	6~24 h	>24 h	—
分类	—	边缘小而锋利、干净；表浅	边缘参差不齐；深度适中	边缘不规则、组织坏死、异物和引流	—
深度	—	表皮层和真皮层	穿过真皮层，不累及结构	穿过真皮层，累及结构	—
鞋袜	—	无	长袜	长袜和鞋子	—
射线检查	无骨质受累迹象	—	—	—	累及骨质

如果存在并发症，则加1分。数据来源：Krych and Lavery, 1990.

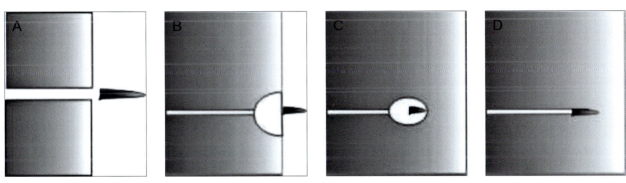

图13-5 枪击造成的伤口类型。(A) 高速子弹穿过较薄的目标时，会产生较小的出入伤口和狭窄的弹道。(B) 高速子弹穿过中等厚度目标造成的典型伤口。气蚀产生较大的出口伤口。(C) 高速子弹进入厚目标时产生空化，但由于动能在组织内消散而没有出口。(D) 低速子弹射入厚组织，伤口入口及弹道狭窄。请注意，导弹的破片和枪弹造成的伤口会导致大量异物散落，包括衣物上的物质

狭窄的路径，就会出现这种情况（图13-5A）。如果组织区域较厚，子弹可能会通过空化产生巨大的组织损伤，并伴有出口伤口。如果在出口处发生最大程度的空化，出口伤口可能会变得非常大（图13-5B）。除了子弹穿过组织造成的损伤外，子弹本身或被子弹击中的骨骼碎裂也可能产生二次枪伤。

霰弹枪弹有不同的尺寸和射速。霰弹按弹壳直径和弹壳中的铅球数量分类。大量小铅球撞击组织时会产生减速，从而造成伤害。虽然弹丸离开枪口时速度很高，但单个弹丸的空气动力很差，速度会迅速降低。此外，单个铅球会随着距离的增加而偏离。因此，人体与霰弹枪的距离是造成伤害的主要决定因素。在非常近的距离内，单个弹丸的表现就像一枚大型导弹。

另外一个需要考虑的因素是从表面深入组织（包括衣物）的物质。由于组织破坏的路径无法预测，枪伤需要仔细探查。在治疗方面，枪伤一般不能闭合，需要彻底冲洗，并用非闭塞性材料（如包装带或足够大的绷带卷）填塞伤口。伤口周围的组织可能会大量坏死，可能需要进行几天的伤口拆线。用于填充创面的材料经常浸泡在局部抗生素溶液中。社会心理问题是枪伤患者的常见问题。临床医师处理这些问题的能力可能会影响患者对护理计划的依从性。

骨折

骨折会带来两类与伤口处理相关的潜在问题——开放性骨折造成的伤口和修复骨折时的手术

伤口。通过闭合复位和固定处理的闭合性骨折是个例外。伤口是由开放性骨折的骨碎片以及外科医师切开复位或外固定造成的。开放性骨折常伴有局部皮肤缺损，但有些裂伤可通过手术修复。在其他情况下，严重的撕脱伤或脱落伤会导致肢体大面积皮肤撕裂。开放性撕脱伤通常会通过手术进行缝合，根据手术方法的不同，可能会有多个切口。在某些类型的损伤中，可能会形成骨折水泡，造成严重的伤口，通常会伴有感染。本节将讨论骨折后用于骨骼牵引的钢钉护理，以及用于处理复杂骨折或肢体延长的外固定，同时还将讨论骨折处水泡的护理。

开放性骨折

开放性骨折以前被称为复合骨折，会导致软组织与骨折处的锋利边缘撕裂。发生开放性骨折的风险取决于多个因素，包括受伤机制、骨头周围软组织的类型和数量以及骨头的柔韧性。高能量机制造成的伤害更容易发生开放性骨折，如汽车和摩托车残骸造成的伤害以及从高处跌落。扭伤或垂直于长骨的打击也更容易造成开放性骨折。与胫骨远端等缺乏支撑的浅表骨骼相比，由厚实柔韧组织稳定的骨骼（如运动员的股骨）更不容易撕裂软组织。老年人的脆骨比幼儿的高柔韧性骨骼更容易撕裂软组织。

开放性骨折会带来几个严重问题。骨骼和软组织暴露在外部环境中，根据具体情况，污染范围可能非常广泛（如农具事故）。骨骼被细菌污染会增加骨髓炎的发生风险，而且很难清除。由于锋利的骨边缘造成的伤害，伤口中可能会出现大量坏死组织。此外，坏死组织和健康组织之间的边界可能很难在早期确定。不清除伤口中的坏死组织会增加感染风险。需要对开放性骨折伤口进行仔细探查，以发现伤口表面以下因开放性骨折造成的无效腔。如果让无效腔无法被肉芽填充的区域重新上皮化，将来可能会导致血肿和脓肿的形成。

神经血管受损始终是开放性骨折的一个威胁，尤其是肱骨中轴骨折时的桡神经和胫腓骨骨折时的腓肠神经。不过，任何周围神经都有可能受到损伤。开放性骨折造成的神经损伤，有时甚至是闭合性骨折或严重扭伤，都可能导致复杂性区域疼痛综

合征（CRPS），这是一种持续性疼痛和自主神经功能紊乱的疾病，需要通过物理治疗来控制。CRPS是一个术语，包括以前被称为反射性交感神经营养不良、肩－手综合征、轻度因果痛、重度因果痛等各种功能障碍。这些症状的特点是机械刺激异常感，即正常的机械刺激被感知为疼痛，并伴有皮肤和骨骼的肿胀和萎缩。物理治疗中会进行感觉再教育和脱敏治疗。有时会使用局部麻醉剂对交感神经节进行自主神经阻断，但对许多CRPS患者来说并不奏效。

骨折处水泡

一般来说，骨折水泡发生在小部分骨折中，但更有可能发生在皮肤紧绷的浅表骨骼部位（这些部位的发生率为5%）。骨折水泡也可能发生在踝关节、肘关节、足部和胫骨远端等部位而并不涉及骨折（如严重的踝关节扭伤）。在这些部位，组织损伤会导致皮肤真皮层和表皮层之间出现水肿，受累骨骼或韧带的邻近性，以及皮肤缺乏活动性会导致表皮与真皮分离，进而造成表皮坏死。如果手术稳定时间延迟超过24 h，发生骨折水泡的概率会增加4倍。这些水泡可能会导致伤口感染、骨折治疗延迟、骨折不愈合、住院时间延长以及护理成本增加。由于骨折水泡的存在，手术切口的位置可能不适合进行手术，因为水泡有扩散感染的风险。压迫可能无助于预防骨折水泡，因为水泡易发部位的静脉比较表浅，压迫很可能会阻碍静脉流动。

相反，压迫则有助于深层静脉回流。预防骨折水泡的方法包括早期固定、抬高以及对足部、踝关节、肘部和胫骨远端扭伤进行手术修复。不建议弄破水泡，但建议使用干燥、吸水的敷料来保护水泡。水泡破裂后，如果伤口干净，建议使用封闭性敷料，例如水胶体。除非伤口感染且没有愈合，否则不建议局部使用抗生素。如果发生感染，建议全身使用抗生素。在这种情况下，不应使用封闭性敷料。骨折水泡预计在4～21天内重新上皮化，具体时间取决于个体因素。

咬伤

从犰狳到斑马以及人类，多种脊椎动物都可能咬伤人类。咬伤的伤口通常含有多种微生物。这些微生物可能包括需氧菌、厌氧菌和真菌，可能来自咬人动物的口腔菌群或人的皮肤。被咬伤后可能会并发感染、淋巴结炎、淋巴管炎、骨髓炎、化脓性关节炎等，尤其是手部被咬伤时，还可能并发腱鞘炎。感染可能导致严重的发病率和死亡率。例如，来自狗和野生哺乳动物的狂犬病、来自捕猎野兔的兔热病、来自猴子的 B 型疱疹病毒、来自啮齿动物和狗的钩端螺旋体病、鼠咬伤热（串珠链杆菌）和猫抓伤热（巴尔通体）。鼠咬热会导致多关节炎、皮疹、发烧和头痛。它可因心内膜炎、脑膜脑炎或脓毒性休克而致命。猫抓热会产生明显的区域性淋巴结病和全身炎症症状。图拉热也被称为兔热病，但也会影响啮齿类动物，它是通过扁虱叮咬或接触受感染的动物而获得的。细菌也可被吸入或摄入。

大多数人体咬伤都是由于紧握拳头击打他人造成的。真正的咬伤约占这些伤害的 40%。紧握拳头造成的伤害尤其棘手，因为手指肌腱会因击打他人的牙齿而受到牵连。如果不及时治疗，人体咬伤很可能会导致感染，并可能导致肌腱、关节和骨骼感染，在极端情况下可能会丧失肌腱功能。乙型和丙型肝炎以及人类免疫缺陷病毒也可能传播。

虽然猫、松鼠、老鼠、大鼠、豚鼠、仓鼠和狂犬等动物经常咬人，但狗咬人尤其容易造成严重伤害。其他动物也可能因各种原因而咬人，如马、猪、鱼、猴子等。大多数狗咬伤发生在下肢，狗咬伤儿童时的伤口也可能出现在头部、颈部、面部和上肢。据估计，5%～10% 的狗咬伤会发生伤口感染，可能会感染多种微生物，但除非患者有很高的感染风险，否则通常不会静脉注射抗生素。然而，与一般的刺伤伤口一样，咬伤也需注射破伤风疫苗。有几种狗在咬人时可能会造成大面积损伤，除了撕裂伤和刺伤之外，还会造成挤压伤。挤压伤更容易造成组织坏死和血肿，从而增加伤口感染的风险。若在一次攻击中被多次咬伤可能需要对患处进

行彻底清创和植皮。猫咬伤比狗咬伤更容易感染，因为猫咬伤更容易造成穿刺，而不是挤压或撕裂。从猫口中接种的细菌可深入或穿过皮肤。与猫或狗咬伤相比，作为宠物饲养的小型啮齿类动物更有可能造成较薄的撕裂伤，感染风险较低。被海洋动物咬伤可能会传播弧菌，这是导致坏死性筋膜炎的病因之一，稍后将对此进行讨论。

节肢动物叮咬

节肢动物咬伤后注入的化学物质引起的溃疡被归类为毒性溃疡。在一些特定地区，棕色隐士蜘蛛的毒液就是其中的一种。这种毒液会在脂肪组织中迅速扩散，并产生几厘米宽、几厘米深的溃疡。其中一个例子是，一名妇女坐在屋外的木质座椅上时被棕色隐士蜘蛛咬伤，在屁股上形成了一个 10 cm × 8 cm × 7 cm 的溃疡。这些伤口虽然可以清创和愈合，但根据伤口的大小不同，可能需要数周到数月的时间。与任何伤口一样，如果不对伤口进行清创，就有可能发生感染。通过适当的清创和包扎，这些伤口一般可以愈合，不会出现并发症。蜘蛛咬伤似乎容易被过度诊断，由于毛囊炎和耐甲氧西林金黄色葡萄球菌（MRSA）引起的皮肤脓肿通常被归咎于蜘蛛，即使没有证据表明该地区存在棕色隐士蜘蛛。

创伤性和急性伤口的治疗

还必须评估伤口周围组织的存活能力，以确定是否要缝合伤口。尤其是撕裂伤，其产生的皮瓣可能会失去血液供应。在这种情况下，出于以下两个重要原因，需要保留这部分伤口。

首先，坏死的组织无法缝合，其次，任何坏死的组织都有可能受到感染。需要确定伤口的组织损失量，才能制订闭合计划。有些伤口区域可以缝合，其他区域可以通过二期缝合或在发生组织丢失的情况下接受移植。在组织有弹性和紧张性的情况下，确定组织损失量可能比较困难。即使存在一定程度的组织损失，整形外科医师通常也能制订出完全闭合伤口的计划。损伤的深度也会影响护理计划。小伤口无论深度如何，都可以让其重新上皮，

而全厚度损伤的大伤口则需要植皮。急性伤口在缝合前必须进行清洁。通常使用碘伏（如聚维酮碘）对周围皮肤进行充分预处理，并对伤口本身进行冲洗和清创。

组织损伤极小的简单撕裂伤通常只需要冲洗。较复杂的伤口和较广泛的组织坏死则需要更广泛的伤口切开和拆线。除非能在伤口愈合后 4 h 内达到治疗水平，否则全身用抗生素对急性伤口的治疗价值不大。不过，在蜂窝织炎扩散但没有引流的情况下，可以使用全身性抗生素。

造成伤口的原因也将决定需要进行多大规模的伤口拆线。不整齐的伤口，如工业事故、农业事故或咬伤，需要更广泛的护理。严重污染的伤口可以使用脉冲灌洗法或带有连接导管的注射器进行清洗。在清洗伤口时，要清除所有嵌入的物质，并决定是否需要清创。伤口中残留的异物会产生炎症和感染。长期后果包括留下过多瘢痕和文身。如果伤口内仍有坏死组织或嵌入物，则有必要进行清创。清创需要谨慎进行，以尽量减少从伤口中清除的组织量，从而使伤口在闭合时瘢痕最小。缝合时的局部麻醉取决于修复的程度。对于简单的修复，1% 或 2% 的利多卡因就足够了。对于可能需要 1 h 以上的修复，则需要使用长效局麻药。可以使用丁哌卡因，但其麻醉时间比利多卡因长。大多数伤口都会使用肾上腺素与利多卡因联合浸润。肾上腺素是一种血管收缩剂，可以减少修复过程中的出血，减少利多卡因对组织血管的冲刷，从而延长利多卡因的作用时间。

有多种缝合材料可供选择，在不同情况下具有不同的优势。缝合材料可以是可吸收或不可吸收的，也可以是单丝或编织的。可吸收缝合线用于皮下或不希望拆线的特殊情况。聚乙醇酸缝合线为编织线，可通过自溶作用而非吞噬作用降解，因此可降低组织反应的风险。不可吸收缝合线用于皮肤，可以是编织或单丝。编织线内的空隙容易引起组织反应或滋生细菌。而单丝缝合线则更难绑扎。缝合线有不同的规格，许多专家都喜欢用 6-0 缝线来缝合面部等更精细的部位，而 4-0 缝线则适用于身体的其他部位。伤口也可以用订书针缝合，尤其是植皮手术。也可以使用手术黏合剂，还可以用胶带黏合伤口。粘贴胶带可减少伤口闭合所需的时间和局部麻醉的需要，但可能不如缝合来得精确。

缝合技术是取得良好效果的关键。技术不佳会导致瘢痕过大或裂开（闭合的手术伤口裂开）。当损伤涉及皮下组织时，必须进行深层缝合。不进行深层闭合会增加外层缝合的张力，并留下皮下无效腔。因此，深层缝合可降低皮下积液和感染的风险。缝合皮肤有多种方法。关键是以最小的张力缝合伤口。缝合后，肿胀会增加缝合线的张力。过大的张力会导致伤口边缘的循环受损，并可能导致感染、裂开或两者兼而有之。面部缝合线一般可在 5 天内拆除，躯干缝合线一般可在 7 天内拆除。四肢的缝合时间可超过 7 天。以前，外科医师担心缝合时间过长会对缝合材料产生反应而引起炎症。新的合成材料可以延长缝合时间，以确保伤口有足够的强度。在某些情况下，拆线后会贴上皮肤胶带，以减少未成熟瘢痕的张力，防止瘢痕增宽或裂开。胶带可保留数天，直至其自行松动和脱落。

钢钉护理

在需要外固定的骨折中，对患者和护理人员来说，钢钉护理都是一项挑战。钢钉护理需要解决 3 个问题：血液循环受阻、钢针回弹和感染。血液循环受阻是由于钢钉对皮肤的过度拉力导致钢钉周围皮肤坏死。针刺反应是指组织对针刺产生反应而引起的炎症。炎症迹象（红肿、触痛和分泌物）必须持续 72 h 以上才能被视为针刺反应，仅有清澈的排泄物不能被视为针刺反应。针的过度移动和引流受阻会增加针刺反应的风险。轻微针刺反应是指出现红肿、触痛或透明引流，并在冲洗皮肤后有所改善。重度针刺反应或感染指的是刺破皮肤后情况仍未改善，并且由于骨髓炎的风险和骨髓炎的管理难度而需要拔除针头。问题包括针脚周围的过度运动和坏死组织，促进感染并增加针脚周围形成脓肿的风险。

与钢钉护理相关的 6 个问题包括钢钉护理频率、清洁溶液、在钢钉与皮肤交界处使用软膏、插针上结痂的处理、何时使用无菌技术，以及敷料的使用。许多专家建议，保持针脚清洁并让组织缓慢引流到针脚上是避免感染的最佳策略。因此，建议的目的是促进引流通畅，避免破坏皮肤菌群的正常平衡，以及避免刺激皮肤和皮下组织。钢钉护理的频率需要因人而异。过于频繁的钢钉护理会引起炎症，而不频繁的观察则会导致严重的问题。一个简单的指导原则是，有引流时每 8 h 对针刺部位进行一次护理，无引流时每天进行一次护理。尽管许多人通常使用过氧化氢或聚维酮碘，但建议只使用生理盐水。生理盐水可以稀释针脚上的细菌，而消毒剂的感染率更高，而不是更低。建议只用酒精清洁针头，而皮肤清洁只应在需要时使用生理盐水。清洁时还应远离皮肤，避免将污染物移向开放性伤口。不建议使用药膏，因为它会堵塞针孔，导致感染。

出于同样的原因，建议去除钢钉与皮肤接口处的结痂，以便引流。一些学者认为，在软组织较少的区域放置用于骨骼牵引的钢钉无须去除结痂，但使用外固定器时应去除结痂。建议用纱布敷料覆盖钢钉部位，以减少表面污染并吸收引流。敷料不应紧贴皮肤保持湿度，也不应在覆盖伤口前剪开敷料，因为折断的敷料末端可能会刺激伤口。由于医院中存在多重耐药细菌，因此只建议在住院期间使用无菌技术。

感染

皮肤上的任何缺陷都会使患者面临感染风险，即使皮肤完好无损，接触某些微生物也会导致感染。是否发生感染取决于哪些微生物、伤口环境和患者的免疫状态。手术前，仔细备皮、彻底清洁/冲洗和清创可减少伤口内和伤口周围的细菌数量。即使是免疫力正常的人，这些程序也能将感染风险降至最低，但并不能消除感染风险。即使在伤口清洁、坏死组织极少的最佳条件下，免疫力低下的人也比免疫力正常但伤口被污染的人有更高的感染风险。

感染的风险因素

伤口感染表现为局部化脓性感染或周围蜂窝织炎和过度炎症。感染的常见风险因素包括伤口的清洁度；受伤机制；受伤后的时间；受伤的程度；局部血液供应；坏死组织、异物、血肿和无效腔的存在。

有几个术语被用来描述伤口的清洁度。整洁和不整洁这两个词表示伤口受到异物污染的程度。清洁、清洁污染和污染也被用来描述手术伤口的清洁度。干净或整洁的伤口几乎没有外来物质，细菌污染程度也很低。伤口的清洁程度通常可以从受伤机制推断出来。农具或咬伤造成的伤口可能比玻璃片或菜刀造成的伤门污染严重得多。厨房里的玻璃碎片或菜刀造成的事故可以被认为是整洁或干净的，尽管会有一些细菌侵入。不整洁的伤口或受污染的伤口有异物，可能会产生炎症，并可能携带大量存活的细菌和孢子。外科术语中的"清洁"意味着保持了正确的无菌技术，没有可能污染伤口的创伤或炎症。清洁污染是指在胃肠道、呼吸道或泌尿生殖道进行手术或诊断过程中，没有发生明显的污染（即没有从这些部位溢出）。这些管道如果暴露于外部环境，很可能受到细菌污染。污染指的是发生了道外溢出或无菌技术严重破坏的情况。不洁意味着手术部位有明显的化脓、炎症或坏死组织。

从受伤的机理可以推断出嵌入材料的可能性和伤口组织坏死的程度。受伤后的时间对于决定是缝合好还是通过二次手术愈合好非常重要。伤口不处理的时间越长，感染的风险就越大。不过，局部血液供应也是决定是否缝合伤口的一个因素。血液供应越充足，免疫反应就越强。面部损伤通常在 12 h 后仍需缝合。在过去，"黄金期"的概念决定了必须在 6～12 h 内完成伤口缝合，否则就应该让伤口处于开放状态，进行二期愈合。现代实践中，清创和抗生素覆盖的效果更佳，因此在手术缝合之前，伤口开放的时间可以有更大的自由度。

手术部位感染

手术伤口与一般伤口相比，发生并发症的可能性最小。使用聚维酮碘等消毒剂对皮肤进行消毒，在无菌条件下形成伤口。此外，无菌区域周围要铺上毯子，以避免污染。虽然手术部位感染（SSI）并不常见，但它却是医院感染中最昂贵的一种，估计每年花费 33 亿美元。这些感染导致患者住院日期增加近 100 万天。鉴于每年进行的外科手术数量不断增加，预计每年将发生约 157 500 例 SSI。针对这一问题，美国疾病控制和预防中心发布了 SSI 指南。需要讨论的几项建议包括避免剃除手术部位的毛发；在手术过程中，以同心圆的方式向外周移动，将消毒剂涂抹在足够大的区域，以防止可能出现的切口；为患者提供充足的氧气；戒烟；控制血糖；采用适当的无菌技术。

皮肤的充分准备对于防止表面菌群进入伤口至关重要。因此，不鼓励剃除毛发。相反，应充分修剪毛发，以防止松散的毛发进入无菌区域或毛发缠绕在缝合线上。剃除毛发可能会磨损皮肤，并将表面的细菌带入皮肤。修剪完相关区域的毛发后，再对皮肤进行准备。皮肤上的圆形活检穿刺孔可以用缝合线缝合，以减小瘢痕的大小。或者，也可以用闭塞性敷料覆盖这些伤口，让其自行愈合。

胃肠道手术释放的污染或未被发现的出血形成血肿可能会导致并发症。其他主要并发症与缝合技术以及运动、咳嗽和其他增加腹内压的动作对伤口造成的过度压力有关，从而导致伤口开裂。虽然绝大多数手术伤口愈合后不会出现并发症，但其中许多伤口会出现感染、开裂或两者并发的并发症。本章前面和第 5 章讨论了感染的几个风险因素。

合并脓肿、周围蜂窝织炎和硬结的手术闭合伤口需要切开、冲洗和引流。一旦细菌量低于 100 000/g，延迟缝合的成功率可达 96%。缝合线上过多的张力会导致伤口边缘坏死，从而引起感染或伤口开裂。伤口开裂问题将在下文中详细讨论。此外，营养不良、使用皮质类固醇、糖尿病和吸烟也是延迟愈合的潜在原因，可能会阻碍愈合或导致伤口边缘坏死或感染。

2/3 的 SSI 是由切口感染造成的，而 1/3 的 SSI 是由手术涉及的空间或器官感染造成的。血肿和无效腔都会使细菌积聚在完整的皮肤下。无效腔可通过几种方式出现。在手术过程中，必须在关闭皮肤之前缝合皮下组织。如果皮下组织无法完全缝合，就会给细菌生长留下空间。在慢性伤口中，如果伤口基底在重新上皮化之前未能完全肉芽化，无效腔就会出现，从而弥合无效腔。如果在手术缝合前没有充分止血，术后可能会形成血肿。血液可能会逐渐积聚而不被注意，直到缝合线上有足够的张力使血液或脓液流出。外伤损伤皮下结构并导致完整皮肤下出血也可能导致血肿。一般来说，这些都是肌肉骨骼损伤，尤其是肌肉撕裂。血肿为细菌提供营养，可能会加速细菌的生长，超出免疫系统消灭细菌的能力，从而造成无效腔以外的额外风险因素。

伤口裂开

手术伤口裂开这种类型的伤口是由于缝合线或订书钉无法维持手术伤口的基本闭合而造成的。当缝线、订书机、胶带、黏合剂或皮肤本身受到压力或剪切力时，伤口就会开裂。常见的原因包括过度或不当的提拉、血管受损或感染导致的伤口边缘坏死、皮质类固醇或其他原因导致的皮肤薄弱。

开胸手术和其他手术造成的缝合伤口经常会因患者忽视抬举限制或未被告知正确的转身动作和其他预防措施去减少胸骨压力而开裂。这些预防措施包括避免肩部外展、双臂外展和从久坐床上快速起身。取而代之的是，需要教会患者翻身侧卧，并将双腿从床上放下，以此作为平衡来恢复坐姿。有些患者可能更喜欢俯卧，直到双腿离开床面。需要教会患者避免使用带有软垫的低矮家具，并用手向上推，以便从坐姿转为站姿。一个忽视移位限制的典型例子是，有患者术后将他的渔船从拖车上抬到了水里。腹部手术伤口可能会因提举物体而开裂，但也可能因腹内压力或腹胀而开裂。

感染可导致身体任何部位的伤口开裂。在许多情况下，开裂的伤口受到严重污染，或组织损失或坏死的可能性非常大，以至于无法再次尝试初次闭合。在这种情况下，典型的方法是进行灌洗、使用抗生素，然后在伤口清洁稳定、肉芽组织充分形成以减轻延迟初次闭合的边缘压力时进行延迟初次闭合。在其他情况下，允许继续完成二次闭合，对于一些大的腹部伤口来说，这可能需要几个月的时间。感染可能导致开裂，感染也可能是开裂的结果。开裂可能是由于皮下脓液积聚造成的压力。另外，手术切口部位愈合不良，微生物进入皮下组织感染也可能导致伤口开裂。伤口可采用渐进式三期缝合法缝合，即在伤口变得干净并充分长满肉芽组织后进行缝合，以尽量减少缝合线的张力。

伤口裂开风险的管控

应识别有开裂风险的患者，并给予特别关注，以避免可能导致开裂的事件发生。患者的病史可提供一些风险因素，包括吸烟、糖尿病、肥胖和使用皮质类固醇。其他风险因素包括胸骨伤口与咳嗽和巨大的下垂乳房有关的疾病，腹部伤口与便秘或其他与瓦尔萨尔瓦动作有关的疾病。患者的营养和血糖需要仔细监测和调整。在从卧位转移到坐位和从坐位转移到站位时，应教导、监测并根据需要纠正患者的身体力学。病床上的吊杆应予拆除，在转运过程中不鼓励使用床栏或其他牵拉技术。

需要定期检查伤口。肉眼检查应显示上皮化桥接伤口。没有上皮化、切口两侧分离增加、持续发炎或有感染迹象都是潜在开裂的迹象。炎症迹象不断加重，并伴有压痕和化脓，则伤口开裂的风险很高。红斑、水肿、疼痛和发热的情况应该减少。5天内，应能触摸到明确的愈合嵴。如果术后第5~9天没有出现愈合嵴，则表示伤口愈合延迟，有开裂的风险。

特定类型手术伤口的并发症

某些类型的手术伤口更容易出现感染和开裂等并发症。以下几节将讨论消毒手术、为冠状动脉旁路移植术（CABG）采集静脉的下肢切口、下肢旁路手术切口、筋膜切开术、肿瘤切除术、关节置换手术、腹部手术、丹毒切除术和皮样囊肿。

胸骨内侧切开术

胸骨正中切口是开胸手术的典型入路部位。围手术期并发症发生率较低，包括血肿、感染和伤口裂开。这3个因素中的任何一个都可能导致其他并发症。止血不充分导致血肿，为细菌的快速繁殖提供了适宜的环境。胸骨上的软组织初次闭合不全可能导致伤口开裂。然而，在技术上伤口闭合良好的情况下也可能发生开裂，这可能是由于胸骨和上覆组织受到过大的压力，尤其是体重超重、乳房下垂和患有刺激性频繁咳嗽的疾病的患者。巨大的机械压力通常被认为是开裂和随后感染的危险因素。胸骨上软组织的感染可能会导致胸骨骨髓炎和纵隔炎，死亡率很高（约40%）。骨髓炎一般需要进行胸骨切除、坏死软组织清创和整形手术来关闭伤口。开裂的胸骨伤口如图13-6所示。

下肢旁路手术和筋膜切开术切口

其他常见的术后感染部位包括用于采集大隐静脉进行CABG的下肢切口。根据采集静脉的质量，可能需要多个切口才能采集到足够长度的可用静脉。许多接受CABG的患者还患有其他缺血性疾病，包括下肢缺血，因此切口有感染和开裂的风险。下肢动脉搭桥手术的切口也可能有类似的命运。同样，用于覆盖伤口的皮瓣和移植物也可能因为同样的原因而失败，如果不进行整形手术，伤口就无法愈合。图13-7中显示了一个开裂的例子，涉及CABG双侧腿部和大腿供体部位。

筋膜切开术的伤口与旁路移植供体部位类似，只是伤口更深。由于需要进行筋膜切开术，这些伤口存在风险。另外一个问题是皮肤可能会过早闭合，没有完全肉芽形成，留下无效腔，将来可能会导致脓肿形成。

肿瘤切除术

皮肤鳞状细胞癌或基底细胞癌的肿瘤切除伤口可能相对简单，但黑色素瘤的切除则较为复杂。黑色素瘤转移的风险与受累皮肤的深度有关。因此，切除伤口可能是全厚的，出于诊断和治疗原因，可能会切除区域淋巴结。

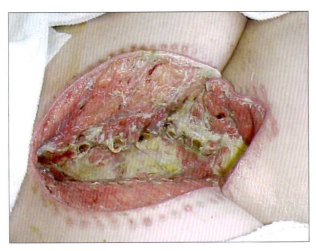

图 13-6 开裂的胸骨切开伤口。注意伤口的缝合程度和发炎情况

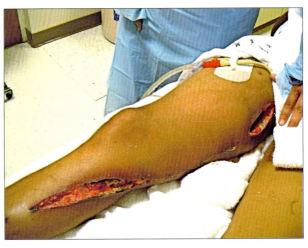

图 13-7 腿部和大腿上都有开裂的大隐静脉采集点。对侧肢体也有类似伤口

关节置换手术

关节置换手术非常常见，其中小部分手术伤口会受到感染。在所有全髋关节置换手术中，有 0.3%～1.7% 的患者会发生关节感染，在所有全膝关节置换手术中，有 0.8%～1.9% 的患者会发生关节感染。这些感染可能具有相当大的破坏性，可能导致肢体丧失活动能力、无法行走，甚至可能导致截肢。一旦关节受到感染，通常需要取出假体并植入抗生素释放材料，以便将来植入新的假体。预防感染是当务之急，通常在术中放置浸银敷料，并保持 7～10 天。

腹部手术

腹部伤口，尤其是肠道手术伤口，存在感染风险。尽管进行了大量冲洗，但来自肠道内部的细菌可能会污染手术部位和切口。水肿、疼痛、炎症和化脓是感染的明显征兆。通常不需要完全重新打开整个伤口进行引流。脓肿通常仅限于切口下方的一个或多个小区域。必须仔细探查伤口。伤口开口之间的皮下连接很常见，需要通过管道进行冲洗和包扎，以防止开口提前于内部感染愈合前闭合。

脂膜切除术

脂膜切除术是指通过手术切除极度减肥后多余的腹部皮肤和皮下组织。Panniculus（pannus，"围裙"）可能会与组织重叠，造成皮肤浸渍、发炎和裂开。并发症包括真菌感染、多重细菌感染和皮肤破裂。脂膜切除术的保险赔付范围仍然存在争议，因为一些保险人和被保险人认为这种手术纯粹是美容性的，而不是将其视为组织损伤和感染的风险因素。

藏毛囊肿

藏毛囊肿内形成脓肿是一个常见问题。藏毛一词的意思是"毛发的巢穴"，患有藏毛囊肿的人在骶尾部，即臀裂上方会有一个凹陷，毛发生长增多。囊肿最常在青少年晚期和成年早期出现问题。虽然这些囊肿内的脓肿通常采用切开引流术治疗，但愈合效果不佳，而且即使伤口愈合后，这些感染也会反复发作。除切开引流外，还可选择切除囊肿并先行闭合或整形手术，以及切除囊肿并二次愈合。据统计，二期切除术的效果最好，而切开引流术的并发症和复发率最高。脓肿的藏毛囊肿很容易形成窦道，包括可能沿着大腿后筋膜延伸的多个长窦道。由于窦道较长，即使仍有脓液，也容易在表面闭合。如果任由化脓无效腔闭合，很可能会复发。这些伤口需要经常进行冲洗和包扎，以保持开放状态，直到所有创面都已肉芽化，伤口床被填满。

截肢部位

根据不同的致伤原因和部位，截肢伤口可能需要不同的缝合方式。一般来说，在承重表面伤口不需要缝合线。为了在残肢的前表面建立缝合线，必须在肢体后表面留下足够的有活力的皮肤，以便将其带到承重表面上并缝合在前表面上。若由于功能性肢体长度损失过多而无法满足该条件，可以从肢体的后表面和前表面取等量的皮肤拉近承重表面。不过，这种方法存在损伤风险，早期承重时可能出现伤口开裂，从而无法实现截肢后康复的目标。皮肤和残骨之间需要留存足够的软组织，以防止皮肤在与假体接触时受伤。

截肢部位的并发症可能在手术后不久或数年后发生。急性伤口一般由手术部位感染引起。伤口部位可能会因大量脓液造成的压力而裂开，但也可能因愈合不良导致手术伤口裂开而感染。图 13-8 显示了一个因感染而需要干预的截肢部位的例子。无论哪种情况，截肢伤口开裂都需要干预。由于可能会出现大面积脓道，因此必须对伤口进行仔细检查。伤口也可能是截肢多年后由于假肢过度磨损或假肢不合适造成的。如果患者在术后安装假肢时仍有残肢肿胀的情况，那么假肢套可能会变得过大，导致假肢套内移动并损伤残肢皮肤。图 13-9 显示了一个由于假肢安装不合适而在患者腓骨头部造成伤口的例子。

皮肤和软组织感染

皮肤和软组织感染（SSTI）的发病率越来越高，可能是某些诊所最常见的伤口类型。致病菌通常是 MRSA。发病率上升可能是由于社区获得性 MRSA 的发展，而过去 MRSA 通常是一种院内感染。过度使用抗生素和患者未完成抗生素疗程被认为是 MRSA 发病率上升的原因。在美国所有住院患者中，约有 5% 的人鼻腔或皮肤中含有 MRSA。重症监护病房目前的常见做法是用棉签擦拭患者的鼻腔，以确定他们是不是 MRSA 的携带者。这有助于提高医护人员的意识，并将患有 MRSA 的患者安排在同一病房，从而防止 MRSA 的传播。随着人们对预防 MRSA 传播的警惕性提高，2005—2012 年医院感染 MRSA 的病例数显著下降，但此后这一数字趋于平稳。

SSTI 通常以毛囊炎和皮肤脓肿（疖或痈）的形式出现。疖是一种面积有限的皮肤脓肿，通常围绕着毛囊或其他皮肤开口。痈是由疖凝聚而成的肿块，通常发生在筋膜平面内。皮肤与筋膜连接松弛的部位，如颈背，特别容易发生痈。大多数皮肤脓肿往往发生在背部、腰部和膝盖之间，但也可能出现在身体的任何部位。有些人容易反复感染 SSTI。他们可能在臀部出现脓肿，几个月后又在大腿上出现脓肿，然后又在背部出现脓肿，也可能在相似或相同的部位出现脓肿。一种严重的 SSTI 是坏死性筋膜炎。

化脓性汗腺炎

位于腋窝、腹股沟、会阴、肛周、臀部、阴囊和乳房下区的大汗腺感染被称为化脓性汗腺炎。其过程与一般的毛囊炎相似，角质粉刺堵塞毛囊管，

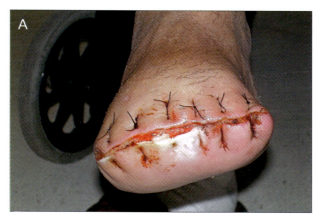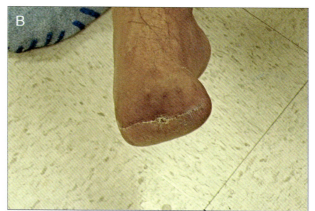

图 13-8 （A）截肢伤口开始感染和开裂。截肢部位随后经过修整并愈合。（B）同一只脚经过修整和连续清创后截肢部位愈合

引发炎症和感染。细菌的快速繁殖会导致脓肿形成、慢性感染和腺体扩散。随着这一过程的继续，可能会出现硬结和管道的形成，使感染通过该部位的腺体扩散。这种疾病分为3个阶段。第一阶段的特点是出现单个或多个脓肿，但没有窦道或瘢痕。第二阶段，患者反复出现脓肿形成、窦道和瘢痕。第三阶段为弥漫性累及，在整个腺体区域有多个相互连接的窦道和脓肿。患者可能需要进行大量的小切口手术，以使脓液排出。由于其复发性，这些部位可能需要切除大汗腺肿块。

坏死性筋膜炎

坏死性筋膜炎的病因被称为"食肉菌"，它可能与创伤或外科手术伤口有关，但经常是特发性的。典型的患者是继发性免疫缺陷的中年男子，尤其是合并糖尿病和酗酒。典型病例（1型）是由需氧革兰阴性菌和厌氧菌的混合物引起的，这些细菌协同作用，侵蚀筋膜平面并使皮下组织坏死，似乎在一夜之间就能完成。皮下气体积聚通常是由于厌氧产气微生物引起的。

根据所含细菌的不同，坏死性筋膜炎可分为3类。第一类坏死性筋膜炎是需氧菌和厌氧菌的混合感染。这种类型的典型细菌是 A 组 β-溶血性链球菌、金黄色葡萄球菌、大肠埃希菌、梭菌属和巴氏杆菌。B 组、C 组和 G 组链球菌、b 型流感嗜血杆菌、铜绿假单胞菌和弧菌是不常见的成分。2 型坏死性筋膜炎由 A 组 β-溶血性链球菌和金黄色葡萄球菌共同引起。3 型由弧菌引起。这种类型的坏死性筋膜炎通常是由受污染的海水（海湾或河口）直接进入伤口或间接被鱼或昆虫咬伤引起的。图 13-10 显示了一个因进入莫比尔湾而导致开放性神经性溃疡的 3 型坏死性筋膜炎的例子。

通常必须切除覆盖的皮肤，以充分阻止组织坏死的发展。通常情况下，必须同时进行切除和切开，留下的脓袋除了全身使用抗生素外，还需要每天进行冲洗，并用局部抗生素填塞脓袋和脓道。由于不同个体的菌群混杂程度不同，临床病程也会大相径庭。坏死性筋膜炎的死亡率仍然很高，部分原因是感染前免疫力下降，如糖尿病控制不佳、癌症、周围动脉疾病、器官移植、人类免疫缺陷病毒、中性粒细胞减少症和酗酒。

坏死性筋膜炎发生在缺氧地区，这是因为缺氧会影响中性粒细胞，使需氧细菌大量繁殖。需氧菌消耗氧气后，厌氧菌也会大量繁殖。患者一般需要补充氧气、一次或多次手术切除和多种抗生素来应对各种可能的细菌感染。多项研究表明，高压氧可

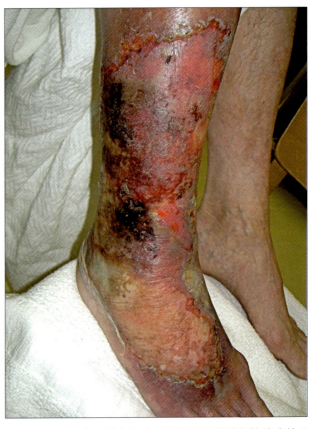

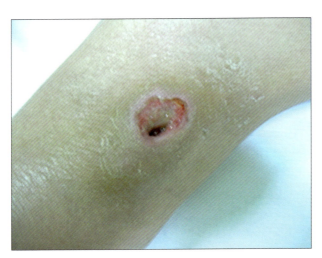

图 13-9 继发于植入假体排斥的腓骨头伤口

图 13-10 因赤脚进入海水而导致开放性神经性溃疡的 3 型坏死性筋膜炎（弧菌）病例

大大降低死亡率。通常，A 组溶血性链球菌或金黄色葡萄球菌是这一过程的始作俑者，其次是一些厌氧菌中的任何一种。细菌毒素的组合会使免疫系统的多个部分失效，并消化组织，导致筋膜扩散。患者通常表现为疼痛、水肿和红斑，并伴有皱襞，随后发展为麻木和昏暗。扩散速度取决于皮下组织的厚度。由于阴囊和阴茎缺乏皮下脂肪，因此这两个部位的扩散速度尤其迅速。

福尼尔氏坏疽

福尼尔坏疽（Fournier's Gangrene）是指成人会阴 / 阴囊，以及阴茎的坏死性筋膜炎。阴囊可能会变成正常大小的几倍。早期诊断可采用切开复位治疗，但根据感染的扩散情况，可能需要切除部分或全部阴囊皮肤，有时还需要切除阴茎和会阴部的皮肤。严重病例必须进行整形手术，重建阴囊或在大腿上开袋植入睾丸。如果在妇女和儿童会阴部出现坏死性筋膜炎，福尼尔坏疽一词也可用来描述这种病症。

皮肤和软组织感染的诊断

一般来说，SSTI 很容易诊断。通常情况下，患者会报告 SSTI 感染部位突然出现肿胀和疼痛。脓液可能是自发流出的，也可能是患者挤压或抠脓肿时流出的。脓液的量会让患者感到不安，因为筋膜平面内的大量空间似乎在一夜之间就会被填满。除了观察到红斑和患者主诉疼痛外，对该区域进行触诊时还会发现发热和压痕。图 13-11 显示了皮肤脓肿可能出现的深度水肿。

皮肤和软组织感染的治疗

SSTI 的标准治疗方法是在全身使用抗生素〔如克林霉素、万古霉素或磺胺甲噁唑（Bactrim）〕的同时进行切开排脓。在脓肿处切开一个或多个切口，脓液流出。对形成的开放性伤口进行冲洗，让其在继发性闭合时排出脓液。患者可在门诊接受医师的治疗并口服抗生素，也可住院并静脉注射抗生素。患者可能需要不止一次 I&D 过程。通常会在

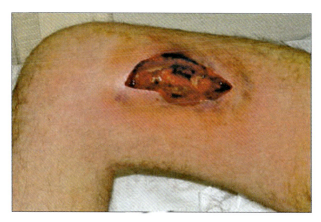

图 13-11 因皮肤脓肿并伴有 MRSA 引起的 I&D 伤口。伤口需要连续清创和包扎，以便继续引流。3 周后，伤口愈合，未再出现任何并发症

伤口处用填塞条——普通的或碘仿的，以便让脓液排出。Penrose 引流管是填塞条的替代品。Penrose 引流管是一段扁平的橡胶管，可防止切口过早闭合，并在必要时允许引流持续进行。在某些情况下，也可使用其他类型的真空球引流管。填塞条需要每天或更频繁地更换，一般会在早期涂上厚厚的黄褐色引流物，持续天数不等。随着伤口肉芽的生长，脓液可能会持续存在，防止伤口再次上皮化可能会变得困难，但这一点至关重要。如图 13-12 所示，进行 I&D 可能会影响皮肤的血液循环，脓肿引流过多可能导致皮肤坏死。

SSTI 经常发生在糖尿病足上。当怀疑有深部感染时，一般需要进行切开引流。这种方法也用于感染的手术伤口、骨膜炎、穿刺伤口、隧道或窦道。较深的伤口除了填塞外，可能还需要放置引流管。在某些情况下，可采用延迟初次闭合而不是二期闭合。如果需要延迟一期闭合，可以使用生理盐水浸湿的纱布海绵或绷带卷对较大的伤口进行包扎，以防止伤口被肉芽组织填满。

脉冲式灌洗适用于这类伤口，可清除细菌和坏死组织。入院治疗的患者一般需要在门诊继续接受治疗。如果口服抗生素不合适，患者可以在家中或门诊静脉服务机构继续使用静脉注射抗生素。伤口清洁稳定后，可使用缝合线、订书钉或下文讨论的整形外科技术进行缝合。再次入院的情况偶有发生，有些患者可能会在数月到数年的时间内反复住院。

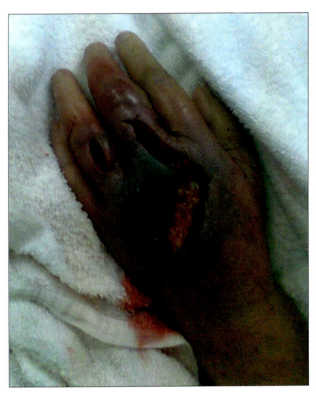

图 13-12 手背坏疽，继发于皮肤脓肿引流切口

腹膜炎

腹膜炎是一种危及生命的腹腔感染，最常见的病因是肠道（包括阑尾）穿孔，细菌释放到腹膜。食道和胃也可能是病源。溃疡穿孔导致的胃酸溢出、胆囊穿孔或肝脏撕裂导致的胆汁酸以及胰腺发炎产生的消化酶也是潜在的病因。输卵管感染或卵巢囊肿破裂也可能是女性发病的原因。疾病可能表现为全身发炎（腹膜炎）或腹腔内脓肿。与坏死性筋膜炎一样，腹膜炎也会迅速扩散。腹膜炎可分为原发性、继发性和复发性。原发性腹膜炎是自发的（不涉及穿孔），而继发性腹膜炎则是由疾病过程或先天性因素引起的。复发性腹膜炎是指疾病反复发作。如果病情不复杂并得到及时治疗，死亡率较低（5% ~ 10%），但如果出现大面积感染和器官损伤，死亡率可能高达 70%。

原发性腹膜炎最常见于慢性肝病。许多肝硬化腹腔积液患者（约占 30%）会出现自发性细菌性腹膜炎。这种腹膜炎通常由单一细菌引起，通常为革兰阴性菌，最常见的是大肠埃希菌。

继发性腹膜炎的常见病因是阑尾破裂、胃和十二指肠溃疡穿孔、小肠绞窄，以及憩室炎或癌症继发的乙状结肠穿孔。这种腹膜炎通常是由厌氧菌引起的，这些厌氧菌在胃肠道内不会造成问题，但却在腹膜内大量繁殖。腹膜内可能会出现大面积纤维化或脓肿形成，从而封存细菌并影响免疫反应。

腹膜炎患者会出现全身炎症、腹痛、触痛等典型症状，腹壁肌肉僵硬。起病可从急性到隐匿性不等，临床表现可从局限性轻度疾病到全身性疾病并伴有脓毒性休克。治疗包括适当的抗生素和经皮引流或腹腔开放引流。腹膜炎开放引流手术伤口开裂的概率是一般腹部手术的 3 倍。

腹膜炎的另一种并发症是腹腔隔室综合征（ACS）。这种综合征的特点是腹腔内高压和多器官功能障碍。腹腔内压力过高会影响多个系统，尤其是肺部、心血管、肾脏和脾脏。它还可能损害皮肤和肌肉骨骼结构。ACS 最常见于大出血、需要长时间液体复苏、长时间外科手术和凝血功能障碍。ACS 可隐匿或急性发生。无论哪种情况，腹腔最终都会失去伸展性，压力会陡然升高。

与四肢的腔室综合征一样，ACS 也会导致腔室中的任何部位受到挤压和损伤。中空器官塌陷；腹腔器官缺血和代谢性酸中毒；向腹膜周围释放细菌、组胺和血清素，增加腹腔积液，进一步加重腹腔器官缺血，损害肾脏、中枢循环、通气和脑灌注。越来越多的危重伤员因急性失代偿而被怀疑患有 ACS。

总结

尽管创伤性伤口和皮肤感染造成的伤口通常是在急诊室或由外科医师处理的，但一旦这些伤口得到了紧急处理，理疗师可能会得到转介来治疗这些伤口的患者。了解这些伤口的致病因素非常重要，这样才能对其进行适当的治疗，并了解伤口愈合的轨迹与其他更常见的伤口有何不同。

提问

1. 将正常闭合的创伤或手术伤口与闭合不良的伤口进行对比。
2. 伤口裂开的原因是什么？哪类伤口特别容易裂开？
3. 为什么截肢部位比其他手术伤口感染风险更高？
4. SSI 的一般治疗策略是什么？
5. 刺伤伤口与其他创伤伤口的区别是什么？
6. 刺伤的常见原因是什么？
7. 高危刺伤伤口需要做哪些处理？
8. 对比剪切型（锐器）、拉伸型（钝器）和压迫型撕裂伤。
   a. 原因
   b. 闭合类型
9. 皮肤撕裂的典型原因是什么？哪些人特别容易发生？皮肤撕裂的类别由什么决定？
10. 什么原因会导致路疹？通常如何治疗？
11. 什么是皮肤脱落 / 皮肤撕脱？如何治疗？理疗师的作用是什么？
12. 间隔综合征的病因是什么？如何治疗严重病例？为什么有时会咨询理疗师？
13. 枪伤的并发症是什么？子弹和弹丸造成的伤害有何不同？
14. 理疗在处理开放性骨折中的作用是什么？
15. 描述外固定或使用 Ilizarov 器械治疗患者的钢钉护理。
16. 为什么以及在哪个部位会形成骨折水泡？如何处理？
17. 对比狗咬伤和猫咬伤。
18. 人咬伤会造成哪些问题？
19. 如何区分蜘蛛咬伤和皮肤脓肿？
20. 治疗创伤的一般策略是什么？
21. 皮肤脓肿最常见的原因是什么？
22. 对比毛囊炎、疖和痈。
23. 疖和痈的标准治疗方法是什么？
24. 什么是化脓性汗腺炎？哪些部位特别容易发生？严重病例该怎么办？
25. 什么是藏毛囊肿？治疗的最佳方法是什么？
26. 如何识别坏死性筋膜炎？褶皱是否总是存在？
27. 如何处理坏死性筋膜炎？
28. 严重病例会发生什么情况？
29. 阴囊和会阴部的坏死性筋膜炎叫什么？
30. 治疗 Fournier 坏疽的方案有哪些？
31. 继发感染伤口的一般治疗策略是什么？

参考文献

[1] Bone RC, Balk RA, Cerra FB, et al. Definitions for sepsis and organ failure and guidelines for the use of innovative therapies in sepsis. The ACCP/SCCM Consensus Conference Committee. American College of Chest Physicians/Society of Critical Care Medicine. *Chest*. 1992;101(6):1644–1655.

[2] Chase CW, Franklin JD, Guest DP, Barker DE. Internal fixation of the sternum in median sternotomy dehiscence. *Plast Reconstr Surg*. 1999;103(6):1667–1673.

[3] Driscoll JA. Integumentary management of the patient with multiple traumatic injuries. *Acute Care Perspectives*. 1999;7(2):1–18.

[4] Finley JM, McConnell RY. *Emergency Wound Repair*. University Park Press; 1984.

[5] Goldstein B, Girior B, Randolph A. International pediatric sepsis consensus conference: definitions for sepsis and organ dysfunction in pediatrics. *Pediatr Crit Care Med*. 2005;6(1):2–8.

[6] Irion GL, Boyer S, McGinnis T, Thomason M, Trippe A. Effect of upper extremity movement on sternal skin stress. *Acute Care Perspectives*. 2006;15(3):1–6.

[7] Irion GL, Boyte B, Ingram J, Kirchem C, Weathers J. Sternal skin stress produced by functional upper extremity movements. *Acute Care Perspectives*. 2007;16(3):1–5.

[8] Kaplan EN, Hentz VR. *Emergency Management of Skin and Soft Tissue Wounds. An Illustrated Guide*. Little, Brown, and Company; 1984.

[9] Krych SM, Lavery LA. Puncture wounds and foreign body reactions. *Clin Podiatr Med Surg*. 1990;7(4):725–731.

[10] Kuo J, Butchart EG. Sternal wound dehiscence. *Care of the Critically Ill*. 1995;11:244–248.

[11] Levy MM, Fink MP, Marshall JC, et al. 2001 SCCM/ESICM/ACCP/ATS/SIS International Sepsis Definitions Conference. *Crit Care Med*. 2003;31(4):1250–1256.

[12] McCallum I, King PM, Bruce J. Healing by primary versus secondary intention after surgical treatment for pilonidal sinus. *Cochrane Database Syst Rev*. 2007;4:CD006213.

[13] McKenzie LL. In search of a standard for pin site care. *Orthop Nurs*. 1999;18:73–78.

[14] Robson MC. Wound infection. A failure of wound healing caused by an imbalance of bacteria. *Surg Clin North Am*. 1997;77:637–650.

[15] Swan KG, Swan RC. Gunshot Wounds. *Pathophysiology*

and Management. Year Book Medical Publishers; 1989.

[16] Varela CD, Vaughan TK, Carr JB, Slemmons BK. Fracture blisters: clinical and pathological aspects. *J Orthop Trauma.* 1993;7:417–427.

[17] Veal J, Sellars BB. Reduce sternal dehiscence and infections. *Cardiovasc Dis Manage.* 2002;8(11):6.

[18] Zeitani J, Bertolodo F, Bassano C, et al. Superficial wound dehiscence after median sternotomy: surgical treatment versus secondary wound healing. *Ann Thorac Surg.* 2004;77(2):672–675.

烧伤

烧伤

烧伤是对皮肤和潜在的更深组织的损伤，其使蛋白质变性、如果暴露的强度和时间足够，则导致组织坏死。烧伤可以是可逆的，也可以是不可逆的，损伤程度决定了损伤的深度和可逆性。烧伤的原因有极端的温度、电击、腐蚀性化学品、摩擦和辐射。超过一半的烧伤住院发生在美国 120 多个主要烧伤中心。2016 年的统计数据显示，每年有近 50 万人因烧伤而寻求医疗救助。根据定义，超过 25% 的体表面积（TBSA）的为严重烧伤。烧伤中心收治的患者主要为男性（68%），最常见的受伤地点是家里（73% 的家庭烧伤，8% 的职业伤，5% 的车祸伤，5% 的娱乐 / 运动伤，9% 的其他原因受伤）。火焰是最常见的入院原因，其次是烫伤（43% 的火焰伤，34% 的烫伤，9% 的接触伤，4% 的电击伤，3% 的化学伤和 7% 的其他）。

烧伤中心的转诊标准包括＞ 10% 总体表面积的部分皮层烧伤；涉及面部、手、脚、生殖器、会阴或主要关节的烧伤；任何年龄组的全厚皮层损伤；电烧伤（包括闪电）；化学烧伤；吸入性损伤；先前存在健康问题的烧伤；伴随创伤的烧伤（如车祸中的骨折）；在没有配备合格人员或设备的医院中的烧伤儿童；有特殊社会、情感或康复需要的烧伤患者。

热

超过44℃的热量传递到体内会导致蛋白质变性，导致皮肤裂开。热可以通过与热流体接触来传递，如水、食用油、蒸气（烫伤）、气体（火焰、火球），以及与热物体接触（接触烧伤）。长时间从壁炉或空间加热器等热源辐射热量可能导致烧伤。尤其是，感觉不敏感的脚相较感觉敏感的其他身体部位发生这类伤害的风险更高。糖尿病患者常因将脚撑在壁炉上而受到此种伤害。

热量的传递取决于物体的温度、传热材料的质量和热容，以及暴露的时间长度。火焰具有非常高的温度，但其质量和热容量非常小。非常短暂地暴露在火焰中可能不会产生任何伤害，但长时间暴露在房屋或车辆火灾中或暴露在气体爆炸产生的极热火球中会产生很深的伤口。烫伤是常见的，因为水有很高的热容量，身体的一部分可以浸入其中，导致严重的伤害。相比之下，溅到身上的热水不会产生太大的伤害。用于烹饪或其他目的的油会产生更严重的伤害。油会附着在皮肤上，延长暴露在高温下的时间。此外，油可以被加热到更高的温度。水在100℃沸腾，而食用油的温度可以达到300℃。虽然沸点限制了传统烹饪过程中的水温，但用微波炉加热的食物和液体可能会过热，达到高于沸点的温度，并以很高的速度喷出，导致严重的烧伤。热金属，如熨斗、炊具或发动机排气系统的部件造成的接触烧伤，由于热量传递迅速，会造成很深的伤害。

衣服被火焰点燃会造成严重的伤害，而由可熔化到皮肤中的材料制成的衣服会使情况变得更糟。脱掉烧焦的衣服对于阻止热量传递到皮肤至关重要。

冷

寒冷引起的组织损伤被称为冻伤，是由组织冻结引起的。冰晶的形成会导致细胞水分的流失以及蛋白质、细胞膜和毛细血管的损伤。复温可能导致额外的伤害，特别是如果组织再次冻结。霜冻为一种不太严重的冻伤。

长时间暴露于冰点以下的温度会产生坏死，其外观可能与热引起的坏死相似。这些伤害通常是由于在寒冷的天气中被困在户外（无家可归或与户外运动相关）或由于在冰库中过度职业暴露而发生的。高山冻伤发生在登山者身上，是由于寒冷和缺氧的叠加作用。周围动脉疾病、雷诺氏病或现象、糖尿病和其他周围神经病变、吸烟、使用β受体阻滞剂和饮酒会增加冻伤的风险。身体的末梢区域最容易冻伤，因为它们的表面积相对于质量较大。因此，鼻子、耳朵、手指和脚趾最有可能受伤。可能需要切除受影响的区域。精细的整形外科技术可用于重建鼻子和耳朵。

冻伤最初可能看起来苍白，感觉有硬结和冷。受累部位被麻醉，可能伴有深部疼痛。然而，随着该部位体温回升，它可能会显示出极端的红斑，患者可能会经历剧烈的疼痛。然而，如果皮肤冻结，组织就会变成白色，没有感觉恢复，并发生坏死。皮肤变黑，起水泡，然后表现为湿性坏疽，可能损伤更深的结构，包括骨骼。除了这些伤害，一个人可能会经历体温过低，有伤害内脏器官和心律失常的风险。

护理包括液体复苏和用40～42℃的水快速复温20～40 min，直到患处发红。建议对透明、充满液体的水泡进行清创，但不要对出血性水泡进行清创，因为存在感染风险。

电

电损伤包括对皮肤的热损伤以及电流对皮下结构和血液的影响。组织中的散热量由 I2R（电流的平方 × 电阻）和暴露时间决定。干燥的皮肤比潮湿的皮肤具有更高的电阻，因此，更多的能量在皮肤中耗散。因此，皮肤干燥会增加皮肤损伤的风险，但会降低内伤的风险。皮肤潮湿时，皮肤烧伤最小化，但内伤可能会变得严重。黏膜也具有低阻力，并且更可能导致皮下损伤。损伤的大小也与 BSA（电流密度）有关。一个特定的电流限制在一个小的区域更有可能造成伤害（如咬到电线）。110 V 的家用电流不太可能对完好的皮肤造成伤害。炉灶、电吹风和空调等电器使用的 220 V 电流更容易损伤皮肤。在北美和加勒比海以外的大部分地区，这种电压也用于家庭电流。500 V 及以上的高压线极有可能造成皮肤损伤。根据高压电流的路径，受损区域可能发生严重水肿和血管血栓形成。水肿、筋膜室综合征和血栓形成通过增加缺血性损伤的成分而复合了由电暴露引起的损伤。内脏和骨骼肌也可能严重受伤。当站在金属梯子等导电表面上接触高压线时，可能会导致骨骼破碎和开放性骨折。由于心室纤颤和脑干损伤，可能会导致呼吸骤停。根据组织损伤的严重程度，可能需要截肢。

化学

各种各样的化学物质都能伤害皮肤。暴露于酸性、碱性或其他有害化学物质可迅速引起皮肤坏死，类似于热损伤。其他化学物质会产生红斑、水泡和更缓慢的坏死。化学品伤害通常是由于工业事故造成的，由于无意中从容器中释放出腐蚀性物质。损伤的程度与物质的浓度和暴露时间有关。因此，必须尽快从皮肤上冲洗掉化学物质，包括脱掉衣服和隐形眼镜。

辐射

电离辐射损伤组织主要是由于 DNA 的结构损伤。由于电离辐射产生自由基，也可能发生间接损伤。细胞死亡可能立即发生，或者细胞在暴露后可能无法复制。此外，血管损伤可能对其他组织产生缺血性损伤。长期影响主要是电离辐射路径上的组织纤维化。皮肤失去了它的网钉，弹性纤维受损，损伤诱导异常的成纤维细胞活性。由于辐射引起的遗传损伤，恶性肿瘤和不愈合的伤口可能会随着时间的推移而发展。成纤维细胞的损失和剩余成纤维细胞的功能障碍可能需要广泛切除受伤的组织，并移植或皮瓣覆盖伤口。在严重的情况下，可能需要截肢。

辐射损伤可修复或引起急性损伤、慢性损伤或迟发性损伤。伤害可能发生在医疗（通常是癌症）或使用辐射的仪器的工业环境中。绝大多数是由于过度暴露于放射治疗。近距离放射治疗以"种子"的形式局部递送，其他形式包括使用质子束、伽马射线或 X 射线。皮肤干燥瘙痒是最常见的损伤形式。皮肤起泡和脱皮可能会造成更大的伤害。晚期和长期的影响可能包括癌症。其他不良反应与放射治疗部位有关，如肺损伤、恶心和呕吐、腹泻和神经病变等。皮肤损伤也可能由紫外线辐射引起。伽马辐射可导致深度伽马烧伤，而用于治疗浅表癌症的 β 辐射可导致非常浅的烧伤。虽然 α 粒子不会穿透皮肤，但吸入后会造成内部损伤。无线电波和微波也是潜在的伤害源。无线电波用于治疗交通静脉功能不全和心脏导管消融。

虽然放射治疗的应用旨在最大限度地减少对皮肤和皮下组织的损伤，同时对肿瘤组织产生不可逆的损伤，但来自钴 –60 等源的辐射束能够对辐射源和肿瘤之间的健康组织造成巨大的遗传损伤。因此，多个光束从不同方向瞄准肿瘤，以增强对肿瘤的损伤并最大限度地减少对其他组织的损伤。然而，伤害的累积仍然可能产生。放射治疗的短期并发症估计为 5% ~ 15%。在多年前接受过放射治疗的患者中可能会出现更长时间的并发症。然而，由于患者在观察到长期并发症之前死亡，因此实际发生率未知。由于远程放射治疗，在典型的诊所中可以看到患有瘘管、骨坏死、皮肤硬化和骨骼结构的患者。

放射性皮炎很普遍（95% 的患者）。皮炎可能在治疗后立即或数月发生。暂时性红斑是最不严重的形式。干性脱屑、脱发、长期性红斑、湿性脱屑、水泡和坏死是由时间和剂量共同导致的逐渐升高的辐射暴露。无辐射暴露背景的术语"脱屑"被认为是正常过程，其中角质形成细胞在典型的 14 天留存后脱落。病理性脱屑发生在典型的晒伤的表浅部分皮层烧伤（一度）。在辐射损伤的情况下，干燥脱屑是指干燥、鳞状、粗糙、辐射损伤的皮肤脱落。潮湿脱屑是指辐射损伤皮肤起泡，暴露潮湿的真皮表面。放射性皮炎伴干燥、纤维化和硬结的例子如图 14-1 所示。

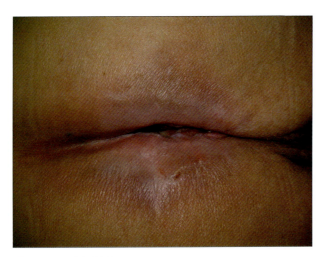

图 14-1　放射性皮炎

损伤程度分类系统

烧伤程度的分类方法包括深度和表面积。深度和表面积均按常用的两个系统分类。虽然深度和表面积在临床决策中至关重要，但还需要考虑其他因素。这些因素包括预先存在的条件和其他损伤的存在，如肌肉骨骼、神经肌肉，最重要的是，吸入性损伤。年龄、恢复力/虚弱（考虑到特定年龄的人的总体健康状况）和免疫状态也是烧伤愈合的关键组成部分。因此，无论是深度还是 TBSA 的百分比都不能完全预测烧伤的结果。以下内容介绍了帮助临床决策的计算方法。

体表面积

在计算烧伤总面积的常用方法中，隆德－布劳德法更精确，但九分法则计算更快。两者都受到烧伤不会在身体部位的任意边界处停止的事实的限制。通常会碎片化分布于身体多个部位。此外，并不是所有的个体的身体每个部分的表面积占比都是相同的。因为这两个系统都是为成人开发的，所以用于儿童时需要调整。虽然 TBSA 的差异随着年龄的增长而逐渐减小，但成人和儿童使用任意截止值。儿童头部的表面积百分比要大得多，而下肢的表面积百分比要小得多。因此，对儿童的调整不能获得准确的 TBSA。虽然不会根据 TBSA 估计值

的微小差异做出重大临床决策，但不应试图根据 TBSA 的微小差异比较损伤的严重程度。

隆德－布劳德法（Lund and Browder Method）

隆德－布劳德法使用 TBSA 百分比图表，如图 14-2A 所示。确定哪些身体部位被烧伤，如果必要，使用身体部位的一部分，主要是当烧伤限于身体的前部或后部时。将从图表中读取的百分比相加以确定 TBSA。不包括简单的红斑，因此早期评估可能导致烧伤表面积的估计不太准确，因为包括可逆损伤的表面积或排除后来演变为不可逆损伤的表面积。成人图表适用于 7 岁以上的人。儿童版本用于 7 岁以下的人。虽然这种方法相当准确，并考虑了身体比例随年龄的变化，但隆德－布劳德法需要一些时间来计算。

华莱士 9 分法

由于隆德－布劳德法需要图表和计算，9 分法在多伤分类情况下使用更快。身体被分成几个部分，方便地以 9% 或其倍数估值。这个系统将 99% 分成 11 个 "9"。为方便起见，将生殖器/会阴分配为 1%。需要记住：①躯干约占 TBSA 的 1/3；②下肢约占上肢 BSA 的 2 倍。考虑到这一点，整个头部和每个上肢的整体分配率为 9%。前躯干和后躯干都分别分配 2×9%，总共为 36%。每个下肢也分配 18%，头部（1×9）、上肢（共 2×9）、躯干（共 4×9）、下肢（共 4×9）的总和 $= 11 \times 9$%。由于身体的一侧通常受到影响，而另一侧没有受到影响，因此在计算中，面部或上肢一侧可以使用 4.5%，下肢一侧可以使用 9%，躯干一侧可以使用 18%。

医学界为儿童创造了一种改良的 9 分法，以说明年龄对身体比例的影响。人们曾多次尝试为儿童设计一个系统，但往往丧失了 9 分法的简洁性，此时可以使用隆德－布劳德法的系统。图 14-2B 描绘了一个改良的系统，以及成人的 9 分法。

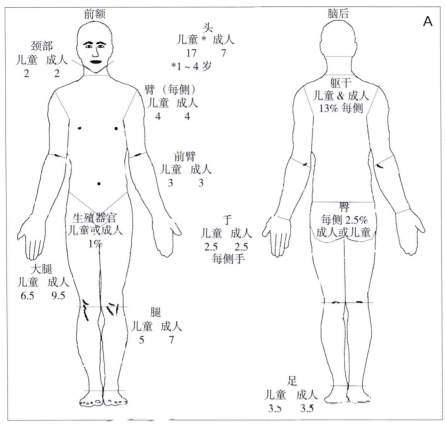

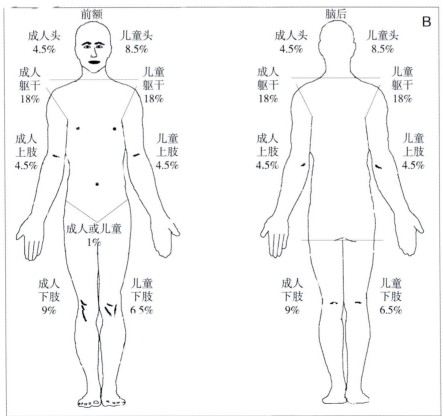

图 14-2 计算 BSA 的方法。(A) 隆德－布劳德法。(B) 9 分法

损伤深度

为了解释皮肤热损伤的评估，有必要回顾皮肤解剖学的几个方面。表皮是皮肤的无血管层，有 4 层（手掌和脚底有 5 层）。最深的层，即基底层，是再生层。真皮和表皮的界面形成起伏的波浪状表面；真皮向上延伸到这些波浪中的区域是乳头状真皮，并且真皮在其下方的较厚区域是网状真皮。黑素细胞存在于基底层中，坏死到该层会带来皮肤色素损失的风险。在位于真皮的感觉受体中，环层小体位于最深处。毛囊和表皮的其他附属物深深地潜入周围的网状真皮中。了解这些要点对于进行检查以揭示损伤的深度是必要的。

大多数烧伤，不是表面厚度和深度的简单组合。暴露于最大热量的区域将具有最深的损伤，且损伤的深度随着远离最大损伤的部位而减小。由于伤口的发展和焦痂的存在，损伤阶段的连续确定可能需要 3 ~ 4 天。

通常用于解释相对于最大损伤部位的损伤深度的这种现象的概念是将损伤区域分为 3 个区：凝固区、停滞区和充血区。凝固区代表受到最严重损伤的区域，产生不可逆的细胞损伤。停滞区代表具有可逆性细胞损伤的不太严重的损伤区域，其特征在于缓慢的血流。该区域围绕凝固区，如果组织暴露于进一步的损伤，则该区域可能发生细胞死亡。围绕停滞区的是充血区。这个部位虽然发炎了，但有望完全恢复。深的部分厚度伤口是具有延伸到网状真皮中的凝固区的伤口。网状真皮的其余部分可能处于停滞区。

网状真皮的进一步损伤将使深的部分皮层损伤转变为全皮层损伤。此外，身体的不同部位具有不同的皮肤厚度，且皮肤厚度随着年龄而变化。皮肤非常薄的区域或婴儿和老年患者的皮肤将受到更深的损伤，如以下章节中所分类的，对于相同量的热量传递到皮肤。

分度

一个简单的，旧的系统分为一、二、三度。该系统忽略了全皮层损伤和深部皮层损伤之间的关键区别。另外一个术语，四度，用来描述皮下损伤。这个系统虽然有缺陷，但它依然使用广泛，烧伤中心也不例外。

一度

一度烧伤描述的是仅限于表皮的损伤。可逆的真皮损伤会导致皮肤肿胀和瘙痒，但不会起泡。皮肤变得干燥，发红，触摸时疼痛。表皮将在大约 1 周内脱落。一度烧伤通常与晒伤有关，但也发生在短暂接触少量中等温度的液体或轻微热的物体时，如烹饪事故。更长时间的接触或更热的液体或黏附在皮肤上的液体可能会产生更深的伤害。虽然一次发作不会造成任何永久性伤害，但反复晒伤会增加患皮肤癌的风险，更严重的晒伤会造成更深的伤害。

二度

水泡、红斑和疼痛是这种损伤程度的特征。与一级损伤相比，更多的热量传递到皮肤，导致真皮充分炎症，导致漏出液漏出。然后，液体积聚在真皮和表皮之间的空间中。在这种深度的损伤中，通常不超过 1/3 皮肤厚度的真皮受到不可逆的损伤。液体从真皮状毛细血管渗漏到真皮和表皮之间的空间可持续数天，损伤从红斑演变为水泡可能在 3 ~ 5 天内发生。在这些损伤区域，大量的浆液可以积聚，破坏层间的半桥粒。由于皮肤中的疼痛感受器完好无损，这种程度的损伤引起的疼痛是所有深度损伤中最大的。水泡的直径和高度可在周围皮肤上方 < 1 cm 的范围内。水泡破裂时真皮暴露会增加感染的风险。一个例子如图 14-3 所示。

是否需要去除水泡仍然存在争议。完整但不可存活且拉伸的表皮层防止了下面的真皮的污染，以及可能从暴露的真皮发生的来自伤口的水蒸气的损失。然而，这些水泡可能会自发破裂，并在不受控制的条件下受到污染。与炎症过程相关的分子存在于水泡液中，减缓伤口愈合。水泡可以与周围的坏死组织清创，并覆盖一种广谱抗生素，如磺胺嘧啶银或多黏菌素和杆菌肽，其常用于脸部。

由于水泡可能会在 3 ~ 5 天内继续在受伤部位

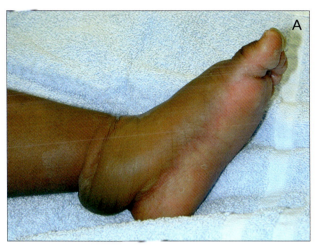
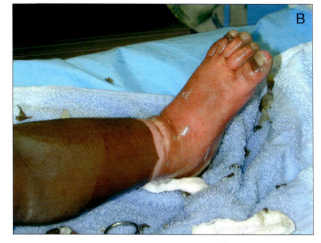

图 14-3　二度/浅二度烧伤示例。（A）清创术前。（B）清创术后（Reproduced with permission from Arkansas Children's Hospital, Little Rock, Arkansas.）

发展，形成新的水泡，水泡的大小也会增加，因此应该假设任何红斑和疼痛的部位都会出现水泡。二度伤害通常由烫伤、短暂接触热物体和短暂接触火焰引起。如果水泡破裂，伤口会显得潮湿和红色。2~3周内会自行愈合，无瘢痕形成。受伤部位的色素沉着将需要几天到几周的时间，正常皮肤色沉着可能会发生色素沉着过度或色素沉着不足。

三度

三度损伤延伸至整个真皮层（图14-4）。整个网状真皮层的细胞死亡导致整个皮肤的血管凝固。皮肤的外观变化很大，尤其是不同的损伤原因。皮肤最初可能看起来是完整的，但由于血流停止（如由于烫伤）而没有颜色。相反，长时间接触极热的物体，如消声器等，可能会导致皮肤明显烧焦。

血液可能瘀滞在从皮肤表面可见的凝固血管中，但皮肤不会变白和再充盈。没有贯穿整个网状真皮的伤口存在皮肤变白和再充盈。此外，如果深层网状真皮保持活力，位于真皮深处的环层小体的振动和压力感觉将完好无损。由于全厚皮层深度的损伤破坏了所有能够再生真皮的细胞和受伤区域内的表皮细胞来源，与深度部分厚度损伤发生的拉力阻力相反，毛发容易滑出。全厚皮层烧伤是由于长时间接触热的物体，被非常热的液体烫伤，特别是衣服着火引起的。

全厚皮层损伤需要肉芽组织的产生和表皮细胞从周围表皮迁移到整个表面，除非提供广泛的瘢痕治疗，否则会发生挛缩（见第17章）。尽管一些较小的伤口可能由于肉芽组织和边缘的上皮化而闭合，但与超过几厘米宽的全厚皮层伤口愈合相关的伤口收缩可能导致功能障碍，因此，植皮一般用于全厚皮层烧伤。然而，皮肤移植物也可能在没有适当干预的情况下挛缩。此外，非常深的部分皮层损伤可能无法闭合，真皮深度不足以充分愈合，也可能需要皮肤移植。

四度

非常热和长时间接触热或冷可能会导致超过皮肤全厚皮层的深度伤害。四度伤害也可能是由非常高的电压或长时间暴露于化学品引起的。表面积相对于其体积较大的组织，如手指、脚趾、耳朵和鼻子，尤其有四度损伤的风险。可能需要切除这些区域，鼻子和耳朵可以重建。通常，所涉及的皮肤将被烧焦，且下面的组织例如骨骼可能暴露。

组织深度命名法

卫生保健提供者首选的系统是涉及的组织深度。浅表损伤仅影响表皮，相当于一度损伤。它也可以被称为表皮烧伤。浅表部分皮层损伤通常局限于真皮上1/3或乳头状真皮。它的特点是起泡，与二度烧伤是同义词。它也可以被称为浅表皮肤烧伤。全厚皮层损伤延伸至整个真皮深度，相当于三

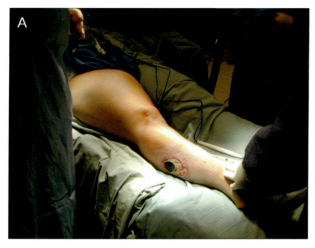
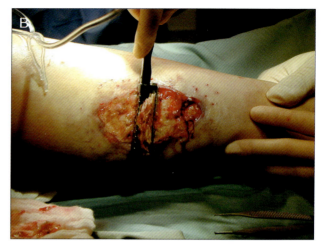

图 14-4　全厚皮层烧伤的例子。(A) 清创术前。(B) 在清创手术中（Reproduced with permission from Arkansas Children's Hospital, Little Rock, Arkansas.)

度烧伤。皮下损伤相当于四度烧伤。损伤深度系统增加了深度部分皮层损伤的概念。

深二度损伤

深的部分皮层损伤累及一定深度的网状真皮。这是防止进一步伤害的最关键深度。额外的创伤，如感染或过热，这种深度的损伤可能会导致剩余的真皮死亡，并转化为全厚皮层损伤。这个深度没有用"度"来充分描述。虽然有些人可能会将这种深度称为二度烧伤，但该术语通常用于以起泡为特征的损伤。这个深度也可以被称为深度皮肤烧伤。深二度烧伤（图 14-5）是最难区分的，尤其是早期，其颜色可能多种多样，从棕褐色到白色和红色。部分延伸到网状真皮的乳头状真皮的严重损伤使乳头状真皮中的血管凝固，但使毛囊的最深部分和产生表皮细胞的其他附属物完好无损。由于损伤组织的厚度和损伤组织的黏附，即使在严重水肿的情况下，水泡也不会明显。

在深的部分皮层损伤中，真皮深层网状组织中的血管仍有活力，但与更浅表的损伤相比，毛细血管的再充盈将缓慢。感官测试将揭示对针刺的压力感觉的保留，但不是正常的尖锐感觉。由于毛囊在皮肤深部，毛囊在深的部分仍然存活。因此，可以通过拉扯可用的毛发来区分深部皮层损伤和全厚皮层损伤。然而，如果火焰造成伤害，毛发可能无法用于评估深度。经过数周至数月的受损真皮重塑，皮肤可以潜在地再上皮化并恢复几乎正常的外观和功能。然而，更浅表组织的坏死及其屏障功能的丧失使可逆性损伤的深层真皮处于由于感染、创伤和其他应力而导致的不可逆损伤和坏死的风险中。

在所有类型的损伤中，新的上皮细胞是干燥的薄层，因此很容易受损。再生的皮肤必须受到保护，免受机械创伤，高温和阳光照射。在深层的部分皮层和全皮层损伤中，需要使用保湿霜来防止继发于皮脂腺损伤的过度干燥。凝固的组织，即使是在深的部分皮层损伤中，也可能在巨大肿胀的顶部形成焦痂，并产生可能的血管和神经损害的筋膜室综合征。因此，必须检查远端组织的毛细血管是否再充盈。在大量焦痂的情况下，特别是在环周损伤中，深二度烧伤和全度烧伤伴有肿胀，需要切开焦痂以减轻皮下组织的压力，称为焦痂切开术（图 14-6）。表 14-1 总结了烧伤深度等级的特征。

其他预后指标

除了 TBSA 和深度测定外，还使用两个其他系统来估计烧伤的严重程度。

烧伤指数

无论是 TBSA 还是深度都不足以评估损伤的总体严重程度。烧伤指数的制定是为了迅速考虑这两个因素。计算是基于这样的假设，即部分皮层深度损伤的严重程度仅为全厚皮层损伤的 50%。烧伤指数计算为 BI=% 全厚度 +0.5 × % 部分厚度。该计

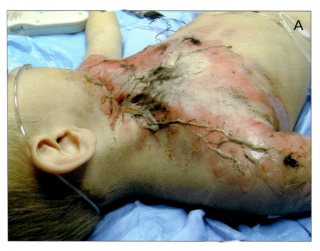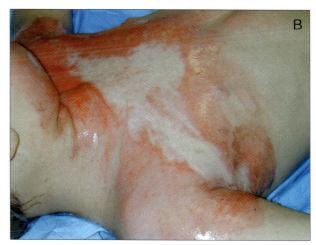

图 14-5 深二度烧伤的例子。（A）清创术前。（B）清创术后（Reproduced with permission from Arkansas Children's Hospital, Little Rock, Arkansas.）

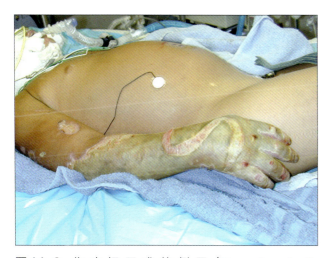

图 14-6 焦痂切开术的例子（Reproduced with permission from Arkansas Children's Hospital, Little Rock, Arkansas.）

算假设超过 10% TBSA 的全厚皮层损伤等同于超过 20% TBSA 的部分层损伤。

Baux 评分

该评分旨在仅基于体表烧伤百分比和患者年龄的总和来预测烧伤结局的严重程度。最初，分数 > 140 被认为是无法生存的。修改后的版本考虑了吸入性损伤，增加了 17 分。因此，如果发生吸入性损伤，改良的 Baux 评分计算为烧伤 TBSA %+ 年龄 +17 分。随着自 Baux 评分发展以来烧伤治疗的改善，预计评分在 130 ~ 140 之间的患者中约有 50% 可以存活。

烧伤干预

烧伤患者的治疗可能包括以下部分或全部，这取决于烧伤的程度和严重程度。医疗管理包括紧急护理、疼痛管理、外科清创和移植。物理治疗师和其他卫生保健提供者可能会参与进一步清创、敷料变化、运动、定位、夹板和瘢痕管理。小的、部分厚度伤口的人可能不需要紧急医疗程序。这些人可能只接受止痛药和简短的住院或门诊治疗，包括清创、换药、锻炼、定位、夹板固定和瘢痕管理。

医疗管理

由于严重程度和 TBSA 的组合导致的严重烧伤危及生命，并且可能具有需要紧急护理的并发症。烧伤的危及生命的并发症包括低血容量性休克、吸入性损伤和烧伤感染。低血容量性休克是由于通过多种机制造成的严重液体损失。液体通过蒸发直接通过开放性伤口流失。此外，烧伤会导致细胞和血液中的液体损失更大。由于死亡组织的渗透作用，液体从细胞内流失到组织间隙。血浆蛋白从受损血管中的损失造成从血管到间质空间的大量液体损失。这种液体流失到小肠会造成大量肿胀，但必须给予相当容量（的液体）以防止低血容量性休克。液体复苏计算为 4 mL/（kg × % TBSA），其中一半在 8 h 内给药。例如，一个体重 70 kg、体表

表 14-1　烧伤不同类别的特点				
程度	原因	外观	疼痛程度	愈合时间
一度/表面	灼伤、烫伤、闪火	干燥，无水疱	疼痛	2~5 天，有脱皮，无瘢痕
浅二度/真皮浅层	短暂接触热液体或固体、火焰、化学物质	粉红色到樱桃红色；湿润的水疱	疼痛	5~21 天，无须植皮
深二度/真皮深层	与前后相似，强度相应较大或较小	混合白色，蜡质，珍珠色，或深卡其色；在压力下变白。干燥，柔软，毛发（如果有的话）抗拉扯	有些疼痛	如果没有感染 21~35 天愈合。如果感染，会转化为三度烧伤
三度/皮肤全层	接触热液体或固体、火焰、化学物质或电	混合白色，蜡质，珍珠色，深卡其色，红褐色，或焦褐色。干燥，皮革样	此区域无疼痛，但在周围浅二度或者深二度处有疼痛	大面积烧伤皮肤移植可能需要几个月的时间；小面积烧伤植皮或不植皮需要几周的时间

面积 20% 烧伤的人，其补液总量为 4 mL/（kg × % TBSA）× 70 kg × 20% TBSA = 5600 mL。

肺部可能因高温和吸入毒素而受伤，这可能导致急性呼吸窘迫综合征的进展。烧伤感染可能是由感染的第一屏障的丧失、坏死组织的存在、流向烧伤区域的血流减少以及烧伤发生的免疫抑制引起的。烧伤感染后，菌血症，特别是革兰阴性菌感染时，可引起败血性休克和死亡。烧伤也特别容易受到真菌感染。

对于入住大面积烧伤中心的患者，可以讨论分 4 个阶段进行管理。除非出现严重并发症，否则每 1% 的烧伤 TBSA 预计住院时间约为 1 天，加上每次移植手术的住院时间约为 5 天。许多人住院数月，并可能在住院期间多次插管。伤口感染也会增加住院时间。

初始阶段包括持续 1~3 天的急救措施。初始评估包括确定损伤的严重程度、静脉通路、监测液体摄入量和排出量以及液体复苏。此外，还应评估可能发生的任何其他损伤和并发症。

第二阶段包括切除死皮和覆盖开放性伤口。全厚皮层损伤的清创术如图 14-4B 所示。在这个阶段，伤口覆盖一种或多种材料（如同种异体移植物和异种移植物），以防止液体流失和感染。完全覆盖可能需要在几天内进行多次手术。

第三阶段包括最终的伤口闭合，通常尽可能通过自体移植。第四阶段是恢复和重建。在第三阶段，可能会发生一些复原和重建，如手和脸等，但第四阶段只包括这些元素。第三阶段的康复治疗可能会中断，以便有足够的时间进行移植。这个时间在外科医师之间可能有很大差异。早期和高质量的康复是至关重要的，因为有丧失运动的风险。一项研究发现，即使在 17 年后，仍有许多患者报告关节疼痛和僵硬、活动困难、活动受限，特别是在颈部、腋窝和手部。

清创和清洁

清创和清洁可能是物理治疗师、职业治疗师或烧伤技师的责任。清创术或清洁的类型和程度取决于伤口的严重程度，即损伤的深度和 TBSA 烧伤的百分比。小的、部分厚度的伤口可以每天 1 次或每天 2 次清洁和清创。大的、全厚皮层的伤口可能会在到达烧伤中心后立即进行手术清创。在水疗或其他清洁方法期间，水温不应超过体温，过多的热量会加剧可逆性受损细胞的损伤。在更换敷料之前，一些诊所可能会使用漩涡或用盆和无菌生理盐水清洁，以继续清创并清除局部药物和残留污染物。磺胺嘧啶银可以用敷料覆盖或不覆盖。一个简单的绷带卷可能足以保护磺胺嘧啶银在活动期间通过肢体的正常接触而被去除。其他选择包括 Sulfamylon（醋酸磺胺吡啶）和银敷料。在有水泡的浅表部分厚度烧伤的情况下，可能需要将绷带卷折叠或将多个纱布海绵放在水泡上，以吸收水泡破裂时可能发生的引流。一旦坏死组织被清创，感染的风险就会大大降低，对磺胺嘧啶银的需求也会大大降低。每次更换敷料时，应至少对伤口进行简要评估，因为伤口可能在受伤后 3 ~ 4 天内发生变化。

植皮

大面积全厚皮层烧伤只能从边缘再生，因此，上皮再生通常太慢而不可行。此外，通过二次修复更可能导致不可接受的伤口收缩和功能丧失。大面积全厚皮层烧伤的人需要植皮来覆盖伤口。自体移植物取自患者皮肤的未烧伤区域（供体部位）。大腿、臀部和躯干是最常见的，但选择的部位取决于伤口的大小和哪些区域没有烧伤。同种异体移植物是来自另一个人的皮肤，通常是尸体。异种移植物取自另一物种。当没有足够的活皮肤可供移植时，可以使用人造皮肤和培养皮肤。在几周内，一小块皮肤可以在培养条件下生长成一大片。

供体皮肤的切除是在麻醉下用一种叫作取皮刀的装置完成的。可以切下全厚皮层或中厚皮层植片。全厚皮层移植去除网状真皮的整个厚度，面部、颈部和屈肌表面（如肘部和腋窝）等区域需要它，因为它具有卓越的功能和美容效果。断层厚度移植物被切割成大约 0.4 mm 厚，并且可以再制备成邮票薄片或网状皮。一个或多个部分厚度皮片通常通过缝合或订皮器固定到受体部位。

受体部位必须清除坏死组织，并注意避免血液或血清在移植物下积聚。片状移植物最初通过纤维蛋白凝块黏附到部位。随后，血管侵入皮片，并与皮片中现有的血管融合或在皮片中形成新的血管。大张皮片的优点是美容效果更好，但移植物下积液或感染可导致移植物失败。网状中厚植片可拉伸至覆盖供区大小的 3 倍，从而提高伤口覆盖效率。应用断层厚度网状移植物将单个大伤口转化为多个小伤口，细胞迁移以填充伤口的距离很短。除了网状移植物的更大覆盖范围外，液体不会在下方积聚，从而降低移植物失败的风险。中厚皮片愈合后通常

会在愈合的皮肤上形成一个典型的菱形图案（图14-7）。全厚皮层供皮区覆盖一层中厚移植物，以愈合供皮区。10 ~ 14 天后可重复收获断层移植物，以覆盖更多区域（图 14-8）。这个过程允许自休移植覆盖大面积，但需要更多的时间来提供完整的覆盖。

由于多种原因，皮肤移植可能无法进行。如前所述，移植物首先通过纤维蛋白凝块黏附在受体部位，并在几天内血管侵入移植物，移植物和下层组织之间形成胶原纤维。受体部位表面坏死组织的切除或清创不充分、血液或血清积聚导致的移植物接触不充分、感染以及移植物在该部位的过度移动是移植物失败的主要原因。在许多情况下，上肢和躯干移植物的移植区域的伸展和积极锻炼停止 3 ~ 5天，下肢移植物的伸展和积极锻炼停止 7 ~ 10 天。其他情况允许在移植后第二天在缝钉疼痛限制范围内的活动范围内主动运动。

活动度、定位和夹板固定

进行锻炼、定位和夹板固定以避免挛缩和水肿。患者通常会将肢体保持在最舒适的位置，而不是通过运动范围移动。不愿意移动肢体或躯干和颈部的某个区域是挛缩的风险，因此，当只有一侧肢体被烧伤时，简单的解决方案是夹板或固定位置，以便烧伤表面被拉伸。预防挛缩的第二个考虑因素是了解给定身体节段发生挛缩的倾向。最可能的部位是手、腋窝、颈部、肘部和足部。即使没有烧伤，卧床的人也会发生马蹄足畸形，特别是当他们不能或不愿意进行下肢的主动运动时。应观察使用呼吸机的患者，以确保呼吸机管路不会将颈部拉向一个方向，从而导致颈部旋转持续受限。

面部挛缩可能发生在内眦赘皮、口连合和下唇。颈部前部或外侧的烧伤会导致头部屈曲或侧向偏斜。患者需要将颈部伸展并旋转到任何瘢痕形成的相对侧。这个位置可以通过在床上使用 2 个床垫来实现，身体由顶部床垫支撑，头部由下部床垫支撑。腋前皱襞挛缩主要限制肩关节外展，而腋后皱襞瘢痕形成则限制肩关节屈曲。烧伤患者将需要将肩部置于外展和 / 或屈曲状态，以降低挛缩风险。

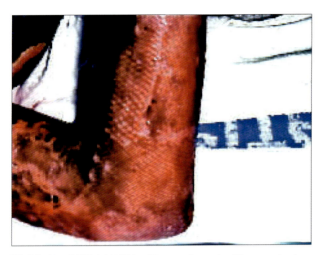

图14-7 断层皮片移植（Reproduced with permission from Arkansas Children's Hospital, Little Rock, Arkansas.）

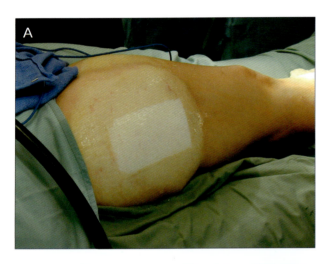

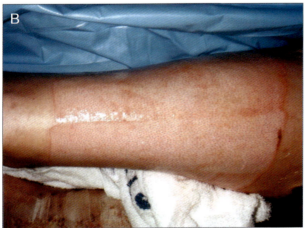

14-8 断层皮片移植供区。(A) 臀部。(B) 大腿后侧（Reproduced with permission from Arkansas Children's Hospital, Little Rock, Arkansas.）

受影响的上肢可以放置在一个管状袜和悬挂在高架或静脉内杆，以达到所需的位置。同时累及同侧颈部和腋窝的烧伤特别麻烦。受累的腋窝需要尽可能进行外展，然而，拉伸腋窝会使颈部皮肤松弛，而拉伸颈部需要将腋窝松弛。不应将患者永久放置在任何一个位置，但必须制订一个时间表，以适应两个身体节段的定位需求。有肘关节屈曲挛缩风险的患者可能需要在伸展时使用静态夹板固定，并与屈曲交替。

手有几点畸形的危险。手的功能位置可以在手可能收缩的情况下提升。功能位置被认为是拇指对置、手腕轻微伸展和手指轻微弯曲，以促进抓握并允许患者到达口部进行进食和梳理。烧伤的手掌非常容易粘连和紧绷，如果不及时治疗，会导致手指屈曲和对掌挛缩。手掌烧伤需要全厚皮层皮肤移植以降低挛缩的风险。手背的皮肤对肿胀的容纳度高，这反过来又可以产生手指的各种畸形。未解决的手背肿胀产生爪形手畸形掌指骨伸展和近端和远端指间关节屈曲。手部相对较浅的伸肌肌腱损伤也可导致纽扣状指、天鹅颈或槌状指畸形。

下肢烧伤可引起挛缩，导致髋关节外展、屈曲和膝关节屈曲，但足部功能丧失的风险最大。根据受伤的表面，足部可以发展为背屈或跖屈的挛缩。跖屈挛缩是常见的问题时，双方都涉及患者的卧床不起。脚的重量加上脚上的床单和毯子使脚处于跖屈位置。简单的低温热塑性夹板放置在脚上通常不足以克服跖屈的力量。需要更复杂和昂贵的器械来防止背屈丧失（图14-9）。膝关节固定器和俯卧位是降低膝关节和髋关节挛缩风险的选择，应尽可能多地使用直立和截肢以最大限度地降低风险。

一般来说，如果患者的屈肌和伸肌表面都被烧伤，则可以选择夹板或将关节定位在伸展状态，因为将组织拉伸回屈曲状态比将组织拉伸回伸展状态更容易。在这种情况下，向两个方向的频繁运动范围变得更加必要，以最大限度地减少任何方向的缩短。如果可能的话，应调整患者身体各关节的位置，以避免烧伤区域的依赖性和水肿的加重。此外，应评估烧伤区域上方和下方的皮肤折痕。随着瘢痕形成和伤口收缩的进行，皮肤弹性的储存器从损伤部位向各个方向被吸收。

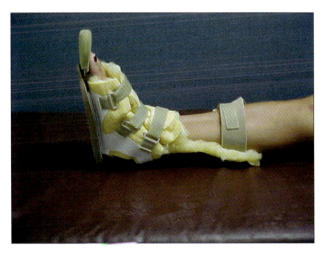

图14-9 用于防止长期卧床导致马蹄畸形和保护脚的夹板

在治疗计划中需要解决的潜在并发症是皮肤弹性在身体的所有方向上都不相等。兰格的线条代表了讨论这一现象的图形手段。沿着四肢，皮肤通常在近端 – 远端方向上比在内侧 - 外侧方向上更易伸展。在躯干、头部和颈部，皮肤在头 – 尾方向上比在内侧和外侧方向上更易伸展。躯干或四肢上垂直方向的瘢痕比沿着 Langer 线（水平方向）的瘢痕具有更大的张力。有些兰格的线条是弯曲或倾斜的，特别是在身体各部分之间的过渡。这些区域的线条对应于下面的大肌肉。在臀肌、胸肌和肩胛骨区域，线垂直于这些肌肉的拉力线。沿着这些肌肉的牵引线形成的瘢痕比垂直于牵引线形成的瘢痕具有更大的应力。因为皮肤沿着这些线比它们之间具有更多的张力，所以圆形伤口优先垂直于这些线收缩，导致沿着兰格线而不是圆形瘢痕伸长的椭圆形瘢痕。另一个进入皮肤弹性库的表现是相邻皮肤折痕处的延展性丧失。如果烧伤发生在 3 个相邻的皮肤折痕上，如手腕、肘部和肩部，则中间关节受伸展性损失的影响最大。在两个相邻表面受伤的情况下，更近端的关节可能失去伸展性。

移植后水肿可能持续存在。压缩服装是不切实际的，由于迅速减少肿胀，导致需要穿紧身衣。弹性管状包扎、弹性包扎、抬高和按摩是可以根据个人定制的策略。

锻炼

虽然预防挛缩需要成为治疗的主要目标，但需要在不影响活动范围的情况下尽可能保持力量和心血管状况。成年人应该有一个个性化的锻炼计划，以恢复工作、家庭和社群活动。孩子们需要适当的活动，以达到运动范围、力量、有氧能力和耐力的目标。许多烧伤中心是专门为儿童设立的，他们的治疗师应该为儿童设计一个锻炼计划，以便他们出院后继续锻炼。运动的类型应该尽可能多地结合联合收割机的运动范围，力量和有氧能力 / 耐力等方面。可以使用下肢测力计和上肢测力计。

开放性伤口的漩涡疗法已被劝阻，并在需要时大部分被间歇式水疗法所取代。"明智选择"活动专门讨论了这种治疗方式的潜在问题（https: www.choosingwisely.org/clinician-lists/ american–physical–therapy–association–patientpools–forwound–management/）。一些临床医师可能会继续使用漩涡浴缸来促进主动运动范围锻炼。许多原本无法忍受手部或其他身体部位活动的患者在湍流的水中也能做到。患者需要尽早开始移动受累节段。随着伤口的发展和神经再生，患者可能越来越不愿意移动身体的受影响部位。由于瘢痕形成可能导致整个肢体丧失伸展性，因此尽管疼痛，也必须鼓励同一肢体中其他关节的活动范围，但是，医师应规定减轻疼痛的措施。所使用的疼痛管理类型必须在减轻疼痛和允许患者参与康复之间进行折中。

用于促进运动范围的锻炼类型可以从被动运动范围到主动辅助运动范围，在被动运动范围中，患者无须任何努力就可以进行运动，在主动辅助运动范围中，患者的运动根据需要由另一个人引导和辅助。本体感觉神经肌肉促进，简称为 PNF，模式和技术可用于更有效地同时在多个关节处拉伸组织，同时在 3 个平面上运动。患者进行主动范围的运动，但他们可能会收到口头或触觉提示，以指导运动。一个没有反应的人只能接受被动的运动范围。然而，施加在愈合皮肤上的力几乎不能由执行被动运动范围的人来测量，并且运动范围可能过度。

运动幅度

在可能的情况下，进行活动范围练习与敷料更换协调，这使治疗师能够可视化受伤组织，并降低对其施加过度力量的风险。在治疗烧伤时，在整个治疗过程中都要戴手套。当患者在烧伤组织上有敷料时，在活动范围活动期间可以使用同一副手套。然而，在直接接触患者皮肤的情况下，可能需要更换手套以防止身体部位之间的污染。例如，右上肢烧伤可能会感染真菌，我们不希望将其传播到另一个上肢。

在活动范围锻炼期间，临床医师需要监测患者的皮肤发白、疼痛主诉、移动身体节段所需的过度力，以及患者的恐惧迹象。通常，当松弛部分已经从受影响的皮肤中取出时，这些影响将发生在皮肤的应力-应变关系中的相同点处，并且松弛部分被拉伸到应力-应变关系的线性部分中。患者报告的疼痛类型和位置也指导所施加的力。皮肤活动受限区域的疼痛伴有紧绷和发白，表明需要减少用力。运动引起的疼痛，特别是运动时身体部位上的压痛和皮肤的压迫，并不是停止运动的指征。最后，如果患者表现出最佳预期的运动范围，但该区域上的皮肤变白，则他们将继续需要治疗，直到身体部分可以独立地移动通过运动范围而不变白。

主动活动范围练习最不可能伤害愈合组织和移植物，但对于给定的个体来说可能太难完成，特别是如果个体具有改变的营养状态、减弱的力量、严重的疼痛和已经有限的活动范围。主动辅助运动范围通常是进行主动运动范围锻炼的中间步骤。当患者接近安全活动范围的终点时，他们将停止移动肢体，让临床医师或护理人员知道已经实现了适当的活动范围。如果需要减少特定身体部位的水肿，如果肌腱暴露，以及在皮肤移植后的第一周内，通常需要进行主动活动范围练习。肌肉泵送效应有助于从身体部位去除多余的液体。主动而非被动活动范围的另一个好处是恢复正常的神经肌肉骨骼功能，特别是在 PNF 模式中。

主动辅助运动范围运动通常适用于具有足够力量和协调能力以遵循语言和触觉线索但代谢需求已经升高的人，因此主动运动可能会过度增加心血管需求。如果需要拉伸现有的瘢痕组织，或者如果需要拉伸焦痂切开术或皮肤移植物黏附的区域，则可能需要将运动类型从主动增加到主动辅助运动范围。在一些相当明显的情况下，被动运动范围变得有必要，例如周围神经损伤或肢体运动输入的其他损失，包括使用全身麻醉。被动活动范围也适用于需要更广泛组织延长的区域或焦痂切开区域。此外，如果患者由于过度的代谢需求而不能耐受主动辅助的活动范围，则可能需要数天的被动活动范围。

在手指烧伤（由于肌腱损伤的风险而深度不确定）、异位骨化、暴露肌腱区域或抵抗力极强或好斗的患者中，不应进行被动活动度练习。活动范围练习可以在患者完全敷上敷料时进行，但在敷料更换期间进行这些练习具有以下优点：临床医师可以看到皮肤对运动的反应，并且患者将接受敷料更换时的镇痛。如果烧伤创面被覆盖，最好进行主动活动范围练习，以避免无法充分监测的过度用力。

当患者处于麻醉状态时，可以更容易地进行更有力的被动运动范围。麻醉期间活动范围的其他优点包括能够准确确定可用的活动范围并识别软组织限制，而不是由于主动活动期间的虚弱或疼痛而导致的限制。此外，由于患者感觉不到组织活动，因此可以进行更彻底的拉伸。在麻醉期间进行被动活动范围的缺点包括可能导致关节脱位、骨折、受损韧带和肌腱撕裂，以及导致组织分离的过度运动。

为了恢复移植后失去的运动范围，延长低负荷拉伸是首选。这种延长的低负荷拉伸可以使用动态夹板来完成，动态夹板使用弹簧或类似装置来将肢体朝向期望位置移动，或者使用连续被动运动机器。连续被动运动使患肢在一个运动范围内移动，该运动范围可以根据其开始和停止角度，以及肢体移动的速度来指定。重力辅助的运动范围可以通过将患者定位成使得重力在期望的方向上拉动期望的身体节段来实现。例如，膝盖伸展度降低的人可能会俯卧，脚上附着重物。如果使用这种类型的治疗，临床医师需要监测皮肤的发白和干燥，以防止烧伤愈合后的组织相对脆弱和易碎的瘢痕组织破裂。烧伤皮肤的开裂和出血是试图恢复运动范围的常见并发症。应注意预防这些并发症，但它们可能无法避免。

强化

需要力量训练来避免体重轻和负氮平衡的损失。随着对蛋白质和热量的需求增加以修复伤口，由此产生的高代谢状态可能导致肌肉的浪费。可以指导患者进行简单的练习，这些练习结合了运动范围和力量，以提供合成代谢刺激。避免对移植皮肤和供皮区施加摩擦力或剪切力的运动。膳食补充剂和合成代谢类固醇可以用来恢复肌肉质量。

心血管

心血管运动是维持或改善心肺功能所必需的。直立姿势发展到蹲位和其他心肺训练是必要的，以改善血细胞比容和血浆容量。在努力提高立位耐力的同时，临床医师应监测生命体征，特别是如果患者经历了大面积烧伤或病情不稳定。患者最初可能无法忍受在直立位进行截肢。临床医师可能需要用弹性绷带包裹下肢，以保持直立位置的中心静脉压。患者可能需要从坐起来、摆动腿或倾斜台方案开始，以发展足够的心肺训练的立位耐力。如果患者缺乏重新定位的移动性，则可能需要倾斜床来提供直立定位。

治疗师应该意识到马骨畸形和足背挛缩的可能性。患有马蹄畸形的患者可能无法将脚后跟放在地板上，或因背足挛缩而无法将脚趾放在地板上。此类患者可能适合手术松除，以便正常行走。

烧伤可能破坏了大量的汗腺，降低了患者散热的能力。运动时，避免使患者过热。可使用一个风扇，并提供休息和水。上肢测力计由于几个原因对于烧伤康复特别有用。上肢测力计的运动扩大上肢运动范围。因为患者是坐着的，他们可以根据需要经常休息。由于下肢被包裹，除了可以提供的心血管训练之外，患者能够更好地耐受直立定位。运动范围也可以通过将座椅进一步移动到离测力计更远的位置来进行。

瘢痕管理

烧伤创面比其他类型的创面更容易导致增生性瘢痕。弹力衣通常用于尽量减少过度瘢痕。弹力衣的例子如图 14-10 所示。服装是专门测量和定制的，以施加 35 mmHg 的压力。鼓励患者在损伤后 6 个月内开始使用弹力衣，如果瘢痕在重塑阶段仍然活跃且高度血管化，则继续使用弹力衣长达 2 年，以获得更好的结果。弹力衣每天 23 h 穿着，只有洗澡时才脱掉。

没有已知的预测因素，患者将积极或消极地回应弹力衣。弹力衣可能是不舒服的，并且对于一些患者来说长期穿弹力衣可能是困难的。此外，他们在受伤后长达 2 年可能要一直穿弹力衣，定期更换弹力衣可能会成为经济负担。过早放弃弹力衣的患者往往比那些在规定的时间内继续穿着它们的患者的结果更差。弹力衣可用于任何身体部位，并在 24～48 h 内交付定制服装。压力影响瘢痕形成的机制尚未完全了解。一些文献表明对成纤维细胞的缺氧作用，减少胶原蛋白的形成。另一种理论认为是机械作用阻止了螺旋状胶原蛋白的形成，并促进了胶原蛋白纤维的扁平化。

其他减少烧伤瘢痕的治疗方法包括摩擦按摩和超声波治疗瘢痕，这两种方法都不适用于大面积烧伤。关于瘢痕治疗的进一步讨论见第 17 章。

总结

烧伤是常见的伤害，尽管绝大多数都是轻微的，可以自我治疗。严重烧伤需要重症监护和康复。烧伤的治疗包括清创、换药、运动、体位和夹板固定。烧伤中心的技术人员通常对大面积深度烧伤进行清创和敷料更换，但不太严重的烧伤可能在门诊进行管理。使用皮肤移植、锻炼、定位和夹板同时进行治疗，以尽量减少皮肤弹性的损失。如果可能的话，受伤的区域保持伸展，但伸侧和屈侧两个表面都可能受伤，必须做出临床决定以尽量减少功能损失。关键部位包括颈部、腋窝、肘部和足部。本章描述了主动运动、主动辅助和被动活动度的适当使用。除了运动范围外，锻炼还必须针对保持肌肉质量和心血管功能进行。

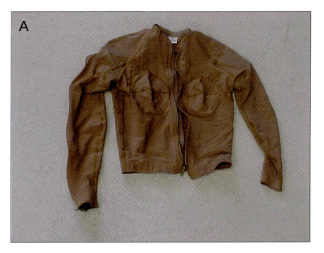

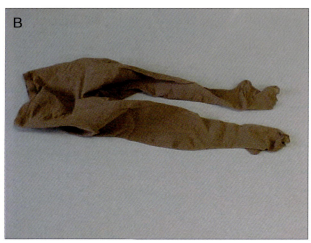

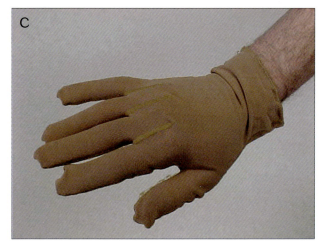

图 14-10 （A ~ C）弹力衣的例子

提问

1. 量化烧伤深度的两个系统是什么？

2. 深度名称与度的优缺点是什么？

3. 什么是表浅烧伤的外观？在程度上的等价是什么？哪些组织会受到不可逆的损伤？什么组织是可逆性损伤？这和外表有什么关系？

4. 一度烧伤需要什么干预？为什么可能需要医疗护理？

5. 什么是表浅部分皮肤损伤？在程度上的等价是什么？哪些组织会受到不可逆的损伤？什么组织是可逆性损伤？为什么会发生水泡而不是一级伤害？

6. 起泡出现的时间范围是什么？

7. 二度烧伤需要采取什么干预措施？

8. 深部皮肤损伤的特征是什么？如何与全厚皮层皮

肤损伤区分？什么是程度相当？

9. 什么是焦痂切开术？为什么要在深度烧伤中进行？

10. 治疗深二层伤口的主要目的是什么？

11. 深度部分皮层损伤需要什么干预？

12. 如果深度部分皮层损伤变成全皮层损伤会发生什么？

13. 什么是严重烧伤，以至于患者被送往严重烧伤中心？

14. 深度组合的烧伤有什么意义？

15. 充血区、淤滞区和凝固区的含义是什么？

16. 什么是 TBSA 定量的九分法？

17. 九分法有什么好处？隆德和布劳德方法的优点是什么？

18. 成人和儿童 TBSA 定量的主要差异是什么？

19. 燃烧指数的目的是什么？你怎么计算它？

20. 冻伤的原因是什么？什么是冻结伤？冻伤是如

何处理的？

21. 电烧伤的并发症有哪些，包括高电压与低电压？

22. 区分湿脱和干脱。

23. 全厚皮层皮肤移植的目的是什么？它们通常用在哪里？全厚皮层皮肤移植的限制因素是什么？

24. 断层皮肤移植的目的是什么？它们有什么优势？主要缺点是什么？

25. When Whirlpool 可能适用于烧伤治疗？使用数据池的主要问题是什么？在主要的烧伤中心，是什么取代了急救池？

26. 水疗时应使用什么温度？为什么？

27. 烧伤物理治疗最关键的方面是什么？

28. 为什么在接触没有绷带的烧伤部位时，手套要在不同的身体部位之间更换？

29. 被动活动度、主动辅助活动度和主动活动度的优缺点是什么？

30. 有哪些选项可以优化运动范围、力量和调节的时间？

参考文献

[1] Abdelbasset WK, Abdelhalim NM. Assessing the effects of 6 weeks of intermittent aerobic exercise on aerobic capacity, muscle fatigability, and quality of life in diabetic burned patients: randomized control study. *Burns.* 2020;46(5):1193–1200.

[2] Ahmed ET, Abdel-aziem AA, Ebid AA. Effect of isokinetic training on quadriceps peak torque in healthy subjects and patients with burn injury. *J Rehabil Med.* 2011;43(10):930–934.

[3] Björnhagen V, Ekholm KS, Larsen F, Ekholm J. Burn survivors' pulmonary and muscular impairment, exercise tolerance and return-to-work following medical-vocational rehabilitation: a long-term follow-up. *J Rehabil Med.* 2018;50(5):465–471.

[4] Cambiaso-Daniel J, Rivas E, Carson JS, et al. Cardiorespiratory capacity and strength remain attenuated in children with severe burn injuries at over 3 years postburn. *J Pediatr.* 2018;192:152–158.

[5] Chao T, Herndon DN, Porter C, et al. Skeletal muscle protein breakdown remains elevated in pediatric burn survivors up to one-year post-injury. *Shock.* 2015;44(5):397–401.

[6] Chen H, Pan W, Zhang J, Cheng H, Tan Q. The application of W-plasty combined Botox-A injection in treating sunk scar

on the face. *Medicine (Baltimore).* 2018;97(30):e11427.

[7] Diego AM, Serghiou M, Padmanabha A, Porro LJ, Herndon DN, Suman OE. Exercise training after burn injury: a survey of practice. *J Burn Care Res.* 2013;34(6):e311–e317.

[8] Donovan ML, Muller MJ, Simpson C, Rudd M, Paratz J. Interim pressure garment therapy (4–6 mmHg) and its effect on donor site healing in burn patients: study protocol for a randomised controlled trial. *Trials.* 2016;17(1):214.

[9] Flores O, Tyack Z, Stockton K, Paratz JD. The use of exercise in burns rehabilitation: a worldwide survey of practice. *Burns.* 2020;46(2):322–332.

[10] Fufa DT, Chuang SS, Yang JY. Prevention and surgical management of postburn contractures of the hand. *Curr Rev Musculoskelet Med.* 2014;7(1):53–59.

[11] Gacto-Sanchez P. Surgical treatment and management of the severely burn patient: review and update. *Med Intensiva.* 2017;41(6):356–364.

[12] Gauffin E, Öster C, Sjöberg F, Gerdin B, Ekselius L. Health-related quality of life (EQ-5D) early after injury predicts long-term pain after burn. *Burns.* 2016;42(8):1781–1788.

[13] Gittings PM, Grisbrook TL, Edgar DW, Wood FM, Wand BM, O'Connell NE. Resistance training for rehabilitation after burn injury: a systematic literature review & meta-analysis. *Burns.* 2018;44(4):731–751.

[14] Hardee JP, Porter C, Sidossis LS, et al. Early rehabilitative exercise training in the recovery from pediatric burn. *Med Sci Sports Exerc.* 2014;46(9):1710–1716.

[15] Jeschke MG, van Baar ME, Choudhry MA, Chung KK, Gibran NS, Logsetty S. Burn injury. *Nat Rev Dis Primers.* 2020;6(1):11.

[16] Karimi H, Mobayen M, Alijanpour A. Management of hypertrophic burn scar: a comparison between the efficacy of exercise-physiotherapy and pressure garment-silicone on hypertrophic scar. *Asian J Sports Med.* 2013;4(1):70–75.

[17] Klein GL. Burn injury and restoration of muscle function. *Bone.* 2020;132:115194.

[18] Klein GL, Herndon DN, Le PT, Andersen CR, Benjamin D, Rosen C. The effect of burn on serum concentrations of sclerostin and FGF23. *Burns.* 2015;41(7):1532–1535.

[19] Klein GL, Xie Y, Qin YX, et al. Preliminary evidence of early bone resorption in a sheep model of acute burn injury: an observational study. *J Bone Miner Metab.* 2014;32(2):136–141.

[20] Klifto KM, Dellon AL, Hultman CS. Risk factors associated with the progression from acute to chronic neuropathic pain after burn-related injuries. *Ann Plast Surg.* 2020;84(6S Suppl 5):S382–S385.

[21] Koller T. Mechanosensitive aspects of cell biology in manual scar therapy for deep dermal defects. *Int J Mol Sci.* 2020;21(6):2055.

[22] Kraft R, Herndon DN, Al-Mousawi AM, Williams FN, Finnerty CC, Jeschke MG. Burn size and survival probability in paediatric patients in modern burn care: a prospective observational cohort study. *Lancet.* 2012;379(9820):1013–1021.

[23] Lensing J, Wibbenmeyer L, Liao J, et al. Demographic and burn injury–specific variables associated with limited joint mobility at discharge in a multicenter study. *J Burn Care Res*. 2020;41(2):363–370.

[24] Levi B, Jayakumar P, Giladi A, et al. Risk factors for the development of heterotopic ossification in seriously burned adults: a National Institute on Disability, Independent Living and Rehabilitation Research burn model system database analysis. *J Trauma Acute Care Surg*. 2015;79(5):870–876.

[25] Muschitz GK, Schwabegger E, Fochtmann A, et al. Long–term effects of severe burn injury on bone turnover and microarchitecture. *J Bone Miner Res*. 2017;32(12):2381–2393.

[26] O'Brien KH. Dimensions of burn survivor distress and its impact on hospital length of stay: a national institute on disability, independent living, and rehabilitation research burn model system study. *Burns*. 2020;46(2):286–292.

[27] Pearson J, Ganio MS, Schlader ZL, et al. Post junctional sudomotor and cutaneous vascular responses in noninjured skin following heat acclimation in burn survivors. *J Burn Care Res*. 2017;38(1):e284–e292.

[28] Pham TN, Goldstein R, Carrougher GJ, et al. The impact of discharge contracture on return to work after burn injury: a Burn Model System investigation. *Burns*. 2020;46(3):539–545.

[29] Polychronopoulou E, Herndon DN, Porter C. The long–term impact of severe burn trauma on musculoskeletal health. *J Burn Care Res*. 2018;39(6):869–880.

[30] Riaz HM, Mehmood Bhatti Z. Quality of life in adults with lower limb burn injury. *J Burn Care Res*. 2020;41(6):1212–1215.

[31] Rivas E, Herndon DN, Beck KC, Suman OE. Children with burn injury have impaired cardiac output during submaximal exercise. *Med Sci Sports Exerc*. 2017;49(10):1993–2000.

[32] Rivas E, Sanchez K, Cambiaso–Daniel J, et al. Burn injury may have age–dependent effects on strength and aerobic exercise capacity in males. *J Burn Care Res*. 2018;39(5):815–822.

[33] Rontoyanni VG, Malagaris I, Herndon DN, et al. Skeletal muscle mitochondrial function is determined by burn severity, sex, and sepsis, and is associated with glucose metabolism and functional capacity in burned children. *Shock*. 2018;50(2):141–148.

[34] Rowan MP, Cancio LC, Elster EA, et al. Burn wound healing and treatment: review and advancements. *Crit Care*. 2015;19:243.

[35] Spronk I, Legemate C, Oen I, van Loey N, Polinder S, van Baar M. Health related quality of life in adults after burn injuries: a systematic review. *PLoS One*. 2018;13(5):e0197507.

[36] Spronk I, Legemate CM, Dokter J, van Loey NEE, van Baar ME, Polinder S. Predictors of health–related quality of life after burn injuries: a systematic review. *Crit Care*. 2018;22(1):160.

[37] Tan J, He W, Luo G, Wu J. iTRAQ–based proteomic profiling reveals different protein expression between normal skin and hypertrophic scar tissue. *Burns Trauma*. 2015;3(1):13.

[38] Toussaint J, Chung WT, Osman N, McClain SA, Raut V, Singer AJ. Topical antibiotic ointment versus silver–containing foam dressing for second–degree burns in swine. *Acad Emerg Med*. 2015;22(8):927–933.

[39] Won YH, Cho YS, Kim DH, Joo SY, Seo CH. Relation between low pulmonary function and skeletal muscle index in burn patients with major burn injury and smoke inhalation: a retrospective study. *J Burn Care Res*. 2020;41(3):695–699.

[40] Zhang B, Yang L, Zeng Z, et al. Leptin potentiates BMP9–induced osteogenic differentiation of mesenchymal stem cells through the activation of JAK/STAT signaling. *Stem Cells Dev*. 2020;29(8):498–510.

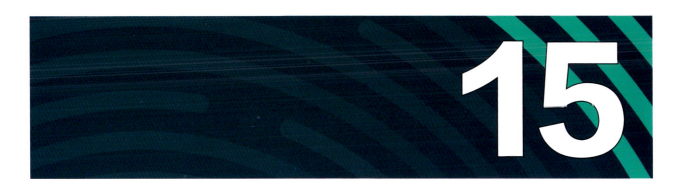

伤口床准备

目　标

- 急性和慢性伤口的清创策略。
- 清创的适应证和禁忌证。
- 哪些组织需要清创以及清创相关的风险？
- 非选择性清创和选择性清创的指征。
- 机械清创的类型（漩涡浴和脉冲式冲洗结合同步吸引）及其适应证。
- 酶解清创的适应证。
- 如何为自溶性清创优化环境？什么是自溶性清创的指征？
- 锐性清创的适应证和禁忌证。
- 用于锐性清创的材料和器械。
- 需要锐性清创的典型区域的解剖学考量。

伤口床准备的原因

优化伤口愈合几乎是任何情况下都适当的治疗目标。由于伤口局部干燥的组织会阻碍细胞迁移，因此去除这些组织对患者而言是有益的。然而，即便是湿润的坏死组织也是有问题的。坏死组织占据伤口内的空间，从而降低细胞迁移的能力。失活组织和受损细胞会释放炎症介质，影响细胞增殖及上皮化。炎症会引起血管通透性增加，导致蛋白质和液体渗出丢失。蛋白质渗漏会引起更多问题，包括

水肿和营养不良。渗漏至伤口表面的纤维蛋白原会转化为表面坚硬且不溶的纤维蛋白层。

未能充分清除坏死组织会导致慢性炎症。持续存在的慢性炎症会分泌各种蛋白分子，减缓伤口愈合及细胞的老化。慢性炎症的另一长期后果是进展为恶性肿瘤的潜在风险。慢性伤口导致的恶性肿瘤问题将在第18章中具体讨论。

最重要的是，坏死组织为细菌生长提供了有利环境。尽管感染通常被认为是急性问题，但慢性炎症伤口在长时间稳定后也可能发生感染。清创对于降低感染风险至关重要。坏死组织是感染的媒介，

可能掩盖感染、脓肿、腔隙和窦道。快速清创可使伤口达到细菌平衡状态。在一项研究中，细菌负荷大于 100 000/g 的压力性损伤接受了锐性清创。其中，96% 的伤口细菌负荷保持在 100/g 以下。理想的环境是达到细菌平衡状态，而非无菌状态。低水平细菌在某些方面可加速伤口愈合，而细菌负荷大于 100 000/g 会严重阻碍愈合。尤其细菌产生的蛋白酶，能够分解生长因子并吸引中性粒细胞，似乎是伤口愈合延迟的原因。即使数量较少，β-溶血性链球菌的存在也是一个特别棘手的问题。纤维蛋白酶、白细胞毒素、溶血素和透明质酸酶使细菌免受免疫系统的攻击，并在组织中扩散。我们除了要清楚清创的好处，还必须考虑不清创的风险，包括延迟愈合、骨髓炎、截肢、严重蜂窝织炎、脓毒症，甚至死亡。因此，清创通常是医疗中一项必要的操作。此外，伤口表面形成的细菌生物膜为慢性炎症的形成创造了有利条件。

伤口清洗

美国卫生保健政策与研究机构（AHCPR）建议，在首次就诊和每次更换敷料时都应进行伤口清洗，并强调在清洗过程中要防止伤口受伤。因此，一些权威机构建议不要对伤口进行任何直接的擦洗动作。甚至有人质疑每次更换敷料都必须进行伤口清洗的观念。然而，在更换敷料时负责评估伤口的临床医师必须充分清洗伤口，以便为进一步的伤口管理做出合适的决策。如果未能清除伤口表面过多的细菌，可能会导致生物膜的形成，从而使伤口更倾向于慢性炎症。AHCPR 推荐使用生理盐水或某些类型的专用洗涤剂，以温和的压力进行伤口清洗，这样既可以清洁伤口，又不会损伤伤口床或使细菌深入伤口。

冲洗

冲洗的方式有很多种。AHCPR 指南建议冲洗压力保持在 4～15 psi。低于 4 psi 的压力被认为无法有效去除伤口床上的细菌和碎屑，而超过 20 psi 的压力则可能将细菌带入伤口。如果清洁的目标是

去除表面细菌，市面上可用的冲洗球产生的压力过小。另一种能够提供足够压力去除表面细菌的方法是使用 19 号导管注射器，如图 15-1 所示。

如果需要比简单冲洗更大的力量来去除表面物质，那么也可以使用少量的机械力，结合纱布、布块、海绵，以及生理盐水或专用洗涤剂来进行伤口清洗。尽管在历史上，抗菌剂和消毒剂一直被用于伤口清洗，但 AHCPR 建议临床医师不要使用次氯酸钠、达金溶液、过氧化氢、碘伏、醋酸等消毒剂，以及专为完整皮肤设计的消毒剂，如 Phisohex（赛诺菲安万特公司）、Phisoderm（曼秀雷敦公司）、Hibiclens（墨尼克公司）或聚维酮碘消毒剂来清洁压力性损伤。尽管这些消毒剂中的某些可能适用于急性伤口的初步清洗，但 AHCPR 小组建议不要在压力性损伤上使用抗菌剂的原则也应扩展到其他慢性伤口。

其他清洁伤口的方法与清创术相似。这些方法包括带有同步负压吸引的漩涡浴和脉冲式冲洗。专门用于清洁牙齿和牙龈的设备历来被用于冲洗，然而这些设备并不是专为产生适当的压力而设计的，且无法防止液体飞溅。良好的冲洗设备应具有防溅护罩，最好还有一个透明的防水护罩，以防止坏死组织和受污染液体在治疗区域溅出和细菌气溶胶化。最近开发的一些设备同时具备了所需的冲洗压力和防溅罩。脉冲式冲洗设备可产生适当的压力，包括防溅和吸引装置，有助于清除松动的坏死组

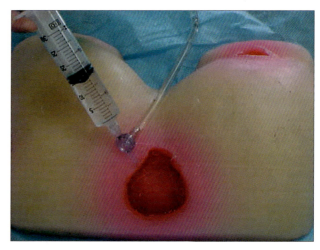

图 15-1 使用注射器和导管进行冲洗。这种方式提供了最佳冲洗压力，能够在不将细菌带入伤口的情况下进行有效清洁

织，并尽量减少治疗区域中受污染液体的飞溅。一些脉冲冲洗套件还包括防水护罩，以防止发生气溶胶化和飞溅。当专门用于去除坏死组织时，脉冲式冲洗被视为清创术的一种形式，而非伤口清洁。漩涡浴在很大程度上已被脉冲式冲洗所取代，仅在某些特定情况下才考虑使用。正如第 5 章所述，漩涡浴在感染控制方面存在严重问题，包括难以彻底清洁和消毒、交叉感染和气溶胶化。当简单冲洗不足以清洁全厚皮层和部分深度烧伤中的材料残留物（如磺胺嘧啶银）时，漩涡浴可能派上用场。使用漩涡浴治疗此类损伤的另一个好处是，患者能接受在流动的水中进行关节活动练习，否则他们可能无法忍受疼痛。

清创术

美国糖尿病协会和国家压力性损伤咨询小组等组织发布的指南鼓励在大多数情况下进行清创术。此外，如果未进行清创术，保险公司可能会拒绝支付许多辅助治疗的费用。美国 AHCPR 的指南要求，在适当的情况下，使用最适合患者病情的方法，去除坏死组织，同时评估和控制疼痛。由于不同治疗目标和不同环境（如住院与居家护理）下的个体可能采用不同的方法，AHCPR 对于压力性损伤的清创术无法给予更具体的建议。这些指南还指出，除非出现急需用锐器清创法去除失活组织，否则可以使用任何一种或联合使用锐器、机械、酶或自溶清创技术。

清创术的种类

常规的 4 种基本清创术包括锐性清创、机械清创（非特异性）、酶清创（化学清创）和自溶清创。第五种类型——生物或幼虫疗法，使用的是无菌医用蛆虫。与任何干预措施一样，选择特定伤口的清创术类型取决于详细的临床情况，包括伤口特征、患者的特征、社会和工作情况、可用资源以及患者就诊的环境。决定使用哪种清创术时需要考虑的重要因素包括伤口类型（病因）；坏死组织的数量（最初可能无法详细了解）；患者状况，包括终末期基础疾病；护理环境，包括出院的时间限制；临床医师或护理人员的经验。临床医师必须在良好的照明条件下检查伤口坏死组织的深度，并熟悉不同的组织类型。临床医师还应考虑患者的护理计划、疼痛和心理问题，以及谁负责换药。

机械清创

为了迅速从伤口中去除坏死组织，可以应用机械剪切或擦洗力。这些技术因不能选择性地去除坏死组织，通常被认为是非特异性清创手段。其中一种技术是使用生理盐水湿润的纱布或其他类型的海绵擦洗坏死组织。另外，部分临床医师不会直接在伤口上进行擦洗，而是利用水疗和冲洗的方式。水疗和伤口冲洗有助于软化和去除焦痂和碎屑。推荐的方法是使用 19 号导管或替代物进行冲洗，以产生最佳的冲洗压力。压力过小则无法有效去除坏死组织，而压力过大则可能将细菌冲入伤口，并产生飞沫和气溶胶。当需要非常迅速地去除大量坏死组织时（如严重感染），应停止非选择性机械清创，采用锐器清创。

湿－干敷料法

湿－干敷料法在很大程度上被误用，因此并不属于现代伤口管理的范畴。具体方式是将湿润的纱布（通常是 10 cm×10 cm）置于坏死区域，然后让其完全干燥，当纱布与坏死组织黏附后，取出纱布将坏死组织从伤口中拉出。这一过程可能会非常痛苦，而且是非特异性的，因为可能会连同健康组织一起移除。采用此法应每 4～6 h 更换一次，同时确保给予足够的镇痛治疗。虽然锐器清创可能产生更好的效果，但正确进行的湿－干敷料法也可以为伤口的快速清创做好准备，以便进行手术修复，或者在伤口干净且稳定时，为患者出院做准备。

临床医师绝不应将干敷料放在肉芽组织上。从肉芽组织上移除干敷料会导致出血并损伤新生组织。对于小伤口或坏死组织较少的伤口，湿－干敷料法并不经济高效，而且在可以进行锐器清创的医疗机构中，它们也没有用武之地。除非能证明对患者有明确的益处，否则从伦理角度考虑，湿－干敷料法是不被推荐的。为了符合伦理标准，疼痛和健康组织的损失必须与所获益处相平衡，比如更早出院。如果一种更温和的方法能达到类似的效果，那么在这种情况下使用湿－干敷料法应被视为不道德的。如果临床医师将敷料从伤口上浸湿取下，湿－干敷料法的目的也会受到破坏。如果收到请求使用湿－干敷料法的会诊要求，而临床医师认为这种方法不合适，那么应安排与当事医师讨论，解释合适的选择。锐器清创更具选择性，也不太可能导致疼痛和肉芽组织的损伤。

水疗法

正如第 14 章所指出的，作为"明智选择"的一 部 分（https://www.choosingwisely.org/clinician-lists/american-physical-therapy-association-whirlpools-for-wound-management/），对开放性伤口的漩涡浴疗法已不再被推荐。以下也描述了漩涡浴疗法的负面效果：典型的水疗会在漩涡浴槽（图 15-2）中进行，持续 20 min，水温通常超过体温。搅动的水流直接作用于需要清创的伤口。对于漩涡浴疗法，虽然有一些益处，但也有很多缺点。此外，通常提及的漩涡浴疗法的益处并没有可靠的生理学基础。漩涡浴疗法的益处包括水分有助于软化伤口；搅动有助于松动附着的坏死组织；提高温度以增加血流，提高代谢率，以及促进肉芽组织和上皮细胞的增殖。然而，如果具备熟练的锐器清创技术，软化 / 松动坏死组织可能并不需要依靠漩涡浴疗法，而且身体某些区域的伤口可能无法接触到搅动的水流。

目前，漩涡浴疗法已明确的有害影响包括周围皮肤的浸渍、下肢的依赖性体位、肢体悬挂在漩涡浴浴缸边缘可能导致静脉和动脉血管阻塞、增加动脉供血不足的肢体对血氧的需求，以及涡流温度升高对已受损组织造成的进一步损伤。高温会增加健康肢体的血液循环，同时提高代谢率，进而增加流向该区域的血流量。然而，这种效果只发生在有血管舒张能力的人身上。在动脉供血不足的患者，随着组织温度的升高，对血流的需求也会增加，从而加重动脉供血不足的情况。如果足够大的体表面积暴露在高温下，心血管系统功能受损或服用降压药的患者可能会出现低血压。

长时间接触水会导致皮肤浸渍，去除皮肤油脂，导致皮肤干燥、开裂。尽管在水疗前后会对水箱和涡轮机进行消毒，但在消毒和患者治疗之间仍可能发生污染。铜绿假单胞菌在水疗中尤为棘手。如果存在多个伤口，可能会导致交叉感染。尽管在消毒之前会使用磨砂清洁剂清洁涡流浴浴缸，以去除蛋白质沉积物，但排水口下方的排水口盖和涡轮机内部在消毒之前无法擦洗。此外，正如第 2 章所讨论的，肉芽组织的生长在正常体温下最为迅速。大多数涡流池的高温不会增加组织生长，反而更可能阻碍生长。因此，温度应保持在 33～35.5℃ 的较低范围内。如果不注意漩涡浴浴缸池中的水温，可能会导致对温度不敏感的人烫伤，或者对已烧伤的区域造成更深的伤害。漩涡浴浴缸中水的湍流可以使微生物气溶胶化，并将它们沉积在离水箱几英尺远的地方。第 5 章所述用于控制感染的添加剂通常具有细胞毒性，可能会阻碍伤口愈合。

禁忌证和注意事项

活动范围受限或体重超出升降设备或椅子等设备承重极限的患者可能无法进入漩涡浴浴缸。如果身体的某个部位不应沾湿，如新缝合的手术切口、结肠造口、回肠造口、血管通路、经皮器械（如胃造口），或患者的石膏无法防水，则需要采用替代治疗方案。此外，由于隔离要求不能离开病房或需要呼吸机的患者也无法被转运到漩涡浴的浴缸。患者可能对漩涡浴中的添加剂产生过敏反应。正在出血或有蛋白质渗出物的伤口会形成大量气泡，并可能溢出浴缸边缘。在治疗过程中应备有一瓶乳液或专用消泡剂。因为漩涡浴浴缸中的任何物品都可能沉积在伤口中，因此有结肠造口、胃造口、回肠造口或失禁症状的患者不应使用全身浴缸。对于穿过皮肤的中央导管或其他医疗设备，必须格外小心。如果可能，应将这些区域留在水外，并放入防水装置中。否则，患者不应进入漩涡浴浴缸。即使对于没有这些问题的患者，来自直肠和生殖器的粪

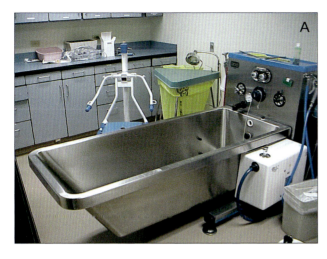

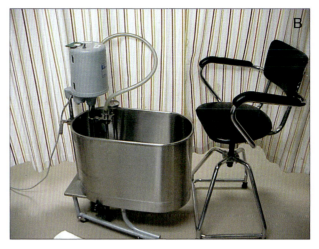

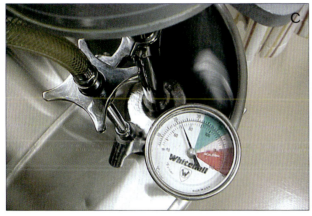

图 15-2 （A）用于伤口护理的水疗浴缸。该装置内设置喷水装置，可使全身浸入水中。(B) 手 / 足浴缸可用于腿部远端、足部或前臂远端及手部的伤口。(C) B 中手 / 足装置的空气控制和温度计特写

便、细菌和真菌也可能沉积在伤口中。

脉冲式冲洗结合同步吸引

脉冲式冲洗设备具有便携性和提高水疗剪切力导向能力的独特优势。重症监护病房的患者、需要隔离防护的患者，以及难以移动的患者，只要其房间有墙和门，即可在房间内接受治疗。由于存在气溶胶化的风险，脉冲式冲洗必须在封闭的房间内进行。设有多个患者的隔离区域并不适合进行此操作；患者应被转移到单人房间，或者在专门为此操作设置的房间中进行。所用设备及其使用演示如图 15-3 ~ 图 15-5 所示。

脉冲式冲洗设备的工作原理与地毯清洗器相似，它们可同时以可控压力进行冲洗并移除伤口中多余的液体。这种技术已变得非常流行，在许多医疗机构中，脉冲式冲洗已完全或几乎取代了漩涡浴治疗。所有类型的脉冲式冲洗装置都包含 4 个基本

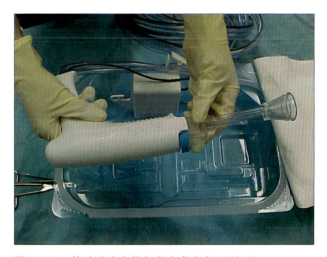

图 15-3 将冲洗头安装在脉冲式冲洗器手柄上

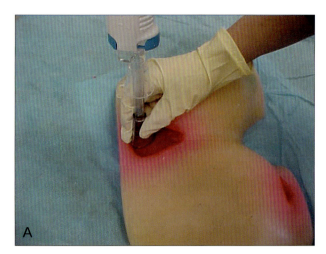
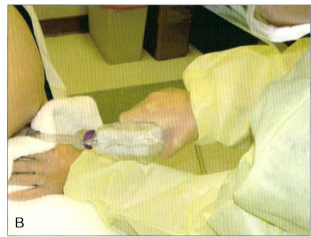

图 15-4 （A）在伤口模型上使用脉冲式冲洗装置。请注意，一只手沿着伤口表面引导和塑形冲洗头。（B）如果伤口大于防护罩，且区域太不规则而无法保持轻触，可以在冲洗头周围使用毛巾以防止液体流失

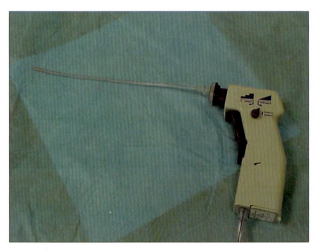

图 15-5 用于隧道／窦道的柔性冲洗头示例。冲洗头上的标记可确定深度

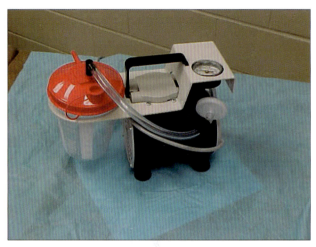

图 15-6 便携式抽吸泵，当墙壁负压不可用时可使用。请注意，这些泵可能会发出很大的噪音，并且需要消毒

组件——吸引器、可调泵、喷头和手持件。吸引器由墙壁负压或便携式泵提供。在使用墙壁负压吸引时，必须在墙壁出口上安装一个压力调节器。所有医院病房都配备有墙壁负压，许多病房还备有压力调节器。然而，在许多门诊地点，墙壁负压可能不可用。便携式泵大约需要 400 美元（图 15-6）。这些泵通常安装在推车上（约 200 美元），推车也可用于存放用品。吸引罐被放置在脉冲式冲洗装置与墙壁负压调节器或便携式泵之间，其设计旨在收集液体并防止液体流入吸引泵。

设置设备的负压吸引不需要无菌环境，但需要在移除患者敷料之前完成。手持装置可能有固定设置或可变设置。将设备设置为可变模式允许操作者

通过改变手柄上的握持力度，在高压、中压和低压或高和低设置之间改变冲洗压力。固定模式会将冲洗压力锁定在高压、中压或低压设置，并需要操作者按下按钮才能解锁设置，类似于电钻等电动工具上的锁定功能。

起初，脉冲式冲洗手持装置的所有部件都与患者血液或体液直接接触。这些部件被设计成用于处理感染性废物。对于手持式电池驱动装置，治疗后所有使用过的部件都应被丢弃。尽管人们认为完全丢弃整个装置在创伤手术中是可行的，但由于非手术用途的报销问题，如果手持装置只能是一次性使用的装置，那么这些设备的成本就会令人望而却步。电池驱动装置经过重新设计，将吸引管内置于

一次性喷头中，而不是穿过手持装置。通过这种设计，手持装置可以在同一患者身上重复使用多次，只需丢弃吸引管、喷头和吸引罐中的内容物。通常，手持件会一直使用到电池耗尽，然后将其丢弃，并在患者下次就诊时使用新的手持装置。

喷头的类型有很多种。通常，配备有防溅护罩的喷头有两种尺寸，如图15-3～图15-5所示。某些型号的喷头配有长而柔软的测量标尺，可用于窦道的冲洗和吸引（图15-5）。这些标记可用于测量评估窦道的深度，并确保喷头放置在正确的位置，实现有效清创。防溅护罩非常柔软，其轮廓可以根据伤口大小进行调整适应。通常，一只手持着喷头，轻轻用力使其覆盖伤口表面，调整防溅护罩，以便从不同方向/角度冲洗坏死组织。调整喷头还可以尽量减少冲洗液从伤口流出或污染周围环境。

除了存在液体飞溅的风险，液体还可能变成气溶胶并携带微生物。在使用脉冲式冲洗时，应穿戴个人防护装备（PPE）。与单独使用口罩和护目镜相比，使用全面罩或内置眼罩的口罩更佳。医护人员的衣物也需要得到保护，以避免发生交叉感染（参见第5章）。在操作之前，必须进行若干准备步骤。生理盐水需要加热至皮肤温度，最方便的加热方法是使用微波炉。微波炉加热生理盐水所需的时间取决于液体量大小和微波炉的功率输出。使用小型微波炉加热1 L生理盐水需要1～1.5 min。生物医学工程师或技术人员可以测量生理盐水的温度，进而摸索出加热时间。使用微波炉加热的另一个好处是有助于更好地控制感染。在加热过程中，可以保留外面的包装，仅在即将使用前才将其取下。

患者需要适当地覆盖，尤其是在病床上进行手术时。应在可能流出液体的地方放置足够的干净毛巾，并在伤口周围放置无菌巾。当防溅护罩难以容纳冲洗液时，可以在它们周围放置毛巾以防止冲洗液溢出，如图15-4B所示。此外，还应检查真空泵的运行情况。将手放在冲洗头的末端可以感受到吸力是否足够。Davol Simpulse的尖端配有一个塑料罩，既可以观察又可以防止液体飞溅。一些临床医师已经开发了自己的防溅护罩来容纳液体。

操作前向患者充分解释。脉冲式冲洗流程列于表15-1中。操作前给予患者必要的药物，并确保达到起效浓度。可根据患者的需要使用局麻药。第一步是将吸引罐连接到真空源上，无论是墙壁负压还是便携式抽吸泵，设置适当的负压。将生理盐水预热至接近皮肤温度，并悬挂在杆子上以便穿刺。从包装中取出冲洗器手柄，放在无菌区域，然后将合适的冲洗头安装到手柄上。冲洗头不能盲目地插入到手柄上，只有当吸引和喷射口对齐时才能安装。吸引口和喷射口的尺寸和形状各有不同。

将手柄上的吸引管连接到标有"Patient"（患者）或"Ortho"（骨科）的端口上的真空罐上。另一根管子连接在抽吸泵标有"Suction"（吸引）的端口。接下来，将带有穿刺针的管子插入无菌生理盐水袋中。在开始前，检查手柄上是否有锁定针。Davol Simpulse使用的是黑色锁定针。如果锁定针在位，则一旦生理盐水袋被穿刺，管子就会立即充满。在生理盐水从冲洗头流出之前，必须移除锁定针。将手持设备置于防水容器上方，同时按压触发器手柄直到管子充满无菌生理盐水并开始从冲洗头流出。应注意防止真空罐过度填充，因此选择一个足够大的储液罐，以容纳冲洗液体。

如果伤口小于防溅护罩，则无须在伤口上移动冲洗头，然而，调整手柄的角度使脉冲流体以一定角度冲洗伤口，可以增强剪切效果，比保持冲洗效果更有效。在手术过程中，注意观察伤口的轮廓，避免将冲洗头擦拭伤口表面。保持足够的压力以避免液体从防溅护罩周围溢出，但也要尽量避免因压力过大而伤害患者。冲洗头无须在伤口上快速移动，但需要覆盖所有需要冲洗的区域。因此，可以将冲洗头固定在不同的位置，而不是在表面上来回刮擦，否则会引起疼痛。如果伤口吸引不彻底，随着毛巾被液体浸湿，液体会从伤口流出到患者身上。如果液体从防溅护罩下方溢出，请尝试改变防溅护罩的大小以防止溢出。如果这种方法仍然导致液体从防溅护罩周围溢出，那么将毛巾围在防溅护罩周围，将液体充分保持在防护罩下方，以便利用负压吸引将液体吸出伤口（图15-4B）。此外，请注意避免堵塞防溅护罩上的孔。空气可经这些小孔吸入，以防止冲洗头塌陷后吸附在伤口上，进而引起疼痛和出血。当软组织受负压吸引堵塞防溅护罩

表 15-1　脉冲式冲洗流程
• 加热无菌生理盐水
• 遮盖患者
• 将吸引罐连接到调节器或便携式抽吸泵上
• 将吸引器设置为所需的真空度，并检查其是否正常工作
• 悬挂生理盐水袋
• 将冲洗器手柄和冲洗头放在无菌区域内
• 在冲洗器手柄上安装合适的冲洗头
• 将真空管连接到真空源
• 用穿刺针穿透生理盐水袋
• 如适用，移除锁定针
• 按压触发器，使进水管充满生理盐水
• 开始冲洗
• 在操作结束时，释放触发器
• 确保伤口内没有过多的液体残留
• 关闭真空源，并从真空源上断开冲洗器的真空管
• 将适当的物品丢弃在医疗垃圾桶

的孔洞时会发生冲洗头吸附于伤口上的情况，进而阻碍负压吸引继续进行。防止此情况的方法：一是在防溅护罩下方保持一个指尖大小空隙，以确保冲洗头内有连续的空气流入；二是绷紧防溅护罩下方的软组织。

如图 15-5 所示，柔性冲洗头用于冲洗和抽吸窦道。柔性冲洗头应在窦道内移动以获取最大效果，而不仅仅是冲洗底部。提前仔细探查伤口将有助于临床医师知道应将冲洗头插入多深。如果不了解窦道的深度，临床医师可能很难将冲洗头插入窦道底部，并且误认为下方已经闭合。柔性冲洗头可能需要不断调整以维持抽吸效果。如果抽吸工作良好，会听到类似于牙医使用的抽吸装置发出的声音。柔性冲洗头也可能会附着在窦道的侧壁。如果冲洗液从伤口流出且听不到抽吸声，请轻轻旋转冲洗头以便进行抽吸。使用任何类型的冲洗头时，在确定液体溢出原因之前，都应停止冲洗。

需要解决的两大潜在问题是液体（流出物）无法进入负压吸引罐以及液体无法从手柄中泵出。流出物是指从伤口流出并被吸引入负压吸引罐的液体。如果伤口开始充满生理盐水，应停止冲洗，并在过多液体溢出之前排查吸引失败的原因。潜在问题包括未开启抽吸泵、软管放置不正确、抽吸泵故障以及真空管路打结或堵塞。负压吸引罐装有一个

浮球阀，当罐内液体过多时，浮球阀将封闭抽吸源，防止液体进入泵体本身。如果负压吸引罐已满，罐内的浮球阀将关闭抽吸源，停止吸引。这可能是因为负压吸引罐太小，无法容纳大量的生理盐水，或者在使用第二袋生理盐水时忘记更换负压吸引罐。如果不能有效地将防溅护罩保持在伤口上方，即使抽吸正常，也可能导致液体溢出。生理盐水进入手柄的管路发生扭曲会导致手柄中无法泵出液体。如果只在一个方向扭曲生理盐水袋进行穿刺，供液管可能会回缩，导致生理盐水袋的刺入部位发生扭曲和堵塞。在用完第一袋生理盐水并更换负压吸引罐后，如果忘记对第二袋生理盐水进行穿刺，也可能导致无法冲洗。

按照操作程序，冲洗完成后，应松开触发器，将冲洗头从患者身上移开，以减少液体溢出，然后停止吸引。不要使用用于冲洗的手套关闭抽吸泵。所有携带伤口流体的导管和插入手柄中的冲洗头都必须丢弃。负压吸引罐和生理盐水袋都是一次性使用的物品。无论使用了多少生理盐水或负压吸引罐，都应丢弃。有些负压吸引罐是永久性的，带有可丢弃的衬垫。在这种情况下，只丢弃衬垫。同时也要注意避免溅出负压吸引罐中的内容物。负压吸引罐内的液体应按照医院规定的程序进行处理。医院可能允许将内容物倒入水槽或马桶中，并将一次性负压吸引罐放入生物安全袋中。另一种方法是使用固化粉末，该粉末添加到负压吸引罐后会形成凝胶。在丢弃液体和衬垫后，玻璃负压吸引罐应放置在指定回收容器中。

生理盐水和冲洗头的使用量

生理盐水的使用量取决于伤口的大小，以及清除坏死组织和碎屑的难度。尽管一些临床医师可能想为每位患者使用一袋生理盐水，但必须运用临床判断，并确定合理的用量。在某些情况下，不应使用一整袋生理盐水。一旦冲洗不再能清除坏死组织和碎屑，应继续冲洗一段时间，以确保没有其他物质需要被清除。例如，一个深度为 4 cm 的小通道可能有大量脓性分泌物，在冲洗 400 mL 后，流出物会变得清澈。在压力下继续冲洗不太可能产生进一步的清创效果，反而可能损伤伤口内的健康组织

并促进炎症。在另一个极端情况下，患有骶骨和双侧坐骨结节混合性压疮的人，其伤口可能横跨20 cm，长度为8~12 cm。伤口床上有60%的面积黏附黄色腐肉被，伤口分泌物多且呈黄色。仅使用1 L生理盐水进行冲洗的效果可能不如使用3 L生理盐水。此外，一些患者既需要使用防溅护罩又需要使用柔性冲洗头进行冲洗。患有脓肿或压疮的患者通常既有大面积开放性区域又有窦道。在这两种类型的伤口中，都应使用足够的生理盐水，并且应同时使用这两种冲洗头。虽然柔性冲洗头在深度< 3 cm的通道中吸力不佳，但防溅护罩冲洗头在通道清创中也不太可能有效。

在某些情况下，如腹部伤口裂开，伤口的两个开口之间会形成一条通道。如果在一个方向上冲洗，就会看到液体从另一个口流出。对于这样的伤口，应考虑从两个方向进行冲洗，以确保碎屑不会被简单地推到另一个口，而没有从伤口中吸出。如果一个口比另一个口高，那么可以先从较低的口进行冲洗，然后再从较高的口进行冲洗，以排出可能滞留在另一端的任何碎屑。

频率和持续时间

随着急性护理医院强调更早出院，一旦患者被推荐接受脉冲式冲洗治疗，他们可能会每天接受治疗直至出院。在少数情况下，如果伤口持续存在恶臭、大量脓液，或者收集在储液罐中的液体（渗出液）浑浊，可能需要每天接受两次治疗。因特殊情况导致住院时间延长的情况下，脉冲式冲洗可能会在住院期间停止。这种情况可能包括伤口已经相对干净、坏死组织很少，或者患者因除伤口本身以外的其他并发症而需要延长住院时间，而伤口已经变得干净和稳定。另一种情况是准备对伤口进行植皮手术。当外科医师认为伤口床已经准备好时，冲洗治疗就会停止。进行脉冲冲洗的临床医师与进行植皮手术的医师之间必须保持良好的沟通，以防止因伤口床未准备好而过早进行植皮手术导致修复失败。脉冲冲洗也可能因外科清创而停止，并可能在手术后重新进行。同样，良好的沟通至关重要。外科医师可能会认为脉冲冲洗已经恢复进行，而实际上执行脉冲冲洗的临床医师并未接到外科医师希望恢复治疗的医嘱。

对于门诊患者或长居护理机构的患者，治疗频率和持续时间没有硬性规定。伤口较大且有多种并发症的患者可能需要连续数周接受治疗，而刚从长期住院中恢复的患者可能只需要很少的治疗次数。在记录中应描述伤口床的情况，以及脉冲式冲洗的流出物，以体现治疗的目的、患者的状况以及继续治疗的必要性。应同时考虑持续存在的脓液和组织坏死情况。发现新的窦道或脓肿也应记录在案。一些保险公司认为脉冲式冲洗仅是清除坏死组织的工具。因此，必须强调，对于持续存在脓液的伤口，不继续治疗的风险很大。如果没有对伤口状况进行充分的记录，那么多次治疗可能无法获得赔付。

早期治疗的频率为每日1次，持续1周，然后转换为每隔1天或更长时间治疗1次。需要考虑的因素包括坏死组织的量、脓液的量、分泌物的性质，以及患者经济情况，如患者在治疗间隙护理伤口的能力、交通问题以及保险覆盖范围。生物膜通常是伤口慢性化的一个因素。生物膜可以在大约24 h内重新形成于不稳定的伤口上。由于生物膜无法用肉眼直接观察，因此伤口床在肉眼看来可能状况良好，但负压吸引罐中的引流物呈棕色，不透明，表明细菌负荷较高，存在感染扩散的风险。这样的伤口应至少每天接受治疗。如果伤口主要是肉芽组织，且流出物仅呈浑浊状，那么每隔1天进行脉冲式冲洗可能就足够了。当伤口几乎或完全肉芽化，且引流物清澈时，伤口迅速缩小。当出现这种情况，且患者或护理人员能够胜任清洁和更换敷料的工作时，患者应在获得居家护理指导后出院。引流物的示例如图15-7A ~ C所示。

适应证、注意事项和禁忌证

带负压的脉冲式冲洗是一种有效的方法，能够从伤口表面（包括潜在的腔隙和窦道）去除细菌和坏死组织。它是避免之前提到的漩涡浴疗法缺陷的绝佳选择。脉冲式冲洗可以针对特定部位进行，来自身体某个部位的液体不会将有害物质带入伤口。由于这些设备便于携带，因此可以带到无法移动的患者身边。在一些医疗机构中，所有的脉冲式

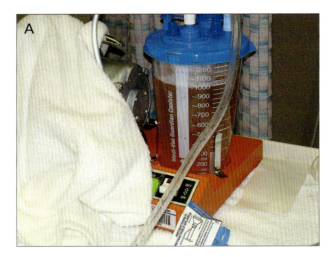

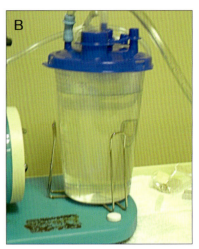

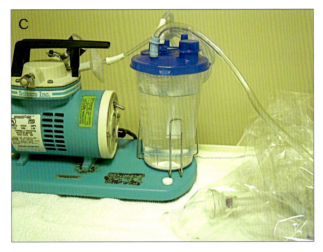

图 15-7 （A）暗色、不透明的渗出物。这表明需要继续治疗。（B）浑浊的渗出物。表明伤口表面尚未完全清除坏死组织，患者暂时无法出院。（C）清澈的渗出物，表明需要重新评估继续脉冲式冲洗的必要性

冲洗治疗都在床边进行。而其他机构则将床边治疗只用在因使用呼吸机、隔离或体重限制而无法移动的患者身上。

脉冲式冲洗并不能取代锐性清创，但与之结合使用非常有用。脉冲式冲洗尤其适用于神经性和静脉性溃疡，但对于硬性的焦痂则不适用。经过外科引流处理的脓肿、感染的手术部位，以及开裂伤口都是适用的对象，特别是当无法从表面开口处观察到开裂伤口深部的窦道时。在压疮和坏死性筋膜炎的外科清创后，脉冲式冲洗可以清除外科清创后残留或新生的坏死组织。

文献中并未描述脉冲式冲洗的具体禁忌证。如前所述，烧伤或某些涉及较大皮肤区域的皮肤病患者使用漩涡浴疗法可能比脉冲式冲洗更为有效。进行脉冲式冲洗时，需要特别小心避免在靠近内脏器官、浅表神经和暴露的血管，以及出血过多的区域进行操作。此外，对于免疫系统缺陷的患者，也需

要格外注意。这类患者应佩戴口罩，以避免吸入气溶胶中的微生物。一些机构可能要求患者佩戴口罩，或要求临床医师使用能够防止气溶胶扩散的帷帘。

酶解（化学）清创

酶解清创是一个自然过程，但大量坏死组织和慢性炎症的存在可能会降低其效果。为了提升这一过程，可以使用专用的外源性酶——胶原酶。酶解清创通常适用于无法耐受锐性清创的患者，或那些没有时间限制、感染风险较低且希望选择替代锐性清创方法的患者。此外，这种清创方式也可以与其他清创方法配合使用。酶解清创在疗养院、家庭护理和门诊等场所很适用，但前提是溃疡未发生感染。伤口内组织分解会增加细菌进入血液循环并引发脓毒症的风险，因此临床医师需要监测脓毒症的

指标。由于酶解清创会导致坏死组织溶解，进而导致渗出物增多，因此需要使用吸水性更强的敷料。然而，如果湿性敷料放置时间过长，可能会变干并黏附在伤口上。若敷料发生黏附，合理的做法是轻柔冲洗以移除黏附的敷料。一些临床医师会在酶解清创剂上使用凡士林纱布产品（如 Adaptic、Johnson & Johnson 或 Xeroform、Kendall），以尽量减少干燥和黏附现象。当坏死组织从伤口中清除干净、出现过敏迹象或两周内未能清除坏死组织时，应停止使用酶解清创剂。在细菌过度生长或向其他体腔形成窦道的情况下，也应停止使用。酶解清创剂的使用受到医嘱和处方限制。

自 2008 年 1 月 1 日起，美国医疗保险和医疗补助服务中心将未获美国食品药品监督管理局批准的所有产品从医疗保险处方参考文件中移除。目前，市场上唯一可用的酶解清创剂是胶原酶软膏，商品名为 Santyl，以白色凡士林为基质。胶原酶是由梭状芽孢杆菌产生的酶。在部分患者中，胶原酶可能会引起红斑。胶原酶适用于慢性伤口和烧伤创面的酶解清创。由于胶原占皮肤干重的 75%，因此胶原酶非常有效。医学界普遍认为，胶原的分解有助于促进细胞迁移。如果随意将酶解清创剂应用于伤口，其效果将大打折扣。只有按照制造商的说明使用酶解清创剂，才能获得良好的清创效果。任何类型的酶都只在特定的 pH 范围内有效，并可能因其他化学物质或不良的伤口环境而失活。因此，在应用酶之前，应对伤口进行彻底清洁。由于这些蛋白质仅对它们可接触的表面发挥作用，因此临床医师需要采用交叉划痕法来增加伤口表面积。如图 15-10A 所示，使用手术刀进行交叉划痕可增加酶解清创剂能够作用的焦痂边缘数量。操作正确时，酶解清创剂会将一大块坏死组织转化为大量小块坏死组织，这些小块组织将从伤口上脱落或被溶解。酶解清创剂需要医师开具处方，因此，除非医师在转诊患者前开具处方，否则首次治疗时不太可能获得此类清创剂。

过氧化氢和重金属会使胶原酶失活。因此，在使用胶原酶时，不得使用含有银的局部药物和敷料。由于胶原酶的有效作用范围仅限于 pH 为 6~8 的环境，因此伤口中不得存在醋酸、达金溶液或任何其他极端 pH 的物质。为了去除可能残留的酸或金属，需要对伤口进行大量冲洗。可以使用生理盐水进行清洁。

自溶性清创

正如酶解（化学）清创部分所述，自溶性清创是伤口床内炎症反应过程中产生的酶自然作用的结果。临床医师可以通过使用封闭性敷料来创造一个优化的环境，从而优化这种清创方式。通常，自溶性清创这一术语指的是仅采用这种技术，而不借助任何机械手段、锐性清创或外源性化学物质来辅助。为了优化伤口环境，应疏松地填充伤口腔隙防止脓肿形成，但又不应过紧，以免影响肉芽生长。如果伤口干燥，临床医师应为其补水，以便酶能够渗透整个伤口床。对于干燥伤口，只要周围皮肤没有浸软，可以联合使用水凝胶和薄膜。在渗出较多的情况下，可以使用泡沫或水胶体敷料来促进自溶性清创。有关敷料的类型将在下一章中讨论。然而，为了促进自溶性清创而将伤口封闭数天会产生渗出物，可能会被误认为是脓液。通过冲洗可以轻松去除渗出物，冲洗后也不会留下异味。自溶性清创对于那些无法耐受锐性清创或其他方法但又没有时间限制或感染风险的患者来说是一种选择。由于伤口必须用合成敷料封闭，而封闭会促进细菌生长，因此自溶性清创不适用于感染性溃疡。

锐性清创

紧急锐性清创的适应证包括进行性蜂窝织炎或脓毒症。锐性清创是清除创面中厚厚附着的痂皮和大量的坏死组织最为合适的方法，也是清创最迅速的手段。锐性清创有最佳的特异性和较快的速度。切开性锐性清创指的是使用工具切割健康组织，只能由医师进行。切除性锐性清创仅用于切割坏死组织。对于这两者之间的区别将在下文进一步讨论描述。锐性清创必须使用无菌工具。如果发生出血，应该用干燥、清洁的敷料覆盖 8~24 h。出血停止后，在允许的情况下，应再次使用湿润敷料。此外，只有那些符合资质要求并且已经证明掌握了这项技术的人员，才被允许进行锐性清创手术。锐性清创可以与机械或酶解清创技术结合使用。一个与清创相关的建议一直存在争议——足跟溃疡是否需要清创。美国健康护理政策与研究中心（AHCPR）指南指出，如果足跟溃疡带有干燥的痂皮且没有水肿、红斑、波动感（软泡感）和渗液，则不应进行清创。然而，指南也明确表示，这样的伤口应该每天评估，以便及时清创。其他身体部位带有干燥痂皮的伤口并未被明确提及。另一个重要的建议是关于疼痛管理的。临床医师常常认为在清创时引起疼痛是不可避免的。AHCPR 指南特别推荐根据需要预防或管理与清创相关的疼痛。第 6 章中特别讨论了疼痛管理的策略。应提前为患者安排足够的药物，以便口服或注射镇痛药达到最大血药浓度。口服将比静脉注射或肌肉注射途径所需的时间长得多。

在《目前使用医疗服务术语》代码中，锐性清创术出现在两个地方。11000 系列代码用于切开清创术，在此过程中，医师必须切开组织以移除坏死组织，通常需要麻醉。切除清创术则由 97597 和 97598 代码涵盖。97597 编码允许除医师以外的医疗服务提供者执行锐性清创术，但仅限于切除坏死组织。使用蛆虫、酶清创术，以及非选择性的清创形式，如湿热敷和擦洗，按照《目前使用医疗服务术语》代码 97602 的较低费率支付。使用锐性清创术是在有感染风险或感染有进展风险时的首选方法。这也是快速切除大量坏死组织的首选方法。这种方法可能不适用于某些情况。特别是，在有出血性疾病或正在接受抗凝治疗的患者中，需要谨慎使用锐性清创术。锐性清创术是去除坏死组织最有效的方法。然而，在清创术并不加速愈合并且该操作可能引起疼痛或其他不良事件的情况下，锐性清创可能不是恰当的选择。镰状细胞性腿部溃疡和临终关怀就是两个锐性清创可能并非最佳选择的例子。

通常允许进行锐器清创的临床医师包括医师、医师助理、理疗师和高级执业护士。这些人员必须持有各州颁发的执照。此外，机构可能会要求提供接受过高级培训的资格证，以收取锐器清创的费用。州立实践法律可以规定哪些医疗服务提供者有资格进行锐性清创，并规定其他相关要求。注意，美国物理治疗师协会等组织已经发布了关于进行锐性清创的适当临床医师的立场声明。美国物理治疗师协会已经表明，无论哪个州的实践法案可能允许物理治疗师助理进行锐性清创，但由于在手术过程中需要进行持续评估（这被认为是物理治疗师而非物理治疗师助理的培训的一部分），所以只能由物理治疗师进行，而不能由物理治疗师助理进行。

外科清创术

应由医师在手术室或特殊手术室内对需要广泛清创的伤口进行清创，包括切除健康组织、靠近器官的部位，或有广泛出血风险的伤口。具体地说，在以下情况下应由外科医师与麻醉师一起参与：如果手术可能引起严重疼痛、需要广泛清创、潜行/窦道程度不确定、需要切除骨骼、必须在重要器官附近进行清创，或者患者有脓毒症。如果患者是免疫抑制状态，也应考虑进行外科清创。

床旁清创术

在前文未提及的情况下，除了外科医师外，其他临床医师也可以在病床旁或指定的清创室进行此项操作。通常使用的工具包括组织剪，镊子，刮匙，带有 #11、#15 或 #10 号刀片的手术刀（图 15-8），硝酸银棒和局部麻醉剂。

临床医师可以选择使用利多卡因或苯佐卡因喷雾剂、利多卡因凝胶，或者由 2.5% 利多卡因和 2.5% 普鲁卡因组成的局部麻醉混合（EMLA）乳膏。医师应该为手术创造一个最佳环境，包括适当的照明、定位和感染控制。伤口的可见性往往容易被忽视。手术灯和放大器极大地增强了辨别伤口床颜色和细节的能力。为了预防双方出现疲劳或其他问题，应确保患者和临床医师都处于舒适的位置。因此，应适当调整手术台或患者床位的高度，以避免医师采取尴尬的姿势，这样做可以减少手术中医师的早期疲劳和发生的错误。由于切除性清创仅涉及已经存在的微生物组织，因此不需要达到手术室中的无菌水平。第 5 章中描述的无菌技术原则被用来尽可能减少污染伤口的风险。例如，第二个人打

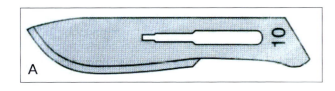
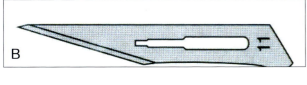
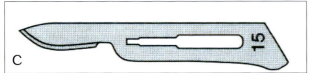

图 15-8 常用于锐性清创的手术刀片。(A) #10 号刀片比其他类型的刀片有更多用途。(B) #11 号刀片适用于沿表面平行切除痂皮。(C) #15 号刀片适用于狭窄区域，但由于其尺寸小更容易变钝

开包装，而进行清创的人只能用戴着手套的手触摸包装内部。然而，根据医疗机构的政策和患者的免疫状态，可以使用无菌手套或检查手套。必须使用无菌器械，并且器械的尖端不应该被检查手套或无菌手套触摸。基于这些原因，除了紧急情况外，床旁清创总是切除性的。为了更接近无菌环境的需求，尽量避免在床旁进行清创术。

锐性清创的频率和持续时间

尚无规则来决定应该多久或者进行多长时间的锐性清创。必须考虑到患者和操作者的耐受性，以及安排患者的实际情况。清创是不计时的，但预期至少持续 15 min。这段时间内将检查伤口，评估患者的进展，以及提供持续的教育。清创持续 15～30 min 可能非常困难。操作者需要有适当的姿势 / 身体机能和照明来完成这个过程。此外，操作者希望继续清创时，患者可能无法忍受所需的姿势或疼痛。有时，操作者可能会进行超过 30 min 的锐性清创。清除脚上的老茧可能需要大量时间，却没有额外收费。医师是否具有准确无误切除的能力，通常是其限制因素。此外，操作者可能会因为穿戴个人防护装备（PPE）而感到热和不舒服。

因此，停止清创操作的时机需要依靠操作者的个人判断。另一个问题是治疗的频率。这必须根据患者的耐受度、日程安排，以及坏死组织被移除的速度或在伤口床中坏死组织的发展速度来做出判断。锐性清创限制了生物膜的恢复，生物膜大约在 24 h 内就能再生。多项研究清楚地表明，频繁的清创比不太频繁的清创更为成功，这可能与最小化生物膜从浮游细菌中再生的机会有关。通常情况下，应考虑每天进行锐性清创，直到伤口的愈合轨迹有明显变化为止。这种伤口愈合轨迹的变化可能需要每天进行清创，持续 1 周或更长时间。

基本技术

锐性清创需要使用个人防护装备（PPE），以保护临床医师免受体液的伤害，同时也保护伤口不受医师身上的污染物污染。应使用带有内置眼罩的口罩或面罩保护面部。还需要戴帽子、穿隔离衣和手套。在对许多伤口进行过清创且没有任何液体飞溅时，临床医师可能会变得自满。不幸的是，血液飞溅进入临床医师眼睛的后果远远超出了准备个人防护装备的任何成本。同样地，一个已经为脉冲水疗操作穿戴了个人防护装备的临床医师，在进行一些小型锐性清创之前，可能会受到摘掉这些防护装备的诱惑。污染的风险远远超过为了提升临床医师的舒适度而摘除个人防护装备所带来的任何好处。

在所有情况下，锐性清创应被视为一种具有高度选择性的清创形式。因此，临床医师应努力减少对健康组织的损伤。此外，出血可能会遮挡医师的视野。由于术中出血的风险，医师应从伤口底部开始清创，向上操作。其他考虑因素包括从伤口中心（痛感较少）向外围（更可能敏感）进行清创。一个通用的原则是，最后处理可能出血或疼痛的区域。有时，这两条规则可能会相互冲突。如果是这样，考虑重新定位，以便让这两个区域都能最后进行。使用局部麻醉来减轻疼痛和使用硝酸银棒来止血，可以减轻这些问题的影响。

另一个需要考虑的问题是保持在特定的层面上操作，以避免细菌扩散到更深的层次。如果到达筋膜层，必须停止并重新评估情况，以确定是否需要

更深层的清创。如果在锐性清创过程中出血风险高，特别是手术中出现显著出血，应在伤口上放置干燥敷料 8 ~ 24 h。为了保持止血，可能需要更紧密地填塞伤口（在第 16 章中讨论）。敷料随后可能会更换为适当的闭合敷料（见第 16 章）。

在某些情况下，伤口只需要一次锐性清创手术。然而，由于多种原因，有时需要进行多次手术。因为过度的疼痛或出血、医师的疲劳，患者的要求，有时则可能需要停止手术。特别是在大面积伤口、带有疼痛区域的伤口，以及出血伤口的情况下，可以延迟进行清创。

此外，第一天看起来可存活组织可能在第二天变成坏死组织，并需要进一步的清创。除了锐性清创之外，可能还需要其他形式的清创来准备伤口进而进行外科闭合或患者的护理。带有过多生物负荷但坏死组织很少的伤口可能需要几天的脉冲冲洗和周期性的锐性清创。

在进行清创手术时，必须避免对已被侵蚀或形成通道的区域进行切割，同时要防止脓液排出干扰视线。临床医师绝对不应切割不可见的部分。停止清创的理由包括暴露肌腱、骨骼和血管；过度出血；患者无法继续忍受清创；临床医师的判断。因为每一个被筋膜包围的腔室都有自己的血液供应，且筋膜是细菌渗透的屏障，当达到筋膜层时，临床医师必须暂停评估是否需要进行更深层次的清创。

切割可使用手术刀或剪刀进行。虽然这两种工具都有意外切到周围组织的风险，但使用手术刀造成的伤害可能会快而严重。在使用手术刀切除坏死组织之前，临床医师应先熟练掌握剪刀的使用技巧。使用镊子施加牵引，以便进行切割。在许多情况下，单纯的牵引就会导致坏死组织在活组织与坏死组织的边缘处撕裂。特别是对于新手，无论使用剪刀还是手术刀，切割应该沿着伤口表面平行进行，以避免剪刀尖意外切割或工具滑移。使用手术刀进行切割时，应像持笔一样握住手术刀，然后通过腕部屈曲，滚动手术刀的弯曲刃口切过需要切割的组织。

另一种切割方式是使用手术刀沿伤口表面锯下痂皮，将手术刀横放在手掌的褶皱上，使刀刃与皮肤表面平行。首先在痂皮边缘最松动的地方（如果存在）下方切入。一旦形成边缘，就用镊子提起它，并在痂皮下的坏死组织内使用锯的方式切除伤口表面的痂皮。对于不易用镊子牵引的黏附性腐肉，可以使用刮匙，采用挖取式动作移除。通过这种方式可以快速去除大量的坏死脂肪组织。

除了切割之外，手术刀还可用于修剪老茧和削痂。独自在安全的环境中使用手术刀应具备丰富的经验。于如图 15-9 所示的猪脚或如图 15-10 所示的具有硬表面的水果上进行练习，可以让术者在对患者使用手术刀进行削痂之前，获得使用手术刀的经验。新手在展示出能力之前，仍应在上级医师的监督下进行练习。哈密瓜可用于教授削痂技巧，因为其棕色外表面可以被削至绿色，类似于棕褐色的

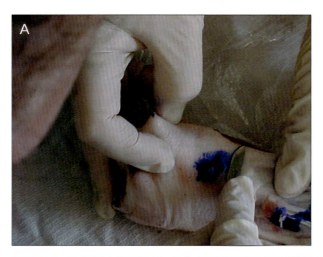
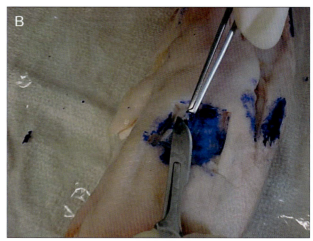

图 15-9 在猪脚上练习清创。（A）用来练习剃除老茧的动作。（B）使用镊子和手术刀从伤口床上切除组织

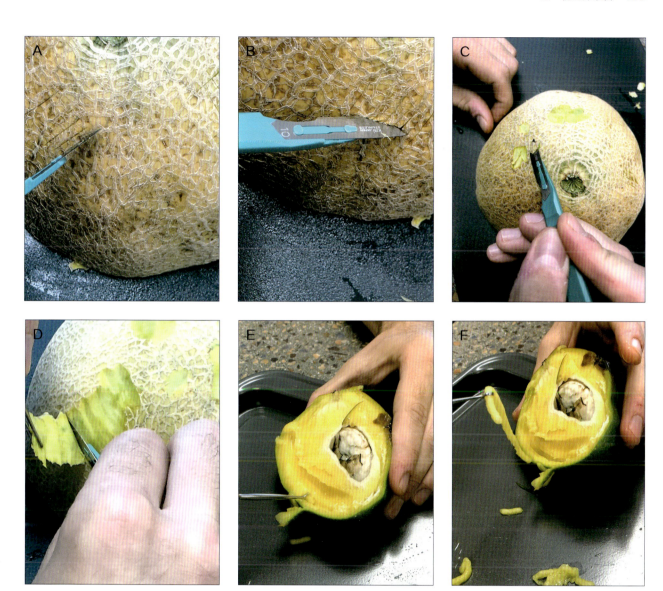

图 15-10 使用哈密瓜和杙果进行清创练习。与猪脚相比，它们具有更易清理、恶臭较少和更稳定的优点，而猪脚可能油腻、发出恶臭，并且在清创练习时可能会滚动。(A) 平行浅切割以练习削痂。(B) 实现削痂的另一种方法——十字切割。削痂与酶清创法结合使用。通过练习，术者可以在适当的切割深度下感受到痂皮的松动。(C) 练习削硬痂。颜色会从棕褐色变为浅棕褐色，最后变为粉色。使用哈密瓜时，尝试去除棕色表层，露出下面的绿色。(D) 练习从伤口表面锯下痂皮。术者应该尽可能地减少从表层下带走的黄色果肉量。使用 #11 号手术刀刀片形成一个角，用镊子抓住并随着切割时拉开。(E) 在杙果上使用刮匙练习去除腐肉。这可以用任何多汁的水果进行，包括哈密瓜。(F) 创造"杙果虫"。通过创建连续的刮匙切割，模拟从伤口床切除腐肉的能力

痂皮被削至浅棕色，最终变为粉红色的过程。脱水猪皮或哈密瓜或其他具有硬表面的水果可用于练习削痂。削痂的技巧包括沿着硬表面，用腕部屈曲滚动手术刀刀片的长度，同时维持足够的力直到临床医师感觉到表面松动。在痂皮上平行切几道1~2 mm 间隔的切口，覆盖同方向的痂皮。这个过程以垂直于第一组切口的方式重复进行，并产生如图 15-10A、B 所示的"棋盘"外观。

手术器械

可以使用一次性缝合包中自备的镊子和剪刀，或是已取得的优质的外科手术器械（图 15-11A ~ D）。尽管优质外科手术器械的初始成本，以及每次冲洗后重复消毒的成本可能会让管理者倾向选择一次性镊子和剪刀，但这些器械质量极差，使得它们不适合进行锐性清创。如果频繁使用优质的外科手术器械，其初始成本在很大程度上会被其耐用性所抵消。能够牢固夹持组织的镊子价格在 40 美元及以上，并且每次使用后都会增加额外的消毒成本。镊子至少应该有锯齿状的尖端。Adson 镊子及其他带有齿（图 15-11C）的镊子在夹持组织时效果更佳。

带有优质切割边缘的剪刀价格更高，小型剪刀的价格可能为 30 美元，更大或更优质的剪刀价格可能在 80 美元及以上。临床医师会使用几种类型的剪刀。剪刀的尖端可能是钝的、尖锐的，或者一端尖锐而另一端钝（分别为钝头/钝头、尖头/尖头或钝头/尖头）。出于这两个原因，弯剪比直剪更受欢迎。用弯剪的尖端向上剪切可以降低意外伤害的风险。相反地，尖端向下剪切可以在更狭窄的区域进行操作。因为安全问题，初学者可能希望从一副钝/锐的弯剪开始，但更有经验的临床医师可能更喜欢尖/尖的弯曲虹膜剪刀。由于虹膜剪刀体积较小，临床医师可以更容易地到达伤口的狭窄区域。

虹膜剪刀在狭窄位置的更安全替代是刮匙。刮匙可以在附着的坏死组织下方铲刮，避免在狭窄区域内用剪刀和镊子进行笨拙的操作，或尝试用镊子夹起附着的坏死组织并用剪刀在其下方切割。刮匙有多种尺寸和材质。可消毒的金属刮匙具有更好的切割性能。带有塑料手柄和金属环的便宜皮肤刮匙的切割效果不如更贵的款。刮匙的使用技巧类似于挖西瓜球。将刮匙像铅笔一样握住，前臂的旋后动作可切断附着的坏死组织。

手术刀片与剪刀一样，有几种不同类型，操作者的偏好在使用哪种类型中起着重要作用。刀片的类型由数字标识。刀片可能具有弯曲或直的切割缘，并且有不同大小可供选择。可以根据具体情况选择刀片类型。此外，不同编号的刀片适用于不同类型的手柄（也可通过数字标识）。编号 3 和编号 7 手柄适用于在狭窄区域工作的一系列实用刀片——较小的 #10、#11 和 #15 号刀片。大多数人比较熟悉编号 3 手柄。它的形状既适合放在掌心，也适合像铅笔一样握持，并且有一个带齿的部分，以帮助拇指和食指抓握。编号 7 手柄也适合这些刀片，但它有一个更细的对初学者来说可能不那么容易抓握的手柄。编号 4 手柄适合较大的 #20、#21、#22 和 #23 号刀片。#10 号刀片和 #20 号刀片都是多功能的，带有圆形的切割缘。这种边缘设计用于配合手腕的屈曲动作，使用切割面的全部长度。#11 号刀片有一个带有直切割缘和窄尖端的三角形刀片。#15 号刀片因其小尺寸而用途繁多，它有一个类似于 #10 号刀片但尺寸小得多的弯曲切割缘。它可以适应更狭窄的区域，但会更快变钝。

所有这些刀片均可用于基本的锐性清创技术，如划痂、剃刮和切割，但某些刀片更适合特殊情况。#11 号刀片具有直切割缘，在进行削痂或其他垂直于表面的切割时操作时可能更困难。相比之下，#10、#20 或 #15 号刀片允许使用更自然的手腕和手指屈曲动作来进行划痂。#11 号刀片可以有效用于平行于表面的锯切动作。弯曲的刀片不能提供足够的切割缘来执行这种操作。对于精细工作，#15 号刀片效果很好。然而，由于其尺寸，它不适合移除大量可轻易移除的坏死组织，因为它的切割边缘短且钝化迅速。最终，大多数临床医师可能会对特定的刀片形成个人偏好。与剪刀和镊子一样，手术刀既可以是一次性的，也可以是可重复使用的。无论哪种情况，刀片在每次使用后都会被丢弃。一次性手术刀带有已经固定的刀片，手柄和刀片一起丢弃，无须拆下刀片，从而降低了拆卸刀片

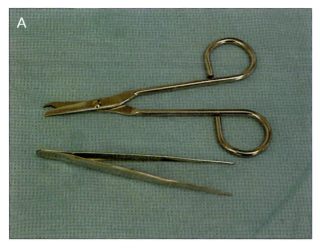
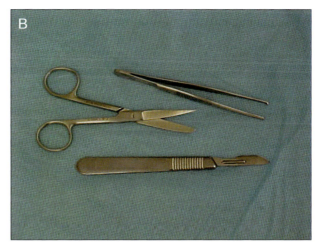
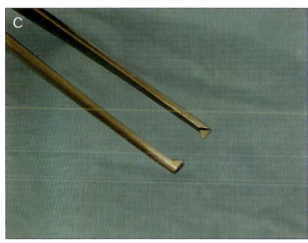
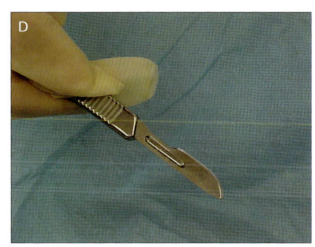

图 15-11 用于锐性清创的器械。(A)拆线工具包。(B)高质量的可重复使用的外科手术器械,适用于锐性清创。(C)带齿组织镊子的特写。齿状设计有助于夹持坏死组织。(D)在 #3 手柄上的 #10 号手术刀刀片的特写,展示了正确的使用方法

造成伤害的风险。此外,一次性手术刀性价比非常高,购买价格低廉,并避免了消毒手柄的费用和不便。用从外科器械供应商那里获得的手术刀刀片移除器来更换刀片,比使用止血钳更换更好,可以降低更换刀片的风险。为了在进行锐性清创时遵循无菌技术,手术刀包装需要提前打开,或者由不参与无菌操作的其他人打开。

出血

在有效完成锐性清创时,出血大多是不可避免的。尽管坏死组织不会出血,但微小的血管可能仍然会通过坏死组织输送血液。出血并不是良好的锐性清创的必要条件。然而,如果没有出血,伤口中可能会留下一些坏死组织。通过仔细的清创,出血通常可以迅速停止。止血只有在以下情况下才会成

为问题:当切到健康组织时、患者正在使用抗凝药物,或者患者有出血性疾病。即使是有过度出血风险的患者,也可以进行锐性清创。无论出血的原因是什么,所有在锐性清创期间的出血最终都会停止。从血流动力学的角度来看,只要使用适当的止血措施,出血量通常是微不足道的。有几种方法可用于促进止血。硝酸银棒看起来类似于棉签,其尖端有少量的硝酸银而不是棉花。它们需要短暂地接触小的出血点,并应该用生理盐水轻微湿润。用生理盐水冲洗伤口的其他部分,可以最小化硝酸银对伤口其他区域的损害。止血也可以通过用一小块海藻酸钠敷料施加压力来促进。对于较大的出血,可能需要用 10 cm × 10 cm 的棉质纱布海绵压迫几分钟。患者首次术后复查时可能会发现大量血液。被血浸透的敷料提醒临床医师出血可能仍在进行,或

有潜在出血风险。在这种情况下，应该仔细移除伤口中的任何填塞物，并准备处理任何出血。如有必要，用生理盐水冲洗伤床，以防止黏附的敷料撕裂伤口床并引起更多出血。如果需要，可以采用外科止血剂。这些止血剂通常含有一种天然的止血剂——胶原蛋白。Surgicel 和 gelfoam 是两种众所周知的止血剂。

解剖学考虑因素

虽然身体任何部位都可能需要进行清创，但有几个位置更常见。这些位置包括常见的压疮部位，如骶骨、坐骨结节、大转子，以及常见的神经性溃疡部位，如跖骨头。特别需要注意的是避免损伤足部的屈肌腱。从解剖学课程中获得的知识，使得临床医师能够在身体的任何区域中识别和避开重要组织。临床医师将能够预判动脉、静脉、神经、肌腱、韧带和筋膜边界的位置。了解筋膜隔间对于确定可能形成通道的区域以及引导脉冲冲洗清除这些通道格外重要。

低频超声清创

低频超声设备使用千赫范围的超声波。设备可能是接触型或非接触型。所使用的低频率允许能量集中在某一深度的小部分组织上。接触设备只是破坏坏死组织，而对健康组织没有明显损伤。接触式低频超声的一个例子是 Soring Sonoca。该设备连接探头来传输超声波，探头不断滴注生理盐水，以作为超声波的传导介质。接触式设备的工作原理是基于超声波产生的空化作用。空化作用可以破坏细菌和纤维蛋白沉积，同时穿透伤口床内的裂隙。为了适应伤口的形状，有多种形状的末端可供选择。手柄是可替换的，并且可以在使用后进行高压蒸汽灭菌。除了生理盐水之外，没有使用其他一次性耗材，然而，设备价格昂贵（约 30 000 美元）。Sonoca 的工作频率为 25 kHz。强度可调，但频率则不行。提高的清创效率可能会抵消成本。Soring 将这项技术称为"超声辅助伤口治疗"。该设备有 3 种模式。顾名思义，接触模式是指用器械尖端直接触碰伤口来传递更多能量。而非接触模式则是为了处理更为敏感的组织而设计的。

浸没模式适用于可以用液体填充的伤口，如深层伤口和可以用液体填充的皮下缺陷。超声能量通过液体传输。Qoustic Curette（Arobella Medical）传输低频超声波，这些超声波补充了刮匙的使用，并迅速清创。

低频非接触式超声，如 MIST（Celleration），并不是专门用来在宏观层面上进行清创的。液体通过设备以雾化的形式驱动到伤口床上，在设备确定的频率下振动，促进伤口愈合的同时去除细菌、纤维蛋白和脱落物。尽管 Sonoca 和 Qoustic Curette 设备被认为是高强度、低频率的接触式超声波，MIST 则被认为是低强度、低频率的非接触式超声波。

何时不清创

并不是所有坏死组织都必须进行清创。例如，稳定的足跟伤口和严重的动脉供血不足就不需要清创。此外，还需要考虑到操作技术上的问题。不进行足跟伤口清创的一般指南包括痂皮牢固地附着、周围组织没有发炎、痂皮下没有渗液、痂皮感觉不到软或水肿。几毫米到几厘米大小、有痂皮的小伤口可能在不清创的情况下同样迅速地愈合。由动脉供血不足引起的坏死组织不应清创。在这些伤口中，缺乏血液流动不仅延缓伤口愈合，而且阻碍免疫系统处理进入伤口的细菌。坏死组织如果暴露在外，会受到表面细菌的侵袭，从而有相当高的感染风险。因此，一个重要的治疗原则是医师不应轻易清理看不见的伤口部位。虽然迅速切除看起来像是坏死的组织看似简单直接，但这样做可能会损伤健康的组织，并存在将细菌带入血液的风险。

幼虫疗法

蛆疗法是最具针对性的清创形式。蛆只消化失活的组织。使用蛆（苍蝇幼虫）进行组织清创的做法可以追溯到美国内战时期。那时，伤口感染是导致死亡的主要原因。被蛆虫感染的伤口似乎比没有蛆虫的伤口感染率和死亡率更低。随着抗生素的普及，使用蛆虫进行医疗治疗的情况有所减少，但这种方法并未完全消失，并且最近又开始重新受到人们的关注。用于伤口清创的蛆是从专业实验室获得的无菌蝇蛆。适用伤口包括任何不需要外科手术清创的慢性伤口。任何可用自溶性或酶类清创的伤口都可以用蛆来治疗。蛆能够高度选择性地清除坏死组织，并在伤口中维持适当水平的细菌。

许多使用蛆的方案已被制订。蛆可以被限制在伤口上方，或允许其自由移动（自由放养）。它们通常放置 48～72 h。有两种方法可以限制蛆。一种方法是使用装在网眼袋中的蛆。另一种方法需要用两张羟基胶原片。在第一张羟基胶原片上切一个与伤口大小相近的洞，并围绕伤口贴上。将装有蛆的瓶子放置于伤口上，并用网状材料覆盖。再放置一张也有洞的第二张羟基胶原片，覆盖在第一张上以固定网状材料。顶部的羟基胶原片连同蛆和网状材料一起移除并丢弃，而底部的羟基胶原片则保留。该过程每周重复进行至多两次，直到伤口床完全清创。可能需要应用 2～6 次。关于不同类型清创的优势和劣势的总结见表 15-2。

总结

清创过程之前，需要制订一份护理计划，说明为什么需要清创以及哪种方法最适合达到所概述的结果。需要清创的伤口展示示例见图 15-12A～M。其中描述了 4 种类型的清创。根据伤口的特点、患者和设施的特点，以及对伤口清创的时间限制，可以确定选择锐性、机械性、酶解（化学）和自溶性清创。在许多情况下，为了管理感染风险，更倾向于选择锐性清创。锐性清创需要锋利的工具沿着活组织和坏死组织的边界切割，并且需要高水平的技术。

机械清创包括使用水疗法、擦洗和冲洗。自溶性清创允许伤口在闭合敷料下利用体内的酶自行清理。酶解清创涉及使用商业生产的酶，这些酶需要医师的处方。当时间和感染不是问题时，自溶性和酶解清创是有用的。由动脉供血不足引起的干性坏疽不进行清创，稳定的足跟溃疡也可能不需要清

表 15-2 清创类别			
方法	**描述**	**优势**	**劣势**
切割	切除或切割存活的或失活的组织	快速清除坏死组织能迅速控制出血 无痛	手术使伤口变大 术后可能有明显疼痛 需要全身麻醉或神经阻滞 手术费用高
切除	只切除可见的失活组织	可以由非外科医生进行 可以在床旁进行 相对便宜 可以与脉冲冲洗或其他方式联合使用 可能不需要太多的疼痛管理	无法去除隐藏的坏死组织 取决于患者和医生的接受度 止血困难 需要进行疼痛管理
机械	使用非特异性方法，如脉冲冲洗、湿转干、漩涡浴、擦洗	无须太多技术 相对便宜	不特定的 脉冲灌洗比其他形式更有针对性 湿润变干燥时会有疼痛感，可损伤肉芽
自溶	使用封闭敷料，使体内的酶降解坏死组织	不造成疼痛，适合许多镰状细胞或其他疼痛性溃疡 只需要支付敷料的费用	慢 如果观察不当，有感染风险
酶	用胶原酶补充人体的酶	应用和换药成本最低 比自溶快 可作为后续清创的补充手段	胶原酶的成本 比锐性清创慢
幼虫治疗（生物、蛆）	根据需要，将无菌蛆虫放置在伤口上一次或多次	极具选择性 无痛	患者可能无法接受 费用高

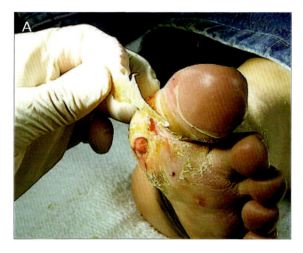

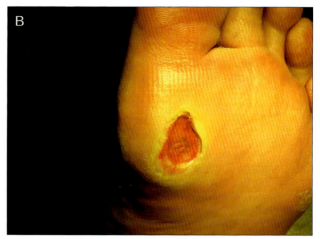

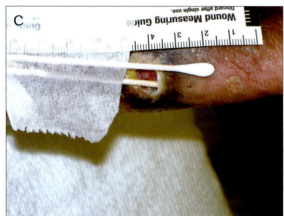

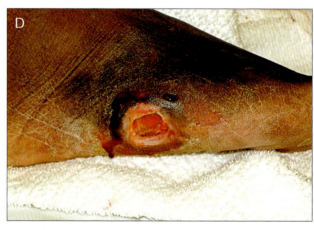

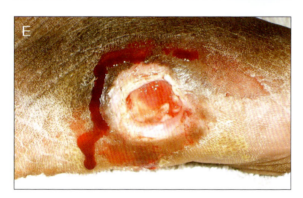

图 15-12　需要清创的伤口示例。（A）糖尿病足足底表面有广泛的老茧。使用剥离和刮削相结合的方法来去除老茧。（B）经过多次就诊后，足部老茧被清除干净。（C）深层组织形成的小袋内有非活性组织。所有覆盖在棉签涂抹器上方的组织都需要清创。（D）清除掉图 C 中足部的蜡样坏死组织后的足部。通过用手术刀刮除蜡样组织来进行清创。活组织的边缘呈斜面。（E）与图 C 和 D 中相同的足部的近照。注意活组织边缘有出血（未完待续）

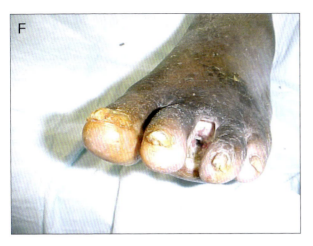

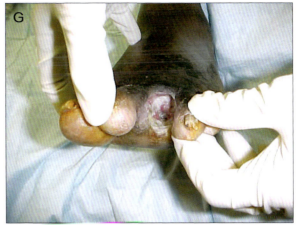

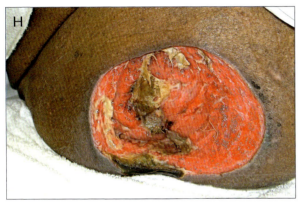

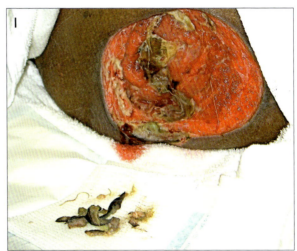

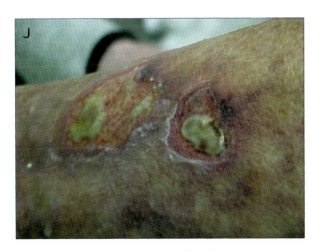

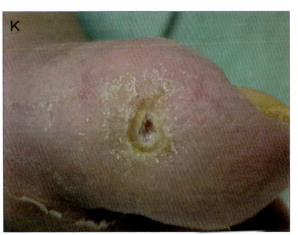

图15-12 （续上页）（F）第三掌骨截肢术后出现坏死组织。尽管手术中所有明显的坏死组织都已移除，但手术后无法存活的组织如照片中所示，需要进一步清创。（G）图F中同一伤口在锐性清创坏死组织后的情况。需要在第二天检查伤口，以确定是否出现了需要清创的坏死组织。（H）右侧大转子上的压疮。在12:00、3:00位置和周围散布有黄色的腐肉；在9:00位置有黑色的痂皮；注意大转子表面的坏死（I）图H中同一伤口在一次锐性清创后的情况。（J）通过脉冲冲洗和用镊子、剪刀和刮匙进行锐性清创，去除了腿部伤口的腐肉。（K）大脚趾周围的老茧，通过使用镊子剥离去除（未完待续）

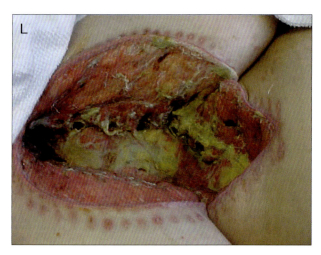 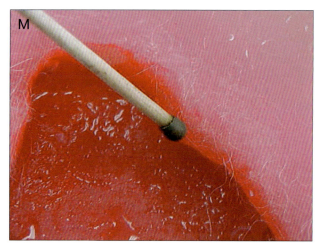

图 15-12 （续上页）（L）裂开的胸骨伤口中附着的黄色腐肉。通过脉冲冲洗、锐性清创和伤床水化去除腐肉。（M）在清创和止血中使用的硝酸银棒。棒尖用生理盐水湿润后触碰需要清创或止血的区域。然后用生理盐水冲洗伤口，以去除残留的硝酸银

创。锐性清创是迅速移除坏死组织的首选方法，特别是在感染风险高或神经性溃疡的情况下。清创是沿着坏死组织与健康组织的交界线进行的，这个过程中可能会出现出血现象。出血可能需要用硝酸银棒、海藻酸钠或纱布来控制。对出血伤口放置干燥敷料数小时，以防血肿形成。

问题

1. 清创和清洗伤口有什么不同？
2. 物理治疗师应该定期清洗伤口吗？
3. 对比切除清创和外科清创。
4. 谁有资格进行外科清创？
5. 为什么要进行清创？
6. 锐利清创的好处有哪些？
7. 对比活性组织和非活性组织的外观。
8. 仅凭出血就足以确定组织是否存活吗？
9. 何时进行简单的冲洗和擦洗是合适的？
10. "积极伤口管理"的收费资格是否在目前使用医疗流程术语（CPT）代码 97597 范围内？
11. 当清创面积 > 20 cm² 时，费用情况如何？
12. 清创的面积是否与所涉及的工作量相关？
13. 什么是湿热敷？为什么使用它们？为什么不应使用它们？
14. 旋涡浴治疗作为一种清创方式会多有效？
15. 使用旋涡浴治疗处理开放性伤口会有什么问题？
16. 旋涡浴治疗何时是一个好的选择？
17. 脉冲冲洗与旋涡浴治疗相比有什么优势？
18. 脉冲冲洗有哪些问题？
19. 这些问题如何缓解？
20. 进行脉冲冲洗需要什么个人防护装备？
21. 脉冲冲洗中使用的基本技巧有哪些？
22. 什么是排出物？
23. 排出物的质量能告诉你什么？
24. 在脉冲冲洗过程中应使用多少生理盐水？
25. 什么是自溶性清创？
26. 自溶性清创的主要适应证是什么？
27. 需要哪种类型的敷料来增强自溶性清创？
28. 自溶性清创有哪些禁忌证？
29. 仍可用于清创的化学药物是什么？
30. 化学清创的适应证有哪些？
31. 如何提高化学清创的效果？
32. 何时应将化学清创作为唯一的清创方法？
33. 化学清创有哪些禁忌证？
34. 为什么锐利清创应成为物理治疗师使用的主要方法？
35. 锐利清创中 3 种主要的切割工具是什么？
36. 为什么需要镊子？你的镊子应该具备哪些特性？
37. 何时应将清创任务转交给外科医师而不是物理治疗师？

38. 锐利清创的主要注意事项有哪些？

39. 为什么需要清除并修整老茧？

40. 当患者因足部溃疡清创而被转诊时，去除老茧的费用是多少？

41. 谁可以收取去除老茧的费用？

42. 使用手术刀和剪刀的规则是什么？

43. 如何操作刮匙？

44. 可以止住过度出血的方法有哪些？

45. 当出血不止时应该怎么办？

46. 什么是低频接触式超声波？它是如何实现清创的？

47. 什么是蛆虫治疗？它的适应证和禁忌证有哪些？

参考书目

[1] Ahluwalia R, Vainieri E, Tam J, et al. Surgical diabetic foot debridement: improving training and practice utilizing the traffic light principle. *Int J Low Extrem Wounds*. 2019;18(3):279–286.

[2] Anvar B, Okonkwo H. Serial surgical debridement of common pressure injuries in the nursing home setting: outcomes and findings. *Wounds*. 2017;29(7):215–221.

[3] Elraiyah T, Domecq JP, Prutsky G, et al. A systematic review and meta-analysis of débridement methods for chronic diabetic foot ulcers. *J Vasc Surg*. 2016;63(2 Suppl):37S–45S.e1–2.

[4] Faschingbauer M, Boettner F, Bieger R, Weiner C, Reichel H, Kappe T. Outcome of irrigation and debridement after failed two-stage reimplantation for periprosthetic joint infection. *Biomed Res Int*. 2018;2018:2875018.

[5] Gethin G, Cowman S, Kolbach DN. Debridement for venous leg ulcers. *Cochrane Database Syst Rev*. 2015;2015(9):CD008599.

[6] Huett E, Bartley W, Morris D, Reasbeck D, McKitrick-Bandy B, Yates C. Collagenase for wound debridement in the neonatal intensive care unit: a retrospective case series. *Pediatr Dermatol*. 2017;34(3):277–281.

[7] Kim PJ, Attinger CE, Bigham T, et al. Clinic-based debridement of chronic ulcers has minimal impact on bacteria. *Wounds*. 2018;30(5):114–119.

[8] Lavery L, Niederauer MQ, Papas KK, Armstrong DG. Does debridement improve clinical outcomes in people with diabetic foot ulcers treated with continuous diffusion of oxygen? *Wounds*. 2019;31(10):246–251.

[9] Linger RJ, Belikoff EJ, Yan Y, et al. Towards next generation maggot debridement therapy: transgenic Lucilia sericata larvae that produce and secrete a human growth factor. *BMC Biotechnol*. 2016;16:30.

[10] Mancini S, Cuomo R, Poggialini M, D'Aniello C, Botta G. Autolytic debridement and management of bacterial load with an occlusive hydroactive dressing impregnated with polyhexamethylene biguanide. *Acta Biomed*. 2018;88(4):409–413.

[11] Michailidis L, Bergin SM, Haines TP, Williams CM. A systematic review to compare the effect of low-frequency ultrasonic versus nonsurgical sharp debridement on the healing rate of chronic diabetes-related foot ulcers. *Ostomy Wound Manage*. 2018;64(9):39–46.

[12] Michailidis L, Bergin SM, Haines TP, Williams CM. Healing rates in diabetes-related foot ulcers using low frequency ultrasonic debridement versus non-surgical sharps debridement: a randomised controlled trial. *BMC Res Notes*. 2018;11(1):732.

[13] Raizman R, Dunham D, Lindvere-Teene L, et al. Use of a bacterial fluorescence imaging device: wound measurement, bacterial detection and targeted debridement. *J Wound Care*. 2019;28(12):824–834.

[14] Reyzelman AM, Vartivarian M. Evidence of intensive autolytic debridement with a self-adaptive wound dressing. *Wounds*. 2015;27(8):229–235.

[15] Roberts PA, Huebinger RM, Keen E, Krachler AM, Jabbari S. Mathematical model predicts anti-adhesion-antibiotic-debridement combination therapies can clear an antibiotic resistant infection. *PLoS Comput Biol*. 2019;15(7):e1007211.

[16] Scalise A, Campitiello F, Della Corte A, et al. Enzymatic debridement: is HA-collagenase the right synergy? Randomized double-blind controlled clinical trial in venous leg ulcers. *Eur Rev Med Pharmacol Sci*. 2017;21(6):1421–1431.

[17] Schoeb DS, Klodmann J, Schlager D, Müller PF, Miernik A, Bahls T. Robotic waterjet wound debridement—workflow adaption for clinical application and systematic evaluation of a novel technology. *PLoS One*. 2018;13(9):e0204315.

[18] Schultz GS, Sibbald RG, Falanga V, et al. Wound bed preparation: a systematic approach to wound management. *Wound Repair Regen*. 2003;11(Suppl 1):S1–S28. doi:10.1046/j.1524-475x.11.s2.1.x.

[19] Sheets AR, Demidova-Rice TN, Shi L, Ronfard V, Grover KV, Herman IM. Identification and characterization of novel matrix-derived bioactive peptides: a role for collagenase from Santyl® ointment in post-debridement wound healing. *PLoS One*. 2016;11(7):e0159598.

[20] Tewarie L, Chernigov N, Goetzenich A, Moza A, Autschbach R, Zayat R. The effect of ultrasound-assisted debridement combined with vacuum pump therapy in deep sternal wound infections. *Ann Thorac Cardiovasc Surg*. 2018;24(3):139–146.

[21] Wu L, Chung KC, Waljee JF, Momoh AO, Zhong L, Sears ED. A national study of the impact of initial débridement timing on outcomes for patients with deep sternal wound infection. *Plast Reconstr Surg*. 2016;137(2):414e–423e.

16

敷料的选择与应用

目　标

- 列出敷料的基本用途。
- 区分急性和慢性伤口敷料的理想特性。
- 讨论使用封闭性敷料的适宜条件。
- 列出非封闭性敷料的类型；讨论使用非封闭性敷料的适宜条件。
- 讨论不同类型的封闭性和半封闭性敷料的特性，包括水凝胶、半透膜、亲水胶体、海藻酸钠、水纤维和复合材料。
- 讨论使用各种类型封闭性敷料的适宜条件。
- 说明不能耐受黏合剂者的替代品。
- 讨论辅助敷料的类型，并列出使用这些敷料的目的。
- 讨论不同类型胶带的适宜使用范围，包括在脆弱皮肤上的使用。
- 描述引流管、固定缝线和蒙哥马利贴带的用途。
- 描述拆除缝线和订书钉的过程。

　　临床医师需要根据每位患者的具体情况选择最佳敷料。在选择伤口敷料时，必须综合考虑以下因素：伤口的病理生理学、患者使用的方便程度、引流的数量和质量、有无感染、深度、社会和经济问题，以及敷料的特性。本章旨在制定一个选择伤口敷料的决策过程。更重要的是，这一过程包括在伤口和其他因素发生变化时决定何时使用不同类型的敷料。必须考虑4类产品是否适合任何特定伤口：覆盖伤口的敷料、填充伤口的敷料、保护周围皮肤的产品，以及用于固定敷料的辅助敷料。

覆盖敷料与填充敷料的比较，以及主要敷料与辅助敷料的比较

　　有些伤口很浅，不需要在伤口上覆盖任何材料。这种敷料属于覆盖型敷料。填充型敷料适用于深度较深的伤口。如果只覆盖而不填充深度较深的

伤口，引流液或血液就会积聚，造成感染风险。填充型敷料应仅限于伤口床，以防止液体渗入周围皮肤，对皮肤造成损伤。

直接放置在伤口上或伤口内的敷料称为主要敷料。它可以是浅伤口或手术闭合伤口上的唯一敷料。在某些情况下，需要在主敷料上放置更多的敷料。这可能是为了固定敷料，也可能是为了吸收主敷料无法处理的任何引流物。

覆盖型敷料通常只是表皮伤口的主要敷料。不过，覆盖型敷料也可以作为填充型敷料的辅助敷料。填充型敷料始终是主要敷料，需要覆盖型敷料作为辅助敷料。在某些特殊情况下，二级敷料可由三级敷料覆盖。例如，使用抗生素软膏作为主要敷料，纱布海绵作为辅助敷料，绷带卷作为三级敷料。图 16-1 展示了主要敷料与辅助敷料、填充敷料与覆盖敷料的实例对比。

伤口敷料的用途

了解了伤口的原因和可能的并发症，我们就可以开始选择伤口敷料了。下一步是了解敷料的用途，首先是一般敷料，然后是特定类别敷料的特性和用途。正如下文所述，即使在同一类敷料中，不同品牌敷料的特性也可能存在很大差异，因此某种敷料可能比另一种敷料更合适。

从最简单的作用开始，敷料的作用是保护伤口不受外部环境的影响，防止污染。敷料的选择通常因急性伤口和慢性伤口而异。急性伤口最担心的是感染和血肿的形成，这是造成感染的巨大风险因素。与此相反，慢性伤口通常是定植的，尽管伤口受到微生物的污染会增加感染风险。慢性伤口的主要问题是优化伤口的微环境，同时不损害周围皮肤的完整性。

敷料的第二个作用是促进坏死组织的分解和清除。第三个作用是填补伤口的无效腔，防止血肿、脓肿、隧道和窦道的形成。第四个作用是处理引流，无论是脓性渗出物还是浆液性渗出物。在伤口内保持液体的敷料（闭塞性和半闭塞性敷料）可保持湿度、保留生长因子和酶，并允许自溶清创，从而促进伤口愈合。表 16-1 列出了敷料的用途。

敷料的分类

敷料可根据其处理引流的方式进行分类。表 16-2 列出了医疗保险与医疗补助服务中心（CMS）认可的敷料类别。干－干敷料用于干敷伤口，待伤口干燥后取下。这种敷料用于吸收极少量的引流液，并促进急性伤口的止血。这种敷料通常用于覆盖原发意向闭合的急性伤口，也可用于小的急性伤口。大面积或慢性伤口通常不使用这类敷料。

湿－湿敷料通常用生理盐水或三联抗生素等杀菌溶液湿润伤口，以软化焦痂或治疗感染伤口（图 16-2）。当伤口需要经常检查和清创时（每天或更频繁），也通常使用这种敷料。第三种是湿－干敷料，用于对有大量坏死组织或必须快速清创的伤口进行非选择性清创。不建议使用湿－干敷料进行清创，这一点在上一章中已经讨论过。

微环境（封闭型和半封闭型）敷料旨在优化伤口环境，促进伤口愈合。封闭型是通过水蒸气渗透率（WVTR）来量化的。封闭型敷料不允许任何东西从任何方向穿过。真正的全封闭敷料的水蒸气渗透率为零。半封闭型敷料允许一些水蒸气和其他气体通过，因此有可测量的水蒸气渗透率。封闭型是一个连续统一体，只是选择敷料的一个因素。在某些情况下，敷料的封闭性是显而易见的；而在其他情况下，一些被称为微环境敷料的敷料可能并不比非微环境敷料更具有封闭性。接下来将讨论微环境敷料的几种亚型。除了保持湿度的能力不同外，其他需要考虑的特性还包括吸收排泄物和保持创基温度的能力。

非封闭性敷料

这类产品通常由棉纱布和人造丝制成。纱布海绵在伤口护理方面有着悠久的历史，许多没有及时进行适当护理的人可能会将生理盐水浸湿的纱布视为护理标准。纱布产品很容易渗透细菌、气体和液体，因此被认为是非闭塞性的。它们主要通过多层材料的吸收来处理大量引流。纱布产品适用于保护闭合的急性伤口、吸收大量渗液以及防止血肿的形

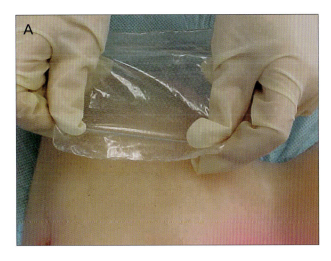

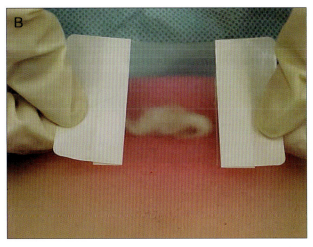

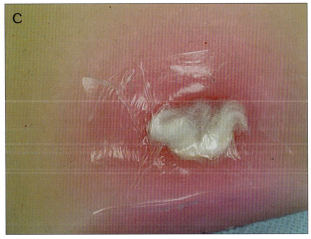

图 16-1 伤口填充及覆盖的一级敷料和二级敷料。(A) 一级敷料作为覆盖敷料的示例：换药将水凝胶片直接贴在无深度的伤口表面。(B) 首先用海藻酸盐敷料填充深度较大的伤口，这是一级敷料和填充物。其次，在藻酸盐敷料上覆盖一层半透膜，半透膜是二级敷料和覆盖物。(C) 完成后示意图

表 16-1　伤口敷料的用途
• 对伤口进行物理保护，防止污染
• 促进自溶清创
• 保持创基的温度、湿度、细胞、酶和生长因子
• 填充无效腔，防止形成血肿、脓肿、隧道和窦道
• 通过吸收、蒸发或闭塞管理引流

表 16-2　CMS 认可的敷料类别
• 水凝胶：片材
• 生物和合成膜
• 浸渍
• 胶原蛋白
• 硅凝胶片材
• 接触层
• 银技术
• 弹性纱布
• 透明薄膜
• 伤口填充物
• 纱布和无纺布敷料
• 液体皮肤保护剂
• 亲水胶体
• 水分屏障
• 水凝胶：无定形
• 治疗保湿剂
• 水凝胶：浸渍敷料
• 皮肤替代品
• 氧重组纤维素

成。非闭塞性敷料还适用于感染伤口，以及在需要快速清创时用作湿 – 干敷料。产品包括 Telfa 衬垫（Covidien）、纱布海绵和绷带卷。棉质纱布的吸收能力较强，可以分层充分吸收大量渗出物。当伤口没有引流时，多层干纱布可以很好地起到阻隔细菌的作用。当纱布被引流液浸透时，就会失去作用。湿纱布不是很好的细菌屏障，因为它会通过湿气将细菌传播到伤口中。纱布在吸水时还会使伤口液体不受控制地蒸发，如果引流不畅，无法保持伤口湿润，就会导致创基干燥。这通常会导致敷料与干燥

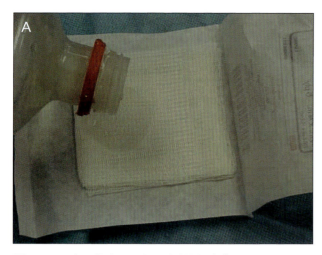
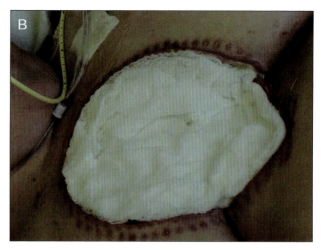

图 16-2 生理盐水浸湿的纱布敷料。(A) 用无菌生理盐水浸湿无菌 1 cm×1 cm 纱布。(B) 用生理盐水浸湿胸骨开裂伤口的绷带卷，作为仍需大量清创的大面积干燥伤口的主要和填充型敷料

的蛋白质渗出物粘连的额外问题。去除附着的敷料还会导致细菌释放到空气中，造成感染扩散问题。从伤口排出的液体蒸发会降低伤口温度，从而减少肉芽组织的生成和免疫细胞的有效性。事实证明，降低伤口温度会增加感染风险。

　　由于纱布敷料会黏附伤口，Telfa 和相关产品被设计成伤口表面和吸收材料之间的不粘层。遗憾的是，这些"不粘"材料经常无法达到广告宣传的效果。渗出物会被不粘表面吸收，在毛孔中变干，并附着在伤口床上。其他不粘材料包括涂有凡士林的敷料。凡士林纱布（Covidien）或 Adaptic（Johnson & Johnson）由白色凡士林涂在合成网布上组成。Xeroform（Covidien）因三溴酚酸铋而呈现黄色，三溴酚酸铋是一种抗菌剂，以涂在细网布上的凡士林油为基底。虽然凡士林油涂层降低了黏附风险，但引流物也会以与 Telfa 护垫相同的方式在这些穿孔处干涸。肉芽组织可能会穿孔生长，导致敷料粘连，并在移除敷料时出血。浸过凡士林油的纱布示例（图 16-3）。

　　另一种可能的不粘敷料是接触层。这种敷料的设计允许水和电解质穿过敷料，但不允许细胞和蛋白质穿过敷料，因为细胞和蛋白质是敷料与伤口床粘连的主要原因。带有接触层的接触层敷料和复合材料（具有多种材料类型的敷料）是由与 Telfa 类似的不粘材料制成的，但其穿孔要小得多，可使过多的水分蒸发，同时将黏附的风险降至最低。有些

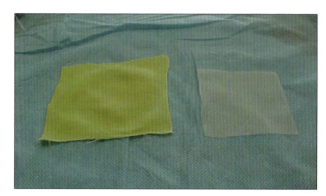

图 16-3 浸过凡士林油的纱布——Xeroform（黄色）和 Adaptic（透明）

产品［如 Exu-Dry（Smith & Nephew），图 16-4］将接触层与一层高吸水性材料结合在一起。这种敷料具有适合急性伤口或感染伤口的特性，同时又没有纱布、Telfa 和凡士林敷料的缺点。最后一种非黏附性敷料是硅胶敷料。硅胶敷料能轻柔地粘在伤口上保护伤口，但很容易脱落，不会对伤口或周围皮肤造成创伤。硅胶一般用于较昂贵的微环境敷料。硅胶敷料的示例如图 16-5 所示。

　　棉纱布材料是编织而成的，根据其生产质量，可能会有杂乱的材料碎片脱落到伤口床上。敷料上脱落的小块棉花污染创基，会促进慢性炎症，刺激伤口产生大量渗出。在伤口上持续使用纱布会导致炎症、大量渗出以及使用会导致更多炎症的敷料的恶性循环。在需要频繁换药的伤口上直接使用药膏时（如在磺胺嘧啶银或酶脱膜剂上使用药膏以减

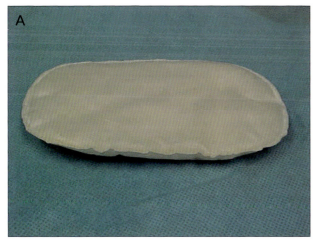
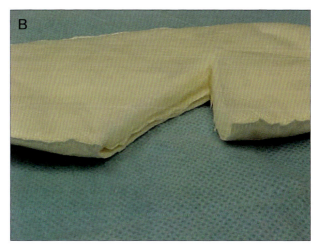

图 16-4　复合敷料。(A) 完整的 Exu-Dry 敷料。(B) 将 Exu-Dry 敷料切成横截面以显示各层。接触层在上面。这种敷料结合了主敷料和辅助敷料的特点，具有保护创基、吸收引流物和防止水分蒸发造成干燥的功能

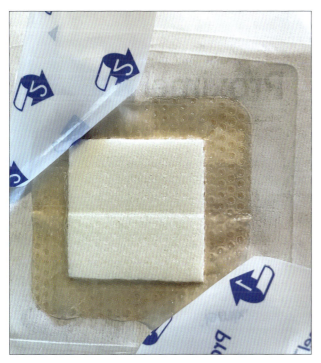

图 16-5　硅胶敷料的示例。敷料专为粘贴而设计，对皮肤的伤害极小

少干燥)，棉纱布可以作为敷料使用。

　　凡士林纱布 (图 16-3) 有助于保护伤口不受外界污染、保持伤口湿度并降低粘连风险。由于棉纤维不直接接触伤口床，因此与棉纱布相比，刺激性和引流性都会降低。不过，涂有凡士林的材料缺乏吸收性，需要经常更换敷料。与纱布海绵相比，这些敷料更具封闭性，因此在感染伤口上使用时必须谨慎。

微环境（封闭性和半封闭性）敷料

　　封闭性和半封闭性敷料为伤口、患者和临床医师提供了多种优势。这些敷料的设计原则是，如果伤口微环境得到改善，对伤口愈合就会最有效。伤口微环境的改善包括保持适当的湿度和温度、提供愈合所需的大分子（糖胺聚糖、蛋白聚糖和胶原蛋白）、提供生长因子（巨噬细胞和血小板衍生因子）、可接受的非致病性微生物菌群水平，以及保护环境不受病原体侵害。

　　伤口湿度对于上皮细胞的迁移、酶、生长因子和结构分子的移动至关重要。适当的封闭性敷料可保持伤口床的湿度，同时防止水分过度积聚，以免损伤周围皮肤。适当的微环境敷料还能防止干燥结痂。干燥的纤维蛋白和血液可作为敷料保持伤口下方的湿度并阻挡病原体，但会减缓上皮细胞的迁移，因为上皮细胞会被迫迁移到伤口下方以重新覆盖伤口。

　　促进自溶清创是微环境敷料的一个重要适应证。由于液体和酶在敷料下的滞留作用，自溶清创可以在敷料下进行。虽然微环境敷料的特性对慢性伤口有用，但它们可能对感染伤口有害，原因与促进自溶清创相同。封闭型敷料不能用于受感染的伤

口，因为它们会促进微生物的生长，造成潜在的感染扩散。有些封闭型和半封闭型敷料适用于坏死组织或渗出较少的急性伤口，一次可使用数天。很多时候，揭去封闭性敷料后伤口就会愈合。封闭型敷料的另一个优点是减少了对伤口的处理。减少对伤口的处理可将炎症降至最低，进而减少伤口的引流。虽然有些微环境敷料是非黏附性的，但有些敷料与周围皮肤的黏附性很强。黏附性很强的敷料应保留给可安全覆盖数天的伤口，以尽量减少创伤。某些微环境敷料，尤其是水凝胶，可以舒缓受刺激的伤口，特别是热烧伤、化学烧伤和辐射烧伤。在微环境敷料中，只有海藻酸钠及其合成物不属于感染性伤口的禁忌证。

半透膜敷料

现在有许多品牌的半透聚氨酯薄膜可供选择。薄膜敷料有一种丙烯酸黏合剂，可以粘在皮肤上，但不能粘在创基上。图 16-1 是一个例子。这些敷料具有半封闭性，允许液体蒸发。但是，它们不能吸收引流液，会让过多的引流液积聚在敷料下。因此，这些敷料只能用于极少量的引流，因为它们无法处理中等或最大程度的渗出。如果渗出多，敷料就会松动和渗漏。薄膜敷料尤其适用于浅表伤口或引流极少的部分创面。薄膜敷料可作为辅助敷料，在伤口处固定吸水性更强的材料。薄膜敷料的摩擦系数较低，可以保护皮肤免受摩擦伤害。不过，摩擦薄膜敷料的边缘可能会使其脱落。

使用薄膜敷料时，应覆盖周围 3~4 cm 的健康皮肤。由于这种敷料的黏附性很强，频繁、反复地去除会损伤患者的皮肤。应在周围皮肤上涂抹皮肤保护剂。本章稍后将讨论皮肤保护剂。皮肤保护剂可以提高敷料的黏附性，降低边缘卷起的可能性，同时保护皮肤不与黏合剂直接接触。根据敷料的位置，可能需要用胶带粘贴薄膜，以防止边缘卷起。婴幼儿不能用这些敷料，因为他们还太小，无法理解敷料的用途。因为这些敷料是由聚氨酯制成的，背面有黏合剂，可能会被有意或无意地取下，造成窒息危险。

为防止皮肤损伤，在移除半透膜时必须使用正

确的技术，尤其是对老年人的皮肤。如果直接从伤口拉出，皮肤与薄膜敷料的黏附力可能会比自身的黏附力更强，从而导致皮肤撕裂，尤其是老年患者或其他皮肤脆弱的患者。使用黏性敷料时，应稳定皮肤，防止过度拉扯。去除薄膜的正确方法是掀起一角，将半透膜从伤口切向拉伸，使敷料拉伸并松开。用长杠杆将薄膜敷料拉回本身，可能会导致皮肤撕裂和伤口周围皮肤变性。在移除敷料时，手指应靠近敷料仍黏附的位置，以防止这种长杠杆作用。

特别是在使用半透膜和任何敷料时都应小心谨慎，避免限制身体的邻近部位，尤其是骶骨和尾骨伤口。在使用这些敷料时，必须注意不要将臀裂缝合。如果要在这一区域使用半透膜，可以采用几种替代方法。首先，可以翻转敷料，将其一角放在臀沟、手指或脚趾之间或其他部位。第二种方法是将敷料剪成情人节卡片/心形，然后将敷料的一角放在裂口处。另一种方法是在伤口两侧各放一块敷料，中间重叠覆盖整个伤口。如果无法避免在臀沟等区域放置一块敷料，则应先将敷料折叠，然后将其放置在中间，并小心地向外平整，这样就能保证充分活动。图 16-6 中使用腹部衬垫描述了这一过程。腹部衬垫是急性伤口上常见的辅助敷料，有大量引流，尤其是在急诊护理环境中，湿润的纱布海绵是主要/填充敷料。它们有 12.7 cm × 17.8 cm（5×7）和 20 cm × 25.4 cm（8×10）两种基本尺寸。根据临床医师的创造性，它们可以根据需要分层或重叠使用，以吸收引流液并保持患者的活动能力。

水凝胶

水凝胶有两种基本形态：片状和无定形。水凝胶的例子如图 16-1 和图 16-7 所示。水凝胶一般不用于处理引流，但可提供一定的封闭、吸收和蒸发作用。水凝胶的主要用途是为干燥的伤口补充水分。此外，水凝胶还能有效舒缓伤口，尤其是擦伤、烧伤和放射性烧伤。水凝胶薄片也可用于部分或全厚皮层厚度的伤口。水凝胶薄片也可以在柜台上买到未经消毒的形式，很受自行车运动员和其他容易擦伤的运动员的欢迎。由于含水量高，水凝胶

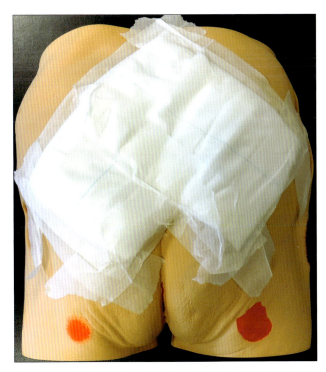

图 16-6 使用重叠的腹部衬垫作为骶骨伤口的辅助敷料。尽管使用胶带固定了腹垫，但重叠的腹垫允许臀部两侧有很大的活动空间。临床医师必须了解敷料可能对患者造成的任何活动限制

薄片不需要黏合剂就能粘在伤口上，取下时也不会造成创伤。不过，它们可能会从伤口上滑落，因此可能需要用胶带将其固定住。水凝胶片的两面都有聚苯乙烯薄膜。内膜总是要撕掉的，外膜可以撕掉，以增加伤口液体的蒸发损失。

无定形凝胶有管装和其他可挤压的容器，可用于皮下伤口。无定形凝胶非常适合为干燥的伤口补充水分。它尤其适用于保护肌腱、韧带、神经和血管，防止其干燥。一薄层无定形凝胶也可用于填充伤口；医疗保险计划明确规定，水凝胶只能用于涂抹伤口，而不能用于填充伤口。除了为伤口补充水分外，水凝胶还可以软化和松解痂皮。如果伤口必须保持开放状态，可在水凝胶上使用另一种填充物。浸过水凝胶的纱布海绵可用作电刺激电极，以促进伤口愈合。甲硝唑凝胶可用于治疗感染革兰阴性细菌的伤口。无定形水凝胶和水凝胶片也可用作超声波治疗的界面材料（见第 17 章）。

亲水胶体

在微环境敷料中，亲水胶体是一种从外观上很容易区分的材料，也是最具有封闭性的敷料。有许多品牌和类型可供选择（图 16-8）。它们具有独特的棕褐色外观。这种材料有各种厚度可供选择。较厚的不透明，呈较深的棕褐色。较薄的水胶体薄片呈较浅的棕褐色，可以有限地观察伤口。这种材料除了能堵住伤口外，还能吸收一定量的渗出液。随着水胶体吸水，颜色会变浅，质地也会变软，当水胶体变软变白时就应该更换。这些敷料具有很强的黏附性，需要连续使用数天，因此有几项注意事项。首先，这些敷料绝对不能用于受感染的伤口。皮下有缺损的伤口，包括皮下缺损、创面和窦道，也不建议使用这种敷料。水胶体敷料的外表面不透水，因此如果能避免长时间接触或浸泡，可以在淋浴时使用。

由于亲水胶体片的黏附性需要敷料在更换敷料之间保持数天，因此只有在临床医师允许伤口保持覆盖 5 天或更长时间的情况下才能使用亲水胶体。与半透膜一样，亲水胶体敷料下方也应留出 2~3 cm 的健康皮肤，并涂上皮肤保护剂。取下亲水胶体敷料时，敷料下残留的数天自溶清创产物会有轻微的气味，表面上类似化脓。不过，当伤口中的引流液被清理干净后，气味和汤状引流液就会消失，这表明伤口没有受到感染。亲水胶体的摩擦系数也很低，可以最大限度地减少对伤口区域的摩擦伤害。亲水胶体片的边缘经常会卷起，尤其是在床铺移动时会产生剪切力的地方。在这种情况下，临床医师经常用胶带粘住亲水胶体片的边缘。

在亲水胶体敷料下面涂抹皮肤保护剂可防止亲水胶体敷料边缘滚动，以及在移除亲水胶体敷料时造成皮肤损伤。亲水胶体还可用于填充空腔和处理引流。亲水胶体可配制成糊状、颗粒状和螺旋切片状，用于填充伤口。这些吸收产品需要辅助敷料将其固定在伤口中。辅助敷料可以是亲水胶体薄片，也可以是薄膜或纱布等更简单的敷料。这些填充物可以吸收更多的引流液，减少换药次数。减少换药次数可以提高患者的舒适度和对护理方案的依

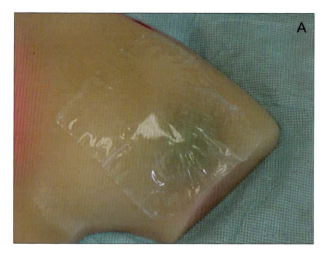
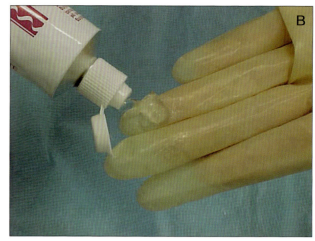

图 16-7   水凝胶敷料。（A）水凝胶片。（B）用于湿润干燥创基的无定形水凝胶

从性，并减少因粗暴操作造成污染和慢性炎症的机会。与半透膜一样，亲水胶体敷料也必须小心揭下，以防损伤伤口周围的皮肤，并使用皮肤保护剂保护皮肤免受损伤。与薄膜敷料一样，亲水胶体也可以通过创造性的剪裁方式使其适用于身体的特定部位，如骶骨和脚趾。图 16-8 显示了亲水胶体敷料的切割方法，使敷料能够很好地贴合身体。

海藻酸钠和水纤维

海藻酸钠是用途最广的微环境敷料，它是从海藻中提取的长链糖，具有吸水后从纤维变为凝胶的特性。海藻酸钠敷料的持水量可达其重量的 20 倍，可使伤口干燥而几乎不排水。水纤维是对老一代海藻酸钠产品的合成改进。示例见图 16-1B、C，以及图 16-9。海藻酸钠与聚氨酯泡沫的复合敷料如图 16-9C 所示。使用适当的辅助敷料，海藻酸钠和水纤维可以达到最大的引流效果。这种材料具有足够的拉伸强度，吸水后形成的凝胶可以很容易地从创基移除。移除凝胶海藻酸钠后，用生理盐水冲洗伤口即可清除残留物。虽然有些临床医师喜欢预先湿润海藻酸钠来填充干燥的伤口，但海藻酸钠的设计目的是吸收排水，而不是为伤口补充水分。更简单、更具成本效益的伤口水合方法是在伤口上涂抹无定形水凝胶。海藻酸钠和水纤维不能用于干性伤口、硬皮或三度烧伤。如果创基开始干燥，应停止使用海藻酸钠/水纤维，改用吸水性较弱的敷料。

在海藻酸钠/水纤维上使用的辅助敷料可根据引流情况来选择。使用半透膜可减少引流（图 16-1B 与 16-1C），而使用泡沫或吸收性辅助敷料则可减少大量引流。如果使用亲水胶体作为辅助敷料（图 16-8A），临床医师必须将敷料放置数天。海藻酸钠有片状和带状两种形式，具有很强的拉伸强度，可以敷在有凹陷和形状不规则的部位（图 16-9）。虽然海藻酸钠敷料和水纤维敷料更容易将液体吸到周围皮肤上，但仍需对其进行处理，使其保持在伤口床内。有些临床医师习惯在填充空腔前将海藻酸钠敷料片弄蓬松，这种做法是不必要的。相反，可以将其剪开、撕裂或折叠成适当的形状，使其留在伤口内，远离周围皮肤。海藻酸钠可与胶原蛋白结合使用。当海藻酸钠吸收排水时，胶原蛋白会被伤口吸收，从而促进伤口愈合。

半透泡沫敷料

这些半封闭性敷料通过吸收、蒸发和闭塞来控制引流。图 16-10 展示了一个例子，图 16-9C 展示了其与水纤维的组合。这种敷料是微环境敷料中吸收能力最强的。有各种厚度的泡沫可用于处理各种引流。泡沫敷料会将大量液体残留在伤口中，吸收过多的引流物，有些品牌的泡沫敷料还允许大量蒸发。泡沫敷料对气体和水蒸气的透过性不如薄膜，但与水凝胶或水胶体相比，泡沫敷料的闭塞性

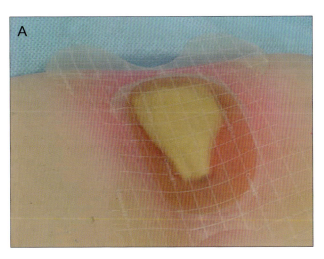
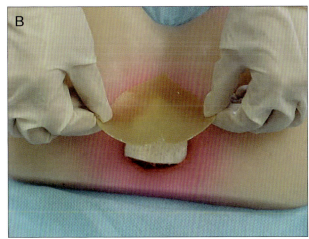
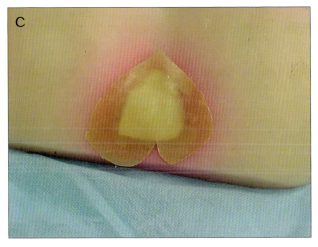
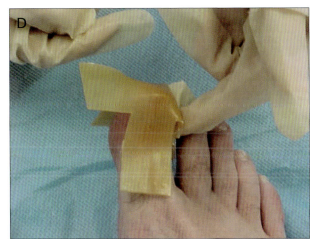
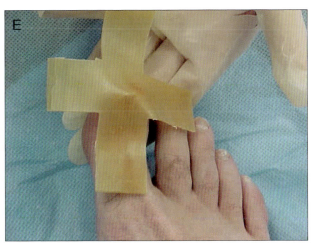
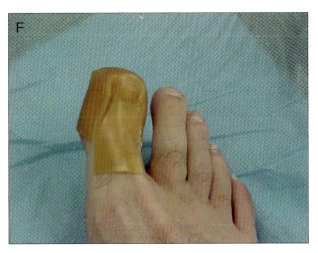

图 16-8 　亲水胶体敷料。(A) 薄的亲水胶体敷料片用作海藻酸钠的辅助敷料。(B) 厚的亲水胶体薄片剪成心形形状，覆盖在骶骨溃疡的海藻酸钠主敷料上；这种形状专门用于防止敷料在臀部两侧粘连，使患者可以自由活动。(C) 同样的敷料粘贴在伤口周围的皮肤上。顶部凹槽的设计也是为了方便移动。(D) 在手指周围使用亲水胶体敷料。敷料片被切割成十字形，以便将其折叠在指骨的 4 个表面上。(E) 将敷料片折叠到位。(F) 在拇趾末端完成亲水胶体的涂抹。将手放在亲水胶体片上加热，可增加敷料的顺应性和黏附性，使其与脚趾的不规则形状很好地贴合

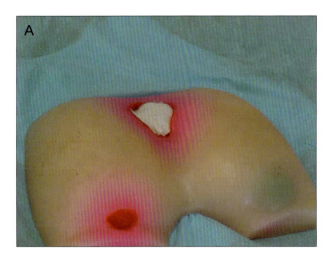

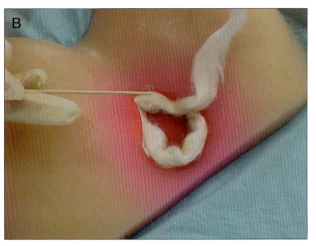

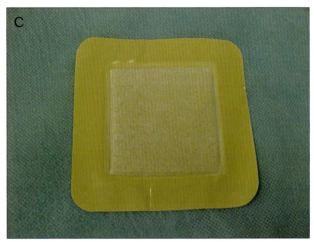

图16-9　海藻酸钠和水纤维敷料。（A）在骶骨溃疡模型中用作主要／填充敷料的水纤维片。敷料片可根据伤口床的大小进行裁剪和处理，敷料不会接触周围皮肤。（B）用于相同目的海藻酸钠绳。绳状敷料更适用于不规则部位，尤其是下陷部位。（C）结合水纤维和泡沫的复合敷料示例

较弱。泡沫敷料的主要优点除了吸收能力外，还包括对伤口的物理缓冲作用和隔热性能，使伤口温度更接近成纤维细胞和上皮细胞生长的最佳温度。泡沫敷料通常用于防止压力伤害，并经常放置在医疗设备下，以防止与医疗设备相关的压力伤害。制造商在制造这些敷料时会加入添加剂，包括表面活性剂和洗涤剂，以帮助清洁伤口，并加入木炭以吸收异味。木炭还可用于泡沫基复合敷料中。

会凝胶化，如 Xtrasorb（Patterson Medical Holdings, Inc）或 Sorbion（BSNMedical）。还有一些敷料采用多层吸水技术，能将液体从伤口吸到敷料的外层核心，如 Drawtex（SteadMedMedical）和 Cutisorb（BSNMedical）。这些超吸水敷料需要辅助敷料，可在加压情况下使用。虽然最初看起来比其他类型的敷料更贵，但它们的成本效益更高，因为它们不需要经常更换，从而节省了人力和辅助敷料等资源。

超强吸收敷料／特种吸收材料

伤口，尤其是大面积伤口或静脉溃疡，经常会出现排水过多的情况，海藻酸钠／水纤维或泡沫敷料无法有效处理。这时就需要使用超强吸收敷料或特种吸收敷料。这些敷料可吸收中等量到大量的引流液，吸收量可达引流液重量的4～5倍。有些超强吸收敷料具有"尿布技术"，在接触到引流物时

抗生素药膏和软膏

抗生素药膏和软膏可用作主要敷料。它们通常需要辅助敷料，除了覆盖抗生素外，还需要吸收坏死组织和水泡的排泄物，并保护下面的组织。虽然抗生素软膏／药膏通常与烧伤有关，但也可用于其他伤口。含银的药膏非常昂贵，因此，除烧伤外，其他类型的抗生素药膏或软膏也常用于其他伤口。

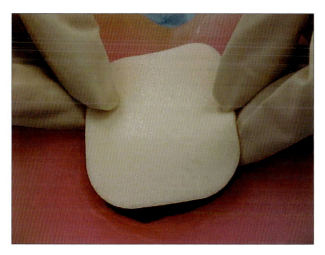

图 16-10 泡沫敷料用作主要敷料和覆盖敷料的示例

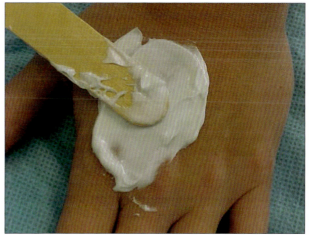

图 16-11 用压舌板涂抹磺胺嘧啶银

磺胺嘧啶银

这种抗生素呈厚厚的舒缓膏状，可作为一种敷料。它主要用于有纱布或无纱布的烧伤，用以保护伤口，也可用于某些类型的急性伤口。银，无论是这种形式还是作为液体硝酸银或银盐，都是一种广谱杀菌剂。不过，银会损害成纤维细胞和上皮细胞。尽管如此，银可以避免因烧伤或其他急性伤口上的大量细菌或真菌导致的慢性炎症，从而使伤口愈合更快。磺胺嘧啶银应在清洁条件下使用，水疗和清创后厚度为 1.6 mm（1/16 in）（图 16-11）。如患者因活动导致脱落的部位也需要重新涂抹。药膏应放置 24 h。磺胺嘧啶银禁用于孕妇、2 个月以下的婴儿或早产儿，因为有可能引起核黄疸（即高胆红素血症引起的脑损伤）。虽然该药常多日使用，但应在无感染风险后停用，通常是在清创完成后。

醋酸磺胺米隆

醋酸磺胺米隆为 50 g 一包的白色结晶粉末和膏剂。它最有名的名称是磺胺米隆。根据制造商的说明，将粉末包与 1 L 无菌水或生理盐水混合，可制成 5% 的局部溶液。溶液在室温下储存，并在混合后 48 h 内使用。醋酸磺胺米隆还可作为 11% 的霜剂使用，使用方法与磺胺嘧啶银类似。磺胺米隆主要用于烧伤，可替代磺胺嘧啶银。有关这两种药剂用途的讨论，请参见第 14 章烧伤。烧伤敷料用磺胺米隆浸泡至饱和点，然后再覆盖一层敷料。主要敷料应保持湿润。制造商建议每隔 4 h 使用球形注射器或灌溉管湿润一次主要敷料。敷料最多可在移植物上保留 5 天，此时移植物应该已经吸收。在磺胺米隆治疗期间，患者可能会出现过敏反应或酸中毒。如果出现过敏反应，应停止使用磺胺米隆。如果出现酸中毒，可停止治疗 24～48 h，然后再重新开始治疗。

Neosporin 和 Polysporin

这两种药物都是以凡士林为基质的软膏。虽然有等效的非专利药，但不同生产商生产的药剂成分可能不同。Neosporin 含有 3 种抗菌剂，而Polysporin 含有 2 种。两者都含有多黏菌素 B 和杆菌肽。Neosporin 除含有 Polysporin 中的抗生素外，还含有新霉素。这些复方制剂具有广谱抗菌作用，但毒性太大，尤其是肾毒性和耳毒性，除局部使用外，不能以其他任何方式使用。杆菌肽是一种细胞壁活性剂，对革兰阳性菌有效。多黏菌素 B 能破坏革兰阴性菌的细胞膜。多黏菌素声称对金黄色葡萄球菌、链球菌、大肠埃希菌、流感嗜血杆菌、克雷白杆菌和肠杆菌、奈瑟氏菌和铜绿假单胞菌有效，但生产商指出其对大肠沙雷氏杆菌无效。作为软膏，它可局部用于轻微伤口，面部和眼部，可能会对 Neosporin 产生过敏反应，因此不建议在这些部位使用 Neosporin。Polysporin 还有粉剂，需要时建议与胶原酶一起使用。

Neosporin 添加了新霉素成分，覆盖范围更广。新霉素是一种氨基糖苷类药物，会影响细菌蛋白质的合成，对革兰阴性菌有很好的抑制作用，而对革兰阳性菌的抑制作用较弱。新孢子菌素还有其他配方。止痛型含有局部麻醉剂普拉莫辛，由于混合物的化学特性，不含杆菌肽。新孢子菌素被宣传为是一种能使伤口更快愈合的方法，但这种比较是针对未使用 Neosporin 的伤口进行的，而不是针对不含抗菌剂的凡士林基质进行的。Polysporin 和 Neosporin 都适合患者家用。医师开药时需要告诉患者阅读说明书，并特别提醒他们注意过敏反应。

其他抗菌敷料

卡地姆碘

虽然含碘消毒剂未被批准用于伤口，但卡地姆碘是专为伤口设计的。它可以持续释放碘，而不是像聚维酮碘那样大量释放。它可以以软膏或薄片的形式直接涂抹在伤口上。当材料吸收排水时，就会形成凝胶并向伤口释放碘。由于卡地姆碘具有吸收引流液的能力，因此适用于有大量引流液的伤口、严重污染的伤口和二度烧伤。它的吸收特性还有助于控制气味和保护周围皮肤免受引流物的伤害。通过保持伤口床的湿润，卡地姆碘能促进自溶清创。凝胶还能适应伤口的形状，这也有助于将液体保留在创基内，而不流向周围皮肤。软膏剂呈棕色，需要辅助敷料。凝胶变成黄色或灰色时则需要更换。

卡地姆碘存在一些潜在问题。比如深色凝胶会遮盖伤口床，这种颜色可能会让不熟悉这种产品的人感到不安（图 16-12）。从伤口上清除凝胶可能会让患者感到不适。任何已知对碘过敏的人都不能使用卡地姆碘。据生产商称，卡地姆碘的碘持续释放水平不会导致与聚维酮碘相关的细胞毒性。其用途包括慢性伤口和感染伤口，碘成分不会改变对任何全身性抗生素的需求。

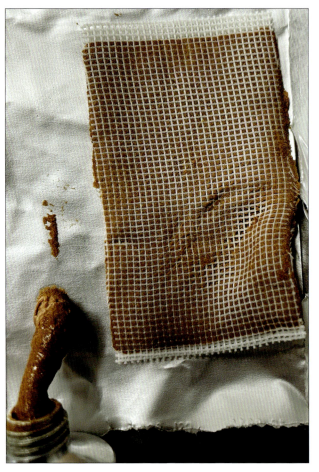

图 16-12 卡地姆碘示例

含银敷料

在材料上蒸发银盐和沉积纳米银的技术使银可以用于海藻酸钠/水纤维、泡沫和接触层，灰色调使它们很容易被识别为含有银。银的纳米结晶形式可使银在创基上持续释放。接触层类型的银敷料是用水湿润的，而不是生理盐水，敷料在更换前可能需要用水重新湿润。银敷料不能与酶解去污剂一起使用，因此，临床医师必须决定哪种敷料更重要，因为银会使酶解去污剂失活。Silverlon（Argentum Medical）基本上是用尼龙网制成的接触层。Acticoat（Smith & Nephew）适用于烧伤、移植和供体部位。它是在聚乙烯网布上涂上一层银，内芯由人造丝和聚酯纤维组成，用于吸收。一种更新版本的敷料，Acticoat 7，它的有效期长达 7 天；原版获准可使用 3 天。银海藻酸钠和水纤维可根据需要更换，但如果伤口受到感染，则必须每天更换。制造商建议银敷料的其他用途包括静脉溃疡和负压伤口疗法（第 17 章）。虽然银敷料中使用的材料在体外看来是有效的杀菌剂，但与不含银成分的类似敷料相比，它们并没有显示出更快的愈合效果。如果在不能报销敷料成本的情况下，临床医师必须考虑到更高的成本，并谨慎使用。含银敷料的示例见图 16-13。

蜂蜜敷料

蜂蜜敷料是由新西兰特有的麦卢卡蜂蜜制成的。蜂蜜敷料有多种给药系统，如凝胶、海藻酸钠和亲水胶体，可用于杀菌、控制异味和帮助自溶清创。其作用原理是通过渗透作用改变伤口的酸碱度，从而促进伤口愈合。对患者来说，蜂蜜敷料的一个重要好处是可以减轻疼痛，加快伤口愈合。蜂蜜敷料的样式如图 16-14 所示。

龙胆紫和亚甲蓝

龙胆紫 / 亚甲蓝（GV/ MB）敷料有多种类型。根据配方的不同，它们可能具有抑菌、减缓细菌繁殖的作用，也可能具有杀菌作用。如果伤口引流不畅，某些类型的敷料必须用生理盐水补充水分。GV/MB 的组合主要用于管理生物膜。龙胆紫 / 亚甲蓝敷料的示例见图 16-15。

氧重组纤维素

困扰慢性伤口的一个常见问题是基质金属蛋白酶（MMPs）水平过高。基质金属蛋白酶是急性伤口正常反应的一部分，在伤口愈合的炎症阶段会逐渐消失。基质金属蛋白酶（MMPs）是由多种细胞（包括中性粒细胞、巨噬细胞、成纤维细胞和内皮细胞）产生的 26 种（可能更多种）依赖锌的蛋白水解酶组成的家族。这些酶能降解蛋白质，包括胶原蛋白和生长因子。在慢性伤口中，MMPs 的水平超过了急性伤口，而且会持续存在，形成组织破坏和慢性炎症的恶性循环。金属蛋白酶组织抑制剂

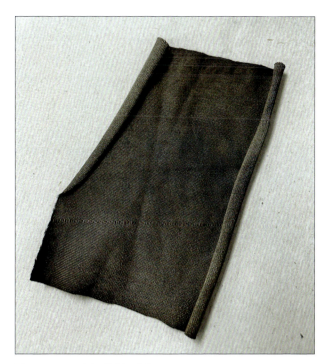

图 16-13　含银敷料示例

（TIMPs）的产生是调节金属蛋白酶的一部分。目前已发现至少有 4 种 TIMPs，其中最重要的是 TIMP1 和 TIMP2。在许多慢性伤口中，TIMPs 的含量都不足，因此有必要开发一种能控制伤口中 MMP 含量的敷料。除了控制 MMP 水平，这些敷料还能为伤口提供胶原蛋白。

氧重组纤维素能与 MMPs 结合，并在吸收伤口渗出物时形成凝胶。Promogran（Systagenix）是一种由牛胶原蛋白和氧重组纤维素组成的冻干基质，以六边形薄片的形式置于伤口中。Promogran Prisma 的性能与之类似，但它含有银成分，可防止感染，并能治疗伤口中的低感染水平。Endoform 是一种具有完整细胞外基质的绵羊胶原蛋白，也可用于控制 MMP 水平，并为肉芽组织生长提供胶原蛋白。

胶原敷料

如前几章所述，胶原蛋白是人体内最丰富的蛋白质，是肉芽组织生长的基石或支架。在慢性伤口中，通常没有足够的胶原蛋白。因此，这些敷料可以提供所需的胶原蛋白。

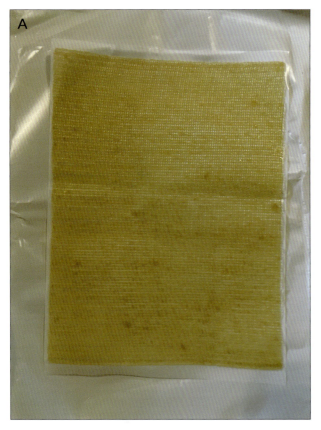

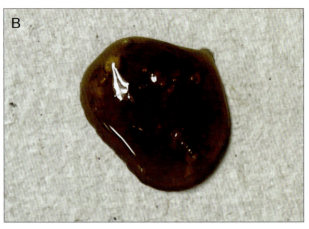

图 16-14　蜂蜜敷料示例。(A) 片状。(B) 凝胶

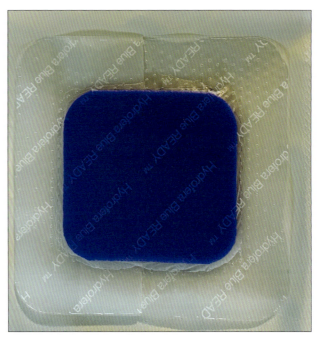

图 16-15　龙胆紫 / 亚甲蓝敷料示例

高渗生理盐水

使用高渗生理盐水的敷料可以吸收渗出物、细菌和溶解的坏死组织。Mesalt 是一种由氯化钠和合成纱布垫组成的敷料。只需将其放入伤口，它就会向伤口释放高渗盐水。然后，引流物、细菌和其他物质就会被吸收到纱布垫中。这种敷料专为引流严重的伤口设计。这种敷料不适用于引流较少的清洁伤口，因为在少量液体中释放氯化钠会产生高渗性，从而对伤口造成伤害。

德威湿敷料

德威湿敷料（Medline）通过冲洗和清创伤口来促进湿润的愈合环境。这种敷料浸泡在乳酸盐林格溶液中，可以保留大量液体。缺点是其需要每天更换敷料，并使用封闭性敷料，但它们适用于所有类型的伤口，感染伤口和极易感染的伤口除外。

透明质酸

透明质酸还可在 Hyalofill（Convatec）中用作伤口敷料。这种材料有片状和带状两种，外观与海藻酸钠相似。它由一种聚合物组成，在吸收液体变成凝胶时会释放透明质酸。据信，透明质酸可在伤口中释放 2~3 天。制造商建议将其用于神经性溃疡、压力伤、外伤和手术伤口。

敷料的使用

关于敷料的使用，有几个要点需要说明。第一个要点是组织换药。提前组织换药是把伤口污染降至最低的关键。临床医师应收集所有的敷料材料以及评估伤口可能需要的其他物品，尤其是在换药前进行清洁和清创的情况下。虽然并非绝对要求无菌区域（参见第 5 章），但遵循合理维持无菌区域的基本原则是防止伤口污染的良好做法。应尽可能减少包装在使用前打开的时间。要做到这一点，可以安排一名助手、让患者充当助手或尽可能仔细地组织换药。急性手术伤口必须使用无菌敷料，而慢性伤口则可以使用清洁敷料。不过，敷料通常采用无菌包装。无论要求如何，都应尽量注重无菌技术，并保持伤口处理环境的清洁。

窦道管理

有大量皮下受累的伤口可能需要进行包扎或填塞，以达到最佳愈合效果。填塞一词经常被错误地用于描述将敷料放入伤口的过程。填料指的是一种特殊的伤口填充物，用于促进止血和防止血肿形成，或在准备延迟初级闭合（三级闭合）时保持伤口开放。去除术后填料会给患者带来痛苦。伤口是在全身麻醉的情况下进行填塞的，但通常会在患者清醒时拆除。此外，伤口的包扎也比清醒患者的伤口包扎得更紧。移除填料时，要仔细确定移除填料的最佳方向。有时，外科医师在包扎伤口时可能会改变方向，导致伤口打结。这种情况很难去除，需要耐心，可能还需要从填料上切下碎片，无论是使用填充条还是绷带卷。

包扎可以防止伤口被肉芽组织填充并重新上皮化，因此一旦伤口清洁稳定，就可以进行三级缝合。骨髓炎造成的切口和引流伤口通常需要填塞。与此相反，填充严格用于让无效腔从伤口床愈合，防止无效腔上的伤口表面过早闭合。这样的无效腔极易形成新的脓肿。填塞时要松散，以促进伤口由内而外的愈合，并对有下凹或隧道的伤口或有窦道的伤口进行引流，填塞此类伤口会延迟伤口愈合。但是，如果对创面填充不足，也可能导致创面闭合无效腔。因此，填充创面 / 窦道时需要对创面底部有良好的感知，并先将材料推至底部。新手可能会因为患者的反应而不愿意将填料条推得足够深，

因此必须学会将注意力放在不让无效腔超出填料条上。

填充或填塞伤口的材料选择主要取决于伤口是否感染，以及伤口的引流量。填料条既可用于填塞伤口，也可用于填塞创道、隧道和伤口内其他深度较大的区域。除了物理填充空腔外，填料条还能排出伤口中的湿气和细菌。平纹填料条是干棉织物，具有很强的抗拉强度，不会在伤口内断裂或脱落杂纤维。每瓶包装带的长度为 4.5 m（15 ft）。这种材料有各种尺寸，如 6.3 mm（1/4 in）、12.7 mm（1/2 in）、25.4 mm（1 in）和 50.8 mm（2 in）。碘仿是治疗感染伤口的一种常用方法，它只是一种用碘溶液浸湿的填充带。碘仿也有相同的尺寸。在将普通填充条放入伤口前，通常先将其浸湿。也可使用生理盐水或抗生素溶液。

将填充条放入窦中的步骤如图 16–16 所示。一般情况下，用 6.3 mm（1/4 in）的填充条填塞创面，但对于较大的缺损，可以使用更大尺寸的填充条。对于一个典型的创面，可以用棉签蘸取，以筷子夹的方法将填充条从瓶中直接提起；也可以用镊子代替。临床医师从伤口上取下一块填充条后，就可以估算出更换敷料所需的长度。如果要预先剪切填充条的长度，需确保剪切的长度大于需要的长度。多余的填充条可以剪掉，但如果剩下的太短，就需要移除填充条，然后重新使用较长的填充条。剪切时使用的剪刀必须是无菌的，或者是经过清洁和高度消毒的。更便宜的方法是使用手术刀刀片。

非惯用手握住要使用的填充条，将填充条的一端放在要填充的管道上。用棉签将包装带折叠的一端推到管道底部。除非开口足够大，可以容纳放大的棉头，否则通常使用棉棒的一端来推动棉条。如果开口大得多，可以用压舌板或戴手套的手指代替。使用棉头涂抹器时，必须小心抽出涂抹器，以免将棉条从伤口中拉出。可能需要做一个扭转动作，将棉条推入狭窄的伤口并抽出棉棒。抽出填充条后，将其折叠在条带的末端，然后再次将条带推至底部。根据需要重复多次，将窦道填充满。每推一次，就把填充条折叠到棍子的末端，条带就会在道内形成褶皱，占据道宽的空间。填满后，将条带剪断，留出 12.7 mm（1/2 in）或 1 cm 的凸出部

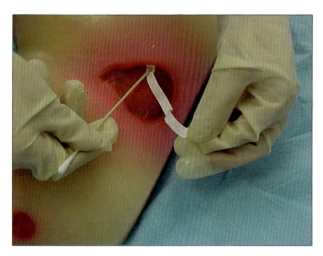

图 16-16　将填充带置入窦道的流程

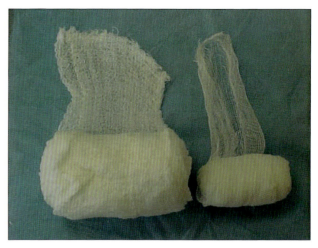

图 16-17　绷带卷。左侧为厚重的 101.6 mm（4 in）绷带，右侧为轻便的 76.2 mm（3 in）绷带

分，以便下次换药时取出。确保条带的长度足以填满伤口，这样多余的部分可以简单地剪掉。如果敷料条太短，则需要将其取出，然后换一块更长的敷料条重复上述过程。永远不要将第二块条带放在已经在窦道内的条带上面，否则在下次更换敷料时可能找不到并取出它。另一种技术是直接从填充条带瓶中填充道，直到道被填满为止，而不剪断。这种技术的问题在于从瓶中拉出条带时可能会污染条带。

　　在需要填充大面积区域或其他区域时，可以使用较大宽度的条带，或者用绷带卷替代。根据待填充的宽度要求，可以选择使用一系列从 25.4 mm（1 in）轻质绷带卷至 101.6 mm（4 in）蓬松绷带卷。图 16-17 展示了 101.6 mm（4 in）蓬松绷带卷和 76.2 mm（3 in）轻质绷带卷的例子。尽管这些材料能满足窦道填充需求，但需注意它们并非专门为此目的设计。填塞条是专门为防止伤口纤维流失而制造的，而绷带卷则可能会保留纤维。对于伤口悬空或开放区域的填充，可以根据伤口形状选择使用较大宽度的填塞条、绷带卷或纱布海绵（5 cm×5 cm 或 10 cm×10 cm）。在悬空区域使用多块纱布海绵有可能在下次换药时遗留一块或多块于伤口内，因此并不推荐此种做法。使用单一整体的材料可以确保无任何材料遗留于伤口内。若患者存在多个窦道，特别需要注意将填塞条的末端应放置在明显可见的位置，并仔细记录其数量以防他人在移除时遗漏。通常情况下，普通填塞条、纱布海绵和绷带卷

应先用生理盐水或抗生素溶液浸湿，而不是将其在干燥状态直接放入伤口。它们应被松散地置于有感染且悬空或开放区域，在需保持开放以进行延迟一期缝合的伤口中，则需紧实地填充。始终沿同一方向进行填充操作。首先选择一个区域开始填充，并保持一致地穿过缺损部位。返回已填充过的区域进行再次填充可能会形成难以后期移除的结块。同时，确保湿润的材料仅限存于伤口内部，避免接触周围皮肤。因为长时间水分滞留在周围皮肤上很可能导致皮肤软化和表皮再生延迟。

　　纱布海绵和填塞条通常需要每日更换，有时甚至一天需要更换两次或更多次，以便清除感染性物质。作为纱布材料的替代品，可以使用海藻酸钠敷料片或绳索（图 16-9）。海藻酸钠和水凝胶纤维相较于纱布填塞条或海绵具有更高的生物相容性，因此不会引发炎症和持续大量排液。它们易于从伤口中移除，从而减轻患者的疼痛感并减少对伤口床的创伤。另一项优势在于，海藻酸钠和水凝胶纤维不会像纱布那样吸湿并向周围皮肤渗透，这常常导致皮肤软化。这类材料可用于感染性伤口，但必须至少每天更换一次。此外，尽量减少放置在伤口中的海藻酸钠/水凝胶纤维片数。如果可能的话，使用一片即可，以免在下次更换敷料时遗留任何材料在伤口中。胶原蛋白片和绳索还有额外的优势，即其中的胶原蛋白可被伤口吸收，可能有助于提高愈合速度。应当避免在肉芽组织上使用纱布。清洁湿润的伤口可以用海藻酸钠或水凝胶纤维带状物或片

状物、水胶体填充物或右旋糖酐填充物进行松散填充。右旋糖酐的详细描述可在第 15 章找到。而对于干性伤口床，可以采用水凝胶敷料来提供必要的湿度促进愈合。针对治疗目标选择伤口敷料的策略列在表 16-3 中。

二级敷料和包扎技术

二级敷料具有多种用途。它们主要用于固定主敷料，增强吸收能力，在必要时提供压迫力，为患处提供保暖与舒适感，以及对伤口区域进行物理保护或垫衬。二级敷料可能由以下材料组成：创可贴、复合敷料、绷带卷、覆盖在主敷料上的纱布海绵（通常为 10 cm × 10 cm 规格）；或是由弹性材料制成的产品，如 Flexinet（德玛科技）、Tubigrip（莫林立克）、ACE 弹力绷带（3M），以及其他压缩绷带等。在二级敷料之上还可以进一步设置三级敷料。

复合敷料既可以作为一级敷料，也可以作为二级敷料。它们通常包含 3 层结构（由内到外）：一层非粘连层，用于保护伤口免受新组织损伤，保护伤口的非黏附层，吸收渗出物和保护伤口周围免受浸渍的吸收层，以及通常由半透膜制成的保护伤口不受外界环境影响的细菌屏障。

绷带卷因其便捷性而适用于满足大部分二级敷料的需求。它们有多种宽度规格，101.6 mm（4 in）的绷带最为常用。选用绷带卷的宽度需根据包裹身体部位的直径大小而定。对于小直径或大面积的部位进行包裹时，绷带卷的尺寸可以从 25.4 ~ 152.4 mm（1 ~ 6 in）不等。25.4 mm（1 in）的绷带卷可用于手指或脚趾；50.8 mm（2 in）绷带卷适合包扎较小的手部；76.2 mm（3 in）绷带卷

表 16-3　基于伤口特征的敷料选择决策表 *

类型	特点	潜在问题	目标	敷料
静脉供血不足	浅、颗粒状、中重度水分流失	浸渍、缺乏上皮化、伤口水肿	吸收排水、减轻水肿	首选海藻酸钠 / 水纤维、泡沫或亲水胶体；多层压缩绷带下的接触层
神经性	根据并存的动脉疾病和感染情况，采用不同的引流方式	持续的机械损伤、可能并发动脉供血不足、潜在的感染风险	预防或控制感染、控制引流、防止外伤、清创	锐性清创，直至坏死组织和感染清除；确定基于敷料的特性
干燥浅层	形成痂面	缺乏增殖和自溶清创	湿润	带透明薄膜的水凝胶
湿润浅层	慢性炎症迹象	周围皮肤浸渍	吸收排泄物	水胶体或泡沫
干燥深层	周围皮肤硬化、红斑	缺乏增殖和自溶清创、无效腔	填充无效腔、湿润	带透明薄膜的水凝胶
湿润深层	大量渗出、周围皮肤浸渍	浸渍、表皮水肿和损伤导致愈合不良	吸收排水、填充死角	水胶体或泡沫覆盖的水纤维 / 海藻酸填料
深层感染	异味、排泄物、坏死组织	感染扩散、缺乏愈合	清除坏死组织、填充无效腔	用湿润纱布覆盖进行锐性清创；短暂使用局部抗生素
深层，充满坏死组织	轻微气味、黄色	可能感染、愈合缓慢	清除坏死组织、填充无效腔	使用干敷料、酶除菌器和湿纱布进行清创
覆盖焦痂	黑色或黄色覆盖物、看不到伤口底部	可能感染、愈合缓慢	去除焦痂	使用酶解清创器进行锐性清创或交叉清创；根据清创深度和引流情况确定

* 本表仅供参考，是护理计划的起点。实际计划必须考虑其他因素，如患者的资源和偏好。护理计划应随着伤口特征的改变而改变。

适用于较大的手部、前臂或小腿远端；101.6 mm（4 in）绷带卷通常应用于足部、腿部或手臂；至于大腿、躯干或异常大的肢体远端，则可能需要用到 152.4 mm（6 in）的绷带卷。绷带卷的编织方式决定了其许多特性。薄层交织的编织结构赋予绷带卷弹性，而疏松、蓬松的绷带则能提供更强的吸收能力和隔热效果。如 Kling（强生公司）或 Conform（肯德尔公司）等轻质纯棉绷带卷允许活动度较高，但其吸收能力相较于柔软且蓬松的绷带卷如 Kerlix（Cardinal 健康）绷带卷略逊一筹。Kerlix 绷带卷虽然吸收性能更优且提供了更好的缓冲效果，但活动度相对较低。在某些特定情况下，为了限制活动度，可以选用这种蓬松型绷带卷。像 Kerlix 这样的蓬松绷带卷能够吸收渗出液、提供缓冲、保持温度，并可用于固定身体部位。图 16-17 展示了蓬松型和轻质型绷带卷的具体示例。

3 种基本的绷带卷缠绕技术常被广泛应用。对于所有这些技术，绷带卷的缠绕都应当始终从患者身体的下方开始向上缠绕（图 16-18A）。如果从上方开始缠绕，绷带卷容易互相勾挂，导致绷带缠绕不均匀，甚至可能导致绷带卷滑落。

简单的一半重叠螺旋缠绕技术常用来固定敷料并覆盖伤口（图 16-18B）。8 字形包扎法有多种用途。它可以用来增加绷带下的压力，或者用于在关节处提供更多的活动自由度。使用轻质绷带卷以 8 字形围绕膝盖或肘部包扎，能够使关节更容易弯曲。而使用蓬松绷带卷进行一半重叠螺旋缠绕，则可用于限制关节的活动。8 字形包扎法的另一个优点是相比单纯的一半重叠螺旋缠绕，其在肢体远端受到重力作用时不易塌陷变形。在需要时，应优先尝试使用 8 字形包扎法，而不是简单地将绷带的上下两端直接粘贴在患者皮肤上。绷带也可通过扇形折叠的方式使用（图 16-18C），即将绷带折叠回自身形成类似扇子般的折叠结构。扇形折叠法主要用来增加吸收性和提供额外的缓冲。相比于使用多块纱布海绵和只有一部分使用的绷带卷，通过扇形折叠绷带卷，可以在需要更大吸力或更多缓冲的地方更有效地利用材料。

当在手部或脚部使用绷带卷时，应在手腕或脚踝处至少缠绕一圈以形成锁扣（图 16-18D）。一般来说，我们需要将拇指与其他手指分开，以便保持握力（图 16-18E）。在绷带卷下，温度可能会升高到造成伤害的程度。如果绷带卷覆盖了脚趾或手指，请在脚趾间放置 5 cm×5 cm 纱布或在手指间放置 10 cm×10 cm 纱布，以防止皮肤软化（图 16-18F）。在更换敷料之间，绷带卷和其他二级敷料可能容易松动脱落。在应用这些敷料之前，应考虑制订固定二级敷料的计划。具体策略包括在绷带卷上方的脚跟处或接近手部的手腕处贴上一小段胶带，以防止绷带松动并从手或脚上滑落（图 16-18G）；同时，垂直于绷带卷圈的方向放置短小的胶带，以保持各圈之间的空间关系。在如大腿、小腿和前臂等锥形部位，绷带卷的圈层可能会因重力作用而塌陷，导致绷带松脱并从身体部位滑落。结合 8 字形包扎技术和策略性贴胶带的方法可以防止绷带卷塌陷和松开（图 16-18H 所示的 8 字形包扎法）。不论是覆盖在一级敷料上还是二级敷料（包括绷带卷）上，切勿做环形贴胶带——胶带的两端不应相互粘连。如有肿胀发生，环形贴胶带可能会导致肢体血流不足，危及肢体功能。安全的做法是采用螺旋状贴胶带，确保胶带两端仍然可以相对自由移动。避免在脚底结束绷带卷或留下可能导致损伤的褶皱。确保伤者穿着能容纳脚部包扎的鞋履。

胶带

在伤口护理中，通常使用 4 种基本类型的胶带（图 16-19），这些胶带按其对皮肤刺激程度从高到低进行排列。其中，如 3M 公司生产的 Durapore 为代表的丝绸胶带，是 4 种胶带中最具黏性的。虽然在小心谨慎且偶尔使用于年轻、健康皮肤时可能只会造成轻微损害，但它会对脆弱的老化皮肤或经重复使用后的健康皮肤造成撕扯和损伤。考虑到成本和其高强度黏性，丝绸胶带不适用于伤口敷料。不幸的是，你可能会发现其他人使用丝绸胶带来重新包扎患者伤口。其次是 3M 品牌旗下的 Transpore 塑料胶带，尽管其易于双向撕裂，但对易受损皮肤来说仍然黏性强且刺激较大。适宜的应用场合包括将二级敷料固定在非皮肤表面，以及将二级敷料自

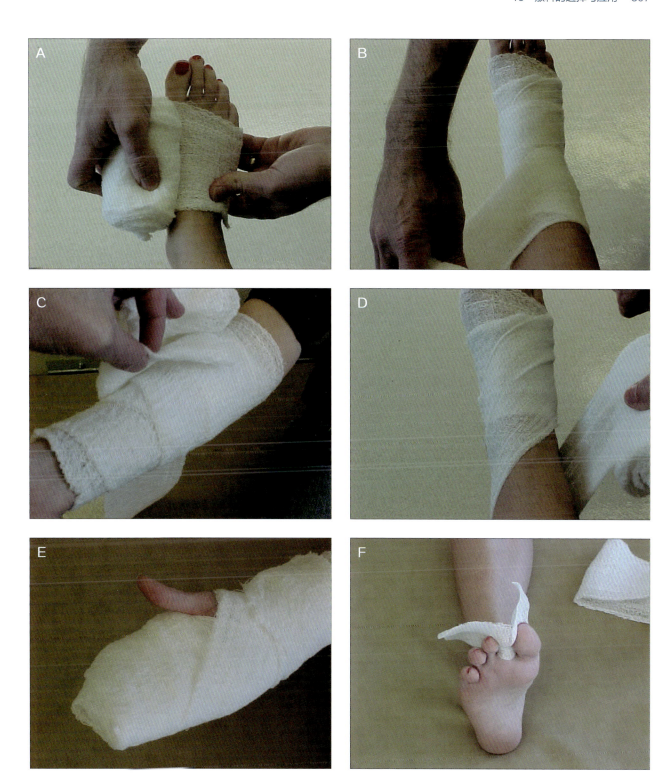

图 16-18 展示了作为二级或三级敷料的包扎方法。（A）正确的包扎技巧是从底部开始滚动绷带。（B）半重叠螺旋包扎技术，用于均匀覆盖并固定敷料。（C）扇形折叠法，通过增加肘窝部位的层次、缓冲性和吸收性。（D）绕踝部转动绷带卷以固定其位置。（E）合理包扎手部，使得未受伤的拇指可以自由活动。（F）在脚趾间放置 5 cm×5 cm 的纱布海绵以防止皮肤软化。注意，此技巧仅需使用两块纱布海绵就能妥善管理全部 4 个趾蹼间隙（未完待续）

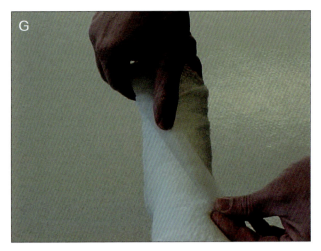

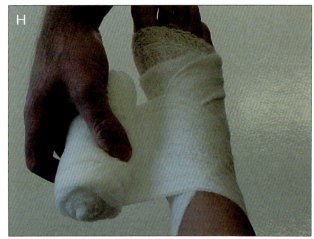

图 16-18 （续上页）（G）在绷带卷的转折处横贴胶带，防止绷带松脱并滑落到脚上。（H）使用绷带卷进行 8 字形包扎法包扎

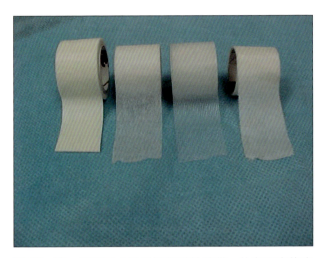

图 16-19 显示了 4 种类型的黏性胶带，从左至右依次为泡沫胶带、纸质胶带、塑料胶带，以及丝绸胶带

身相互固定，尤其是用于在绷带卷上形成"赛车条纹"（参照图 16-18G），以防止绷带卷松脱。然后是包括 3M 公司 Micropore 在内的纸质胶带，其黏性较低且具备低过敏性。因此，通常情况下，它足够温和，可以安全地应用于健康皮肤的多次重复粘贴，或偶尔用于易受损皮肤。作为一种成本较低的胶带，纸质胶带易于从皮肤上移除，但值得注意的是，在纸质胶带下使用皮肤保护剂能显著提高其黏附性。合适的用途包括直接将一级或二级敷料粘贴在皮肤上。最后，最适合直接粘贴在皮肤上的胶带类型是弹性泡沫胶带，比如 3M 公司的 Microfoam。这类胶带的黏性较低但足以牢固固定，对于易受损皮肤来说足够柔和，可以承受每日或一日两次的更

换，并且佩戴舒适且具有防水性。得益于其弹性特质，这种胶带能够顺应不规则表面并随着肿胀而适度伸展。然而，在贴附于皮肤时，不应预先拉伸胶带，因为弹性胶带恢复原状时产生的回弹力会导致剪切作用并对皮肤造成损害。此类胶带价格较高，且在重新定位时会丧失一定的黏性。其应用场合主要是将一级或二级敷料直接粘贴在皮肤上，特别是在处理易受损皮肤或需频繁更换敷料的情况下。

黏合剂耐受性

许多个体无法耐受伤口护理产品中所使用的黏合剂。问题之一是黏合剂的黏着力与个体皮肤的凝聚力之间的关系，尤其是老年人群体。年轻、皮肤强壮柔韧的医护人员可能未能预见黏合剂对老年、干燥、较弱皮肤造成的损害。此外，许多个体对黏合剂会产生免疫反应（图 16-20A）。在伤口敷料中，半透膜敷料和水胶体敷料特别容易引发问题，尽管其他类型的敷料也可能含有黏合剂成分。半透膜敷料尤为棘手，因为它们通常比其他微环境敷料更频繁地需要更换。即使是没有内置黏合剂的敷料也可能产生问题，因为在固定敷料时需要使用胶带或带有黏合剂的二级敷料。对此，目前已有几种解决方案可供选择。为了保护皮肤免受强力黏合剂机械作用的影响，可以使用皮肤保护剂，这一内容将在下一节中详述。如同前面所述，通过轻轻拉伸小心移除半透膜敷料，并尽可能长时间地保留水胶体

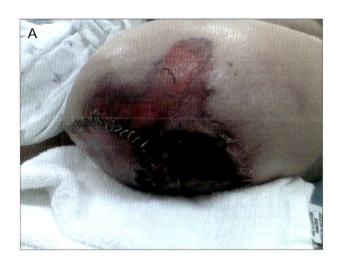

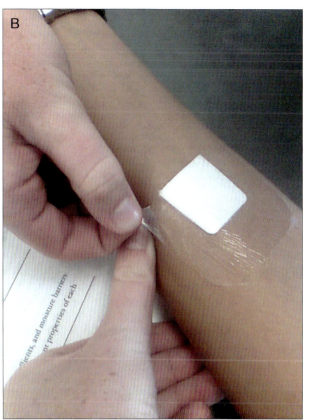

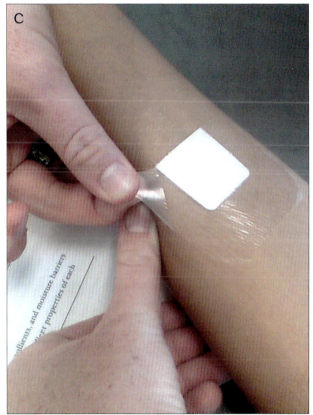

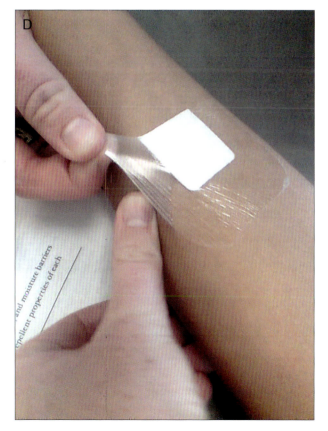

图 16-20 （A）使用胶带在患者皮肤上引起的皮肤反应。（B ~ G）学生们正在练习移除半透膜敷料的操作。首先抬起敷料一角，然后逐步拉伸敷料以减少敷料的黏附力，同时稳定下方皮肤以防止损伤。在此过程中，临床医师应戴上手套进行操作（未完待续）

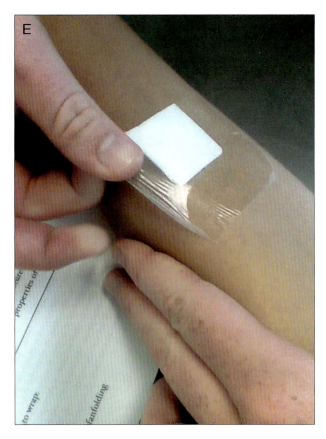

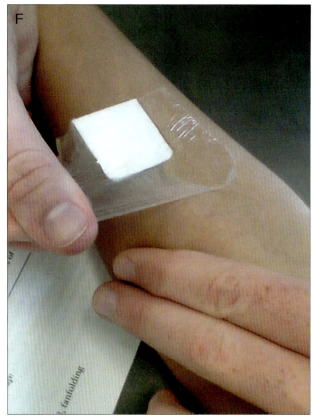

图 16-20 （续上页）

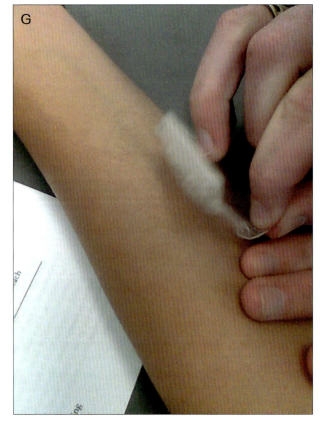

敷料，然后小心地从周围皮肤上剥离，这样可以最大限度地减少对皮肤的损伤（图16-20B～G）。另一种替代方案是在不适合使用半透膜和亲水胶体敷料的情况下，改用非黏附性敷料。对于需要借助胶带固定的敷料，只要在粘贴时不拉伸胶带，使用泡沫胶带是最为适宜的选择。由于泡沫胶带的黏性不如其他类型的胶带强，通常需要使用50.8 mm（2 in）宽度的胶带。其他的选项还包括使用蓬松型或弹性绷带卷、管状绷带或网状绷带（图16-21）。这些方法在不受体重转移和活动影响的身体部位可能效果良好，但在高度活动的区域，下方的非黏附性敷料可能会移位。此时，可以考虑采用更适合动态情况下的敷料固定方法，以确保敷料稳固且不对皮肤造成过度摩擦或损伤。

皮肤护理

许多护肤产品被设计用于通过向皮肤补充水分、保持伤口内的水分，或保护皮肤免受过多水分或某些敷料中所使用的强烈黏合剂的影响，从而促进皮肤保持适宜的水分水平。美国医疗保险和医疗补助服务中心（CMS）将这些护肤产品分为三大类。这些产品并不直接应用于伤口上，而是用于保护可能遭受损伤的风险皮肤，或是保护周围皮肤免受过多伤口渗液或敷料黏合剂所造成的损害。这3个类别分别是治疗性润肤剂、保湿屏障剂和液体皮肤保护剂。护肤产品中可能还包含的其他成分包括抗菌剂、洗涤剂、保湿剂、防腐剂和表面活性剂。这些成分协同作用，共同维护皮肤健康，预防伤口周边皮肤受损，促进伤口愈合。

一些日常术语可能用于描述护肤产品。根据定义，润肤剂（Emollient）是用来软化皮肤的。润肤剂通常指用于滋润干燥皮肤的乳液，但在某些情况下，被称为润肤剂的产品也可以起到保湿屏障的作用。保湿剂（Humectants），如甘油，旨在通过保持皮肤正常水分来保护皮肤完整性。这些成分也可以视为一种皮肤保护剂。简言之，润肤剂主要负责为干燥皮肤补水保湿，而保湿剂则致力于维持皮肤自然含水量，两者虽名称不同，但都可以在不同情境下作为皮肤保护措施发挥作用。

护肤品也根据其质地分类为乳液、霜剂和软膏。这种分类主要取决于产品中固态成分的浓度和水分含量比例。乳液拥有高水分含量和低固态成分浓度。被归类为乳液的产品主要用于滋润因干燥空气或频繁洗手而失去水分的皮肤。无论是医护人员还是面临皮肤破裂风险的患者，使用乳液都是保持皮肤健康、防止皮肤皲裂的重要手段。常见的乳液成分包括水、矿物油、硬脂酸、甘油、石蜡、三乙醇胺、镁铝硅酸盐、甘油硬脂酸酯、二甲硅油、卡波姆、对羟基苯甲酸甲酯、DMDM海因、芦荟和四钠EDTA。特别是芦荟，被认为可以促进伤口愈合。市面上可以购买到芦荟凝胶，但当前没有任何伤口护理指南推荐使用芦荟凝胶处理伤口。研究还表明，芦荟凝胶可以逆转由消毒剂马芬酸乙酯引起的愈合延迟现象。

乳霜的质地较乳液更为稠厚，水分含量少于乳液，且经常与氧化锌固体成分相结合。软膏则由排斥水分并能黏附在皮肤上的物质组成。软膏常见的成分为凡士林、矿物油、羊毛脂、二甲硅油、氧化锌和甘油。乳霜和软膏常用于作为保湿屏障，以保护渗液伤口周围的皮肤，或是保护患有尿失禁或大便失禁人士的会阴部位。常见护肤产品的典型成分被列举在表16-4中。这些产品可以有效隔离水分，防止皮肤受到过多湿气或刺激性物质的侵害，从而维护皮肤的健康状态，促进愈合过程。

不同乳液、霜剂和软膏的特性可以通过简单测试来辨别：取少量涂抹在自己的手上，然后在其上滴几滴水。作为良好保湿屏障的软膏能使水分形成水珠并在皮肤表面滚落。相反，设计为治疗性保湿剂的乳液会让水分保留在皮肤表面。根据物质的用途、患者的特性和成本，不同的品牌软膏、霜剂或乳液可能更适合特定的患者。不同的产品可能含有更适合用于治疗性保湿或保湿屏障的成分。有些产品兼具两种特性，而且这类产品的价格范围广泛。

优化伤口愈合包括保持最佳的伤口湿度。伤口水分是上皮细胞迁移、酶、生长因子和结构分子移动所必需的。但是，过多的水分会损害周围的皮肤。减少更换敷料的频率和力度，并对伤口进行处理以减少发炎，可以防止伤口浸润。不过，减少换

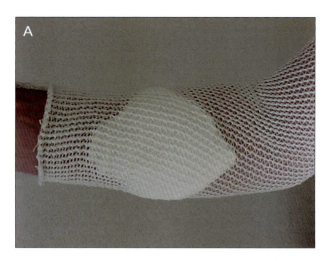

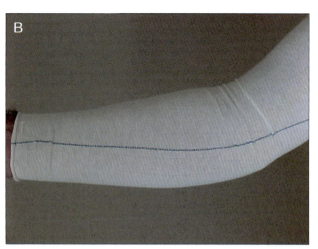

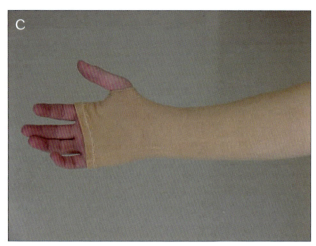

图 16-21 作为二级／三级敷料的非黏性替代品。(A) 拉伸网状敷料。(B) 管状绷带。(C) 特别为手部和前臂设计的弹性管状绷带

表 16-4 皮肤护理产品的类别与成分清单	
类别	常见成分
润肤剂	芦荟、甘油硬脂酸酯、羊毛脂、矿物油
保湿剂	丙二醇、甘油
保鲜剂	苯甲酸甲酯、季铵盐 -15、苯甲酸丙酯
护肤剂	尿囊素、炉甘石、可可脂、二甲基硅氧烷、甘油、高岭土、白凡士林、氧化锌

药次数会使敷料下积聚更多的排水。在选择敷料和伤口填充物时，必须考虑到敷料的耐久性、伤口的轻柔处理以及保护周围皮肤免受过度潮湿的影响。

在很多情况下，临床医师面临的是选择更频繁地换药以促进伤口愈合还是让敷料留在原处而导致皮肤软化的抉择。一个延长敷料使用时间而不增加皮肤软化风险的方案是在伤口周围皮肤上应用保湿屏障或皮肤保护剂，并选择能够保持伤口内渗液的

敷料。为此目的，市场上有多款相关产品可供选择。含有大量凡士林、二甲硅油或氧化锌成分的软膏可以作为阻挡水分的屏障，促使水分形成水珠并流走，从而避免湿气浸渍皮肤。图 16-22 展示了几个皮肤护理产品的例子。

液体皮肤保护剂，又称为皮肤密封和皮肤保护膏，主要有两个作用。具体来说，它们被设计用于保护皮肤不受伤口敷料所用黏合剂的影响。其次，它们能够防止伤口中的液体在皮肤上积聚。它们由一种在接触到空气时会聚合的分子（即聚乙烯基甲醚／马来酸共聚物的丁酯）构成液体载体。皮肤保护剂的使用方法如图 16-23 所示。异丙醇在皮肤保护剂中被普遍使用，但如果进入伤口或皮肤裂缝中，可能会引起疼痛。市面上也有不含酒精、无刺激配方的皮肤保护剂可供选择。当涂有皮肤保护剂后，敷料的黏合剂就不会直接接触皮肤。当黏附性强的敷料被移除时，皮肤受损的可能性会

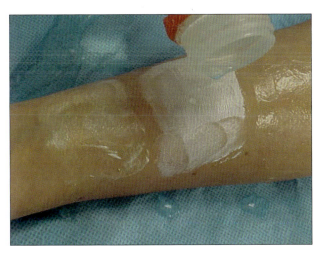

图 16-22　一系列皮肤护理产品的实例，从左至右分别为保湿霜、防护霜，以及防护软膏

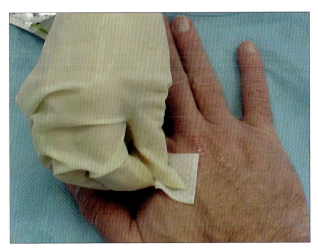

图 16-23　皮肤保护剂的使用方法

降低。此外，形成的聚合物能够保持皮肤自身的水分，同时阻止水分浸润皮肤。任何自黏性敷料或胶带下都应该使用皮肤保护剂，以防止移除时造成皮肤损伤，特别是透明薄膜敷料和水胶体敷料，因为这类敷料使用了更强力的黏合剂。通过使用皮肤保护剂，只需单一产品即可解决既要防止伤口渗出液对周围皮肤的潮湿影响，又要保护皮肤免受强力黏合剂损害的问题。

常用的皮肤保护剂包括 Skin-Prep（史密斯·尼腓公司产品）、Allkare（康维德公司产品）、Sween Prep（科尔普洛思公司产品），以及 3M 无痛屏障膜。这些皮肤保护剂有棉签、湿巾和挤压瓶等多种包装形式。不论使用何种施用器，都需要在敷料贴上之前确保保护剂已完全干燥。尽管市面上有专门的黏合剂去除剂出售，但每次更换敷料时并非一定要去除皮肤保护剂，只需视需求重新涂抹即可。黏合剂去除剂一般由 SD 酒精、丙二醇单甲醚、十氢萘、乙酸乙酯和硬脂酸制成。频繁使用这些产品可能会导致皮肤干燥和损伤。使用皮肤保护剂可以减少对黏合剂去除剂的需求。黏合剂去除剂通常用于去除使用了较强黏合力敷料的情况。在黏合剂下先使用皮肤保护剂，可以让敷料在移除时不会连同黏合剂一起对皮肤造成伤害。

由于治疗性保湿剂和保湿屏障会阻碍敷料与皮肤的黏附，在使用自黏性敷料时，若需将其置于伤口周围皮肤，则需要采取特殊的措施来确保敷料的固定。在这种情况下，有几种方法可以用来稳固敷料。一种简单的做法是将敷料延伸超出这些保湿屏障保护的皮肤范围，但须确保保湿屏障不超过敷料黏性边缘的起始部分，或者是皮肤能够承受可能超出保湿屏障范围的额外湿气的部分。第二种方法是使用吸湿性足够的敷料，或者在敷料下补充添加另一种吸湿性材料（如在水胶体敷料下垫一层海藻酸钠，以防止湿气扩散至未受保护的周围皮肤）。第三种方法则是利用弹性网状物或套管来固定非黏性敷料。临床医师需要根据患者的具体身体部位和个人情况进行判断。例如，对于经常在床上变换体位的人来说，在其足跟或肘部使用这种方法很可能导致敷料从伤口上滑移。

相反，这种方法在非承重表面、远离关节的位置，或者对于行动受限的人群来说，效果会非常好。第四种方法则是使用弹性绷带、轻质绷带卷或蓬松绷带卷来固定非黏性敷料。弹性绷带或绷带卷的优点在于也能控制水肿，但可能会造成过度压力，限制观察伤口状况的能力。而蓬松绷带卷的优点在于能够吸收可能从敷料下渗漏出来的液体，从而保护周围皮肤。弹性网状绷带、套管和绷带卷有不同的尺寸规格，以适应身体任何部位伤口的此种管理方式。第五种方法正如前面所述，采用液体皮肤保护剂，既能保护皮肤免受湿气侵蚀，又能抵御强烈的黏合剂。所采用的策略将取决于多个因素，包括身体部位、不同类型敷料的特点和可用性、患者偏好和活动能力以及其他诸多因素。预防周围皮肤软化的策略列于表 16-5 中。

表 16-5　防止浸渍的方法
• 只将保湿屏障涂覆至敷料或胶带的黏性边缘
• 使用不会渗透至皮肤的吸湿性更好的材料填充伤口
• 在使用非黏性敷料的同时，涂抹保湿屏障并配合使用带有拉伸套管或网眼布的固定方式
• 在涂抹保湿屏障的基础上，使用非黏性敷料并搭配绷带卷进行固定
• 在可能发生渗液积聚的皮肤部位涂抹皮肤保护剂

创口清洁剂

美国卫生保健政策和研究机构的指南建议每次更换敷料时应对伤口进行清洁。在决定是否清洁伤口时，必须平衡两个互相冲突的目标。为了使临床医师能在每次更换敷料时进行有限的评估，伤口床必须清晰可见。然而，每次更换敷料时的清洁工作可能造成组织创伤，并促进慢性炎症的发生。由于每个患者都有各自不同的优先事项，并且这些优先事项在愈合过程中可能会发生变化，临床医师应当仔细评估清洁伤口的必要性。遵循的一个合理原则是，应选择能够尽量减少更换敷料频次的敷料。不过，在每次更换敷料时，都应当查看伤口床状况，确定是否有必要对护理计划做出任何调整。如果由于伤口床不可见导致临床医师无法做出判断，那么清洁就变得十分必要。如有可能，应选择适合下次评估期间天数的敷料，或者要求患者本人或看护者更换敷料并监测伤口愈合进展。

针对伤口清洁有多种产品可供选择。许多清创方法同时也起到了清洁伤口的作用（如漩涡浴、冲洗和脉冲冲洗法等），相关内容在第 15 章中有详细讨论。清洁剂设计用于清除非黏附性坏死组织以外的各种物质，包括引流物、干燥组织、血液、黏附性大分子和外来物质。清洁剂的种类多样，从生理盐水到复杂的混合制剂，其中包括聚氧乙烯醚、羟丙基甲基纤维素、山梨酸钾、DMDM 海因、对羟基苯甲酸甲酯、泛醇、葡萄糖酸锌、葡萄糖酸镁和苹果酸等成分。生理盐水最不易造成组织创伤和炎症反应。使用生理盐水进行清洁时，可以直接将生理盐水倾倒在伤口上，或使用低压工具，如冲洗球。高压冲洗则可以通过连接小型导管的装满生理盐水的注射器来进行。另一种选择是拔掉塑料袋底部塞子后挤压装有生理盐水的袋子。一些研究表明，在慢性伤口上，普通的自来水与无菌生理盐水一样安全有效。尽管有些人使用过氧化氢作为清洁剂，因其起泡作用可能有助于从伤口表面清除物质，但由于过氧化氢的细胞毒性，这种方法并不推荐。常见于伤口和皮肤清洁剂中的成分列于表 16-6 中。

市面上销售的清洁剂对组织的毒性程度各有不同，其中许多产品被列入美国卫生保健政策和研究机构制定的压力性损伤治疗指南中。肥皂和洗涤剂既能在水中溶解，也能在含有脂质的物质（如细胞膜）中溶解，因此在伤口上没有任何肥皂或洗涤剂是绝对安全的。在第 5 章中，肥皂和洗涤剂被作为抗菌方法进行了讨论。通过打破水分子间氢键所产生的表面张力，表面活性剂使得肥皂和洗涤剂能够与伤口中的分子结合。像 EDTA 这样的螯合剂能够与金属离子结合，将它们从液体中移除，软化硬水并提高肥皂和洗涤剂的效果。将洗涤剂、螯合剂和表面活性剂结合在一起，可以制造出比生理盐水更为有效的专用伤口清洁剂，但这些化学物质可能对伤口内的细胞造成损伤。有些敷料已经将这些成分融入其中，试图通过从伤口液中去除外来和降解物质来加速愈合过程。

皮肤清洁剂

皮肤清洁剂专为易受损肌肤设计，并常作为皮肤保护剂或治疗性保湿剂的配套产品推广使用。它们相较于一般的皮肤肥皂和洗涤剂而言，更加温和且有效。特别是在应对大小便失禁的个体时，它们发挥着重要作用。尿液和粪便是酸性的，且粪便物质往往会紧紧黏附在皮肤上。全天反复发生的大小便失禁会导致会阴部皮肤迅速恶化。不幸的是，频繁使用沐浴皂清洗，并使用粗糙的洗浴巾或毛巾擦洗以去除粪便物质，反而会加剧皮肤损伤。就如同伤口清洁剂一样，皮肤清洁剂同样含有洗涤剂、表面活性剂和螯合剂。并且，它们还被设计成能够中和尿液和粪便的酸性 pH，以减少对会阴部的

表16-6　伤口和皮肤清洁剂的成分	
类别	成分
抗菌剂	苯扎氯铵、苯甲氧氯化铵、苯甲酸、己雷锁辛、苹果酸、甲基苯甲氧氯化铵
螯合剂	乙二胺四乙酸二钠
洗涤剂	十二烷基硫酸铵、十二烷基硫酸钠
表面活性剂	聚氧乙烯醚、聚山梨醇酯20

损害。

敷料经济学

封闭式敷料的一大劣势在于其较高的费用。然而，倘若考虑到封闭式敷料下伤口愈合速度更快以及与纱布相比，非封闭式敷料更换频率更高（每次敷贴4~7天需花费5.00~8.00美元），那么经济状况会呈现显著差异。实际上，敷料更换过程中最大的开销并非来自敷料本身，而是实施更换所需的时间。非封闭式敷料更换时，根据纱布层数及其尺寸的不同，所需材料费用可能达到3.00美元甚至更多。另外，每日可能需要进行两次非封闭式敷料更换，单日材料成本最高可达6.00美元；比较之下，一次性使用的微环境敷料在5天内的总成本仅为5.00~8.00美元。若封闭式敷料能连续几天放置而不必频繁更换，则能有效降低医护人员的时间成本，并可能减少敷料材料方面的支出。

对于享有Medicare Part B保障的患者来说，可能还需要考虑额外的报销问题。Medicare Part B仅会报销由手术过程造成、通过手术治疗或需要清创处理的伤口所使用的初级敷料和次级敷料。清创工作必须由持照医师或符合州法律规定的医疗保健专业人员执行，清创操作可包括第15章所述的各种方法。Medicare不会报销用于经外用药膏治疗的皮肤状况，引流性皮肤窦道，旨在通过减小摩擦、剪切力或湿气来保护愈合伤口的敷料，以及覆盖导管插入部位、一级烧伤、皮肤撕裂、擦伤、静脉穿刺或动脉穿刺部位的敷料。为了获得报销资格，医师、执业护士、临床护理专家、认证助产士或医师助理必须按照州内法规规定开具敷料处方，并且敷料的使用仅在其医疗必要期间内方可得到保险覆盖。

当向Medicare申报需要更换敷料的诊疗项目时，敷料的使用成本被视为伴随收费的一部分，不能单独计费。由患者在家自行更换敷料时，根据各州设立的医疗设备耐用费用费率表，可使用医疗保健共同程序编码系统代码，通过耐用医疗设备区域承运商（Durable Medical Equipment Regional Carrier, DMERC）进行费用申报。一次最多只能订购一个月用量的敷料。对于这些家用敷料，Medicare支付费用表金额的80%，若实际费用更低，则按实际费用支付。对于具有黏性边沿的敷料，不允许再为其他敷料或胶带申请支付。在同一伤口同一时间内不允许使用超过一种类型的伤口填料或超过一种类型的伤口覆盖物。不允许在同一个伤口上同时使用保湿敷料和吸液敷料的组合。敷料的尺寸应基于伤口的实际大小。Medicare建议伤口覆盖物的尺寸应比伤口实际尺寸大约50.8 mm（2 in）。此外，Medicare不涵盖皮肤密封剂或屏障、伤口清洁剂或冲洗溶液、用于湿润纱布的溶液、局部抗菌剂、局部抗生素、仅用于清洁或清创伤口而非留置在伤口上的纱布和敷料、弹力袜、支持筒袜、足部覆盖物和紧身衣等物品。大部分不可报销项目通常是与其他费用如清创或治疗静脉溃疡相关的辅助项目。总体而言，这些规定体现了良好的临床实践。但是请注意，目前物理治疗师或作业治疗师不能开具敷料处方。为了获得最佳赔付，伤口特征的记录必须与治疗计划一致。DMERC将会审查随索赔提交的文件，以确定医疗必需性。能否获得报销很大程度上取决于能否证明患者存在某种特殊或独特状况，需要使用非常规产品或产品组合。同时，也需要提供由下单医师或其他符合条件的临床医师出具的医疗必需性信函，以及预期使用该产品的治疗效果，这些都是报销所必需的条件。

随着伤口愈合进程的推进，伤口的特征及敷料的选择均会发生变化。当伤口特征发生变化时，治疗目标和敷料决策也应及时调整。请参考表16-7

表 16-7　DMERC 手术敷料使用表

敷料类型	渗出 / 分期	允许使用量
海藻酸钠伤口覆盖物	中度和高度、全厚、3 期或 4 期；不允许用于干伤口或覆盖有焦痂的伤口	每天 1 次
海藻酸钠伤口填充剂	同上	每天 30.48 cm（12 in）
胶原蛋白敷料	全厚伤口（如 3 期或 4 期溃疡）、有轻度至中度渗液的伤口或已停滞或未达到愈合目标的伤口	它们可以持续贴合 7 天之久；但对于渗液严重、三度烧伤或出现活跃性血管炎的伤口，则不适用
复合敷料	中度至高度渗出性伤口	每周 3 次
接触层	用于衬垫整个伤口	每天 1 次
泡沫	主要用于全厚伤口和 3 期或 4 期压力伤；次要用于引流严重的伤口	每周 3 次
纱布（无浸渍）	未列出	每天 6 块无边框衬垫或每天 1 片，带边框
纱布（浸渍除水或生理盐水以外的物质）	未列出	每天 1 次
纱布（用水或生理盐水浸渍）	未列出	不在承保范围内；按纱布费率报销
水胶体片	轻度至中度渗出	每周 3 次
水凝胶片	第 3 阶段或第 4 阶段全厚伤口，引流最少或无引流；第 2 阶段无医疗必要	每天 1 次，不带边框；每周 3 次（黏合边框）
水凝胶伤口填充剂	全厚伤口，引流最少或无引流，3 期或 4 期；2 期无医疗必要	不超过伤口衬垫所需的用量；填补空腔的额外用量并非医疗必需；每个伤口每月用 88.7 mL
特殊吸收性敷料	中度至高度渗出 3 期或 4 期	每天 1 次，不带边框；隔天 1 次，用于黏合边框
透明薄膜	部分厚度开放；引流极少	每周 3 次
数据来源：医疗保险和医疗补助服务中心。		

中的 DMERC 敷料更换指导原则，此表格应作为指导敷料选择和更换频率的重要依据。同时，敷料决策还应充分考虑患者的个人喜好、经济状况，以及照护者正确使用敷料的能力。

皮肤拉近装置

临床医师在面对伤口边缘缝合时，除了缝线和订书钉之外，还可以采用其他方法。对于可能发生裂开的伤口或处于裂开风险中的伤口，可以使用蒙哥马利带、腹部束带和防裂线。接下来将详细介绍蒙哥马利带、防裂线，以及拆除缝线和订书钉的技术。

蒙哥马利带

蒙哥马利带常用于治疗裂开的腹部伤口，也可用于胸骨裂开的情况。蒙哥马利带能够保护愈合中的伤口不受患者在床上移动、咳嗽、打喷嚏等类似动作引起的创伤影响。它们可以用两英寸丝质胶带编织，内部加入脐带带或 25.4 mm（1 in）打包带或克令胶带制作而成。蒙哥马利带的构造在图 16-24A、B 中得以展示。图 16-24C 显示了一例裂开的胸骨伤口，而在图 16-24D 中展示了已完成安装的

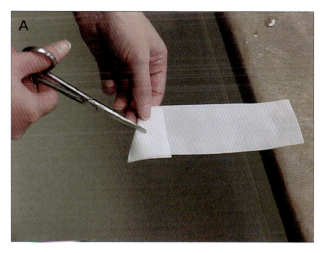
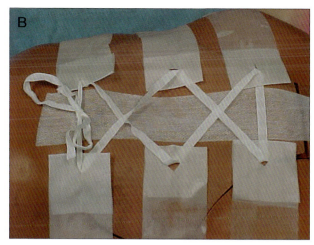
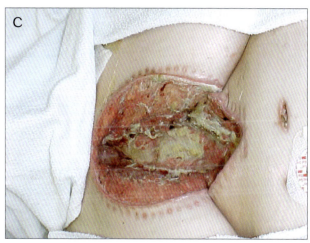
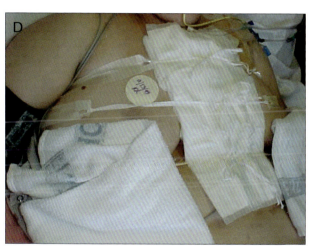

图 16-24 蒙哥马利带的制作与使用示例。(A)正在准备一条蒙哥马利带，使用 50.8 mm（2 in）丝质胶带并在一端折叠增强其强度，同时裁剪开口以便强化端部的穿绳。(B)制作完成的蒙哥马利带由 50.8 mm（2 in）丝质胶带和 12.7 mm（0.5 in）脐带带组成。(C)图中展示了一个需要使用蒙哥马利带的胸骨裂开伤口。(D)图 C 中的伤口已覆盖好敷料，并已将蒙哥马利带固定在伤口上方

蒙哥马利带。为了保护皮肤，可以在伤口两侧的水胶体敷料上贴上胶带，而不是直接贴在皮肤上。虽然市面上也有预制成型的蒙哥马利带，但价格相对较高。通常情况下，根据裂开伤口的状态，选用次级敷料——腹部垫，配合初级敷料，可以是生理盐水湿润的纱布或海藻酸钠敷料。此外，腹带也可以替代或结合蒙哥马利带使用，作为一种防止腹部伤口裂开的手段。

留置缝合线

一种相关的干预措施是安置保留缝线（图 16-25）。保留缝线的设计也是为了减轻伤口边缘所受的压力。这类缝线采用较粗重的材质，主要深置于肌肉或筋膜层，尤其是在腹壁。设置保留缝线的适应证包括由于营养不良、免疫缺陷、使用皮质类固醇等因素导致伤口愈合可能性差，以及由于肥胖或慢性咳嗽等原因造成的腹腔内压增大而可能出现裂开的风险。它们还可用于通过延迟一期愈合的方式协助伤口愈合。如果用来预防裂开，保留缝线应在常规缝线之前植入，并在所有适当层次（如腹膜、肌肉、筋膜、皮下组织和皮肤）缝合完毕后，通过一段管道传递并打结，然后在位保留长达 14 天。当保留缝线围绕裂开伤口安置时，外科医师会在肉芽组织生长的过程中逐渐收紧缝线，使之牵拉干净的伤口边缘接近闭合。这一过程可以从伤口两端向中间逐步推进。

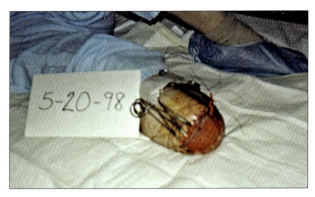

图 16-25 应用于一处已裂开截肢伤口的保留缝线。随着伤口边缘变得清洁且长出肉芽组织，缝线被逐渐拉紧

订针和缝线

在某些医疗实践中，除了医师以外的临床医护人员也可能被要求移除缝线或金属钉。这些通常根据皮肤所受压力及特定部位愈合速度的不同，在 7～10 天后予以拆除。在移除之前，必须先确认伤口是否已经充分愈合。应当能看到明显的紧实愈合隆起且红肿轻微。若有明显空隙或液体渗漏，则此时不应移除缝线或金属钉。出现感染迹象或愈合不良的情况，应立即报告给主治医师。愈合隆起处及其周围每根缝线或金属钉附近有轻微红斑（1～2 mm）是正常的。表层若形成痂皮或结痂，可以使用生理盐水或自来水清洗，以判断是否达到足够的愈合程度。

在一次性缝线拆卸套装中提供了必要的工具材料。这些套装中的剪刀一侧带有钩状尖端，便于滑入缝线下方。套装内包含一瓶酒精皮肤消毒湿巾和一片 5 cm×5 cm 大小的敷料，用于在拔除缝线前对手术部位皮肤进行消毒。每根缝线都要沿着保持结节位于皮肤表面之上的方向切割并拔除。使用套装内的镊子，只需轻轻拉动，缝线就能轻松滑出。若缝线在皮肤中留存时间过长，可能会导致大量表皮增生，这会妨碍缝线的顺利移除。若未能移除痂皮和结痂，操作时可能会感觉到一定的阻力。

相比于皮肤缝线，金属钉更容易被外科医师广泛使用。在推动金属钉穿过皮肤时，Stapler（此处指金属钉枪）会将金属钉的脚翼向内弯曲。这些金属钉能轻松地通过手术金属钉拔除器拆卸下来。首先将拔除器的两个钳口插入金属钉下方，当手柄被挤压时，金属钉中心会被推入 V 形槽，从而使金属钉脚翼变直。随着工具从皮肤上抬起，金属钉的脚翼会从皮肤中滑出。金属钉随后从工具中弹出，重复这一过程直至所有合适的金属钉都被移除。虽然也可以使用止血钳来移除金属钉，但这需要比使用专门设计的金属钉拔除器更高的技术熟练度。

总结

针对特定患者身上特定伤口选择何种敷料，需要做出多项决策。必须进行全面病史询问和体格检查，包括可能影响敷料更换频率需求的因素，以及患者自我更换敷料的能力。每次更换敷料时，都需要重新评估敷料的适用性。临床医师需决定 4 种产品的使用必要性：伤口敷料、伤口填充物、皮肤保湿/保护剂，以及次要敷料。非封闭式敷料适用于急性伤口、感染伤口，以及需要快速清创或频繁检查的伤口。封闭式敷料适用于清洁、稳定的伤口，或者是需要自溶性清创的伤口。封闭式敷料性质各异，如半透膜敷料能保持水分同时允许一定程度蒸发，泡沫敷料能吸收大量液体，水凝胶能滋润干燥伤口，而水胶体敷料能吸收部分渗液，主要起到保持渗液位置的作用。伤口填充物用于填补伤口内部的无效腔。海藻酸钠和水纤维修复材料具有高度吸湿性和生物相容性，适用于渗液量大的伤口。水凝胶适用于润湿干燥伤口表面。水分屏障和皮肤保护剂有助于保护周围皮肤免受过多湿气的影响以及伤口敷料的粘连。大多数类型的胶带对于皮肤特别是老年患者皮肤而言过于刺激，不适合频繁使用。泡沫胶带因其柔软性更适合直接接触皮肤使用。即使是年轻健康皮肤，丝绸胶带也过于粗糙，甚至一次性使用也会造成伤害。粗糙的胶带容易导致老年患者皮肤撕裂。次要敷料与主要敷料联合使用，以满足敷料设定的目标。次要敷料范围广泛，从简单的绷带卷到封闭式敷料不等。正确组合伤口敷料材料不能仅凭图表或厂家代表的指示，而应综合全面考虑从详尽病史询问和体格检查中获取的所有相关因素。

问题

1. 伤口敷料的三大主要目的是什么？
2. 比较覆盖型敷料与填充型敷料之间的区别。
3. 哪些类型的材料可用于覆盖伤口、填充伤口或两者兼用？
4. 主要敷料与次要敷料之间有何不同？
5. 在什么情况下，覆盖型敷料也可以视为主要敷料？
6. 封闭式敷料与非封闭式敷料的区别是什么？
7. 封闭式敷料的目的是什么？
8. 何时应该使用封闭式敷料？
9. 何时禁忌使用封闭式敷料？
10. 何时适合使用非封闭式敷料？
11. 对比干 – 干、湿 – 干和湿 – 湿敷料的差异。
12. 联系层是什么？它的作用是什么？
13. 复合敷料是什么？复合敷料的目的何在？
14. 凡士林纱布敷料的主要适应证有哪些？
15. 比较 Xeroform 敷料与 Adaptic/Vaseline 纱布敷料的差异。
16. 微环境敷料这一术语暗含了什么含义？
17. 半透膜敷料具有哪些特性？
18. 半透膜敷料何时适用？何时禁忌使用？
19. 泡沫敷料的优点是什么？
20. 何时禁忌使用泡沫敷料？
21. 对比非定形态水凝胶与水凝胶片。
22. 非定形态水凝胶何时适用？何时不能使用？
23. 什么是水胶体？
24. 干燥状态与湿润状态下的水胶体外观有何不同？
25. 水胶体敷料何时适用？何时不能使用？
26. 如薄膜和水胶体等强黏性敷料应多久更换一次？
27. 如果需要缩短敷料的佩戴时间，可以使用什么代替强黏性敷料？
28. 海藻酸钠 / 水纤维修复材料敷料的作用是什么？
29. 海藻酸钠 / 水纤维修复材料敷料何时适用？何时不能使用？
30. 常见的抗生素敷料有哪些？
31. 抗生素敷料在伤口管理中扮演什么样的角色？
32. 在什么情况下不应使用抗生素敷料？
33. 比较 Polysporin 和 Neosporin。何时更倾向于使用 Polysporin？
34. 填充条的用途是什么？如何使用它？
35. 如果填充条长度不足以深入伤口怎么办？
36. 为何要在通道 / 隧道内留下 1 cm 的凸出部分？
37. 何时适宜使用胶带固定敷料？
38. 可以替代胶带固定敷料的方案有哪些？
39. 当患者持续回诊并发现敷料外部有潮湿时应如何处理？
40. 蒙哥马利带的目的是什么？

参考文献

[1] Ascherman JA, Jones VA, Knowles SL. The histologic effects of retention sutures on wound healing in the rat. *Eur J Surg*. 2000;166(12):932–937.

[2] Atkin L. Chronic wounds: the challenges of appropriate management. *Br J Community Nurs*. 2019;24(Suppl 9):S26–S32. doi:10.12968/bjcn.2019.24.Sup9.S26.

[3] Broussard KC, Powers JG. Wound dressings: selecting the most appropriate type. *Am J Clin Dermatol*. 2013;14(6):449–459. doi:10.1007/s40257–013–0046–4.

[4] Hess TC. When to use transparent films. *Adv Skin Wound Care*. 2000;13:202.

[5] Hodde JP, Ernst DMJ, Hiles MC. An investigation of the long–term bioactivity of endogenous growth factor in OASIS Wound Matrix. *J Wound Care*. 2005;14(1):23–25.

[6] Hodde JP, Hiles MC. Bioactive FGF–2 in sterilized extracellular matrix. *Wounds*. 2001;13(5):195–201.

[7] Molan P, Rhodes T. Honey: a biologic wound dressing. *Wounds*. 2015;27(6):141–151.

[8] Norman G, Dumville JC, Moore ZEH, Tanner J, Christie J, Goto S. Antibiotics and antiseptics for pressure ulcers. *Cochrane Database Syst Rev*. 2016;4(4):CD011586. doi:10.1002/14651858.CD011586.pub2.

[9] Obagi Z, Damiani G, Grada A, Falanga V. Principles of wound dressings: a review. *Surg Technol Int*. 2019;35:50–57.

[10] Parulkar BG, Sobti MK, Pardanani DS. Dextranomer dressing in the treatment of infected wounds and cutaneous ulcers. *J Postgrad Med*. 1985;31(1):28–33.

[11] Rando T, Kang AC, Guerin M, Boylan J, Dyer A. Simplifying wound dressing selection for residential aged care. *J Wound Care*. 2018;27(8):504–511. doi:10.12968/jowc.2018.27.8.504.

[12] Rink AD, Goldschmidt D, Dietrich J, Nagelschmidt M, Vestweber KH. Negative side–effects of retention sutures for abdominal wound closure. A prospective randomised study.

Eur J Surg. 2000;166(12):932–937.

[13] Rippon M, Davies P, White R. Taking the trauma out of wound care: the importance of undisturbed healing. *J Wound Care.* 2012;21(8):359–368. doi:10.12968/jowc.2012.21.8.359.

[14] Vazquez JR, Short B, Findlow AH, Nixon BP, Boulton AJM, Armstrong DG. Outcomes of hyaluronan therapy in diabetic foot wounds. *Diabetes Res Clin Pract.* 2003;59(2):123–127.

[15] Veves A, Sheehan P, Pham HT. A randomized, controlled trial of Promogran (a collagen/oxidized regenerated cellulose dressing) vs standard treatment in the management of diabetic foot ulcers. *Arch Surg.* 2002;137(7):822–827.

[16] Wasiak J, Cleland H, Campbell F, Spinks A. Dressings for superficial and partial thickness burns. *Cochrane Database Syst Rev.* 2013;2013(3):CD002106. doi:10.1002/14651858.CD002106.pub4.

[17] Winter GD. Effect of air exposure and occlusion on experimental human skin wounds. *Nature.* 1963;200:378–379.

[18] Woo KY, Heil J. A prospective evaluation of methylene blue and gentian violet dressing for management of chronic wounds with local infection. *Int Wound J.* 2017;14(6):1029–1035. doi:10.1111/iwj.12753.

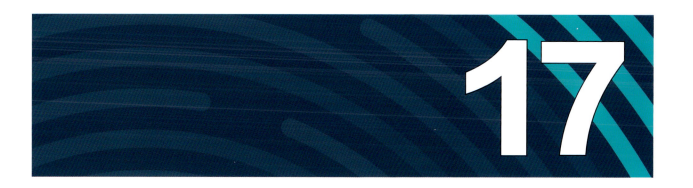

辅助干预和瘢痕管理

目　标

- 讨论使用内源性和外源性生长因子加速伤口愈合。
- 讨论基于细胞和 / 或组织的产品类型之间的差异，包括同种异体移植和异种移植。
- 讨论使用高压脉冲电流和脉冲电磁场进行电刺激的适应证、禁忌证和参数。
- 描述透热疗法在伤口愈合中的应用。
- 讨论紫外线在伤口处理中的应用。
- 讨论负压伤口治疗的适应证。
- 讨论高压氧治疗的原理和应用。
- 讨论使用治疗性超声波的理论和参数对伤口愈合的影响。
- 比较和对比在实践中遇到的瘢痕类型。
- 讨论异常瘢痕如何影响功能。
- 讨论朗格线在瘢痕发展中的作用。
- 描述功能失调性瘢痕的手术和物理治疗。

　　清创、敷料更换、患者教育和去除病因被视为伤口护理的主要组成部分。根据具体情况，可能需要采取额外的干预措施。这些干预措施构成了伤口护理的障碍。本章中讨论的辅助物是生长因子、细胞和 / 或组织产品，以及生物物理制剂。虽然有许多治疗方法，但它们不能替代通过清创、适当的敷料选择、卸载、加压治疗和其他解决根本原因的方法进行的良好伤口管理。临床医师在随意使用放射治疗前应重新评估治疗计划。

生长因子

　　在撰写本文时，一种形式的生长因子已获得美国食品和药物监督管理局（FDA）的批准，并由医疗保险和医疗补助服务中心（CMS）覆盖。Regranex（Ortho-McNeil）是一种 1% 的 becaplermin 凝胶，是血小板衍生生长因子（PDGF）的商品名。PDGF 是通过重组 DNA 技术产生的，其中 PDGF 的 B 链已被插入酵母、酿酒酵母中。

Regranex 已被批准用于具有良好血供的神经性溃疡。该适应证是基于多年前进行的研究，表明 PDGF 因子在控制不良的糖尿病中缺乏。内源性 PDGF 的替代治疗可以促进糖尿病患者的伤口愈合，但如果他们也有外周动脉疾病，则效果较差。Regranex 以凝胶形式提供，以薄膜形式每日应用 1 次，并覆盖湿敷料。由于较厚的涂层不会增加效果，而且非常昂贵，因此应小心使用，在使用期间必须冷藏。PDGF 的有效性依赖于彻底的清创，如果应用于坏死组织上则无效。

2008 年，美国 FDA 要求在 Regranex 的标签上加黑框警告，警告使用 3 管或 3 管以上会增加癌症患者的死亡风险。使用 Regranex 与癌症发病率增加无关，但使用 3 管或 3 管以上的患者癌症死亡率增加 5 倍。根据制造商的说法，它不能用于任何恶性肿瘤区域。然而，在 2018 年，Regranex 的制造商成功地请求 FDA 删除标签，并引用了几项研究表明使用 Regranex 不会增加癌症风险。在临床研究中，2% 的患者在 Regranex 凝胶基质伤口附近出现皮疹。Regranex 的一种替代方法是从患者血液中现场生产富含血小板的浓缩物。几家公司制造了相应的设备。对其他生长因子和细胞因子的研究正在继续，以促进愈合。

基于细胞和 / 或组织的产品

虽然愈合是伤口治疗的最终目标，但有些患者无法自行完全闭合伤口。如第 2 章所讨论的，断层皮肤移植可以使伤口迅速闭合，但有些患者并不适合这些皮肤移植。这是基于细胞和 / 或组织的产品（CTP）对伤口愈合非常有益的地方。此外，CTP 可以通过增加肉芽形成和填充伤口来帮助准备用于断层皮肤移植的伤口。今天市场上有许多产品，如 Apliplant（器官发生）和 Integra（Integra LifeSciences）。虽然断层皮肤移植物是一种自体移植物，但这里讨论的是同种异体移植物，即它们来自人体组织，或异种移植物，即来自其他物种，如牛或猪。我们只讨论其中的一些，因为 CTP 的应用目前被认为是一种"外科手术"，因此必须由医师进行决策。这些产品的工作原理相似，产生天然生长因子，同时保护伤口，并允许天然细胞繁殖和覆盖受伤部位。

异基因移植物

目前市场上有几种来自人体组织的产品。有些是实际的皮肤产品，而其他人是羊膜或胎盘。Alloderm（LifeCell）是一种常用于乳房重建的脱细胞真皮基质，但它可用于所有伤口。DermaPure（TRx BioSurgery）也是从尸体组织中提取，并使用 dCell 技术，使组织中超过 99% 的 DNA 游离。DermaPure 是脱细胞后留下完整的细胞外基质。对组织进行终末辐照以确保其无菌，从而最大限度地降低感染或组织排斥的风险。它由基底膜和乳头状真皮组成，具有完整的血管通道，从而允许血管生成。DermaPure 在组织学上非常像活的人体组织，在显微镜下很难将其与活组织区分开来。DermaPure 可用于身体的任何部位，可由整形外科医师用于加强肌腱修复。羊膜产品来自胎盘膜，通常脱水，并用于加工后维持的蛋白质、生长因子和细胞因子。一个例子是 EpiFix（MiMedx）。胎盘产品也来自胎盘膜，但主要用于它们所拥有的间充质干细胞、胶原基质和生长因子，并需冷冻保存。

异种移植物

Apliferase 是一种以"活双层细胞疗法"销售的材料。除了牛 I 型胶原蛋白外，它还由人角质形成细胞和成纤维细胞组成。它不被认为是一种移植物，而是一种临时覆盖物，允许接受者最终用自己的皮肤替换应用的产品。本产品含有基质，细胞因子和生长因子通常在人体皮肤中发现。生长因子和细胞因子的存在被认为是患者再生新皮肤以逐渐取代产品的能力的原因。然而，Apliferma 不包含任何黑素细胞、免疫细胞、血管、神经或附属结构（汗腺、毛囊或皮脂腺）。Apliblide 目前被批准用于静脉和神经性 / 糖尿病足溃疡。Aplibrium 包装为直径为 75 mm、厚度为 0.75 mm 的圆盘。

当应用时，Apliferase 可以是有孔的（"窗口"切入其中）或网状的，以避免产品下的液体积聚，以改善其对肉芽组织的黏附。可使用胶带、缝线、斯台普斯、Steri-Strips（3 M）或皮肤黏合剂固定。进行二次包扎和压迫可避免导致该区域水肿或伤口敷料移位。直接与 Apliferase 接触的敷料需要留在原位至少 5 天，以避免损坏材料。根据需要，可以更频繁地更换外敷料（每 3~5 天更换 1 次）。

Integra 有几种不同的产品，但最常用的是双层基质伤口敷料。它出 2 层组成，底层是交联的 I 型牛腱胶原蛋白和来自鲨鱼软骨的糖胺聚糖的多孔基质，顶层是半渗透性硅酮层。底层为细胞基质和毛细血管生长提供支架，而硅胶层控制水蒸气损失，为伤口表面提供柔性黏附覆盖物，并增加产品的拉伸强度。在创面上留置 3 周后，外科医师将移除硅胶层，然后决定是否需要再应用一次。

另一种基于细胞 / 组织的产品是 Oasis（Smith & Nephew），由猪小肠黏膜下层制成。这种材料可以植入或局部应用，为细胞迁移和刺激血管生成、肉芽形成和上皮再生的生长因子的释放提供支架。猪肠黏膜下层减少慢性伤口的基质金属蛋白酶、炎症介质和蛋白水解酶，从而产生更接近急性伤口的环境。

生物物理制剂

使用温度、光和其他电磁场的治疗方式已有 100 多年历史，有些已经使用了几个世纪。物理治疗师经过培训并获得许可，可将这些物理制剂用于各种伤口。几乎每一种可能的方式都被用来试图促进伤口愈合。冷冻疗法用于急性损伤，以减轻疼痛和水肿。红外光过去曾被用于干燥伤口，以防止感染。这在军事情况下可能是有用的，在这种情况下，分类需要一些照顾伤口的方法，这些伤口被认为不像那些需要立即注意的伤口那样严重，然而，这不再是一种有意义的治疗方法。透热疗法和治疗性超声波（如 1 MHz、3 MHz）尚未获得 FDA 批准用于治疗伤口，CMS 不涵盖这些方式。以下章节中讨论的形式包括紫外线 C（UVC）；低频、非接触式超声；电刺激和脉冲电磁场。其他讨论的内容包括高压氧（HBO）治疗、负压伤口治疗（NPWT）和水蛭的应用。

紫外线 C

来自冷石英灯的 UVC 因其具有杀菌作用而具有很长的历史。目前对于冷石英灯产生杀菌效果的建议是在距离伤口表面 25.1 mm（1 in）的灯下暴露 72~180 s。应遵循制造商为特定器械提供的说明。FDA 已经批准了新的用于开放性伤口的杀菌形式。UVC 的波长在 200~290 nm。

紫外线 A 用于激活皮肤中的化学物质，如用于治疗牛皮癣等疾病，紫外线 B 用于激活黑素细胞，与此相反，UVC 对易感细菌有直接毒性作用。波长在 250~270 nm 具有最大的杀菌效果，在 266 nm 的波长处具有峰值效果。新的 UVC 设备有导向杆，所以可以放在伤口上，而不是要求操作者把灯拿到离伤口一定距离的地方。UVC 对耐甲氧西林金黄色葡萄球菌和耐万古霉素肠球菌（VRE）特别有效，使用波长为 254 nm、输出功率为 15.54 mW/cm、距离为 25.4 mm（1 in）的 UVC 暴露 8 s，杀灭率达 99.9%。只需 5 s 的曝光，VRE 数可降低 99.9%。暴露 90 s 和 45 s，可 100% 杀灭耐甲氧西林金黄色葡萄球菌和 VRE。

MIST 疗法

如第 15 章所述，MIST 疗法（Celleration）是一种低频、非接触式超声治疗，不仅用于清创，还可以促进伤口愈合。其机制是通过激活细胞，同时直接杀灭细菌。MIST 疗法对疼痛管理也很有效，对于不能耐受其他疼痛控制方法的患者效果很好。

电刺激

高压脉冲电流（HPVC），是目前唯一一种被证明可以改善伤口愈合的刺激类型。早期的研究支持采用低强度直流电，然而，这种类型的设备并不普遍。另外，产生微安范围内的强度和各种波形的微电流类型的装置已被证明在促进伤口愈合方面无效。

　　治疗方案可使用几个参数来反映。强度可以用电流（毫安）或引起电荷流动的电动势（伏特）的单位来量化。对于大多数设备，强度指的是以毫安为单位的电流，但 HVPC 设备则以伏特为单位进行设置。有些设备将只有一个旋钮，或其他调整标记电流或强度与相对规模。如果使用这些装置，则根据临床医师观察到的情况来调节强度以产生作用，例如，观察收缩或患者的主观反应。

　　强度决定了电流所招募的神经元的类型。虽然经皮电流基于直径招募神经元，但神经元与电流源的距离也很重要。经皮电流招募的第一批神经元将是运动神经元，这些神经元仅需很小的刺激就能发出肌肉收缩的信号。下一组被招募的神经元是控制皮肤机械刺激的感觉神经元。携带疼痛、温度和粗糙触觉信息的小感觉神经元将最后被招募。然而，由于运动神经元位于筋膜下，而许多感觉神经元位于筋膜上，因此感觉神经元携带的信息被感知的强度低于产生运动反应所需的强度。募集皮肤中的小感觉神经元所需的强度可能与运动神经元重叠，使得强烈的运动反应可能募集无法忍受数量的伤害感受器。相比之下，较温和的运动反应通常是可容忍的。作为一般规则，由经皮电流产生的典型募集模式包括：①位于皮肤内的较大机械感受神经元；②皮肤下的大运动神经元；③皮肤中的伤害感受神经元。这 3 个强度水平分别被称为感觉、运动和伤害。虽然患者的感知倾向于由每个强度水平新招募的神经元类型主导，但这些水平是累积和重叠的。

　　第二个参数是脉冲电流的频率。脉冲电流的频率通常以赫兹（每秒的周期）为单位。脉冲电流的频率决定了肌肉收缩的质量。低频产生单次抽搐。中频产生波动性收缩，称为未融合强直收缩，在刺激之间发生轻微放松。高频率产生强直性收缩。使用相对术语低频，中频和高频是由于不同的肌肉属性。例如，手和前臂肌肉可能在 15 Hz 时强直收缩，而四头肌可能需要 50 Hz 才能强直收缩。为了伤口愈合，频率通常远远超过强直性收缩所需的频率。持续的强直性收缩会使患者感到非常不舒服，因此，如果可能的话，将电极放置在远离肌肉的位置，并将强度调整到不超过最小可见肌肉收缩的值。

　　第三个参数是脉冲持续时间或宽度。通常，增加脉冲宽度将产生与增加脉冲强度相同的效果。与用于神经肌肉电刺激和经皮神经电刺激的设备相比，用于伤口修复的脉冲非常短，但强度非常高。

　　波形描述了脉冲的强度、持续时间、上升和下降时间的组合效果。HVPC 的波形通常被描述为三角形，尽管这个术语不够准确。脉冲具有快速的上升和较慢的衰减，并且成对。这种波形通常被称为双峰。第二个峰值的快速呈现导致 2 个尖峰表现为单个电事件。因此，在 HVPC 术语中，每组 2 个尖峰被认为是具有 2 个相位的脉冲。在某些设备上，两个相位之间的定时可以调整为相间或脉冲内间隔。较短的脉冲内间隔增加了脉冲的有效性，但对患者来说可能更不舒服。

　　极性是指离子或电子相对于电极行进的方向。阴极吸引正离子或排斥电子。阳极吸引电子和负离子，排斥正离子。由于历史原因，阳极被称为正电极，因为它的效果是驱动带正电的粒子远离它，阴极被称为负电极。目前已经对连接到伤口的电极的正极或负极进行了多项研究。部分临床医师已经开始在伤口上使用正电极，并根据许多标准切换到负电极。其他参数包括个体治疗疗程的持续时间、治疗频率和治疗次数。

通用技术

　　典型的 HVPC 装置如图 17-1A 所示。双峰脉冲以约 100 V 和 100 Hz 的幅度和频率使用，脉冲持续时间约为 50μs。然而，脉冲持续时间和相间（或脉冲内）间隔在许多设备上是固定的。图 17-1B 显示了一个典型的设置，正电极放置在伤口上，负电极连接到患者远端。通常，不在伤口上的电极具有较大的表面积以最小化电流密度，并且因此最小化用于完成电路的区域中的任何电效应。使用电刺激促进伤口愈合的典型方案见表/图 17-1。

电极

　　一种处理皮下组织缺损伤口的方法是将生理盐水或水凝胶润湿的纱布放入伤口中，并用鳄鱼夹连

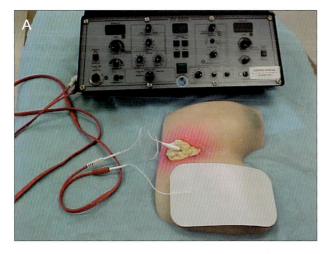

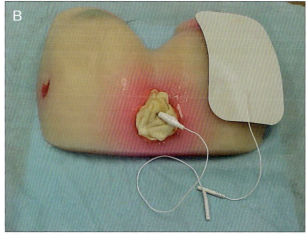

图 17-1 （A）在伤口模型上设置 HVPC。（B）电极的放置位置。（C）电极特写

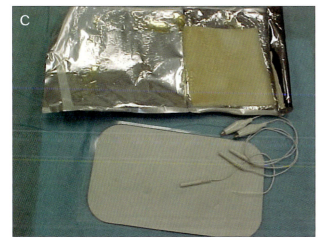

接导线。部分商家专门开发了此类水凝胶浸渍纱布进行销售（图 17-1C）。另一根导线连接到较大的电极上。如果第二个电极足够大，可将其视为中性电极，注意图 17-1B、C 中使用的是中性电极。经典的方案是在伤口中使用正电极 1 h，每天或每周 3 次，这取决于患者的情况。当伤口不继续加速闭合时，电极的极性切换为负。电极极性的反转会持续到伤口愈合或进展并且足够稳定以允许患者在家中完成护理。电极之间的尺寸和距离基于所需电流的深度来调整。浅表伤口应使用彼此靠近放置的较小电极进行治疗。在深伤口中，放置得更远的较大电极用于驱动电流更深地通过感兴趣的组织。

电极布置可以是单极、双极或多极的。由于电的性质，任何电流都将是双极的（即电流将从一个区域流向另一个区域）。简单的双极布置由 2 个相等尺寸的电极组成，其将在两个电极处产生单位表面积（电流密度）相等的电荷流。单极电极排列不是真正的单极，而是表现为只有一个电极处于活动状态。单极效应通过在感兴趣的电极处产生大得多的电流密度来产生。如图 17-1B、C 所示，惰性电极的电流密度通过使用大得多的电极而降低。电流分散在更大的表面积上，因此，中性电极通常也被称为分散电极。多极排列是通过为每个极性排列多个电极来产生的，这可以使用分叉电极导线或多通道器械来完成。每个电极下面的组织的阻抗可能从身体上的一个地方到另一个地方变化很大。某些区域会引起不适或会减少电流。一般来说，临床医师应避免皮肤干燥、老茧区、骨质疏松和运动点。将电极放置在这些区域上或皮肤中的破裂处将导致患者不适并导致临床医师将电流降低到次优水平，或者将迫使临床医师将电流增加到患者不适的程度。关于电极放置的最佳位置，没有结论性的数据。一些研究人员建议将分散电极放置在伤口近端。

表 17-1　电刺激是促进伤口愈合的典型方案
• 极性：最初为正；坏死消失后转为负，如果愈合达到平台期，则切换为阴性
• 振幅：收缩以下几伏
• 预期在 100 ~ 200 V 范围内，取决于电极下方组织的性质
• 可能小于 100 V，具体取决于患者耐受性
• 波形：双峰
• 位置：
• 双极：伤口两侧各一个电极
• 单极：在伤口中有源（负极），在完整皮肤上有较大分散距离

脉冲电磁场

HVPC 的替代方案是脉冲电磁场（PEMF）。PEMF 的产生方式与透热疗法相同，但频率要低得多，不会产生热量。伤口愈合的最佳频率似乎是 15 ~ 20 Hz。PEMF 不是将电极放置在伤口中或伤口周围，而是通过在伤口周围交替电磁场在组织内产生电流。PEMF 优于典型神经肌肉电刺激器的一个很大优点是 PEMF 不需要电极，并且可以在衣服、绷带、石膏等上使用。PEMF 已被用作植入导线的骨刺激器的替代品，现在已被批准用于与 HVPC 相同的开放性伤口用途。

几项研究表明，PEMF 可增加血管生成和伤口愈合的速率，增加闭合伤口的拉伸强度，并增加成纤维细胞生长因子 β-2（FGF-2）的释放。FGF-2 中和抗体的使用否定了 PEMF 的作用，表明主要作用是通过 FGF-2 介导的。其他血管生成生长因子的变化也发生在 PEMF 中。除了这些生长因子和血管生成之外的作用可能是更快和更强地促进伤口愈合的某些方面的原因。

PEMF 通过 3 种基本机制之一应用。环绕身体部位的戒指只能在诊所使用，不能在家里使用。手持设备可以在规定的时间内持有或绑在身体的一部分。建议手持设备的使用方法是每天 1 ~ 3 次将设备在该区域上保持 30 ~ 45 min。特定家用器械由封闭的 BOX 17-1 伤口愈合电刺激器制成。极性：最初为正；坏死组织清除时切换为负，如果愈合达到平台期则切换为负。脉冲频率：100 Hz（某些协议低至 30 Hz）。振幅：收缩电压以下几伏。预期在 100 ~ 200 V 范围内，取决于电极下组织的性质。可能小于 100 V，具体取决于患者耐受性。波形：双峰。位置：双极为伤口两侧各一个电极。单极为伤口中有源（负极），在完整皮肤上有较大分散距离，电池用带子或绷带卷连接在完好的身体区域上。这些设备可能会一直运行，直到电池失效。PEMF 和其他射频器械不得用于装有起搏器、植入式起搏器或类似植入式电子器械的患者。

高压氧

氧气是大多数组织长时间生存所需的营养物质。具体到伤口愈合，氧是胶原蛋白产生、中性粒细胞功能以降低感染风险和巨噬细胞功能在自溶清创中所必需的。此外，高氧气水平会破坏厌氧细菌。另外，高氧水平会减慢新毛细血管的形成，导致小动脉收缩，并可能导致氧中毒。HBO 的基本概念是增加伤口愈合可用的氧气。对 HBO 的声明包括增加抗生素功效、成纤维细胞增殖、胶原蛋白的产生和强度、生长因子的产生、生长因子受体位点和升高的组织氧分压。高压氧已被证明是一种有效的治疗条件，包括减压病、气体栓塞、气性坏疽（梭菌性肌坏死）、一氧化碳和氰化物中毒。

已经描述了两种类型的 HBO。全身给药需要将患者放置在一个腔室中以容纳整个身体。将腔室内的气体成分改变为 100% 氧气，并加压以进一步增加腔室内的氧气量。氧气的作用是通过吸入，因此更多的氧气在动脉血中，然后最终到达伤口以影响愈合。第二种类型的 HBO 被称为局部 HBO，是通过使用塑料袋或其他装置附着在伤口上的皮肤上来施用的。该领域的人员仍然推荐全身 HBO，而不是使用肢端腔室或点腔室对诸如骶骨的区域进行局部 HBO。已经发表了许多病例研究，但缺乏显示局部 HBO 疗效的随机临床试验，这表明 HBO 的真正效果是通过吸入 100% 的氧气，而不仅仅是将组织暴露于 100% 的氧气。

由于血红蛋白饱和，在正常大气压下吸入空气的 PO_2 增加对血液携带的氧气量的影响可以忽略不计。在正常情况下，血液携带的氧气几乎 100% 与血红蛋白结合。一旦血红蛋白被氧饱和，少部分额外的氧可以溶于血液中。然而，在 2～3 个大气压下给予 100% 的氧气可以产生动脉 PO_2 的巨大增加，使得氧气可以从毛细血管扩散到更远的距离，这对于氧气从毛细血管的扩散受到损害的任何疾病中均有益。

全身高压氧室的类型很多。通常用于伤口管理的类型包括容纳一个个体或一个单座腔室的透明管。大型舱或多舱可容纳多人，通常用于水下生理学或治疗深海潜水期间上升过快或过度暴露于高压环境中的减压病（潜水病或沉箱病）。典型的全身 HBO 治疗包括 100% 氧气加压到 2.0～2.5 大气压（2～2.5 倍大气压），每天 2 h 或每天 2 次。环境中氧的正常分压约为 760×0.21，或 160 mmHg。全身腔室中的氧分压可高达 1500～2000 mmHg。然而，暴露于如此高的氧分压会导致氧中毒，这需要进行监测。

特定类型的伤口似乎对 HBO 反应良好。几小时内发生的挤压伤可能受益于压力的组合，以减少富氧环境中的水肿和减少白细胞黏附。类似地，在缺血期间被中性粒细胞积聚损害的皮瓣和移植物可以从这种治疗中受益。HBO 也被建议用于治疗放射性皮肤坏死和难治性缺血性溃疡。CMS 覆盖的伤口包括坏死性筋膜炎、骨髓炎和挤压伤。CMS 已同意为下肢糖尿病伤口提供高压氧治疗。治疗指征要求患者评估为瓦格纳 III 级或更高，并要求在经过 30 天的标准伤口护理后未有进展。CMS 覆盖范围还需要使用 FDA 批准的 HBO 室进行治疗。如果伤口在高压氧治疗后 30 天内没有改善，则停止承保。虽然 CMS 认识到高压氧治疗可能需要几个月，但平均治疗时间预计为 2～4 周。不幸的是，伤口愈合失败通常比组织供氧不足更复杂，这使得 HBO 对缺血性溃疡的不加选择的应用受到怀疑。此外，可以在高压氧舱中度过的时间是有限的。HBO 的有效性取决于适当的患者选择。氧气输送到组织的情况不良通常是由动脉疾病引起的，这可以通过手术而不是间歇性暴露于富氧源中来改善。

负压伤口治疗

在许多深部伤口中，伤口内的水肿和引流物的积累减缓了愈合所需的营养物质的输送。应用于伤口的具有引流系统的恒定负压装置可用于通过去除过量渗出液来改善伤口环境。器械由泵、管路、储液器和特殊泡沫敷料组成（图 17-2A）。将敷料切割成适合伤口的形状，并将其放入伤口中，用薄膜覆盖封闭伤口（图 17-2B、C）。对伤口施加恒定的吸力，直到其尺寸充分减小，使得泡沫敷料不再适合伤口。然后可以使用较小的泡沫块来继续治疗。NPWT 后的伤口外观如图 17-2D 所示。

CMS 涵盖家庭或住院机构的 NPWT。对于家庭护理，包括慢性 3 期或 4 期压力性损伤，神经性溃疡，静脉或动脉功能不全溃疡，或混合病因的慢性（CMS 定义为存在至少 30 天）溃疡。治疗范围需要由有执照的医疗专业人员进行评估、护理和伤口测量；应用敷料以保持湿润的伤口环境；对坏死组织（如果存在）进行清创；评估和提供充足的营养状态。要求还包括尝试使用标准治疗，或者由于医疗原因必须排除。特别是对于压力性损伤，患者必须已被适当地翻转和定位，患者必须已使用第 2 组或第 3 组支撑表面（低空气损失或空气流化）用于后躯干或骨盆上的压力性损伤（如果溃疡不在躯干或骨盆上，则不需要），并且患者的潮湿和失禁必须已得到适当的管理。对神经性溃疡的治疗要求是患者全程参与糖尿病管理计划，并且已经完成了足部减压。对于静脉功能不全溃疡，必须始终使用加压绷带或弹力衣，并鼓励腿部抬高和截肢。伤口未能对病因的标准护理做出反应的文件不充分将导致付款被拒绝。

记录、评估和护理必须由有执照的医疗保健专业人员进行，可能是医师、医师助理、注册护士、有执照的实习护士或物理治疗师。如果没有尝试对坏死组织进行清创，伤口附近存在未经治疗的骨髓炎，伤口中存在癌症，或者如果伤口附近存在通向器官或体腔的瘘管，则不能使用。对于持续的

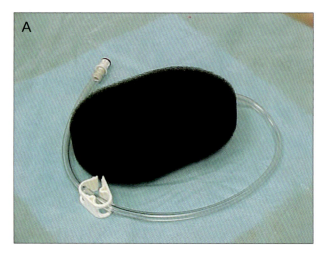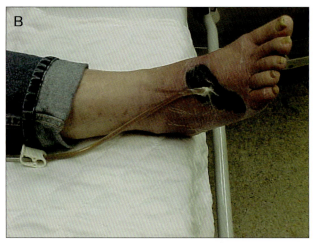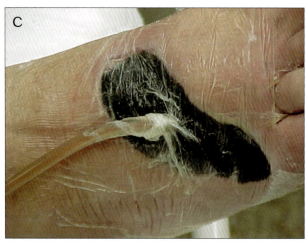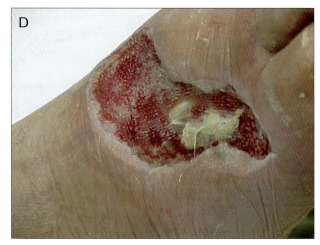

图 17-2 （A）NPWT 开孔泡沫敷料特写。（B）NPWT 连接到神经病足的背部。（C）负压伤口治疗的特写镜头，显示液体从伤口中排出。（D）与 B 中成功治疗后的伤口相同

负压治疗，溃疡的尺寸和特征的变化必须至少每月记录 1 次。在治疗 4 个月后，伤口深度或表面积方面的伤口尺寸没有任何减少，则不再显示医疗必要性。治疗范围限于每月最多 15 个敷料包和 10 个罐组，除非有文件证明提供需要大量引流（定义为 > 90 mL/d）。

负压伤口治疗的应用

负压治疗系统由泵（耐用设备）和泡沫敷料和罐（耗材）组成。一些较新的一次性单位也可提供。应用程序应遵循标准感染控制程序。应用前应根据需要清洁或清创伤口，NPWT 禁忌用于有焦痂的坏死伤口。周围皮肤也要彻底清洁，因此 NPWT 应用中使用的半渗透性敷料将黏附在伤口周围皮肤上。应向患者详细解释该程序，并嘱患者少

活动，以便将敷料放置在伤口中，而不会有敷料在应用过程中脱落的风险。患者应尽可能保持舒适体位，照明应足够。患者就位后，将新储液罐放入 NPWT 泵中，并采用无菌技术将开孔泡沫敷料切割至略小于伤口的尺寸。然后将泡沫敷料放置在伤口中，并将抽吸管连接到敷料上。

当密封良好时，将排空管连接到 NPWT 泵中的储液罐。然后打开电源，设备自动运行诊断程序。典型的设置为 125 mmHg 的负压。连续负压吸引 48 h，然后去除敷料，清洁伤口并重新评价。根据需要，继续进行 NPWT。该罐可使用长达 1 周或直至充满。当达到 NPWT 设定的目标时，停止 NPWT。目标可能包括伤口闭合、伤口足够清洁或减小伤口尺寸以允许延迟闭合。如果在 1~2 周内，尽管进行了最佳护理，但仍没有显示出阳性结果，

则通常需要停止 NPWT。

用于负压伤口治疗的泡沫类型

目前主要有两种基本类型的泡沫敷料可供使用。此外，用于 NPWT 的泡沫可以针对特定区域（如腹部、手和脚跟）进行预成形。原始的黑色聚氨酯泡沫具有大孔隙，允许负压分布在整个覆盖的伤口部位，甚至允许多个碎片在伤口内或伤口之间连接。聚氨酯泡沫是灵活的，很容易修剪，以适应，但这种泡沫的小颗粒可以在修剪过程中分离。这种泡沫不应该在伤口上切割，任何切割边缘都应该摩擦，以去除任何可能在伤口中脱落的松散碎片。大孔隙降低了拉伸强度，因此将其放入隧道中会产生在隧道中断裂并留下材料的风险。聚氨酯泡沫也可与银一起使用，无须使用单独的银敷料。聚乙烯醇泡沫是白色的，具有比聚氨酯泡沫更大的密度，并且具有更小的孔隙。白色聚乙烯醇泡沫的更大拉伸强度允许填充隧道和受损区域，而不用担心泡沫撕裂或破裂并留在伤口中。已经提出了一种新型的网状泡沫（其中具有开口的泡沫）以提供清创效果。

水蛭

水蛭的药用起源于 500 多年前。虽然最初的目标是通过使身体的 4 种体液恢复平衡来恢复健康，但目前的用途是克服再植手术后的静脉充血。涉及血管再附着的损伤的修复，如足部枪伤和挤压伤，也可能是水蛭疗法的适应证。目前使用的水蛭可以从少数供应商那里订购，隔夜交货，并在通风的冰箱中保存数周，直到需要。水蛭的唾液也有抗凝血的特性，这可能会减少重新连接的手指，耳朵和皮瓣血栓形成的风险。虽然有些患者可能不喜欢水蛭附着在他们身上，但水蛭叮咬通常是无痛的，但可能会留下一个典型的"Y"形瘢痕。由于水蛭可能会试图迁移到其他区域，因此必须在治疗区域周围应用保护屏障。使用水蛭也存在感染或过敏的风险。

根据需要，将水蛭从冰箱中取出，并用生理盐水彻底清洁皮肤。屏障由 10 cm×10 cm 的纱布海绵制成，在中心切割一个孔，并用毛巾加固。应使用镊子将水蛭转移到感兴趣的区域，并根据需要将其引导到正确的区域。如果水蛭没有表现出兴趣，皮肤可能需要被刺破，以吸引一滴血到该地区。水蛭会进食大约 20 min，也许更长。水蛭应该被允许放在皮肤上，不应该被强行移除。当吸饱时，水蛭会脱离，但如果强行拉动，水蛭的口器可能会留在伤口中并导致感染。然后将分离的水蛭放入杯子中，用酒精覆盖，并丢弃在适当的生物危害容器中。

水蛭的应用对于临床医师来说可能是困难的。因为患者可能不愿意同意水蛭疗法，一个不稳定或神经质的临床医师可能会导致患者拒绝一个重要的治疗。应定期监测血细胞比容和治疗部位的外观，以确保不会丢失过多血液，并且使身体部位保持良好的循环。

瘢痕问题的类型

任何类型的瘢痕都会导致皮肤正常功能和外观的某种程度的丧失。弹性、防水 / 润滑、感觉和出汗将在一定程度上受损。较大的伤口，如烧伤，可能导致大的无弹性皮肤区域，限制功能，干燥和裂缝，并无法通过出汗参与冷却身体。色素沉着、毛发和轮廓变化可导致实质性的美容问题，其也可能导致给定个体的心理社会问题。

第 3 章描述了 3 种主要类型的瘢痕。每种类型的形成是由于不同生长因子的过度表达。所有 3 种瘢痕，最初是红色的。虽然增生性瘢痕可能暂时具有这些特征，但它们通常会退化并变为白色、平坦和无血管。瘢痕疙瘩在撒哈拉以南非洲人后裔的皮肤中发生得更频繁（约 15 倍），而在亚洲人、拉丁人或西班牙裔人后裔中发生的频率较低。瘢痕疙瘩延伸到切口或创伤部位之外，有时距离长达许多厘米，如果切除则会复发。烧伤瘢痕的特点是挛缩畸形。他们倾向于失去过多的血供，但对皮肤功能的影响往往需要多次外科手术，以实现可接受的功能。

即使有看似正常的瘢痕，皮下结构的粘连也会发展并限制皮肤甚至关节运动。预防和释放粘连的策略将在本章后面进行描述。

愈合 vs 闭合

此外，愈合并不总是有足够的皮肤来修复。对于外行人来说，闭合通常被认为是治愈。然而，皮肤的愈合应被理解为产生瘢痕，允许其周围的皮肤提供良好的功能。根据经验，瘢痕在闭合时产生正常皮肤拉伸强度的 10%，在最佳重塑结束时产生 80%。重塑改善了弹性和厚度，使得皮肤可以在皮下结构上容易地滑动，包括骨组织，并允许肌腱在皮肤下容易地滑动。不幸的是，施加在皮肤上的应力可能会阻止皮肤适当地重塑，导致皮肤紧绷或变薄，从而不允许结构独立于皮肤移动或皮肤容易撕裂。图 17-3 显示了这样一个未修复皮肤的例子。

修复不足的皮肤区域通常位于大的骨缺损和浅表肌腱上，或者受到其他应力。某些地区因维修不足而臭名昭著。尺骨鹰嘴和尺骨嵴、胫骨嵴、髌骨和踝关节在浅表骨赘上伸展。伤口位于手和脚的背部浅表肌腱上，皮肤受到手腕和脚踝运动的额外应力。

如前所述，兰格线是为了尽量减少手术瘢痕而开发的。只要合理，外科医师就会遵循这样的原则。某些类型的外科手术不适合遵循这样的路线。伤口的切开和创伤可能导致无法遵循这些线的损伤。例如，常规剖宫产将使用"比基尼切割"，遵循下腹部的兰格线。相比之下，紧急分娩将使用垂直切口以提高分娩速度。比基尼式切口对切口线的应力比垂直切口小。垂直腹部的切口更有可能创造一个薄弱的瘢痕，并产生粘连。

其他促进粘连的因素是止血不良和糖尿病。切口内的血液通过伤口的深度促进更大的胶原蛋白形成，使皮下结构黏附到皮肤上。糖尿病与愈合异常有关，包括关节僵硬和瘢痕粘连的风险更大。

夹板固定和定位

为了防止不良瘢痕的发展，可以用夹板来固定身体部位，并以皮肤不受压力的方式固定它。然而，保持静止的位置可以促进正在形成的瘢痕与下

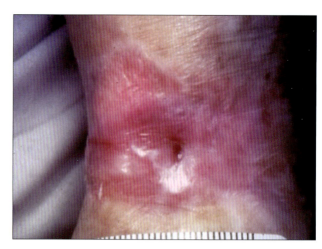

图 17-3 修复不足的伤口示例

方组织的黏附。决定使用夹板时必须考虑到需要防止瘢痕粘连。防止粘连的技术将在本章后面讨论。腹部粘连可导致躯干伸展和旋转功能丧失，并可能导致上肢和下肢功能丧失。除了对关节的影响外，上肢或下肢粘连还可能导致运动模式的补偿，从而导致新的损伤。

问题瘢痕的外科干预

可用的 3 种基本干预措施是切除并进行新的闭合、移植物 / 皮瓣移植和 Z 字成形术。

在某些情况下，瘢痕组织不能很好地形成，但二次切除与新的封闭和夹板可以导致满意的瘢痕。如果大量组织被移除，则切除后将组织缝合到一起不易成功。在这些情况下，可以在该区域放置移植物或皮瓣，以提供足够的组织进行闭合。第三种策略是整形外科技术，其中从一个平面获取皮肤长度以将长度添加到垂直平面。如图 17-4 所示，创建一个 Z 字形切口，产生 2 个三角形皮瓣。三角形的顶点在底边上旋转，使得 Z 字的"顶部"和"底部"相邻。缩短区域的组织被延长，缩短的正常皮肤可以延长并恢复皮肤功能。

非手术干预

硅胶片和圆葱提取物可以改善一些瘢痕的功能和美容。硅胶片可有效减少不必要的特性，可在商

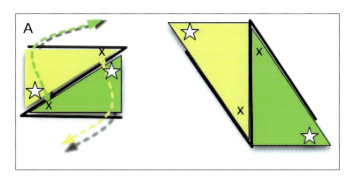

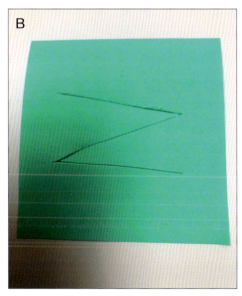

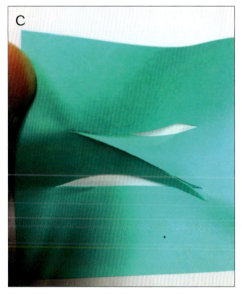

图 17-4 （A～C）使用便利贴（3 M）的 Z 字成形术模型

店买到。尽管价格很贵，但可以重复使用数天，这取决于它们的维护情况。图 17-5 显示了在伤口上使用硅胶片的示例。硅胶片可以在洗澡时取下，也可以重新用于清洁干燥的皮肤。由于身体部位或衣服在床单上的移动而产生的剪切和反复的重新应用缩短了硅胶片的寿命。硅胶片可以使瘢痕产生更软、更平整、不太可能黏附到下面的组织。尚未发现其他类型的片材和其他形式的硅酮与硅酮片材一样有效。

　　洋葱提取物也可以在商店买到。可改善瘢痕的外观，但不能改善瘢痕的柔韧性、高度、疼痛或瘙痒。洋葱提取物，联合硅胶片使用可能弥补各自的缺点，但没有产生任何更大的效果。

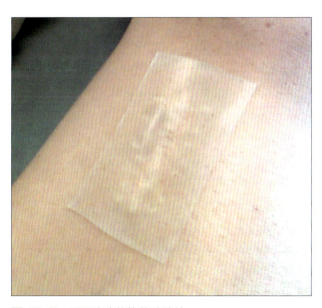

图 17-5　用于瘢痕修饰的硅胶片

观察指标

瘢痕功能和外观的测量标准采用瘢痕活动度评分和温哥华瘢痕量表（表17-2）。温哥华瘢痕量表包括4个属性的评分：血管分布、色素沉着、柔韧性和高度。正常色素沉着、粉红色、红色和紫色的血管性分别评分为0、1、2和3。正常、色素减退和色素沉着过度皮肤的色素沉着评分为0、1和2。柔软性评分为0~5分，分别为正常、柔软、屈服、坚硬、收缩和挛缩。第四个特征是高度，得分为0~3，平坦，< 2 mm，2~5 mm和> 5 mm。我们可以直接改变的唯一属性是柔韧性。图17-3为修复不足的伤口示例。

血管和色素沉着可能会随着时间的推移而改变，但不会直接受到治疗的影响。正常和柔软的皮肤一般不需要干预。条索样意味着在一个平面上完全不动，挛缩是在两个平面上都完全不动。沿着瘢痕的长度拉绳子很容易看到。邻近的皮肤很容易移动，但瘢痕变得紧绷并使皮肤凹陷。根据温哥华瘢痕量表，挛缩会产生类似的现象，但在两个平面中，使得区域相对于无瘢痕皮肤变得绷紧和凹陷。

瘢痕移动性评分是指评估瘢痕相对于下方组织的移动。当检查瘢痕时，应该寻找起皱的区域。起皱表明皮肤表面被拉向皮下组织，并且可能是黏附的。闭合的瘢痕应在两个方向上沿其长度移动，并在两个方向上垂直于其长度移动。瘢痕应该在所有4个方向移动一样多的距离，无瘢痕组织。如果检测到正常运动，则分配3分。2/3分表示活动受限程度最低。这意味着在4个方向中的1个方向上的移动受到限制。1/3的分数是中度限制。这可能意味着瘢痕在一个平面上根本不移动，或者在4个方向中的2个以上的方向上移动有限。0分表示瘢痕在两个平面上都不移动。不动不是绝对的，而是表明组织仅在瘢痕弹性长度内以相当大的力移动。有限的活动性允许几毫米的移动，而不活动性导致瘢痕沿其长轴聚集或当试图垂直于瘢痕移动时起皱。

当瘢痕被移动时，应该感觉到它的弹性，并且瘢痕会随着反复的移动而恢复到原来的位置。随着

表17-2　温哥华瘢痕量表		
项目	特征	得分
血管	正常	0
	粉红色	1
	红色	2
	紫色	3
色素沉着	正常	0
	色素脱失	1
	色素沉着	2
柔韧性	正常	0
	柔软	1
	柔韧	2
	硬	3
	条索状	4
	挛缩	5
高度	平坦	0
	< 2mm	1
	2~5mm	2
	> 5mm	3
总分		

数据来源：Sullivan 等，1990。

反复尝试使瘢痕松动，人们应该感觉到从弹性到塑性的变化。当瘢痕从弹性进展到塑性时，它可以比以前移动更远的距离。进一步的活动将导致达到失败状态，这是可触知的，并将恢复皮肤在下面组织上的运动。一旦瘢痕失效，患者必须继续在正常的运动范围内活动，以防止形成新的粘连。用于松动成熟粘连瘢痕和预防粘连的方法如下。

瘢痕松动

瘢痕的管理可以分为预防技术和修复技术。在这些类别中，我们有脱敏、按摩、拔毛和滚动的技术。脱敏和按摩可以在手术后早期开始，只要可以进入切口。对于粘连性瘢痕，可采用拔毛和滚动的方法。它们更深、更具侵略性，不应该使用令人痛

苦的技术，除非瘢痕是成熟和黏附的。

预防

脱敏从用手轻轻按摩开始。可由治疗师，家庭成员或患者实施。瘢痕可以用柔软质地的材料，如棉球来擦。随着患者的耐受，所使用的质地逐渐变得粗糙，如毛巾。开始轻轻按摩高达 2.5 ~ 5 cm 的瘢痕，直到结痂脱落。一旦结痂消失，按摩力量就变得更重，频率也更高。早期的按摩，尤其是当瘢痕还完整的时候，应该用两个手指握住瘢痕的两边，避免瘢痕边缘被拉开，如图 17-6A 所示。瘢痕应该向各个方向移动。它可以是线性的，例如沿着瘢痕并垂直于瘢痕，并进展到圆形或其他运动。某些方向可能比其他方向更受限制，因此需要更多的时间按摩到这些方向。按摩的力度应使患者可耐受，有热烫感觉变化，避免皮肤裂开。不要按摩至皮肤发白，并小心地将边缘移动到一起，不要拉开。

恢复皮肤运动

拔毛术和滚动术用于恢复粘连发展后的皮肤运动。拔毛术专门用于解决垂直于瘢痕长轴的皮肤活动性，如图 17-6B 所示。就像乐器的弦固定在两个点上并且可以被拔出一样，用一只手的两个手指握住瘢痕，并且在两个手指之间用另一只手的手指垂直于瘢痕的长轴在两个方向上拉动。如果一个方向的流动性较小，则需使用更多的时间和强度。人们应该感受从弹性到可塑性再到失败的变化。可能需要多次治疗才能进入可塑期。瘢痕以外的凹陷通常是由于粘连两侧的皮肤自由移动，但粘连限制了移动中心。一旦达到可塑性，更大的强度可以迅速导致失效。应明确告知患者，这些恢复皮肤流动性的技术可能会非常痛苦。此外，发白和患者耐受性应参照施力指南，因为在不太成熟的瘢痕中过度施力可能导致裂开。

滚动是一种更具侵略性的动员形式。它是针对改善瘢痕的纵向流动性，但横向流动性也改善粘连。图 17-6C、D 展示了滚动技术。这项技术需要

使用每只手的拇指和食指在瘢痕的每一侧呈波浪形滚动，此时，瘢痕的长轴被捏起并远离身体。这个动作使皮肤表面离开皮下组织，比拔毛更有效，但也更痛苦。一般来说，开始时应为脱敏，之后拔毛，并在必要时，进展到滚动。当粘连变成可塑性时，沿着滚动的皮肤，挤压力量变大。这样做会使黏合力更大。根据患者的耐受性，从瘢痕的底部到顶部进行一系列滚动。让患者知道瘢痕即将"挣脱"，可以激励他们忍受手术。与拔毛一样，从弹性到可塑性可能需要多个阶段，但一旦达到可塑性，更积极的滚动将很快导致黏附释放。患者应继续努力改善任何受累关节的活动范围和脱敏。从图 17-6C、D 的差异中可以看出，早期更温和的滚动与和黏合释放相关的更积极的滚动的比较。

总结

本章讨论了除清创和防腐剂以外的局部用药。目前，有一种形式的生长因子可用。Regranex 适用于在存在足够血流和清创的情况下缓慢愈合的神经性溃疡。它含有 PDGF，这是糖尿病中缺乏的原因。CTP 也用于保守治疗失败的伤口。它们可用于代替中厚皮片或作为中厚皮片的辅助物，通过促进肉芽形成来准备伤口以更好地接受中厚皮片移植。

已经推广了几种辅助疗法来帮助伤口愈合。存在使用电刺激和脉冲电磁场的良好证据，这些都可以通过 CMS 获得。透热疗法和超声波的证据并不那么好，这些都有伤害患者的风险。紫外线辐射可能是控制伤口表面细菌生长的抗菌剂的有用替代品。高压氧可能对伤口愈合有用，如神经性溃疡，但缺乏证据支持单独使用高压氧治疗慢性伤口。负压伤口治疗（NPWT）可能很有用，尤其是对于大的裂开伤口，并且可用于其他伤口类型，以刺激肉芽组织生成。

瘢痕是皮肤全厚皮层损伤后形成的，包括手术切口和移植。大多数瘢痕没有问题，但许多瘢痕会限制局部皮肤的运动能力。有些瘢痕会限制肌肉和骨骼的运动，并产生异常的压力，可能导致额外的伤害。瘢痕脱敏和按摩等预防性措施可以减少粘连瘢痕的风险。长时间的固定和过度的运动或对骨赘

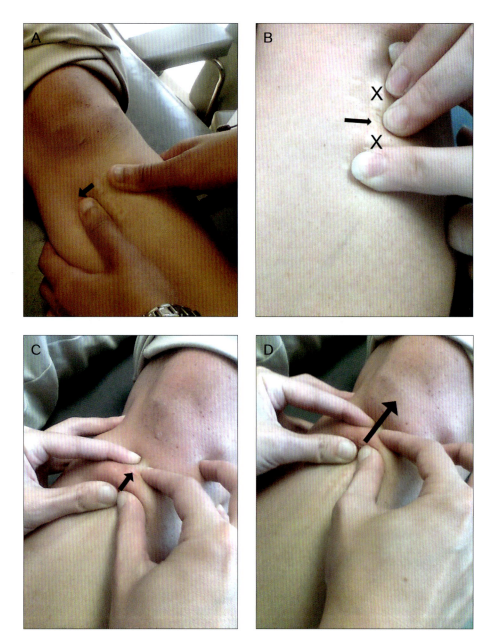

图 17-6 （A）轻柔地按摩以确定瘢痕偏移的限度。力量增加拉伸瘢痕作为按摩的一种形式。（B）拔出粘连的瘢痕。两端是固定的，中心（或其他需要的地方）横向移动，以拉伸黏附区域。（C）卷起一个粘连的瘢痕。当手指沿着瘢痕的长轴移动时，瘢痕本身重叠。（D）一个延续滚动的瘢痕。在这种情况下，瘢痕从远端到近端移动

和大肌腱周围皮肤的应力可能导致粘连，需要拔出和滚动的瘢痕松动技术来释放它们。瘢痕移动性量表和温哥华瘢痕量表可用于瘢痕测量。

问题

1. 使用 PDGF 治疗神经性伤口的目的是什么？为什么它不适用于其他类型的伤口？

2. 异体移植和异种移植有什么区别？为什么它们会被用来代替断层皮肤移植？

3. 在伤口管理中使用 UVC 的主要好处是什么？

4. 低频非接触式超声与用于清创的低频接触式超声和用于组织移动的高频超声有何不同？

5. 哪些预防性治疗得到了 CMS 的支持？

6. 对比 HVPC 和脉冲电磁场治疗。

7. 水蛭适合治疗什么样的伤口？

8. 对比全身和局部高压氧治疗的目的。

9. HBO 可能带来哪些潜在好处？有哪些可能的

缺点？

10. NPWT 可以治疗哪些伤口？使用 NPWT 有哪些禁忌证？

11. 为什么我们必须区分闭合的伤口和愈合的伤口？

12. 瘢痕移动性量表和温哥华瘢痕量表的目的是什么？

参考文献

[1] Al-Kurdi D, Bell-Syer SEM, Flemming K. Therapeutic ultrasound for venous leg ulcers. *Cochrane Database Syst Rev.* 2008;1:CD001180.

[2] Callaghan MJ, Chang EI, Seiser N, et al. Pulsed electromagnetic fields accelerate normal and diabetic wound healing by increasing endogenous FGF-2 release. *Plast Reconstr Surg.* 2008;121(1):130–141.

[3] Crow L. New wound therapy offers treatment advantages for PTs. *Acute Care Perspect.* 1999;7(2):10–11.

[4] Feigal DW Jr. Public health notification: diathermy interactions with implanted leads and implanted systems with leads. *J Ir Dent Assoc.* 2003;49(1):26–27.

[5] Heggers JP, Kucukcelebi A, Listengarten D, et al. Beneficial effect of aloe on wound healing in an excisional wound model. *J Altern Complement Med.* 1996;2(2):271–277.

[6] Hudson M. What's old is new again. Leech and maggot therapy: wound care in the 90's. *Acute Care Perspect.* 1999;7(2):15–17.

[7] Kalliainen LK, Gordillo GM, Schlanger R, Sen CK. Topical oxygen as an adjunct to wound healing: a clinical case series. *Pathophysiology.* 2003;9(2):81–87.

[8] Medical Coverage Policies. Blue Cross/Blue Shield of Rhode Island. Accessed November 25, 2022. https://www.cms.gov/medicare-coverage-database/view/article.aspx?articleid=52511#:~:text=Negative%20pressure%20wound%20therapy%20equipment%20is%20covered%20under,related%20Local%20Coverage%20Determination%20%28LCD%29%20must%20be%20met.

[9] Medicare Coverage Issues. Transmittal 129. Accessed September 20, 2022. https://www.cms.gov/Regulations-and-Guidance/Guidance/Transmittals/Downloads/R129CIM.pdf.

[10] Rossi F, Elsinger E. Topical hyperbaric oxygen therapy for lower extremity wound care: an overview. *Podiatry Manage.* 1997;November:110–111.

[11] Sheffield PJ. Tissue oxygen measurements with respect to soft tissue wound healing with normobaric and hyperbaric oxygen. *HBO Rev.* 1985;6:18–43.

[12] Smith PD, Kuhn MA, Franz MG, Wachtel TL, Wright TE, Robson MC. Initiating the inflammatory phase of incisional healing prior to tissue injury. *J Surg Res.* 2000;92(1):11–17.

[13] Strauch B, Patel MK, Navarro JA, Berdichevsky M, Yu HL, Pilla AA. Pulsed magnetic fields accelerate cutaneous wound healing in rats. *Plast Reconstr Surg.* 2007;120(2):425–430.

[14] Sullivan T, Smith J, Kermode J, McIver E, Courtemanche DJ. Rating the burn scar. *J Burn Care Rehabil.* 1990;11(3):256–260. doi:10.1097/00004630-199005000-00014.

[15] Tepper OM, Callaghan MJ, Change EI, et al. Electromagnetic fields increase in vitro and in vivo angiogenesis through endothelial release of FGF-2. *FASEB J.* 2004;18(11):1231–1233.

[16] Wieman TJ, Smiell JM, Su Y. Efficacy and safety of a topical gel formulation of recombinant human platelet-derived growth factor-BB (becaplermin) in patients with chronic neuropathic diabetic ulcers. A phase III randomized placebo-controlled double-blind study. *Diabetes Care.* 1998;21(5):822–827.

[17] Young SR, Dyson M. Effect of therapeutic ultrasound on the healing of full-thickness excised skin lesions. *Ultrasonics.* 1990;28(3):175–180.

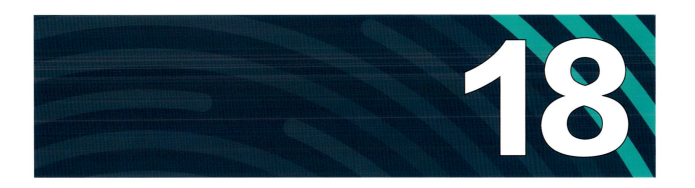

特殊病例

非典型伤口

"典型的"伤口包括压力性伤口、神经性伤口、静脉伤口、动脉伤口、创伤（包括烧伤）伤口和感染伤口。伤口感染表现为皮肤和软组织感染或外科手术部位的感染。笼统的血管伤口不应被归类于典型伤口，因为有些血管伤口是非典型的，这些伤口将在本章中进行讨论。一般来说，典型伤口的外观、部位和病史都是明确的。这 3 个特征中任何一个出现异常都应该引起临床医师思考伤口有不寻常病因的可能性。

非典型伤口由多种情况组成。其中一些情况可能相当常见，但不会造成伤口；其他情况会造成伤口，但比典型伤口要少见得多。许多临床医师可能从未亲自见过一些典型伤口。全职临床医师，尤其是在接收有愈合障碍的转诊患者时，更有可能遇到非典型伤口。一般来说，非典型伤口不符合正常的诊断标准，并且不会因看似得到恰当的护理而改善。虽然活检有时能揭示病因，但许多非典型伤口的诊断方法是排除法和对特定类型的治疗是否有反应。在其他情况下，对特定类型伤口有治疗经验的临床医师可能会立即识别出其外观。本章将非典型创面按病因分为肿瘤性疾病、自身免疫性疾病、血管闭塞性疾病，以及由抗凝治疗和肾衰竭引起的非典型创面。

肿瘤性疾病

由肿瘤性疾病引起的皮肤病变包括基底细胞癌（Basal Cell Carcinoma，BCC）、鳞状细胞癌（Squamous Cell Carcinoma，SCC）、黑色素瘤、卡波西肉瘤和皮肤 T 细胞淋巴瘤。慢性伤口导致的癌症通常是 SCC，被称为马乔林溃疡。

除了不寻常的外观、部位和病史外，肿瘤性疾病引起的非典型伤口通常还具有过度肉芽化的特点，即外观呈蕈伞状；不能再上皮化；皮肤瘙痒；无法解释的伤口增大；无法解释的出血、引流、气味和疼痛的改变。慢性伤口的肉芽组织不规则地堆积在皮肤表面（呈蕈伞样外观），同时伴有瘙痒和异常气味，应立即进行组织活检，以发现潜在的癌症。

蕈伞样外观指的是肉芽和坏死组织的混合体。伴有坏死的肉芽过度生长会在表面产生类似于菜花或真菌生长的裂缝 / 凹痕，尽管这并不是真菌引起的。由于细胞的不稳定性，组织不具有正常的肉芽和坏死特征，所以不易被上皮细胞覆盖，如图 18-1 所示。

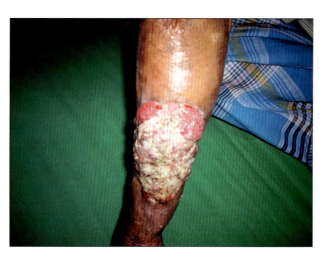

图 18-1　瘢痕癌的典型外观

基底细胞癌

BCC 是最常见的皮肤癌，在美国每年约有 100 万例新发病例。它经常被描述为具有珍珠状外观，常见凸起、半透明的皮损伴有细小、可见的血管，但也可能在暴露于阳光的皮肤上表现为非特异性皮损。其他表现还包括出血、结痂但不愈合的开放性伤口；瘙痒或结痂的淡红色斑块；色素沉着较深的珍珠状外观；边缘隆起、卷曲、中央凹陷结痂、表面可能有血管的粉红色瘤体；外观像愈合瘢痕的色素沉着斑块。

常见部位包括暴露在阳光下的耳、鼻和唇、面等部位的皮肤；手背；后颈部。虽然 BCC 很少转移，但如果不及时治疗，其极强的侵袭性会侵犯大片连续的皮肤。如果在过度暴露于阳光的典型部位观察到具有异常特征的病变，应转诊进行活组织检查，以确定病因是否为 BCC。一般通过切除可以治愈。

鳞状细胞癌

SCC 是第二常见的皮肤癌。其病因与 BCC 相似。SCC 通常也发生在晒伤的皮肤上。在 SCC 发生之前，可能会出现一种叫作光线性角化病的癌前病变。此外，因暴露于阳光或电离辐射而受损的皮肤以及烧伤后恢复的皮肤也可能在数年后发生 SCC。与 BCC 一样，日光损伤皮肤上的 SCC 很少转移，但电离辐射或烧伤损伤皮肤上的 SCC 转移率要高得多。免疫抑制也会增加患 SCC 的风险。转移也更容易发生在嘴唇和乳晕等修饰过的皮肤上（20% ~ 30%，并非 0.5%）。SCC 的治疗也是简单的切除术。如果发生转移，可能需要包括化疗在内的更多侵入性治疗。

SCC 通常表现为基底发炎的结痂 / 鳞屑斑块，不过也可能表现为简单的咬伤反应、脱屑或其他创伤（图 18-2）。图 18-2 中的病变最初被诊断为昆虫叮咬，但后来经活检证实为 SCC。与 BCC 一样，晒伤、辐射损伤或烧伤皮肤愈合区的异常特征和外观应引起对 SCC 的怀疑。无论是 BCC 还是 SCC，伤口都不会愈合，而且可能会变大。

光线性角化病

光线性角化病是日光损伤造成的，在皮肤白皙的人身上尤为常见。由于真皮层细胞异常增生，典型的晒伤部位会出现脱屑。这些病变可通过切割或

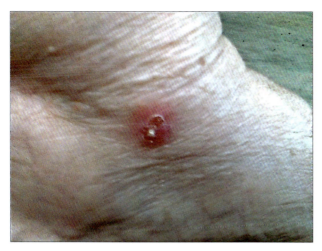

图 18-2 SCC 引起位于内踝附近的一个不寻常位置的溃疡

冰冻去除。皮肤白皙、长期暴露于阳光下的人可能需要每年检查暴露于阳光下的皮肤，并切除多发性光线性角化病。

黑色素瘤

黑色素瘤虽然不如 BCC 和 SCC 常见，但更容易发生转移，其死亡率随着向真皮层的垂直生长而增加。黑色素瘤是发生在黑色素细胞的肿瘤，它起始于表皮，增殖至真皮。黑色素瘤经淋巴系统扩散到身体的其他部位，以肝、脑和肺等多见。伴有卫星肿瘤的皮内转移预示着极差的预后。切除黑色素瘤及可能同时切除的区域淋巴结后，在这两个区域都会留下伤口。

黑色素瘤表现多样。与普通的色素痣相比，黑色素瘤具有不同寻常的特征：它可能更大，更不规则，颜色更杂，更凸出于正常皮肤，也可能形成溃疡或出血。颜色从黄褐色到几乎完全黑色都有可能，并且四周伴有色素减退的晕环。如果一个成年人新出现一个具有上述的某些特征的痣，那么应该引起对黑色素瘤的怀疑。早期切除是至关重要的，即在肿瘤侵犯真皮层和肿瘤细胞进入淋巴系统之前切除。

瘢痕癌

静脉疾病的慢性伤口、热辐射烧伤、骨髓炎引流等均可导致开放性伤口转化为 SCC。一些患者可能只是简单地将开放性伤口包扎并引流数年，而不寻求确定性的治疗。辐射损伤或长期暴露于细胞因子和生长因子的 DNA 损伤可能导致伤口内的细胞失去正常生长的控制而发生恶性转化。这种含有恶性细胞的伤口被称为瘢痕癌。

典型的瘢痕癌见于 40～70 岁的男性下肢，病程长达 20～50 年。如前所述的真菌的外观和二甲三硫醚的气味为其特征。二甲三硫醚具有恶臭气味，味道与西蓝花和卷心菜，以及人体组织的分解相似。虽然癌组织可能局限在原位，但瘢痕癌的转移率（30%）总体上远大于鳞状细胞癌。应从外观和持续时间两个方面来辨析这些伤口。可通过活检来确切判断。广泛切除可能是有效的，但在某些情况下可能需要截肢。溃疡的潜在原因也必须解决，一般通过清创或截肢感染骨的方法处理。

遗传性疾病

有两种主要的遗传性疾病与非典型伤口有关。水疱病、表皮松解症是一种隐性遗传和显性遗传并存的疾病集合。镰状细胞病经常产生可能无法正确诊断的腿部溃疡。由于镰状细胞病会导致血管闭塞性疾病，故在血管闭塞性疾病之后进行描述。

单纯性大疱性表皮松解症

大疱性表皮松解症（Epidermolysis Bullosa，EB）不是一种单一性疾病，而是导致基底膜区缺陷继发大疱形成的遗传性疾病的集合，通常在出生时或出生后不久被诊断。它们大多为常染色体显性遗传，并且严重程度各异。常染色体隐性型 EB 往往比显性型更为严重。

绝大多数病例（92%）是单纯性大疱性表皮松解症（Epidermolysis Bullosa Simplex，EBS），是最轻的类型。EBS 是一种常染色体显性遗传病，可根据特定角蛋白亚型的突变分为严重程度不同的几种亚型。最轻的类型仅影响皮肤，表现为表皮内水泡且愈合后不留瘢痕。轻度的 EBS 可能直到成年后才会被诊断出来，有时直到子女被诊断出患有

EBS，父母才会确诊。其他形式的 EB 会在不同的结构中产生皮肤分离。除 EBS 外，其他形式的 EB 更为严重，可能会累及器官。在交界性 EB 中，皮肤分离发生在基底膜的透明层；在萎缩性 EB 中，皮肤分离发生在表皮层；在半脱落性 EB 中，皮肤分离发生在半脱落小体。在这些疾病中已分离出特定的分子缺陷，目前正在研究如何替换缺陷基因。

任何形式的 EB 都会使婴儿面临感染、脓毒症和死亡的风险。对于常染色体隐性遗传的营养不良性 EB 患者来说，发生在青少年晚期到成年早期的转移性 SCC 可能是致命的。不伴有脓毒症的 EBS，常染色体显性营养不良性 EB 和较轻的交界性 EB 可能不会影响寿命。

不同类型的 EB 都会在不同程度上影响伤口愈合。屏障功能的丧失和皮肤上血清的存在使皮肤面临感染的风险。某些亚型 EB 存在免疫和胃肠道缺陷，这增加了感染的易感性并损害了营养状况。通常需要清洁破损区域，并使用局部抗菌药和闭合性敷料。应严格避免使用黏合剂。

萎缩性 EB 患者的慢性剥脱区可能会出现 SCC。虽然 SCC 通常发生在皮肤白皙的人的阳光暴露部位，但对于患有萎缩性 EB 的人来说，任何部位都可能发生肿瘤，而不局限于阳光暴露部位。这种恶性肿瘤的高发年龄在 20 ~ 30 岁，比一般人群中出现 SCC 的年龄要早。

自身免疫性疾病

影响皮肤的疾病可能是由于影响皮肤特定成分的自身免疫紊乱引起的。多发血管炎可能会导致皮肤溃疡。包括坏疽性脓皮病（Pyoderma Gangrenosum，PG）在内的其他疾病似乎也有免疫方面的因素，但其发病机制仍然不明。

血管炎

作为一种自身免疫性疾病，血管炎往往会引起系统性炎症症状，如关节和肌肉疼痛、淋巴结炎、发热和乏力等。文献中曾描述过许多血管炎。其中一些病变累及皮肤，可能表现为对一般治疗无效的皮损 / 皮疹。一般来说，治疗血管病的方法包括免疫抑制。一般通过活检诊断。更有可能影响皮肤的血管性疾病包括超敏性血管炎、显微镜下多血管炎、结节性多动脉炎、类风湿性血管炎（与类风湿关节炎相关）、变应性肉芽肿性血管炎、韦氏肉芽肿病、冷球蛋白血症和过敏性紫癜。血栓闭塞性脉管炎在血管闭塞性疾病中讨论。接下来讨论白塞综合征。

白塞综合征

白塞综合征是一种罕见的疾病，主要影响年轻人（20 余岁至 30 余岁）。症状包括口腔溃疡、皮疹和皮损，以及生殖器溃疡。这些病变的分布和严重程度因人而异，症状可能缓解，也可能复发。口腔溃疡开始时是凸起的疱疹，然后溃烂，也可能发生在嘴唇、牙龈和舌头上。皮肤病变从针头样到红色、隆起、触痛的结节不等。外阴和阴茎也可能出现类似的溃疡。这些溃疡会在 7 ~ 10 天内愈合，但很容易复发。白塞综合征的另一个表现是葡萄膜炎。虽然葡萄膜炎会与许多其他疾病同时发生，但如果同时伴有皮肤和口腔溃疡，则应怀疑是白塞综合征。关节疼痛，尤其是膝关节疼痛，是白塞综合征的另一个表现。关节痛会反复缓解和复发。这种疾病还会导致血管瘤或血栓形成、消化系统并发症和神经系统并发症。除了白塞氏综合征的典型体征外，针刺试验阳性也有助于诊断。试验方法为使用消毒针头在皮肤上造成损伤，如果 2 天后出现发红的结节等皮损，即为白塞氏试验阳性。与其他血管性疾病一样，白塞综合征也需要使用类固醇皮质激素或免疫抑制剂进行治疗。另一种可用的药物是干扰素 – α，它可以抑制过度的免疫反应。

坏疽性脓皮病

坏疽性脓皮病（PG）是一种病因不明的疾病，其特征为无法解释的进展中的皮肤溃疡。患者可能会主诉为一个由蜘蛛咬伤或创伤造成的已经进展为一个既大又深的溃疡的小伤口。PG 造成的溃疡具有紫红色的、边界被破坏的外观特征（图 18-3）。

任何具有这种外观的伤口都应高度怀疑 PG。此外，与 PG 相关的伤口周围皮肤常表现为脓疱、结痂和来自旧伤口的瘢痕。PG 是一种罕见的疾病，每年的发病率约为 1/10 万。PG 的死亡率很低，但是，治疗带来的并发症或者与 PG 相关的基础疾病仍可导致死亡。

约 50% 的 PG 病例有自身免疫性疾病史。除主诉溃疡疼痛外，患者还可出现关节痛、乏力等症状。相关的系统性疾病包括炎症性肠病、类风湿性关节炎和血液系统疾病如白血病等。PG 的另一个重要特征是多种反应性。多种反应性在 PG 中特指皮肤创伤后特征性的恶化或新伤口的发展。对该区域进行清创、彻底清洁或移植手术，都有可能导致伤口恶化。移植手术容易导致伤口扩大，并可能引起供区的 PG。目前尚无诊断 PG 的实验室检查方法，活检病理检查亦无特征性组织学表现。活检仅用于排除其他可能的疾病。医师需要根据伤口的外观，并在排除任何其他原因，特别是皮肤恶性肿瘤后的高度怀疑来诊断 PG。

PG 的治疗包括保护伤口和同时治疗潜在的自身免疫性疾病。药物治疗包括全身免疫抑制，其中可能包括环孢素、口服皮质类固醇和英夫利西单抗（Remicade）。英夫利西单抗及相关药物可抑制肿瘤坏死因子。这种药物目前适用于类风湿性关节炎和克罗恩病。外用和注射皮质类固醇也可用于治疗 PG。在伤口愈合期间严禁彻底清创。

血管闭塞性疾病

大量的疾病都可能造成肢体缺血。其中，在第 12 章中讨论的动脉粥样硬化是最常见的。自身免疫性血管炎引起的闭塞性疾病在本章前文中进行了讨论，接下来我们将讨论远端外周微栓塞、血栓闭塞性脉管炎和镰状细胞病。

远端外周微栓塞

远端外周微栓塞（蓝脚趾综合征 / 老烂脚）不是一种疾病，而是动脉粥样硬化碎屑栓塞到小动脉和微动脉中造成的一种现象。根据定义，微栓子是

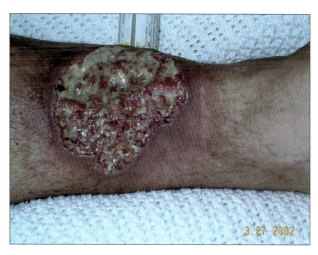

图 18-3　PG 的典型外观为被破坏的紫红色边缘、混合的肉芽和腐烂

指直径 < 1 mm 的粥样斑块。动脉粥样硬化颗粒释放到血液中可能是自发的，但这种综合征的大多数病例被认为是由下肢血管再通的血管内治疗方法引起的。微栓塞造成的损伤程度取决于栓子的数量和成分。由血小板和纤维蛋白组成的微小栓子可被溶解，对远端组织仅造成可逆的细胞损伤，而大的胆固醇栓子则更有可能造成组织坏死的不可逆损伤。

特别是，源自大动脉和髂动脉的微栓子会产生所谓的蓝脚趾综合征或老烂脚。蓝脚趾综合征一词是指最远端血管被多个栓子堵塞造成的发绀现象。突发的动脉粥样硬化性碎屑可能会在足部和趾部产生触痛、斑驳、大小不一的发绀和发凉区域，毛细血管回流缓慢。随着缺血性损伤的积累，可能会发生组织坏死，产生溃疡。术语"老烂脚"通常用于描述这种足部坏死。

将远端外周微栓塞的治疗与冻伤延迟清创和在明确区分存活和组织坏死后截肢的治疗进行了比较。在冻伤和远端外周微栓塞中，组织的动脉流入量和周围组织的灌注量都是允足的，但微循环局部分支的供血区域会被堵塞，导致直接坏死，如果栓子被击碎，恢复血流，则会导致再灌注损伤。如果可行的话，应清除微栓子的来源，并注射肝素以降低斑块的不稳定性。患者可使用阿司匹林和双嘧达莫治疗，但华法林似乎会增加很大一部分高危患者发生微栓子的风险。

血栓闭塞性脉管炎 (Buerger's Disease)

血栓闭塞性脉管炎是一种血管闭塞性、非动脉粥样硬化性疾病，主要发生在中年男性吸烟者身上。血栓闭塞性脉管炎并不常见，发病率约为每10万人中有15例。虽然其死亡病例并不常见，但几乎一半的确诊患者会出现需要截肢的肢体坏疽。肢端坏疽感染引起的败血症可能导致死亡和严重的疾病。这种疾病是由特定类型抗原的遗传易感性和接触香烟烟雾共同引起的。

血栓闭塞性脉管炎的患者会出现外周动脉疾病的症状，如感觉异常、四肢冰冷和脉搏微弱。手指溃疡是血管闭塞性疾病的另一个征兆，但这并不是血栓闭塞性脉管炎独有的症状，雷诺氏病、硬皮病和红斑狼疮也会出现溃疡。约有50%的血栓闭塞性脉管炎病患者会发生移行性浅静脉血栓形成。少数患者可能会累及器官的动脉。如果<45岁的男性出现动脉疾病，患者吸烟并表现出雷诺现象，则更有可能怀疑血栓闭塞性脉管炎。这种疾病在男性中更为常见，但发病率的差异可能只是反映了女性吸烟率较低。

目前还没有针对血栓闭塞性脉管炎的特异性实验室检测方法，但有可能通过检测来排除其他血管闭塞性疾病，如血管炎性疾病。为了排除有下肢缺血体征的患者的下肢动脉粥样硬化，可以进行艾伦试验。如果艾伦试验呈阳性，再加上有吸烟史和下肢动脉溃疡，则更有可能被诊断为血栓闭塞性脉管炎。在艾伦试验中，患者将手指屈曲握成拳头，以排出手部血液。临床医师用拇指同时闭塞桡动脉和尺动脉。手部动脉闭塞后，患者放松手部，临床医师松开尺动脉，同时继续压迫桡动脉。手部血液充盈延迟表明尺动脉闭塞。然后重复该过程，但在松开桡动脉的同时继续压迫尺动脉，以检测桡动脉是否通畅。

急性血栓闭塞性脉管炎的特征是中小直径动脉的炎症和血栓形成。炎症和损伤通常会蔓延到邻近的静脉和神经。当病情发展到亚急性期时，血栓会发生机化。血管可能会完全闭塞，但有些血管会因血栓的管道化而恢复部分动脉血流。在疾病晚期，血管纤维化，不可能再输送血液。随着越来越多的血管经历这一过程，患者会出现动脉疾病的症状，如运动时跛行。随着病情的发展，大部分患者会出现休息时疼痛、皮肤改变、皮肤和软组织溃疡，需要截肢。

尽管对维持血流的各种可能机制进行了研究，但目前尚未发现有效的药物治疗方法。鉴于该疾病的弥散效应，手术血管重建不太可能成功。只有在绕过不连续的病灶且恢复血流的情况下，手术干预才切实可行。目前已知唯一有效的治疗方法是戒烟。戒烟势在必行，但却很困难。在成功戒烟的患者中，94%的人可以避免截肢，而所有在坏疽发生前戒烟的人似乎都能避免截肢。相比之下，在继续吸烟的人中，有43%的人在出现症状后8年内需要截肢。即使那些改用咀嚼烟草或尼古丁替代疗法的人也存在截肢风险。许多最终需要截肢的患者将发展为多次截肢，包括双侧上肢和下肢截肢。患者教育的一部分是，如果停止使用烟草，就可以避免截肢。此外，患者必须避免吸二手烟。出于多种原因，包括避免二手烟、避免重新吸烟的诱惑以及拥有社会支持系统，社会接触者和家庭成员戒烟可能是必要的。虽然完全戒烟可以避免截肢，但雷诺现象和间歇性跛行可能会持续存在。

继发于血管加压药的肢体远端缺血

在发生循环休克的情况下，要想获得足够的血压以维持生命，可能需要使用会导致四肢远端小动脉血管严重收缩的血管抑制剂。如果患者存活下来，可能会出现不同程度的缺血性损伤，这可能需要切除坏疽的手指、脚趾或更近端部位。图18-4展示了一个因脓毒症休克使用加压药而继发肢体远端坏疽的病例。

镰状细胞病

镰状细胞病以前被称为镰状细胞性贫血，是由血红蛋白S（Hemoglobin S，HbS）的同基因遗传引

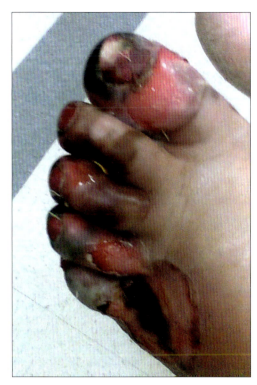

图18-4 在感染性休克期间使用血管收缩药物后出现继发性坏疽的脚趾

起的，HbS 是血红蛋白的一种缺陷形式。这种缺陷是单个氨基酸置换的结果，会导致血红蛋白的可溶性降低。大量畸形（镰刀形）红细胞的存在会导致小血管阻塞，并有可能造成血栓形成和闭塞下游的缺血性损伤。畸形细胞的寿命缩短会导致溶血性贫血。镰状细胞性贫血经常出现的镰状过程可能由多种因素引起，尤其是会导致脱水和酸中毒的事件，如病毒性疾病、呕吐和户外工作时水分补充不足。疲劳、暴露于寒冷环境和心理压力等其他应激因素也可能诱发危机。

约有 0.15% 的非裔人是 HbS 的纯合子携带者，从而导致镰状细胞病；约有 8% 是杂合子携带者。杂合了携带者的 HbS 含量约为 30%～40%，通常不会出现与纯合子相关的严重发病。在恶劣的条件下，如高空飞行时机舱没有充分增压，也会发病。镰状细胞病的发病率和死亡率各不相同。虽然镰状细胞病是一种慢性疾病，但发病率与多次病情加重或镰状细胞危象所累积的伤害有关。镰状细胞病患者的预期寿命约为 60 岁，死亡由多种原因造成。尽管没有已知的器官损伤，但约有 30% 的患者死于急性危象。感染是造成幼儿死亡的主要原因，而

中风、创伤、急性胸廓综合征（见下文）、脾脏淤积危象和再生障碍危象则是造成青少年和年轻人死亡的主要原因。

不同类型的镰状细胞危象往往发生在不同年龄段。最常见的类型是闭塞性血管，这种类型疾病的痛感很明显，可能需要强效镇痛剂。血管闭塞性损伤在骨髓中尤为严重。婴儿的手脚小骨最容易闭塞，随之产生疼痛和水肿。年龄大的儿童可能关节疼痛更多见。年龄较大的患者可能会出现急性胸部综合征，其特点是发烧、胸痛、呼吸困难和咳嗽。急性胸部综合征可能是由肺炎和影响肺部的血管闭塞症共同引起的。急性胸部综合征会导致缺氧，危及生命。腹痛与急腹症相似，伴有疼痛、腹胀和腹部僵硬，是由腹腔器官和肠系膜的闭塞和梗死引起的。脾窦闭塞是影响脾脏的血管闭塞性疾病的结果，导致血液滞留在脾脏内。这种综合征可能进展缓慢，主诉为乏力和左侧腹痛。危象可导致脾脏梗死和低血容量性休克。类似地，静脉窦闭塞也会导致前列腺肥大，如不及时治疗，可能会发生血栓形成和坏死。脑血管闭塞会导致与受影响血管有关的神经症状，从暂时性局灶性缺损到危及生命的中风。再生障碍性贫血危象在婴儿和儿童中更为常见。随着贫血的加重，会出现网织红细胞减少和红细胞生成减少。患者病情严重时会出现心动过速和面色苍白。危象通常是由 Parvovirus B19 引起的，它是儿童"第五病"的病因。

镰状细胞病相关的下肢溃疡

下肢溃疡常见于镰状细胞病的青少年和青壮年。最常见的位置是外踝近端。个体在愈合的各个阶段可能有多个溃疡位于双下肢。这些溃疡似乎是血管闭塞性疾病的结果，但其位置的原因并不容易解释。镰状细胞溃疡较浅，有贴壁黄色脱落物夹杂小面积肉芽组织。创周皮肤明显比周围皮肤暗。许多患者在这些伤口愈合之前，已经自行处理这些溃疡数月或数年。与镰状细胞病有关的下肢溃疡的例子如图18-5A、B 所示。

由于许多患者痛感强烈，特别是在住院期间发生治疗危机时，因此对这些溃疡进行积极的清创可能是困难的。波动性灌洗也可能导致耐受性较差。

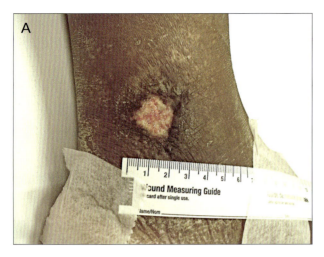

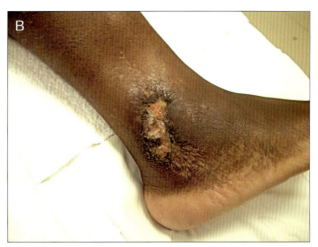

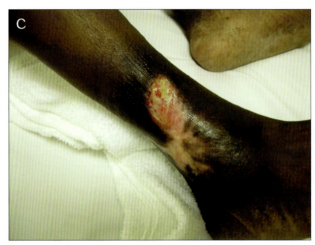

图 18-5　镰状细胞溃疡的典型外观和最常见部位。(A) 常见外观为色素沉着边缘、混合脱落和肉芽。(B) 常见位置为靠近外踝。(C) 除当前溃疡外，还存在多处愈合的镰状细胞溃疡

更容易被接受的清创方式是酶性清创和自溶性清创。对于这种类型的溃疡，需要使用不黏附于伤口床的敷料。

　　当创面被腐肉覆盖并接受胶原酶清创时，可使用生理盐水润湿 5 cm × 5 cm 大小的无菌纱布。当腐肉被清除时，肉芽组织必须得到保护。必须选择恰当的换药方式和换药间隔时间，以最大限度地减少对伤口床的创伤。即使是水凝胶和凡士林敷料也可能在换药之间黏附于肉芽组织。在某些情况下，如果存在严重水肿的话，患者可能受益于加压包扎或 Unna 靴。如果可能，应安排随访，以确保清洁稳定伤口的有效家庭护理。不恰当的护理会使患者伤口状况变差。许多患者可能由于反复发生镰状细胞皱缩而被反复收为住院患者，并且可能表现为伤口状况变差。

抗凝血药

　　肝素和华法林都会在极少数情况下导致皮肤坏死。两者都会引起皮下出血和水泡。通过病史可以判断皮肤损伤是由哪种抗凝剂引起的。华法林诱发的皮肤坏死罕见，在接受华法林抗凝治疗的人群中发生率为 0.01% ~ 0.1%，通常是肥胖女性。开始使用华法林进行抗凝治疗后不久，出血性水泡就会演变成大的开放性伤口，涉及全厚皮层皮肤和皮下脂肪。组织损伤也可能出现在其他组织中，但一般不太严重。

　　在某些情况下，患者在发病前可能已经接受了多个疗程的华法林治疗。伤口主要出现在乳房、臀部和大腿等脂肪较多的部位，通常呈双侧对称分布。易感患者（基因缺乏蛋白 C、蛋白 S 和抗凝血酶，或存在狼疮抗凝物）的高凝状态会导致伤口

发生。此类患者服用大剂量的华法林可使天然抗凝剂失活，破坏凝血剂和抗凝剂的自然平衡，导致短暂的高凝状态和血栓形成，尤其是在脂肪组织中。凝血因子 VIII 和蛋白 C 的快速下降会打破凝血和抗凝血的平衡，导致一过性高凝状态和血栓形成，尤其是脂肪组织。伤口可能与腐烂性筋膜炎或压迫性损伤相似，但近期开始口服抗凝药的病史和活检结果应有助于诊断华法林诱发的皮肤坏死。通过服用维生素 K 和肝素抗凝来逆转华法林，可能会限制皮肤坏死的程度。伤口直径和深度可达数厘米，与其他与血管闭塞有关的伤口类似。这些伤口非常疼痛，如果没有适当的止痛措施，床旁清创会非常困难。患者通常在清创和植皮后会痊愈，但也有死亡病例的报道。

肝素诱导的皮肤坏死与此类似，但似乎与肝素诱导的血小板减少症 II 型的机制不同。接受肝素治疗的患者中约有 1% 会出现肝素诱导的血小板减少症，但其中只有 1/3 会出现血栓。不过，在某些情况下，华法林的蛋白 C 和 S 机制可能是其原因。有肝素诱发血小板减少症和血栓综合征病史的人患华法林诱发皮肤坏死的风险较高。无论哪种情况，都应停用违规药物，并清除大量坏死的脂肪组织。

外渗性坏死

这种形式的皮肤坏死是由于静脉注射液外渗造成的。外渗是指液体渗漏或意外注入静脉周围的组织，导致液体溢出到周围组织中。据估计，0.1%～6% 接受静脉注射的患者会发生外渗。在认知功能正常的患者中，引起疼痛的液体不太可能造成严重损害，因为患者会抱怨疼痛，问题也会很快得到纠正。因此，意识或认知能力减退的患者发生外渗坏死的风险更大。允许流入间质的静脉输液量和输液的理化成分都决定了损伤的程度。皮肤坏死可能在数小时内发生，也可能延迟数天，这取决于外渗液体的性质。

生理盐水和其他等渗溶液在没有大量渗出的情况下几乎不会造成创伤。而能够由于其生理化学特性引起组织损伤的溶液被称为起泡性药物或溶液。

这个词的来源是"blistering"，即水泡。高渗葡萄糖溶液、氯化钙 / 葡萄糖酸钙溶液、碳酸氢钠溶液和化疗药物是最可能引起严重皮肤坏死的物质。高渗溶液由于直接渗透效应以及细胞死亡的渗透效应，比等渗溶液更多地将液体移到间质空间。高渗溶液向间质空间的移动可能会在渗透效应、液体移动至间质空间、压力和隔室内的细胞死亡方面产生正向反馈。一些癌症化疗药物起刺激作用，但许多直接导致细胞死亡。如果隔室内血管发生血栓形成，组织坏死会加速。即使手臂的其余部分得救，皮肤坏死也可能严重。损伤范围可能仅限于水肿、红斑、疼痛和灼热感。更严重的损伤可能导致干性脱屑和水泡，特别是使用化疗药物时。伴有坏死组织形成和无肉芽组织形成的全厚皮层创面会导致更严重的损伤。更严重的损伤可能伴有隔室综合征的额外并发症，如瘫痪、感觉丧失和截肢。

肾衰竭

肾衰竭会从几个方面对皮肤健康产生影响。由于血液中氮氧化合物积聚引起的瘙痒可能导致因搔抓而造成的继发性损伤。应告知患者轻拍瘙痒部位以避免受伤。皮肤也会因常见的干燥和脱屑（鱼鳞状皮肤）而变得脆弱，这种情况被称为鱼鳞状外观。尿毒症霜和皮肤上的尿素气味，再加上瘙痒、干燥和鱼鳞状皮肤，是肾功能不全控制不佳的明显指标。患者将接受血液透析并可能正在等待肾移植。本章后面描述的更严重后果是钙化性坏死，一种发生在末期肾病患者中少数接受透析治疗者的并发症。尿毒症霜是尿素在皮肤上结晶的现象：由于汗液中尿素浓度较高而导致蒸发，皮肤上出现几毫米至几厘米大小的白色霜状斑块。

血液透析可以通过大口径导管进行，通常插入颈静脉，或者在前臂创建分流通道，以连接透析所需的动脉和静脉通路。可以使用动静脉瘘或动静脉移植物。瘘通常是通过手术将前臂动脉和静脉吻合而创建的。另外，也可以使用一段移植材料连接动脉和静脉以获取血液透析通路。潜在的并发症包括静脉血管超负荷，导致上肢静脉高压，在静脉被动脉压力扩张时形成动脉瘤，或者血液凝结在皮肤下形成假性动脉瘤。

更为重要的是，分流会减少手部的动脉血液储备。上肢已存在的动脉粥样硬化结合动静脉分流或移植物可能导致手部缺血，产生所谓的盗血综合征。本应滋养手部的血液被分流"偷走"，造成手部缺血。这可能导致手指缺血甚至坏死。应在坏死发生之前向患者的肾病学医师报告疼痛的主诉、手部血流减少的体征包括掉发，以及受影响手部出现薄、有光泽、萎缩的皮肤。应询问患者是否在长时间使用后感到手部有任何异常疲劳或疼痛。盗血综合征加重可能导致静息时疼痛和手部坏死等，最终导致截肢，如图 18-6 所示。

钙化障碍

钙化的两种主要疾病是皮肤钙化和血液透析并发症中的钙化性软组织坏死（Calciphylaxis）。

皮肤钙化

皮肤钙化是一个代表在皮肤中沉积钙质的一系列疾病的术语。已经描述了 4 类皮肤钙化：营养不良型、转移性、医源性和特发性。营养不良型是由于其他损伤导致的，导致受伤组织中钙盐沉积。组织损伤可能是由大量原因引起的，包括肿瘤性疾病、痤疮、昆虫叮咬、静脉曲张、自身免疫性疾病、烧伤或机械创伤等。受伤组织促进磷酸盐与变性蛋白的结合，随后钙盐结合到磷酸盐上并沉淀结晶。转移性皮肤钙化是由代谢紊乱引起的，主要是甲状旁腺引起的，导致高钙血症、高磷血症或二者皆有。高浓度使得体液中的磷酸钙晶体以羟基磷灰石或非晶态磷酸钙的形式沉淀。

尽管皮肤钙化是一个良性过程，但患者可能会发展出疼痛性病变，根据病变的位置，关节活动度或对神经的压迫可能会产生额外的疼痛。病变可能会形成溃疡并发生感染。在转移性皮肤钙化中，潜在的疾病，如慢性肾衰竭或甲状旁腺疾病，可能导致明显的病情恶化。通常皮肤钙化病变起病缓慢且无症状。先前的损伤可能与营养不良病变有关。特发性皮肤钙化与组织损伤或代谢性疾病导致钙或磷

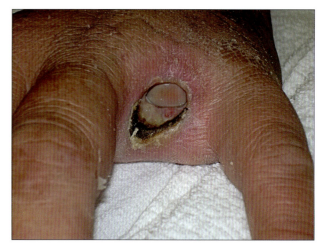

图 18-6 在患者放置透析分流后由于盗血综合征导致的截肢创面（另见图 2-10C）

浓度升高无关。医源性皮肤钙化是由于治疗其他疾病而产生的。

对于皮肤钙化的诊断通常是直接的，即患者的临床表现和病变组织活检显示钙盐沉积。病变可以位于皮肤或皮下组织，很容易获取样本进行活检。不同病因导致的皮肤钙化病变各不相同。患者通常表现为分布在典型病因区域的多个坚实丘疹或结节。某些类型的病变在病变表面产生可触及的结晶物质。病变可能会形成溃疡（图 18-7A），并且在溃疡病变内部可以观察到白垩样结晶物积聚。这种外观的病变也是痛风的特征。严重的皮肤钙化可能影响血管，导致缺血和坏疽。营养不良性病变局限于特定的局部组织损伤区域。转移性病变往往较大且对称分布。它们通常位于较大关节的区域，尤其是膝盖、肘部和肩膀。如果存在营养不良性皮肤钙化，那么内脏和血管沉积很可能存在，并且如果潜在原因未得到充分治疗，将导致重大的病情恶化和死亡。特发性皮肤钙化可能发生在任何部位，但通常局限于一个区域。医源性皮肤钙化本质上与营养不良性相同，但皮肤创伤是由治疗其他疾病引起的。

皮肤钙化的治疗通常效果有限。如果能够确定潜在原因，治疗将针对潜在原因进行。将皮质类固醇注射到病变部位可能会产生一些益处。如果病变导致过度疼痛、反复溃疡和感染，或者出现一定的功能障碍，可能需要手术切除病变。然而，切除后通常会频繁复发，而且切除可能会刺激更多的钙化

发生，加重病情。对于开放性病变的局部伤口护理可能是必要的，以预防或清除感染。

钙化防御

钙化防御是指与透析和晚期肾衰竭相关的特定类型的钙化症。血管和皮下组织的钙化会产生明显的病变，侵蚀皮肤，暴露出数厘米大小的大块白垩质沉积物（图 18-7B）。钙化防御的病变通常是双侧且相当对称的。病变似乎会突然发展，皮肤坏死可能在几天内迅速进行。伤口床在数天内从黄色变为棕色和黑色，并随着坏死组织的脱水而改变。在下肢出现病变的疾病的死亡率远低于在躯干出现病变的疾病。伴有远端受累的死亡率高达 45%，而在躯干受累时接近 100%。由于病变的剧痛和高死亡率，进行积极的清创和更换敷料，以产生一个干净、稳定的伤口床来促进愈合，通常不是一个合理的目标，特别是对于躯干上的病变而言。

钙化防御的机制仍然不明。该疾病的组成部分包括慢性肾衰竭、高钙血症、高磷血症、过高的钙磷乘积，以及继发性甲状旁腺功能亢进症。这些钙和磷代谢问题在晚期肾衰竭中很常见，但只有很小一部分（1%～4%）晚期肾病患者会出现钙化防御。其他可能触发晚期肾衰竭中钙化防御的因素，如遗传免疫成分或并发症，并未被确定。死亡率与感染性皮肤病变和器官衰竭引起的败血症有关。钙化防御在女性中更常见（3∶1），而且大多数发生在中年人身上。长期透析似乎会增加风险。即使接受肾移植，患者仍可能出现钙化防御。

对于钙化防御的医疗护理主要是支持性的。治疗可能包括努力改善钙和磷的稳态控制，以及消除刚才列出的任何触发因素。静脉注射硫代硫酸钠可能有助于增加组织中钙沉积物的溶解度，从而促使过量钙的排泄。另一个潜在的策略是注射低剂量的组织纤溶酶原激活物。

如果需要积极清创以避免败血症，建议在全身麻醉下进行清创，因为病变范围广泛且疼痛。在彻底清创后进行负压伤口治疗，可能在某些情况下可随后进行植皮。

肥胖症

随着肥胖问题日益普遍，对于外伤管理中肥胖症的议题变得愈发重要。据美国疾病控制和预防中心的标准，据估计，2/3 的人口超重，有 50% 的人口符合肥胖标准。根据美国疾病控制和预防中心的定义，成年人的超重指的是体重指数（Body Mass Index，BMI）在 25～29.9，而肥胖则是指 BMI ≥ 30。BMI 的计算方法是体重（kg）除以身高（m）的平方（kg/m^2）。例如，一个体重 100 kg，身高 2 m 的人的 BMI 为 25。增加体重会增加与伤口相关的并发症的风险。这些疾病包括 2 型糖尿病、心血管疾病、血脂异常、冠状动脉疾病和高血压。此外，超重会导致心脏输出增加以供应增加的体重，可能阻塞四肢的静脉和淋巴管，并影响通过血压计测定血压的能力。由于肥胖无法产生足够的隔膜运动，导致慢性低通气，这被称为肥胖低通气综合征或皮克威克氏综合征。肥胖还与阻塞性睡眠呼吸暂停相关，这可能会导致睡眠期间严重的低氧血症和心律失常。由于与皮克威克氏综合征和阻塞性睡眠呼吸暂停相同的原因，也可能出现端坐呼吸困难。手术后，肥胖个体可能会经历长时间的全身麻醉恢复期。用于全身麻醉的化学药物具有很强的脂溶性。更多的脂肪量会产生大量的全身麻醉药物储备，这可能损害患者实现完全清醒的能力，肥胖个体在手术后可能会持续昏昏沉沉较长时间。这种情况被称为再麻醉现象，可能导致延长的不活动时间和增加的围手术期压力性损伤的风险。

由于尿失禁的影响更大，会导致会阴皮肤处于风险之中。肥胖会使清洁会阴区域变得更加困难，由于疾病或受伤结合体重增加导致的活动能力下降，可能会导致功能性失禁，这个术语描述了移动能力不足以到达适当的洗手间设施。

肥胖还伴随着其他问题，包括更高的 2 型糖尿病、胆囊疾病和胃食管反流病患病率。由于饮食不均衡或严重摄入热量限制而引起的营养不足是常见的。尽管减重可能是一个合适的长期目标，但在患有疾病或受伤时，肥胖个体容易发生蛋白质营养不良。即使在这些情况下脂肪组织供应充足，负氮平

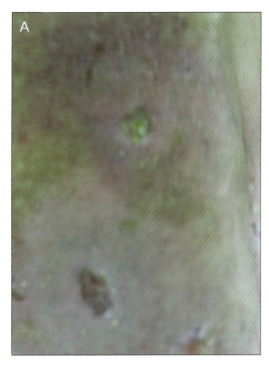
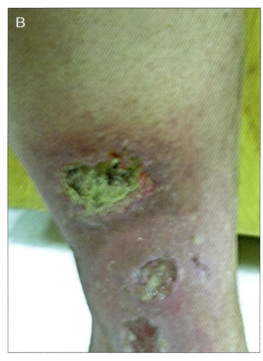

图 18-7　钙稳态紊乱引起的溃疡。（A）皮肤钙化。（B）钙化防御

衡也可能发生变化。在此情况下，咨询临床营养师以确保适当的膳食治疗是必要的。在从疾病或受伤中恢复过程中，由于肥胖个体在长时间不活动和肌肉力量丧失的情况下，恢复活动能力和运动耐受力可能会非常缓慢。肥胖通常伴随着情绪和经济压力，这可能会影响提供最佳伤口护理。

肥胖带来的皮肤变化

由于肥胖对皮肤的压力增加，会增加皮肤撕裂的风险。其他可能与皮肤受压有关的皮肤变化包括被称为乳头状瘤（皮肤标记）的良性肿瘤，黑棘皮病，角化过度，皮肤干燥过度，葡萄球菌、链球菌和念珠菌属引起的皮肤感染，以及皮肤皱褶炎。黑棘皮病是一种皮肤上出现的多汗、天然的、呈天鹅绒质地的高色素区域，通常位于皮肤的皱褶部位，尤其是颈部和腋窝。黑棘皮病还与糖尿病和某些癌症形式相关。据信，黑棘皮病是由于胰岛素抵抗导致血清胰岛素过多，刺激异常皮肤生长所致。黑棘皮病可能是遗传性的、特发性的，或与胃癌或多囊卵巢综合征有关。

皮肤标记与黑棘皮病有许多相似之处。它们分布在颈部、腋窝和腹股沟上，也常见于眼睑。它们也可能被称为带状乳头瘤或纤维上皮息肉。由于它们有神经供应，因此在切除时需要使用麻醉。除了与肥胖有关外，皮肤标记还与怀孕和多囊卵巢综合征有关。

肥胖引起的皮肤干燥导致皮肤容易出现皲裂，成为细菌和真菌的进入途径。皮肤的皱褶会造成皮肤褶皱，积聚热量和湿气，形成适宜细菌和真菌生长的环境。皮肤皱褶炎是这种皮肤的一种类似皮疹的损伤。褶皱深处的皮肤可能极度发红且恶臭。乳房下方和腹部多余皮肤特别容易患上皮肤皱褶炎。腹部多余皮肤被称为"皮褶"，可能覆盖耻骨、腹股沟和大腿前部的皮肤。在这些区域可以使用氧化锌或其他皮肤防护剂。也可以使用局部抗菌药物或抗真菌药物。含银海藻酸钠敷料也被提议用作控制皮肤皱褶炎的手段。

尽管皮下脂肪组织在皮肤和骨突出部位之间提供了缓冲，从理论上讲降低了压力损伤的风险，但是严重肥胖可能会造成皮肤张力过大，导致皮下缓冲的好处丧失。相反，皮肤被拉得如此紧绷，以至于其下方的压力实际上增加了。当极度肥胖的个体长时间失去活动能力时，可能会在低背部／上臀部、骶骨和坐骨结节等部位出现严重的压力伤。在非常庞大、不活动的个体中，低背部可能会出现深达 10~15 cm 的创伤。其他风险部位包括留在皮下的医疗设备、管道和导管。大转子上方的皮肤也可能因为坐在过窄的轮椅上而受伤。将人放在仰卧位对于肥胖者来说甚至更危险，因为由于增加的体重，皮肤上的剪切力增加。由于难以重新调整肥胖者的位置，皮肤也面临着风险。在重新调整位置时，肥胖者的皮肤摩擦更大，而且由于无法看清支撑身体重量的皮肤区域，重新调整的有效性可能会受到影响。尽管与支撑表面接触的区域可能看起来已经移动了，但是相同的骨突出部位和皮肤可能仍然与支撑表面接触。无法看清患者与床垫接触的位置，以及在表面上方大量组织的移动，对于不熟悉情况的人来说可能会产生误导。为了确保患者实际上已经被重新调整，可能需要使用专门设计的用于重新调整肥胖者的装置将患者拉过床。

手术干预，如胃旁路手术、胃带术或类似的手术可能被用来诱导吸收不良，以减轻体重。尽管许多接受这些手术的患者术后没有并发症，但许多人在手术切口愈合、感染和手术伤口裂开方面会遇到困难。成功的体重减轻可能会加重或诱发皮肤褶皱炎，因为皮下脂肪减少，皮肤褶皱会比术前更多地重叠。去除腹壁下垂组织（腹部整形术）可能被视为美容手术，不被保险覆盖，尽管腹部下垂组织的存在对皮肤完整性构成风险。

重症监护

重症监护病房（Intensive Care Unit，ICU）是另一个需要关注的领域。在 ICU 中，患者患有压力性损伤的风险大约是其他病房患者的 2 倍。由于患者整体健康状况下降、新陈代谢需求增加导致的相对营养不良、活动能力下降，以及患者身上连接了多个医疗设备，皮肤面临更大的风险。患者健康状况和营养状况下降会降低皮肤对持续压力、剪切力以及用于固定医疗设备的黏合剂的耐受性。医疗设备的定位是一个特别需要关注的领域，因为50% 的医院获得性压力性损伤是由诸如 Foley 导管和静脉导管等医疗设备引起的。重新调整带来的摩擦和患者被放置在心血管适应性体位时的剪切力也会增加压力性损伤的风险。随着患者病情恶化并发生器官功能衰竭，皮肤损伤的可能性增大。低血压和心排出量降低了皮肤的灌注。由于心排出量降低导致的氧的高萃取率导致了皮肤供血的缺氧。下肢静脉回流受到压迫的影响，加剧了由低心排出量引起的氧输送问题，可能导致肢体水肿，进一步影响皮肤的营养。

ICU 患者的干预措施包括提供更加频繁和细致的皮肤检查。在排泄失禁后进行适当清洁，并使用皮肤保护剂可以减少受伤的风险。可能需要使用 Foley 导管和直肠管或袋来防止会阴皮肤受伤。患者在床上的位置需要更加小心，以避免皮肤受伤。重新调整位置后，要检查患者下面的床单，以避免褶皱和床单、毯子和床垫的聚集。床垫也应经常更换，以防止液体滞留在皮肤上，并检查床上是否有任何异物。已发现医疗设备的帽子、餐具、食物残渣和手机等异物堆积在接受伤口护理的患者身下。

生存期

全身健康受损的老年患者和新生儿，尤其是早产儿，皮肤受伤的风险更大。

皮肤老化

随着年龄的增长，皮肤的整体形态出现了一些明显的变化。这些问题包括皮肤湿度降低，表现为皮肤更加粗糙和干燥，弹性降低，表现为皱纹和松弛，良性肿瘤的积累以及恶性肿瘤风险增加。然而，其中一些影响并不仅是由于衰老的影响，而是由于日晒损伤的积累。在微观水平上，可以观察到真皮 - 表皮结合处的变平，以及真皮乳头的消失。从第 3 个 10 年到第 9 个 10 年，真皮乳头的高度减少了 55%。随着这种变化的发生，真皮与表皮之间的血管在真皮表面减少。年长患者皮肤中观察到的几种变化是由于这些层之间接触的减少。可用于营养转移的区域、基底层活跃再生的角质细胞数量，以及对剪切力的抵抗力都受到这种真皮和表皮之间接触面减少的影响。伴随动脉疾病的皮肤变化，如"香烟纸"皮肤和血管可见，在老年人的皮肤中也很常见。

表皮老化

随着年龄增长，角质层的厚度保持不变，但观察到细胞的大小和变异性增加。此外，黑色素细胞的数量每 10 年以 10%～20% 的速度减少。由于黑色素细胞数量的减少，皮肤逐渐对紫外线的保护减弱。此外，表皮的驻留巨噬细胞——朗格汉斯细胞经历了 20%～50% 的减少。

真皮老化

与表皮相反，真皮的厚度显著减小，平均约为 20%。这种厚度减少导致老年皮肤呈现透明的外观。由于肥大细胞数量减少了 30%，紫外线照射导致的炎症也减少。此外，真皮血管床的退化和附属器官血流减少导致附属器官逐渐萎缩和纤维化。弹性纤维重塑成更厚、无序的弹性纤维，导致弹性减弱和撕裂风险增加。

皮肤的功能变化

自第 3 个 10 年到第 8 个 10 年，表皮细胞更新速度下降了 30%～50%。此外，已经量化了修复速率的减少，表现为伤口张力和胶原沉积减少。干燥、无弹性的皮肤，较大、更不规则的表皮细胞导致了皮肤屏障功能的降低。此外，感知能力下降增加了皮肤受机械压力等因素伤害的风险。由于皮脂分泌减少，每 10 年减少 23%，使得皮肤变得干燥。由于朗格汉斯细胞数量减少，皮肤免疫力下降，增加了感染风险。由于老年皮肤更加僵硬、弹性降低、干燥，并且真皮和表皮之间接触面减少，老年人的皮肤容易出现撕裂和出血。老年人的皮肤撕裂和多发性瘀斑很常见，特别是那些有多根静脉导管和使用胶带固定静脉导管的人。

护理老化皮肤的方法

在选择用于老年患者皮肤伤口的产品时，首先要考虑皮肤的脆弱性。此外，由于炎症减少和营养不良、脱水风险增加，临床医师必须预计更长的愈合时间。因此，需要频繁更换或具有较强黏着力的敷料需要谨慎使用或避免使用。任何类型的胶带都必须谨慎使用。特别是丝质和塑料胶带不应使用。应考虑使用伸缩网布等替代品。当选择闭合敷料时，只有在其他类型不适用时才应使用羟基胶体和半透膜。带有硅胶黏合剂的敷料不太可能损害皮肤，但价格更昂贵。如果要使用膜或羟基胶体片，需要在周围皮肤上涂抹皮肤保护剂。此外，敷料的吸收性也需要得到优化。尽管薄羟基胶体片使伤口更容易观察，但更厚的羟基胶体片可能需要延长更换时间。填充伤口以吸收性材料（如海藻酸钠或纤维素）可以延长羟基胶体和半透膜敷料的使用时间。在去除这些敷料时，必须小心避免对皮肤造成伤害。在去除敷料时不应拉扯皮肤。轻轻剥离羟基胶体片或在保持皮肤的同时沿着皮肤表面拉伸半透膜可以减少受伤的风险。

对伤口的清洁需要尽可能轻柔地进行。可以以较低的冲击压力进行脉冲冲洗并吸出，或根据需要用温和的灌洗取代。激烈的漩涡疗法清洁或非选择性去死组织可能导致机械损伤和浸软。对许多老年患者而言，临床医师必须考虑不同类型去死组织的风险和好处。经常会收到有关在老年患者伤口上使用漩涡浴和湿敷的医嘱。向漩涡浴中添加物质或涂抹在伤口上的局部药剂可能导致伤口或周围皮肤严重受损。处于疾病晚期的老年患者可能无法从医师提供的所有选择中获益。临床医师必须思考患者将从任何干预措施中获得什么样的益处。在许多情况下，由于患者的营养状态或心肺功能状态，无法实现伤口愈合，目标仅限于减少感染风险、管理引流和伤口气味。在这些情况下，除非伤口感染或感染即将发生，否则使用自溶性清创是适当的治疗方法。

预防老年患者皮肤损伤

除了精心选择伤口护理产品外，还应考虑其他形式的皮肤保护。老年人的皮肤往往会变得干燥脆弱，可能会在轻微创伤下出现裂纹和撕裂。特别是在冬季或低湿度环境中，可能需要使用治疗性保湿剂。床架和扶手应检查是否有锋利的边缘，并根据需要加垫。

儿童

一般来说，儿童的伤口愈合速度比成人快。然而，年幼的儿童在伤口管理方面存在挑战。评估和治疗儿童必须得到成年人（通常是父母）的许可。儿童可能无法完全理解干预措施，并可能因害怕而不愿接受干预，特别是脉冲冲洗、锐性清创和填塞/取出填塞物等处理方法。需要根据具体情况评估父母是否在场镇定儿童。尽管有些父母可能能够让儿童在干预措施下保持足够镇定，但有些父母可能通过过于放任或允许发脾气，或者过于严厉来增加儿童的焦虑情绪，从而营造负面环境。如果让儿童有机会提前检查或模拟任何干预措施，并考虑到感染控制的相关因素，他们可能会更配合。不应该让儿童独自留在治疗室，因为他们可能会变得好奇，要么伤害自己，要么污染设备和用品。

在治疗区域内的任何父母/监护人都需要佩戴口罩，以保护他们免受空气中微生物的侵害，与患者一样。其他个人防护装备取决于可能发生的二次污染情况。一般来说，患者父母穿的衣服可以视为患者的衣服。如果有其他免疫力受损的人可能接触到父母的衣服，父母应该或者穿上个人防护装备，或者在接触任何免疫力受损的人之前更换衣服。

对于婴儿等非常幼小的儿童，可能很难进行管理，因为无法向他们解释任何事情。婴儿也可能比较容易感染，相比年长的儿童更容易受到感染。有呼吸道疾病迹象的临床医师应避免治疗婴儿、免疫力较低的儿童或镰刀细胞病患儿。用于儿童的房间在治疗前后应彻底消毒，特别是在使用按摩浴缸或脉冲冲洗时。

为儿童选择敷料时，与为年长患者选择的敷料一样，应该尽量减少更换频率。然而，另一个考虑因素可能是适合活动量大的儿童的敷料耐久性。可以鼓励儿童避免可能会干扰伤口敷料的体力活动，但现实情况是这些建议通常会被忽略。应选择能够抵御潜在体力活动的敷料。此外，应早期指导父母加强或更换敷料，包括无菌操作原则、消毒剪刀或其他工具，以及针对伤口状况变化的应变措施。

新生儿

早产儿的角质层较薄，导致更多的水分蒸发，容易出现皮肤干燥，并更容易受伤。胎脂是早产儿皮肤上一层"奶酪状"的覆盖物，可以提供保护，防止蒸发和外伤。一个"好心"的人可能会试图清洁胎脂，这会让早产儿的皮肤处于危险之中。其他导致皮肤受伤的风险因素包括缺乏皮下脂肪来缓冲和保护免受医疗器械相关的压力伤害。设备数量众多且难以跟踪也会使皮肤面临风险。表皮撕裂、水泡和擦伤在早产儿中更为常见。

婴儿受伤的风险因素包括以下几点：黏合剂和医疗器械的存在；使用不适合新生儿皮肤的化学产品造成化学灼伤；由于难以在细小的静脉中放置静脉导管而导致静脉内渗；因使用产钳和吸引器而导致的分娩损伤；尿布皮炎；由高频通气、体外膜氧合器和鼻腔持续正压通气所使用的管路造成的损伤。低血压和皮肤低灌注是额外的风险因素，特别是对于重症监护病房中的早产儿来说。

对于儿童，Braden 评分表已经被改编为 Braden Q 评分表（表 18-1）。另一个评估工具是新生儿皮肤状况评分（表 18-2）。这些评估工具可以帮助评估儿童和新生儿的皮肤状况，识别并管理与皮肤损伤和压力性溃疡相关的风险因素。

预防措施

尽可能地，应该使用非黏性敷料和设备来支撑医疗器械。如果必须使用黏合剂，应该使用长效硅基黏合剂，并在可能对皮肤施加压力的部位下放置泡沫敷料。使用定位辅助工具可以减少对黏合剂的需求。还可以使用含有氧化锌、凡士林或二甲硅氧烷的阴部和臀部湿疹膏作为湿度屏障，以减少尿布皮炎和潜在的皮肤破坏的风险。

表 18-1 Braden Q 评分表的元素

活动性	1. 完全不能移动	2. 行动受限制	3. 轻度行动受限	4. 没有限制
活动	1. 卧床	2. 坐着	3. 偶尔行走	4. 要么太小无法行走，要么频繁行走
感知能力	1. 完全受限	2. 非常受限	3. 轻度受限	4. 无障碍
湿度	1. 持续湿润	2. 非常潮湿	3. 间歇潮湿	4. 很少潮湿
摩擦和剪切	1. 严重问题	2. 有问题	3. 潜在问题	4. 无明显问题
营养	1. 非常差	2. 不足	3. 充足	4. 优秀
组织灌注和氧合	1. 极度受损	2. 受损	3. 充足	4. 优秀

每个类别都会根据给定的级别增加相应的分数。前 3 个类别属于“压力的强度和持续时间”部分，而后 4 个类别属于“皮肤和支持结构的耐受性”部分。完整的评分表可以参考 Noonan C, Quigley S, Curley MAQ. Using the Braden Q scale to predict pressure ulcer risk in pediatric patients. J Pediatr Nurs. 2011;26(6):566–575.

表 18-2 新生儿皮肤状况评分要素

皮肤状况评分				
皮肤干燥程度评分	1. 正常	2. 皮肤干燥	3. 皮肤非常干燥	
红斑程度评分	1. 无	2. ＜ 50% 体表面积（BSA）	3. ＞ 50% BSA	
损伤程度评分	1. 无	2. 小范围局部	3. 大范围	
Dryness + Erythema + Breakdown 的总分				
阴部红斑单独的评分				
0. 无	1. 轻微	2. 中度	3. 强烈	4. 有损伤

完整的评分方法可参考 Lund CH, Osborne JW 在 2004 年发表的文章“Validity and reliability of the neonatal skin condition score”。

生命的终结

在讨论生命末期的皮肤和伤口护理时，焦点从恢复性护理转变为姑息护理。在常见的恢复性护理情况下，重点是恢复到以前的功能水平，包括伤口的闭合和愈合。然而，在姑息护理中，重点是支持患者和照料者，提供舒适而非治愈。在这种情况下，护理人员致力于减轻症状、缓解痛苦，并确保患者在生命的最后阶段有尊严及舒适。

生命终结时的压力伤害风险因素

在晚期疾病，以及任何导致行动能力减弱的情况下，压力性损伤的风险因素会增加。患者可能出现髋关节和膝关节挛缩，呈胎儿姿势。当出现这种情况时，唯一可供翻身的表面将使骶部和大转子区域面临更大的风险。缺乏替代的翻身表面可能导致在这 3 个部位不可避免地发展出压力性损伤。在侧卧或福勒位（仰卧并屈髋屈膝）等易感部位可能会发展出压力性损伤。心力衰竭、晚期肾病、低通气、酸中毒、营养不良，以及全身性稳态机制的妥协都会导致皮肤的营养供应和废物排泄受到影响。尿失禁和大便失禁会增加皮肤损伤的风险，这些问题经常伴随着行动不能和稳态丧失而出现。

皮肤衰竭的定义

皮肤衰竭可以被视为多系统器官衰竭的一部分。作为人体最大的器官，皮肤之所以容易发生衰竭有几个原因。急性衰竭可能是由于医疗危机导致的灌注不足，如低血压或室内综合征。急性疾病导致的贫血、营养不良或长时间固定不动也可能使皮肤处于风险之中。慢性疾病导致的皮肤损伤可能是由于长时间固定不动、慢性心力衰竭导致皮肤灌注减少，以及涉及消化道的疾病导致营养不良。慢性疾病可能会积累（如充血性心力衰竭、肾衰竭、贫血、固定不动、失禁等其他易导致皮肤损伤的疾病）。最常见的情况是急性疾病叠加在慢性疾病上可能导致皮肤损伤。例如，一个糖尿病控制不佳的患者可能会发生髋部骨折；发展感染；或出现下肢血栓形成、肺栓塞和多种其他问题，导致健康状况出现恶化，这可能并非由于糖尿病这一慢性疾病本身所导致。

肯尼迪终末期溃疡

皮肤衰竭的经典迹象出现在骶尾区，被称为"肯尼迪晚期溃疡"。与许多4期压力性损伤一样，由于最初发生深层坏死，导致的皮肤衰竭似乎会突然出现。在大多数情况下，骶尾区的皮肤会在几小时内变红、变紫，然后变黑，并形成梨形溃疡。这种溃疡是多系统衰竭中皮肤衰竭的标志，通常在死亡后24 h内会观察到。针对这种特定类型的溃疡的证据最近受到了质疑，人们已经努力停止使用这个术语。肯尼迪从她少量病例中描述的现象尚未得到复制，这似乎是选择偏倚的情况，而不是系统性反应。更近期的研究表明，描述这类情况时应简单地称之为皮肤衰竭，而非肯尼迪晚期溃疡。

临终关怀

临终关怀是为已知患有晚期疾病的个体提供的护理服务。根据医疗保险临终关怀规定，预期死亡时间应由医师证实在6个月内。许多个体可能会超过预期的寿命，或者病情可能恶化得更快。由医疗保险支付的临终关怀可以通过家庭或住院护理提供。在临终关怀下，患者可能不会接受特定于治愈疾病的治疗，但可以接受旨在提高患者舒适度和缓解疼痛的服务，从而提高生活质量。

对已经存在的溃疡愈合可能取决于潜在疾病，这并不是一个合理的期望。如果患者由于外周动脉疾病、心排出量低或血细胞比容减少而导致皮肤受伤区域灌注减少，那么就不太可能愈合。如果患者尚未出现皮肤受伤，那么应采取措施来减少压力性损伤的风险。需要评估患者的感觉、活动能力，以及皮肤状态，包括湿度、摩擦力和剪切力等。床上（或尽可能地离开床位）的活动水平，以及营养、水合作用和体重也应该是检查的一部分。

在进行身体检查并讨论患者和照护者的需求和能力后，可以确定适当的临终伤口护理目标。最常见的目标包括预防伤口恶化和感染，以及最大限度地减少其他部位皮肤受伤的风险。由于愈合可能不是一个合理的目标，临床决策应偏向于患者的舒适和减少疼痛。例如，积极地清创和频繁更换敷料可能不符合患者的最佳利益。然而，如果伤口正在恶化并且感染有可能蔓延，积极地切除可能是必要的。管理气味和排出物对于患者的心理社会福祉至关重要。为了防止因气味或排出物引起的不愉快外观而导致失去社会系统支持，这些问题应该在护理计划中得到解决。

在临终关怀中使用的敷料应该选择能够最大限度减少更换次数和更换过程中的疼痛的敷料。还可以选择能够减少气味并更有效管理排出物的敷料。然而，选择敷料时也必须考虑最小化感染风险。免疫力下降可能与晚期疾病相关联。有几种控制气味的策略可供选择。因为在这种情况下降低感染风险比愈合更为重要，使用像乙酸或达金溶液等细胞毒剂可能是合适的。其他选择包括银和其他抗菌敷料。即使在没有感染的伤口上，如果在一个闭合性敷料下积聚了排出物，可能会产生难闻的气味。有几种带有活性炭的敷料可用于吸收气味，并减少更换敷料的频率。当切除或清洁伤口是控制气味和感染的唯一手段时，可能需要在疼痛管理和疼痛之间做出一些妥协。另一种控制气味的方法是将设计用于吸收气味的活性炭或猫砂放置在患者床下。

总结

非典型伤口是指与先前章节描述的静脉、动脉、压力和其他类型不同的伤口。它们的外观、位置和病史各不相同。对治疗缺乏反应、异常气味、出血和瘙痒是非典型伤口的其他线索。在处理非典型伤口时，需要注意这些特征，并可能需要采取不同的治疗策略来有效管理这些伤口。

肥胖和寿命极端延长会增加皮肤受伤的风险，特别是由于压力造成的损伤。积极主动地将这些个体视为高风险受伤者，并使用对皮肤更温和的产品是必要的。对于处于高风险状态的个人，及早采取措施并进行治疗是非常重要的。

多器官衰竭可能包括皮肤衰竭。在临终关怀中，我们必须确定患者和照料者的需求和优先事项。需要在对积极地去除坏死组织的需求与患者的不适之间进行权衡。应选择最大程度减少创伤但不会导致疼痛、渗漏或异味的敷料。非典型伤口的线索包括外观或位置不寻常，愈合失败或随时间恶化，以及异常外观的肉芽组织。在这些情况下，应由适当的临床医师进行活检，以排除肿瘤性、感染性或炎症性疾病。

问题

1. 什么被认为是 6 种"典型"伤口类型？
2. 还有什么定义伤口为非典型？
3. 活检和实验室检测总是能够鉴别非典型伤口吗？
4. 肉芽肿性伤口的推测原因是什么？
5. 肉芽肿性伤口的一般原因有哪两种？
6. 镰状细胞溃疡最常见于何处？
7. 镰状细胞溃疡的典型外观是什么？
8. 镰状细胞溃疡的优先清创形式是什么？
9. 什么是瘢痕癌？
10. 典型外观是什么？
11. 如何做出确诊？

12. 化脓性坏疽的潜在原因是什么？
13. 典型外观是什么？
14. 化脓性坏疽如何诊断？
15. 化脓性坏疽如何治疗？
16. 为什么一开始不进行清创和移植手术？
17. 什么是过敏反应？
18. 与过敏反应相关的两种伤口类型是什么？
19. 垃圾足是什么？
20. 这种现象只在脚部发生吗？
21. 垃圾足的典型外观是什么？
22. 血栓闭塞性脉管炎如何导致开放性创面？
23. 潜在原因是什么？
24. 为什么一些接受透析的患者会出现静脉高压？皮肤的表现与由腿部静脉疾病引起的活动性静脉高压相比如何？
25. 严重肾脏疾病会导致皮肤发生什么变化？
26. 什么是"盗血综合征"？会导致什么后果？
27. 应该告诉这样的患者什么可以避免划伤？
28. 为什么肥胖患者容易出现术后压力性损伤？
29. 为什么重新调整肥胖患者的体位如此困难？
30. 什么是皮肤皱褶炎？是什么导致了它的发生？
31. 为什么腰部和臀部特别容易受到压力性损伤的影响？
32. 为什么重症监护病房的患者比其他人更容易出现压力性损伤？
33. 老年皮肤的具体差异需要在使用黏合剂时采用不同的策略？
34. 对于老年患者，还可以做些什么来保护皮肤？
35. 当患者是儿童时，护理计划需要做哪些改变？
36. 将早产儿的角质层与较大的儿童和成人进行比较。
37. 早产儿出生时通常存在什么可以保护他们皮肤的因素？
38. 早产儿缺乏脂肪和未成熟的表皮会导致什么后果？
39. 试图清除早产儿的羊膜脂会导致什么后果？
40. 为什么早产儿更容易出现压力及相关皮肤损伤？
41. 哪些类型的敷料适用于新生儿？
42. 可以应用什么来保护会阴和邻近皮肤免受粪便

和尿液的伤害？

43. 可以应用什么方法来最大限度地减少新生儿身体特定部位的压力性损伤？

44. 临终关怀的结果有何不同？

45. 有什么可以做来减少伤口的气味？

46. 在临终关怀情况下，何时应进行积极的清创手术？

参考文献

[1] Anderson J, Hanson D, Langemo D, Hunter S, Thompson P. Atypical wounds: recognizing and treating the uncommon. *Adv Skin Wound Care*. 2005;18(9):466–470. doi:10.1097/00129334-200511000-00007.

[2] Bazaliński D, Przybek-Mita J, Barańska B, Więch P. Marjolin's ulcer in chronic wounds—review of available literature. *Contemp Oncol (Pozn)*. 2017;21(3):197–202. doi:10.5114/wo.2017.70109.

[3] Brunssen A, Waldmann A, Eisemann N, Katalinic A. Impact of skin cancer screening and secondary prevention campaigns on skin cancer incidence and mortality: a systematic review. *J Am Acad Dermatol*. 2017;76(1):129–139.e10. doi:10.1016/j.jaad.2016.07.045.

[4] Chang JJ. Calciphylaxis: diagnosis, pathogenesis, and treatment. *Adv Skin Wound Care*. 2019;32(5):205–215. doi:10.1097/01. ASW.0000554443.14002.13.

[5] Dargon PT, Landry GJ. Buerger's disease. *Ann Vasc Surg*. 2012;26(6):871–880. doi:10.1016/j.avsg.2011.11.005.

[6] Fawaz B, Candelario NM, Rochet N, Tran C, Brau C. Warfarin-induced skin necrosis following heparin-induced thrombocytopenia. *Proc (Bayl Univ Med Cent)*. 2016;29(1):60–61. doi:10.1080/08998280.2016.11929362.

[7] Isoherranen K, O'Brien JJ, Barker J, et al. Atypical wounds. Best clinical practice and challenges. *J Wound Care*. 2019;28(Suppl 6):S1–S92. doi:10.12968/jowc.2019.28.Sup6.S1.

[8] Kato GJ, Steinberg MH, Gladwin MT. Intravascular hemolysis and the pathophysiology of sickle cell disease. *J Clin Invest*. 2017;127(3):750–760. doi:10.1172/JCI89741.

[9] Lund CH, Osborne JW. Validity and reliability of the neonatal skin condition score. *J Obstet Gynecol Neonatal Nurs*. 2004;33(3):320–327. doi:10.1177/0884217504265174.

[10] Noonan C, Quigley S, Curley MAQ. Using the Braden Q scale to predict pressure ulcer risk in pediatric patients. *J Pediatr Nurs*. 2011;26(6):566–575. doi:10.1016/j.pedn.2010.07.006.

[11] Pozez AL, Aboutanos SZ, Lucas VS. Diagnosis and treatment of uncommon wounds. *Clin Plast Surg*. 2007;34(4):749–764. doi:10.1016/j.cps.2007.08.012.

[12] Simmons J. Getting ready for wound certification: assessment and management of atypical wounds. *J Wound Ostomy Continence Nurs*. 2018;45(5):474–476. doi:10.1097/WON.0000000000000464.

医疗文书

对医疗文书的要求

古老的格言一直是"如果没有记录，就没有发生过"。现在我们已经发展到优化患者护理文档，以最大化报销比例。同时，我们也需要仔细记录以避免法律陷阱。无论文档记录的动机是什么，文档记录的根本原因是为了提供一个清晰的路线图，展示我们期望患者护理的路径、任何偏离，以及最终目的地。不管是由一名临床医师提供出院护理，还是必须有多名临床医师参与，情况都是如此。护理计划是根据已记录的简单思路制订的。

许多医院使用表格记录伤口管理情况。有些是常用普遍的格式；有些则使用针对特定伤口病因的格式（如热损伤、压力性损伤和静脉溃疡）。病因特异性格式的优点是它们更加有效且可读，因为

它们只包含与伤口类型相关的信息。为了使表格上的信息与患者相关性更高，临床医师会针对伤口病因的相关性进行相关询问或进行某些测试。例如，压力性损伤表格中可能包含一种风险评估工具，如 Braden 量表或 Norton 量表，而神经性溃疡表格中可能包含足部筛查的元素。病因特异性表格的另一个优点是它通常可以打印在一张纸上。一张纸对伤口管理团队的其他成员和对所提供的护理感兴趣的人们（如家属）更具有可读性。但是，当临床医师不知道导致伤口的真正原因时，病因的特定形式就会成为一个问题。即使在表格完成后，临床医师也可能无法得到准确的诊断，尤其是在伤口出现难以鉴别诊断的情况下。一种折中的方案是使用一种通用的伤口护理格式，并辅以病因特异性格式。图 19-1 中给出了一个皮肤损伤通用文件表格的示例。图 19-2 ~ 图 19-5 分别提供了针对静脉疾病、压力

皮肤损伤通用文件表格

患者 _____ 年龄 _____ 男 / 女　　临床医师 _____ 日期 _____

病史
主诉 _____
家庭住址 _____
人种 _____
职业 / 教育程度 / 爱好 / 家庭活动 _____
_____
生活方式需要步行 _____
生活方式所需的站立 _____
目前的生活方式的局限性 _____
药物 _____
既往病史 _____
以前的治疗措施 _____

系统检查
神经肌肉 _____
肌肉骨骼 _____
心肺 _____
皮肤 _____

体格检查
伤口照片或绘图：

颜色 _____ 气味 _____ 是否流脓 _____　　　范围 _____
形状 _____ 创面组织颜色：黑 _____ % 黄 _____ % 红 _____ %

周围皮肤
纹理 _____ 温度 _____ 隆起：　-+　　　++　　　+++　　　++++
颜色 _____ 头发 / 指甲 _____ 瘀斑 _____ 出血引起的含铁血黄素 _____
分界 _____ 浸渍 _____ 表皮情况 _____

诊断： 皮肤完整性受损，表现为：
　　　_____ 伤害风险　　　　　　　　　　　　　_____ 浅表损伤
　　　_____ 局部厚度损伤　　　　　　　　　　　_____ 全厚皮层损伤
　　　_____ 全厚皮层损伤和皮下受累

预后： 在 _____ 天内、_____ 周内、_____ 次就诊内，患者期待：
_____

护理计划
患者和家庭 / 护理人员教育 _____
程序性干预 _____ 频率 _____ 持续时间 _____
_____ 频率 _____ 持续时间 _____

签名 _____ 日期 _____

图 19-1 皮肤损伤通用文件表格包括一个简短的病史和体格检查部分，其中包含与伤口原因最相关的项目，以及几个空白格用于填写文字、勾选或"+"符号。使用此表格并不预设任何诊断或病因。相反，该表格是通过使用指南来确保临床医师保持"在正确方向上"的一种方式。治疗师根据需要收集数据并进行特殊测试，以确定或排除伤口的原因。在诊断部分，临床医师根据功能障碍和指南中列出的内容，选择一个或多个诊断，并用勾选符号标记。预后来源于诊断和患者的特殊情况。护理计划包括患者 / 家人 / 护理者教育和程序性干预。在一定程度上，"目标"是预后部分的一部分；特定的文档记录要求可能需要与患者必要功能相关的目标（如患者将能够在 8 h 的工作时间内站立而不感到疼痛；患者将有足够的活动范围进行自我进食）。最后一个部分的存在仅是为了让有需要的人了解对患者执行了哪些直接或"程序性"干预、干预的频率，以及预计干预将不再需要的时间。如果需要记录功能结果，则可能还需要使用一般的初始评估表格

静脉性溃疡诊断表格示例

患者 _____ 临床医师 _____ 日期 _____

站立的替代方案 _____

地点 _____

周围皮肤状况 _____

伤口大小　　　　　　长度 _____cm　宽度 _____cm　深度　部分厚度　全厚厚度

踝肱指数　　　　　　右 _____　　左 _____

右脚温度　　　　　　正常　　　　　　增加　　　　　　减少

左脚温度　　　　　　正常　　　　　　增加　　　　　　减少

毛细血管再填充（右）　正常　　　　　迟缓　　　　　　缺失

毛细血管再填充（左）　正常　　　　　迟缓　　　　　　缺失

足体积　　　　　　　右 _____　　左 _____

伤口床　　　　　　　% 红色 _____　% 黄色 _____　% 黑色 _____

肉芽组织颜色　　　　红色　　　　　　粉色

排液　　　　　　　　少的　　　　　　温和的　　　　　　丰富的

排液颜色 _____

压迫治疗（特殊的）_____

签名 _____ 日期 _____

图 19-2 用于静脉溃疡诊断表格示例用于被临床医师确定为患有静脉溃疡的患者。该表格旨在补充皮肤损伤通用文件表格。这些项目与静脉溃疡的风险因素、预防复发和适当治疗更直接相关。特别注意排除动脉功能不全的项目。这些项目包括踝肱指数、足部温度、毛细血管充盈和肉芽组织颜色。还列出了用于确认静脉溃疡怀疑的项目，并将在图 19-8 中进行说明

损伤、热损伤和神经性损伤的表格示例。然而，由于电子医疗记录（Electronic Medical Records, EMR）现在很常见，因此使用一种表格并只记录与患者相关的特定部分可能会更简单。

如果不遵循逻辑顺序，可能无法完成正确的医疗文书。所以，在本章中，《理疗师实践指南》中的概念被用作医疗文书系统的基础。该系统基于对导致患者当前健康状态的因果因素和促成因素的假设的不断发展和测试。临床医师必须选择测试来确认、反驳或修改关于这些因果因素和促成因素的假设。当临床医师从患者表述获取病史或从其他来源读取病史时，发展假设的过程已经在发生。通常，转诊的临床医师会为患者的病情提供诊断。这种转诊诊断可能是一个很好的起点，但决不能成为患者病史或体检的唯一重点。有时，转诊诊断可能不完整或不准确。特别是，临床医师必须警惕不太常见的病因，这些病因可能伪装成常见的伤口类型。

在很多时候，临床医师必须对患者进行完整的身体检查并记录病史。如果未能确认另一位临床医师收集的数据就随意接受转诊诊断，可能会错过诊断的关键信息或导致患者病情恶化。例如，患者可能诊断为内踝以上蜂窝织炎，伤口开放 2 年。尽管进行了转诊诊断，但谨慎的临床医师会对静脉疾病产生怀疑，因此为了明确静脉疾病的促成因素进行问诊和体格检查，而不是直接接受感染的诊断。如果患者有糖尿病病史，临床医师需要立即开始询问与神经病变和外周动脉疾病相关的问题。在这两种情况下，临床医师都会对外周循环进行检查，以排除动脉疾病，这是压迫的禁忌证。

历史元素

对于急救护理医院以外的机构来说，标准化的病史表格变得越来越重要。医院病案系统在患者的电子病历中有病史和体检部分，其中应包含所有相关信息。然而，对伤口治疗计划至关重要的信息应保存在指定的伤口部分，这样接管患者护理的人员就不需要阅读整个图表。此外，医院电子病历提供

压力性损伤表格示例

患者 _____　临床医师 _____　日期 _____

伤情分期（用伤号标出右侧图上的位置）

1.　1　　2　　3　　4　　部分填充　　填充　覆盖
2.　1　　2　　3　　4　　部分填充　　填充　覆盖
3.　1　　2　　3　　4　　部分填充　　填充　覆盖
4.　1　　2　　3　　4　　部分填充　　填充　覆盖
5.　1　　2　　3　　4　　部分填充　　填充　覆盖

损伤大小（使用右边的识别信息）

1.　长度_____cm　　宽度_____cm　　深度_____cm
2.　长度_____cm　　宽度_____cm　　深度_____cm
3.　长度_____cm　　宽度_____cm　　深度_____cm
4.　长度_____cm　　宽度_____cm　　深度_____cm
5.　长度_____cm　　宽度_____cm　　深度_____cm

瘘管 / 侵蚀创面 / 窦道

1.　距离_____cm　　方向_____:00　　排液_____
2.　距离_____cm　　方向_____:00　　排液_____
3.　距离_____cm　　方向_____:00　　排液_____
4.　距离_____cm　　方向_____:00　　排液_____
5.　距离_____cm　　方向_____:00　　排液_____

	1	2	3	4	5
气味	_____	_____	_____	_____	_____
排液	_____	_____	_____	_____	_____
%R，Y，B	_____	_____	_____	_____	_____
环境	_____	_____	_____	_____	_____
皮肤情况					

签名 _____　日期 _____

图 19-3　压力性损伤表格示例用于患有压力性损伤的患者。第 1 个区域包括高达 5 个损伤的深度和愈合程度的信息。不幸的是，许多患者将会有超过 5 个损伤，可能需要使用第 2 个或第 3 个压力性损伤的补充数据表格。损伤的深度用数字 1~4 表示。正如第 10 章和本文的其他地方所讨论的，许多临床医师在处理愈合的压力性损伤的文档记录时存在困难。最后 3 列"损伤阶段"允许临床医师记录伤口的进展，除了原始损伤的深度外，伤口也可以根据其阶段进行分类。在右侧，将第 10 章中使用的图形放置在表格上。请注意，只使用了后视图。在此视图中，身体的后侧、右侧和左侧的伤口可以用圆圈标出，编号，并在圆圈或椭圆形周围画线。此视图涵盖了大部分压力性损伤，包括枕骨、肘部外上髁、骶骨、坐骨结节和脚跟等问题区域。如果伤口位于前表面，可以写一个备注来指示伤口不在可见的一侧，并给出简要描述（如下颌处画一条线指示伤口在前侧的位置）。由于压力性损伤常见的隧道、窦道和破坏，我们专门设置了一节来介绍它们

实验室值并列出药物。这些信息可以补充病史的内容。例如，充血性心力衰竭或类风湿性关节炎的病史可能没有明确记录在病史和体检中。然而，列出的药物可能会提示临床医师询问这些情况。在门诊病案系统中，如果仔细操作，标准化的病史表可能会很有用。图 19-6 给出了门诊病史表格的示例。通常，仅仅要求患者填写表格是不够的。通过详尽列出可能的疾病，患者很可能会很快列出不相关的项目，错过本应确定的重要问题。关键项目应与患者口头确认。如果可能的话，这应该由家庭成员或护理人员完成，并且应该直接询问患者是否有任何可能与伤口有关的医疗状况。

伤口的病因和病史中列出的任何其他诊断都会产生重要问题。尤其是与糖尿病相关的问题至关重要。任何报告有糖尿病病史的人都应该询问血糖控制情况，包括当前血糖和血红蛋白 A1c，以确定短期和长期血糖控制。站立和行走的问题对于下肢溃疡尤其重要。伤口与静脉疾病类似的人需要询问是

热损伤表格示例

前部
成人头部 4.5%　儿童头部 8.5%
成人躯体 18%　儿童躯体 18%
成人上肢 4.5%　儿童上肢 4.5%
成人和儿童 1%
成人下肢 9%　儿童下肢 6.5%

背后
成人头部 4.5%　儿童头部 8.5%
成人躯体 18%　儿童躯体 18%
成人上肢 4.5%　儿童上肢 4.5%
成人下肢 9%　儿童下肢 6.5%

在左边的图上标明热损伤的位置和深度
- - 表面厚度（1度）
//// 二度浅部分厚度（2度）
\\\ 三度深部分厚度（3度）
XXX 全厚皮层厚度

	RUE	LUE	RLE	LLE	躯干前部	躯干后部
活动范围缺陷	___	___	___	___	___	___
力量不足	___	___	___	___	___	___
积极锻炼	___	___	___	___	___	___
主动辅助运动	___	___	___	___	___	___
被动拉伸	___	___	___	___	___	___
不准移动	___	___	___	___	___	___

灵活度、床上运动、体位变化、行走的耐受性缺陷（指定）_____

说明特殊定位需要 _____

签字 _____　　日期 _____

图 19-4　热损伤表格示例包含图形，用于指示热损伤的范围和深度，包括烧伤、烫伤和冻伤。该表格也可能适用于化学和辐射损伤。不同的阴影图案用于指示损伤的深度。在某些情况下，实际深度可能不确定，特别是在区分深部分厚度和全厚皮层厚度创伤的情况下。阴影的解释见右侧。接下来的部分是一张表格，其中概述了神经肌肉骨骼功能障碍，以及 6 个身体区域的适当运动类型，这些区域被用作表格的标题。在许多情况下，热损伤仅限于 1 或 2 个部位。对于活动范围和力量缺陷，临床医师可以输入 ~ 表示有缺陷，输入 Ø 表示该身体区域无缺陷，或者明确说明受影响的运动或肌肉群。表格的接下来的 4 行使用相同的 6 个身体区域，每个列标题下的 4 行中，其中 1 行输入了 ~。一眼看去，临床医师就会知道对于这 6 个区域，主动范围运动、主动辅助、被动或无运动是否适用。医师可能会备注指出在给定的 6 个类别中，不同区域需要不同类型的运动的情况。例如，某项伤害可能需要手部进行主动范围运动，肘部适合被动拉伸，而肩部适合主动范围运动。此外，某些运动方向（如外展或屈曲）可能需要以不同方式进行。接下来的部分涉及床上活动能力、床上运动和行走

否能够站立的问题。患有明显神经性溃疡的人需要询问步行、鞋子、使用的减压设备，以及第 11 章中讨论的其他项目。还应询问患者走路时出现的任何可能提示间歇性跛行的症状。在制订患者和任何护理人员都可以遵循的治疗计划时，有关生活方式、总体健康、视力、平衡和家庭护理的问题非常重要。在第 7 章（病史）和第 8 章（体检）中详细讨论了需要记录的信息。图 19-7 ~ 图 19-11 给出了已完成文件表格的示例。

患者应获得处方药、非处方药和草药的清单。通常，患者不会记住所有药物的名称。要求他们携带并出示所有药物将提高药物审查的准确性。许多患者积极主动，随身携带药物清单。其他患者用药极不谨慎。一个极端的例子是，一名患者将所有药

神经性溃疡表格示例

患者 _____ 临床医师 _____ 日期 _____

位置：在下面的图表上指出伤口的位置，如果有多个伤口，新增阿拉伯数字进行标号

伤口	1	2	3	4	5
等级	_____	_____	_____	_____	_____
大小	_____	_____	_____	_____	_____
% 红色	_____	_____	_____	_____	_____
% 黄色	_____	_____	_____	_____	_____
% 黑色	_____	_____	_____	_____	_____

在下面的图表上用符号标明胖胝的位置

反射　　　AJ right　　present　　diminished　　absent　　AJ left　　present　　diminished　　absent

足部畸形 _____

步态偏差 _____

脉搏（右）　4　　3　　2　　1　　0　　(specify artery palpated) _____

脉搏（左）　4　　3　　2　　1　　0　　(specify artery palpated) _____

毛细血管再填充（右）　　normal　　　　　　sluggish　　　　　　absent

手细血管再填充（左）　　normal　　　　　　sluggish　　　　　　absent

踝肱指数　　　　　　　Right _____　　　Left _____ _____

右脚温度　　　　　　　normal　　　　　　decreased　　　　　increased (specify temperature)

左脚温度　　　　　　　normal　　　　　　decreased　　　　　decreased

感官检查（在下面的图表上注明，＋表示完整，+/− 表示减弱，− 表示缺失）

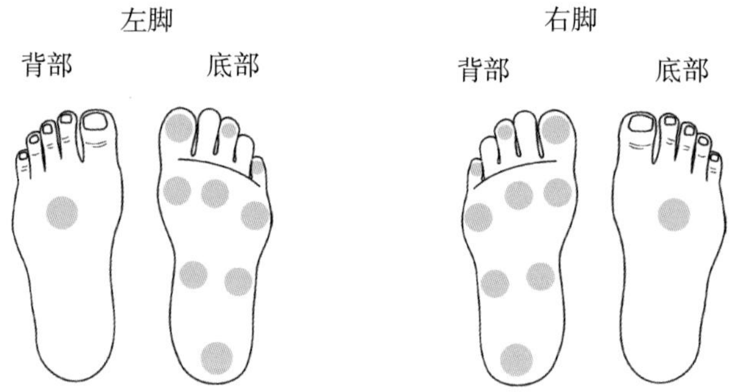

左脚　　　　　　　　　　　　　　　右脚

背部　　　底部　　　　　　　　背部　　　底部

签名 _____ 日期 _____

图 19-5　神经性溃疡表格示例。糖尿病足溃疡这个术语并没有意识到糖尿病可以引起神经病变和动脉不足，或者其他诊断也可能引起神经病变。第一项是瓦格纳分级，其中 0 表示皮肤完整的伤口；1 表示浅表溃疡；2 表示深部溃疡；3 表示伤口或周围 / 底层结构感染，特别是骨髓炎；4 涉及前足的坏疽；5 表示大部分足部坏疽。接下来的部分用于记录神经性溃疡的标准测试和测量，并需要填写空白或圈出项目。最后一项是双足图。共提供了 4 张图。左侧是足底和足背的左脚视图，右足在右侧。足部的圆圈表示使用单丝进行感觉测试的标准位置。足底有 9 个位置，足背只有 1 个位置。除了表格上的标签之外，足底图上还标有轮廓，足背图上标有脚指甲，以帮助识别足部表面

门诊病史表格示例

列出目前持证医务人员（内科医师、理疗师、职业治疗师、语言治疗师、听力学家、足科医师、护士、正骨师、心理学家或其他）管理的疾病

_____

列出目前使用的药物，包括处方药、非处方药、草药或其他自我管理的补救措施，以及任何饮食调整。在填写表格的这一部分之前，获取并检查所有药瓶的使用情况

_____

列出所有的外科手术和手术条件

_____

列出以前的医疗条件，接受的治疗以及治疗的结果

_____

家族史（圈出所有适用的部分）

动脉或静脉疾病：　　　　　　卒中　　　糖尿病　　　呼吸疾病

你是否被告知你有心、肺、血管、内分泌、消化、肾、皮肤或任何其他疾病？ 　　　　是　　　　　　否

如果是别的原因，请说明 _____

目前是否有以下症状（圈出所有适用的症状）

症状			
胸痛		是	否
呼吸急促		是	否
头晕或身体虚弱、血压低等原因导致的头晕、眼花		是	否
平躺在床上睡觉困难（需要抬头呼吸）		是	否
肿胀的腿、脚踝或足部		是	否
心悸或心律异常		是	否
因活动而引起的腿部疼痛或抽筋，休息后可缓解		是	否
身体任何部位失去知觉	是	否	其他情况 _____
身体任何部位的寒冷	是	否	其他情况 _____
尿频	是	否	
夜尿	是	否	
血糖升高	是	否	不知道
盗汗	是	否	
食欲变化	是	否	其他情况 _____
睡眠模式改变	是	否	其他情况 _____
发热	是	否	
排便或排尿方式改变	是	否	
特殊变化 _____			
异常出血或分泌物	是	否	其他情况 _____
对非处方药物耐药的疼痛	是	否	
半夜惊醒	是	否	
不随活动或体位改变的疼痛	是	否	
如果上述后 3 个问题中的任何一个选是，请指定疼痛位置 _____			
红色条纹	是	否	其他情况 _____
淋巴结 / 腺体肿胀	是	否	其他情况 _____
皮肤质地的变化	是	否	其他情况 _____
体毛脱落	是	否	其他情况 _____
指甲增厚	是	否	其他情况 _____

图 19-6 门诊病史表格示例。此表格在首次临床就诊前提供给患者，以确保准确性，特别是药物清单。在临床就诊时，请与患者一起审查表格，并评估他们对病史表格上项目的理解程度

通用皮肤系统记录表格

患者　__斯坦·琼斯__　　年龄 _42_ （男）　女　　临床医师 __琳达·史密斯__　　日期 _7/19/23_

病史

主诉　腿部渗液伴不适，创周皮肤变色

家庭情况　移动住宅，4级台阶单轨；有继母，2位青少年弟弟，10岁妹妹与患者同住

支持系统　与患者同住的亲属，提供健康保障的雇佣人员

职业/教育/爱好/家庭活动　便利店收银人员/打猎，钓鱼，汽车改造

生活所需的活动　主要在收银台站立8 h一班，偶尔有娱乐活动

生活所需的站立　几乎所有醒着的时间都站着

现有生活方式限制　工作时不适或隐痛，减少了娱乐活动

药物服用　舍曲林，阿普唑仑，哌唑嗪

既往史　复发性腿部溃疡，焦虑，高血压

既往治疗　干–湿敷料

系统回顾

神经肌肉系统　　正常范围内

肌肉骨骼系统　　正常范围内

呼吸循环系统　　血压：130/90 mmHg，双腿浅表静脉曲张

皮肤系统　　　　右腿内侧远端有一创面，皮肤改变记录如下

体格检查

创面照片或此处绘制

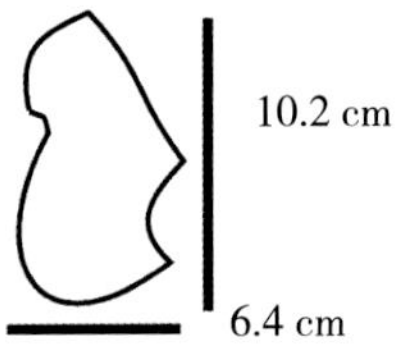

10.2 cm

6.4 cm

颜色 _红色_　　气味 _无_　　渗出 _浆液性，大量_　　程度 _见图，全厚皮层_

形状 _不规则_　　伤口处组织：黑色 _0%_　　黄色 _10%_　　红色 _90%_

周围皮肤：

手感 _片状_　　温度 _33.5℃_　　肿胀度　－　　＋　　＋＋　（＋＋＋）　＋＋＋＋

颜色 _棕色/黄色_　　毛发 _正常范围内_　　瘀青　创周　血红蛋白沉着 ✓

边界 _不清_　　浸渍 ✓　　伤口外翻 _无_

诊断

皮肤完整性受损，包括：

✓ 受伤风险　　　　　＿ 浅表受损

＿ 断层受损　　　　　✓ 全厚皮层受损

＿ 全厚皮层受损合并皮下组织受损

预后

_3_ 天/周/月内愈合，_20_ 次复查内，患者有望接受预防性保健及伤口完全愈合

治疗方案

患者及家属教育：静脉溃疡的病因及治疗包括压迫治疗的自我实现

干预措施：　　　　　　__清创__　　　　　频率 _3~5天_　　持续时间 _3周_

　　　　　　　　　　__加压包扎__　　　　频率 _3~5天_　　持续时间 _3个月_

患者腿部血液容量恢复正常后可使用定制长袜　　频率 _一次_　　持续时间 _1次复查_

签名 __琳达·史密斯__　　　　　　　　　　　　　时间 _7/19/23_

图 19-7　通用皮肤系统记录表格的示例。表单的设计是在不牺牲表单的"同一视图"特性的情况下尽可能减少冗余

诊断静脉溃疡的补充信息表格

患者	斯坦·琼斯	临床医师	琳达·琼斯	日期	7/19/23

站立的替代方法 商店老板同意患者在收银工作与库存工作之间轮换

患处定位 右腿中部，内侧踝骨近端

周围皮肤状况 血红蛋白沉着，剥脱及渗液

创面大小		长	10.2 cm	宽	6.4 cm	深度	断层	(全厚皮层)
踝肱指数		右	1.1	左	1.0			
右足温度		(正常)		升高		降低		
左足温度		(正常)		升高		降低		
毛细血管回流（右）		(正常)		迟缓		缺失		
毛细血管回流（左）		(正常)		迟缓		缺失		
足部容量		右	1480	左	1320			
创面床		红	90%	黄	10 %	黑	0	
肉芽组织颜色		(红)		粉				
引流		少量		中等		(大量)		
引流液颜色		清澈						

压迫治疗（特殊） 4 层加压绷带，3～5 天更换 1 次，足部容量正常后可使用定制长袜

签名	琳达·史密斯	日期	7/19/23

图 19-8 静脉性溃疡表格示例。如果确定患者有静脉溃疡，则使用此表格。它的目的是消除冗长的描述和其他元素，只有关于静脉溃疡，包括预防措施和治疗特异性静脉溃疡。在本例中，内踝近端伤口的位置和周围皮肤的状况都符合静脉溃疡。接下来的条目是用来排除动脉功能不全。在这个病例中，我们可以看到正常的踝肱指数，正常的足部温度和正常的毛细血管回流，所以我们可以假设压迫治疗适合这个患者。用足部容积仪量化下肢肿胀，可见右下肢明显肿胀。如表所示，左下肢未见水肿，但有静脉充血。这是一个明显的迹象，表明左下肢有危险，如果可行，患者应该穿上定制的长袜，或者使用第 12 章讨论的几种替代方案之一，以减少左腿静脉溃疡的风险。注意肉芽组织的颜色变化。这是动脉功能不全的另一个检查。肉质粗壮的红色肉芽组织，如本例所示，表明伤口有正常的动脉流入。另外，粉红色的肉芽组织表明伤口动脉供应减少。大量引流也与静脉压失控一致，尽管最近的换药可能会误导临床医师。临床医师必须确定当前敷料何时应用，以估计引流程度。最后一行是对通用表格上的治疗计划的补充。由于静脉高压是造成伤口的根本原因，因此在补充静脉溃疡表上规定了压迫治疗的具体形式，而不是在通用表上描述的其他形式的干预

物放在一个袋子里，并根据自己的喜好服用不同形状和颜色的药丸。

体检要素

初次就诊期间进行的体检将比后续就诊更加全面。特别是，需要探讨一般健康和行动能力，以及可能影响患者遵循治疗计划能力的可能复杂因素。随后的访问必须进行一些检查。然而，他们更关注的是初次就诊后的预后是否仍然合适，并让临床医师有机会探索初次评估期间未预见的并发症。即使患者没有活动能力，也应评估和记录一般活动能力。缺乏灵活性对某些类型的伤口，尤其是压力性

损伤的预后有很大影响。步态的质量也很重要，尤其是对于患有神经性足部疾病的人来说。本体感觉的丧失会导致步态不稳定、足跟－脚趾进展的丧失，在极端情况下，还会导致双脚拍打地板的宽步态。步态中无法控制脚和脚踝是神经病变患者的一个高风险因素，因为足底表面的剪切力增加。

力量、运动范围、感觉和反射都需要解决。这方面的评估程度需要在评估时确定。足部活动范围有限也是神经性溃疡的主要预测因素。感觉测试可以快速完成，并且可以区分小的和大的感觉神经元损失。反射特别能诊断神经病变中的大神经元缺陷，但也可能为患有其他病理的患者提供信息。足部力量测试同样重要，尤其是对于患有周围神经病

挤压伤的补充信息表格

患者	汤姆·盖瑞	临床医师	杰克·威尔逊	日期	9/30/23

受损分期（在右图用编号示意受伤位置）

1.	1	2	3	④	部分包含	包含	覆盖
2.	1	2	3	④	部分包含	包含	覆盖
3.	1	②	3	4	部分包含	包含	覆盖
4.	1	2	3	4	部分包含	包含	覆盖
5.	1	2	3	4	部分包含	包含	覆盖

受损范围（用右边的编号示意）

	长		宽		深	
1.	5.0 cm		3.5 cm		6.2 cm	
2.	4.6 cm		3.0 cm		1.0 cm	
3.	2.1 cm		1.7 cm		N/A cm	
4.	cm		cm		cm	
5.	cm		cm		cm	

通道，窦道，引流

	长度		方向		引流	
1.	2.0 cm		12 :00		脓性	
2.	2.8 cm		1 :00		灰色	
3.	cm		:00			
4.	cm		:00			
5.	cm		:00			

	1	2	3	4	5
气味	恶臭	轻微	不适用		
引流	脓性	中等，血清性	不适用		
% 红，黄，黑	10，50，40	10，80，10	不适用		
周围皮肤状况	发炎	发炎	正常范围内		

签名	汤姆·盖瑞	日期	7/19/23

图 19-9 挤压伤表格的示例。这是一个相对简单的表格，考虑到挤压伤的复杂多样性，共有 5 个伤情的信息。在第一部分中，由国家挤压伤咨询小组定义的损伤阶段（在第 10 章中讨论），以及已经发生的愈合程度被记录下来

变的患者。足部固有肌肉力量的丧失先于严重的足部畸形。踝肱指数被认为是任何下肢溃疡患者的最低标准。疑似外周动脉疾病应通过这种方式进行量化，以便可能转诊给血管外科医师。患有糖尿病并伴有下肢神经病变的人患外周动脉疾病的风险很高，应进行检测。此外，静脉溃疡患者在开始压迫治疗之前需要进行测试，以排除动脉功能不全。

在初次评估和每次换药时，需要彻底描述伤口本身和周围皮肤。出于这个原因，医院电子病历中需要专门针对这一方面。即使不更换敷料，也希望在住院患者的每次护理轮班期间至少对敷料进行检查。在医院外的环境中，每次就诊都必须记录伤口和周围皮肤。如果患者或护理人员在两次就诊之间护理伤口，临床医师需要从患者或护理者那里获得

报告，并将该报告记录在永久记录中。需要记录患者或护理人员在家提供必要护理的能力，以便根据需要调整护理计划。

由于初始评估中存在大量信息，临床医师可能会倾向于过于简洁的记录。图 19-12 给出了一个此类注释的示例。至少应记录位置、颜色、气味、排液、范围和周围皮肤。任何改变诊断或预后的情况都必须明确说明，如图 19-12 所示。初始评估后，根据诊断流程和临床医师的经验，通过体检或面谈定期检查患者其他能力的任何变化。除了对伤口进行体检外，还应至少在每次就诊期间对患者进行简短的访谈，以确定自初次评估和上次就诊以来是否发生了变化，以及任何变化是否是由于伤口的病因或与工作、家庭、娱乐或资源有关。这些信息

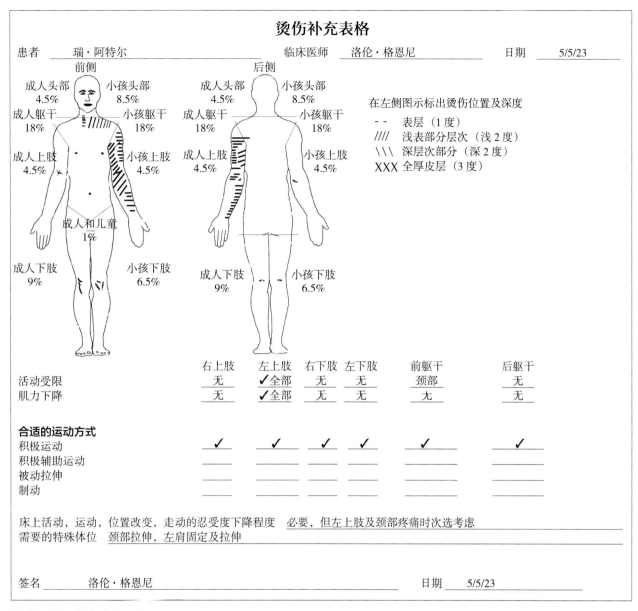

图 19-10 烫伤表格示例

都需要被记录下来，包括支付人在内的所有各方都可以证明修改护理计划的必要性。如果患者或护理人员在两次就诊期间负责伤口管理的某些方面，还应记录对治疗计划的遵从情况。临床医师需要检查是否有不依从的迹象，这些迹象可能包括患者对治疗计划细节、伤口状况、敷料状况、穿鞋情况、血糖变化或与治疗计划相关的其他细节的了解。如果有不遵循医疗机构外的治疗计划，可能需要进行修改。可能需要仔细记录不依从性，以便对治疗计划进行必要的更改。如果患者的不依从是由于身体限制，患者可能需要在门诊或家庭健康环境中更频繁

地就诊。如果患者不愿意或无法进行必要的敷料更换或无法保持敷料的完整性，则可能需要从自溶清创术改为快速清创术。患者可能还需要转介给社会工作者或病例管理人员，以解决遵循治疗计划所需的社会或经济支持不足的问题。

治疗计划应是对病史、体格检查、诊断和预后的逻辑延伸。如果这些方面得到仔细记录，治疗计划的必要性和细节应对第三方支付者清晰可见。此外，可能需要接管患者护理的其他临床医师将更能够执行计划。请注意，由于患者、临床医师或护理者的个人偏好，计划执行方式的某些细节可能会与

神经性溃疡的补充表格

患者　__布拉德·史密斯__　　临床医师　__琳·布莱恩__　　日期　__7/2/23__

位置：在下面的图表上指出伤口的位置，如果有多个伤口，新增阿拉伯数字进行标号

伤口	1	2	3	4	5
等级	3	___	___	___	___
大小	5 cm × 3 cm	___	___	___	___
% 红色	90	___	___	___	___
% 黄色	10	___	___	___	___
% 黑色	0	___	___	___	___

在下面的图表上用符号/////标明胼胝的位置

反射　　　右　存在　减弱　(消失)　左　存在　减弱　(消失)

足部畸形　__双侧锤状趾__

步态偏差　__不能行走__

脉搏（右）　4　3　2　①　0　(specify artery palpated) _____
脉搏（左）　4　3　2　①　0　(specify artery palpated) _____

毛细血管再填充（右）　正常　(迟缓)　消失
毛细血管再填充（左）　正常　(迟缓)　消失
踝肱指数　　　右　0.5　　　　　左　0.6
右脚温度　　　正常　(降低)　升高　30.4℃
左脚温度　　　正常　(降低)　升高　30.2℃

感官检查（在下面的图表上注明，＋表示完整，＋/－表示减弱，－表示缺失）

左脚　　　　　　　　　　右脚
背部　　底部　　　　　背部　　底部

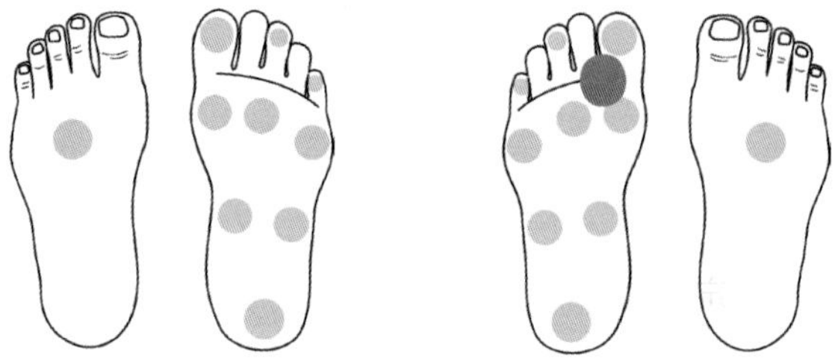

签名　__琳·布莱恩__　　　　　日期　__7/2/23__

图 19-11　神经性溃疡表格示例

最初的计划有所不同。文档记录可以采用传统的 SOAP（主观、客观、评估和计划）格式，也可以采用其他形式，如遵循指南中所制定的语言的叙述形式。主观部分大致对应于从患者处获取的病史。客观部分包含从医疗记录和体格检查中获得的病史组成部分。SOAP 笔记的评估部分将包含诊断的要素，有时也会包含预后的要素。SOAP 说明的计划部分包含治疗计划，尽管有些人会将功能目标和治疗目标放在"a"部分。比较这两种方法，有些方面是共通的，但有些项目属于不同的类别。例如，从患者身上获取的信息和从医疗记录中获取的信息进入 SOAP 注释的不同部分。相比之下，使用指南方法，病史将是一个完整的部分。表 19-1 中给出了与这两种方法进行比较的记录。

预后

根据《创面管理指南 B ~ E》中的实践模式，预后可以相对容易地进行评估。实践模式 A 与防止表皮完整性丧失有关。对于已经存在创面的某些患者来说，该模式的一些要素可能非常重要，以防止创面再次发生或在其他部位形成创面。通过全面

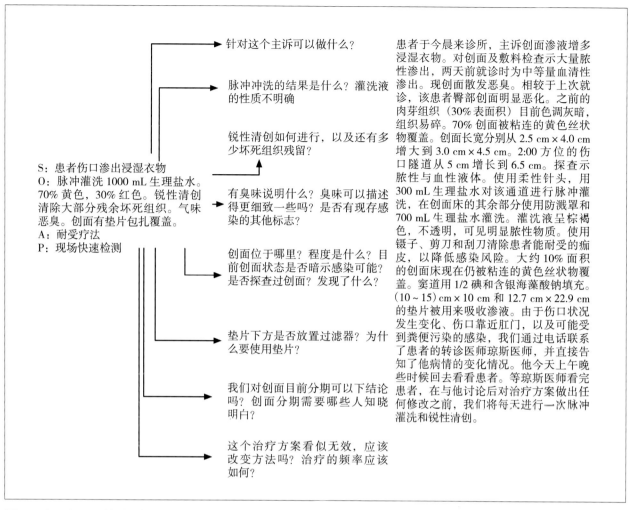

针对这个主诉可以做什么？

脉冲冲洗的结果是什么？灌洗液的性质不明确

锐性清创如何进行，以及还有多少坏死组织残留？

S：患者伤口渗出浸湿衣物
O：脉冲灌洗 1000 mL 生理盐水。70% 黄色，30% 红色。锐性清创清除大部分残余坏死组织。气味恶臭。创面有垫片包扎覆盖。
A：耐受疗法
P：现场快速检测

有臭味说明什么？臭味可以描述得更细致一些吗？是否有现存感染的其他标志？

创面位于哪里？程度是什么？目前创面状态是否暗示感染可能？是否探查过创面？发现了什么？

垫片下方是否放置过滤器？为什么要使用垫片？

我们对创面目前分期可以下结论吗？创面分期需要哪些人知晓明白？

这个治疗方案看似无效，应该改变方法吗？治疗的频率应该如何？

患者于今晨来诊所，主诉创面渗液增多浸湿衣物。对创面及敷料检查示大量脓性渗出，两天前就诊时为中等量血清性渗出。现创面散发恶臭。相较于上次就诊，该患者臀部创面明显恶化。之前的肉芽组织（30% 表面积）目前色调灰暗，组织易碎。70% 创面被粘连的黄色丝状物覆盖。创面长宽分别从 2.5 cm × 4.0 cm 增大到 3.0 cm × 4.5 cm。2:00 方位的伤口隧道从 5 cm 增长到 6.5 cm。探查示脓性与血性液体。使用柔性针头，用 300 mL 生理盐水对该通道进行脉冲灌洗，在创面床的其余部分使用防溅罩和 700 mL 生理盐水灌洗。灌洗液呈棕褐色，不透明，可见明显脓性物质。使用镊子、剪刀和刮刀清除患者能耐受的痂皮，以降低感染风险。大约 10% 面积的创面床现在仍被粘连的黄色丝状物覆盖。窦道用 1/2 碘和含银海藻酸钠填充。(10～15) cm × 10 cm 和 12.7 cm × 22.9 cm 的垫片被用来吸收渗液。由于伤口状况发生变化、伤口靠近肛门，以及可能受到粪便污染的感染，我们通过电话联系了患者的转诊医师琼斯医师，并直接告知了他病情的变化情况。他今天上午晚些时候回去看看患者。等琼斯医师看完患者，在与他讨论后对治疗方案做出任何修改之前，我们将每天进行一次脉冲灌洗和锐性清创。

图 19-12　记录不佳的示例，重新修改为一份完整的病程记录

的病史和体格检查，可以确定在首选实践模式的预后部分列出的潜在并发症是否会延长时间或导致新的医疗过程。临床医师需要不断评估患者的依从性，并在必要时修改治疗计划，以使依从性可实现，从而使预后变得可实现。这些修改可能会增加或减少治疗时间，并限制某些预期结果。缩短时间的一个例子是最初提出自溶性清创，但由于并发症等原因更换为锐性清创。

在制订预后时，必须明确临床医师在医疗过程中的角色。在许多情况下，急救医院的临床医师并不被期望完全治愈创面，而是要达到一个干净稳定的创面，以便进行某种类型的外科修复，如植皮，或者为患者的出院或转院做准备，例如，回家自行照料，或转移到其他机构。在某些情况下，这在医院或住院医疗机构比较常见，一个临床医师可能暂时处置某个患者，而另一个来自不同学科的临床医

师会在创面符合既定标准时接管治疗。在门诊设置中，临床医师需要根据创面特征的变化调整就诊频率，并在创面特征变化时停止诊疗。无论在何种环境下，都应制订一个完全愈合的时间框架或创面达到最佳状态的预后。出院后与最终预期结果的偏差可能是重新开始医疗过程的原因。

医疗必需品

必须为医疗补偿而生成一份包含护理计划和显示医疗必要性的文件，以符合医疗补偿的条件，文档应包含以下内容：①治疗是必要的。②预期可以改善病情。③适当的临床治疗。④如果不提供治疗，病情将不会改善或变得更糟。在初步评估文件中，应在医疗必要性原则下提供一个简明扼要的论证。一份好的护理计划应描述适当的创面护理计

SOAP	共同元素	指南语言
主观的	主诉、病程、生活方式、工作、学校	病史
客观的	系统审查、常规筛查测试、排除可疑诊断的特定测试	体格检查
评估：对一组体征和症状的诊断或描述；预后、功能目标和时间框架		评估：对信息进行批判性分析，非书面描述 诊断：识别一组体征和症状，通常被确定为一种实践模式 预后：预期结果和实现的时间框架；并发症的探讨
计划	具体干预措施，包括患者教育、行为矫正、直接干预（如清创术、频率和持续时间）	护理计划

表 19-1　SOAP 笔记文档与指南语言的比较

划，以及其与患者是否适配。有了足够的经验，护理计划将会根据病史和体格检查轻松制订。

在具有相同特征的两名患者中，可能需要两种不同的护理计划。护理计划的差异应被视为对患者特征的独特组合（包括身体状况、资源和生活方式）的适应。同一病因患者之间护理计划的差异应明确由文档支撑。虽然对于临床医师来说，这些适应措施可能显得很简单，但另一个阅读文档的人需要阅读明确的原因，以做出修正，以及是否需要补充额外的诊断或是否需要采取额外干预措施（如手术）。这些针对个体差异的适应措施需要以医疗必要性为基础进行编写。明确描述为什么每个适应措施对于患者从提议的护理计划中受益是必要的。一个经过良好记录的初步评估，概述了所做选择的原因，通常会达到所有文档目标，包括信息补充，其他临床医师能够据此理解治疗计划并制订改进措施。

图片文档

所谓"一图胜千言"在开放性创伤中经常被使用。仅凭文字可能无法充分描述创面的外观和愈合进展。在许多情况下，手绘图可能足够，但在其他情况下，需要更全面地捕捉创面的质量。对于含有大量坏死组织的创面，拍照尤为重要。在这些情况下，创面往往在愈合之前会变得更大。一张质量良好的照片可以显示创面质量的变化，并展示他人可

能未曾预料到的并发症。这些额外的信息可以帮助临床医师解释需要延长护理时间或重新评估预后或护理计划的必要性。一些机构还要求进行脱密前后的照片，以更好地支持提交的编码以获得补偿。

大多数临床医师关于创面拍照的第一个问题是选择最合适的相机。即时胶片（Polaroid）和 35 mm 胶片相机仍在使用中（图 19-13）。然而，目前已过渡到数字照片，并使用平板电脑或手机获取照片。考虑到违反《医疗保险移植性和责任法》（Health Insurance Portability and Accountability Act, HIPAA）和患者隐私的风险，机构必须制定围绕使用此类技术的政策和程序。

摄影高质量创面的标准是数字摄影，无论是通过数码相机还是手机 / 平板电脑。数字照相机结合了即时相机和 35 mm 相机的优点。临床医师将立即知道图像是否足够清晰。有各种价格和分辨率可供选择。通常，分辨率更高的数码相机的价格更高。需要在所需分辨率和价格之间取得平衡。具有变焦功能的相机是理想的选择，尤其是对于较小的创面。此外，还必须考虑图像传输的媒介。数码相机现在具有一次存储数百张照片的容量。安全数据卡和其他容量数千兆字节的记忆设备价格非常实惠。可以通过多种方式传输照片，包括读卡器、USB 和无线连接。然后必须考虑如何存储数字图片。至少，照片应存储在科室内的安全计算机上。此外，可以选择打印图片或将其上传到计算机的文档系统。由于照片不需要购买胶卷或胶卷处理的成

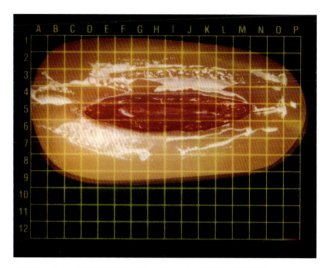

图 19-13 用格子胶片冲出的拍立得照片的示例

本，数字摄影是最具成本效益的手段。数字摄影的另一个主要优点是能够根据需要制作任意数量的照片副本。可以通过将一系列数字照片投影在显示器上来随访创面的进展。

数字摄影看似有一个优势是可以利用软件来纠正颜色问题和编辑照片。然而，这可能存在两个问题。首先，由于软件修正的可用性，摄影师可能会变得自满，不会为照片优化设置。特别是，缺乏足够的照明和三脚架会导致照片模糊，因为增加了曝光时间和相机移动。另一个问题是那些拥有数字文件的人可以改变照片（"修图"）以推动他们自己的议程。律师可能会声称照片被修改以使创面看起来比实际尺寸更小或更大。然而，照片中的标尺可以消除这种担忧。

手机或平板电脑的使用

使用内置在手机中的摄像头获取的照片基本上是免费的，但过去分辨率相对较低。随着手机不断更新换代，安装更好的摄像头，这已不再是一个主要问题。一些机构有规定禁止使用个人手机或平板电脑拍摄照片，因此这些机构将为员工提供适当的设备。

一般摄影指南

无论使用何种类型的相机，都需要遵循几项一般规则来优化照片文档。在拍摄照片之前，患者应签署一份知情同意书。如果患者是未成年人，则必须由父母或监护人签署摄影授权书。每张照片上都需要有患者的识别代码、日期和测量刻度，这通常取决于医疗机构对患者识别标识符的定义。患者的身份识别应使用一个数字，如医疗记录号码或患者识别号码，而不是患者的姓名或缩写。在照片中通常使用一次性纸尺。患者的识别标识和日期被写在纸尺上；如果可能的话，可以使用电子医疗记录中的患者 ID 贴纸。理想情况下，临床医师每次应距创面相同距离拍摄，以便更好地比较不同时间同一创面的照片。数码相机必须具有足够的光学变焦范围才能达到相同的效果。数码变焦是没有用的，因为它只会减小照片的尺寸，分辨率也会相应降低。

至少在初步评估阶段，需要拍摄一张照片以便识别创面的部位。尽管人们可能会试图用创面填满整个照片，但照片中应捕捉到周围皮肤和其他对诊断或预后有贡献的因素。在许多情况下，由于周围皮肤的状况，创面愈合速度较慢，因此，照片中需要包含足够的周围皮肤。除非创面位于面部，否则不应该在照片中出现患者的面部或任何其他可能使他人识别患者的信息。对于面部创面，要进行足够的变焦，仅识别涉及的面部部位，并尽量减少识别照片主题的可能性。

在拍摄任何类型的照片时，都需要考虑背景。在许多情况下，背景只包括患者的完好皮肤。如果存在除患者皮肤以外的背景，请避免选择白色或黄色。这些颜色会反射太多的光线，并会扭曲创面的颜色。在这种情况下，可以使用蓝色或绿色的帷幕。此外，避免在照片中出现分散注意力的物体。避开任何可能出现在背景中的设备或人员。这个问题更可能在显示创面所在身体部位的初始照片中发生。合理安排患者的位置，以确保适当的光线照射到创面，同时最大限度地提高患者的舒适度。光线不足或过多会使创面的细节模糊不清，颜色也不真实。避免直接闪光照射在创面上或闪光灯离创面太近。过多的光线或闪光会产生一张亮度高、对比度低且颜色不准确的图片。请注意，直接闪光会从潮湿的表面反射。如果需要闪光灯，请调整相机角度，使闪光不会直接反射回相机。光线不足会导致图片过暗，对比度差，同时也会扭曲创面的颜色。

医疗文书的潜在问题

尽管看似微不足道，但文档的各个要素在将来的任何时候都有可能引发问题。其他临床医师可能无法解读护理计划、基本原理或其他细节。例如，未记录到的位置和大小可能会导致另一位临床医师错失信息，并在后续随访中未能充分冲洗。不良结果，如败血症或截肢，无论是否是由于未能充分治疗创面导致的问题都可能导致民事诉讼，要求临床医师或临床医师所在的机构赔偿。不完整的文档可能会导致第三方支付方拒绝报销。

每个记录必须包括访问的日期和时间。每个记录中缺乏日期或时间可能会导致支付被拒绝。创面尺寸的不准确测量，特别是当多名临床医师测量创面时，可能会给人一种创面大小波动的印象，使创面愈合或退化的趋势被掩盖。使用纸质文档需要手写。匆忙的记录往往导致字迹难以辨认，这可能会导致治疗过失，并可能在诉讼中帮助原告。缩写可能不被理解。机构通常需提供一份有缩写的列表。尽管列表中一些未批准的缩写可能看起来荒谬，但机构需遵循像联合委员会这样的机构的建议。大多数缩写的问题都涉及药物和手术错误，但文档规则必须同样适用于机构内的所有临床医师、管理人员和技术人员。

虽然我们希望相信我们的记忆是无可挑剔的，但随着治疗时间越来越长，我们越容易丢失细节。理想情况下，应立即在患者接触后进行文档记录。记录必须客观准确，包含足够的细节，以便其他临床医师或支付方理解患者的状况。夸大创面质量或大小的改善可能会导致支付方得出结论，认为随访是不必要的，并拒绝支付。为了获得更多的支付而声明创面比实际情况更糟糕是欺诈行为。这可能会导致严重的处罚，包括解雇、丧失执业特权、要求返还款项和罚款。临床医师必须让记录的读者关注在医疗过程中持续存在的问题。如果某人声明创面正在缩小，并且创面床是红色、湿润和颗粒状的，但未提到排液过多，呈黄/棕色，并且来自脉冲冲洗的流出物在窦道中呈棕色且不透明，支付请求可能会被拒绝。

另一个潜在的问题是对其他临床医师的点评。在撰写记录时，应强调解决可能由其他医师引起的问题所需采取的措施，但不应明确指出他人有错。例如，转诊诊断为蜂窝织炎实际上是静脉疾病的情况可以简单地描述导致静脉疾病诊断的特征，而不明确指出转诊诊断错误。尽管应记录患者陈述的内容，但一些患者可能故意或错误地提供不正确的信息。如果患者强烈表示另一位临床医师有错，应记住您并未亲眼见证发生了什么。患者可能试图让您在争执中选择一方。如果在这种情况下您站在患者一边，您可能会在将来作为诉讼中的证人或不必要地破坏与其他临床医师的关系中陷入尴尬境地。尽量保持您的记录客观，不要归咎于他人导致患者的状况。为确保记录的完整性，医疗机构可能会采取图表审核程序。创面护理图表审核工具的示例如图19-14所示。

法律问题

我们的法律制度允许两种类型的诉讼：刑事诉讼和民事诉讼。刑事诉讼涉及违反具体法律并由当地、州或联邦政府进行起诉。刑事诉讼可能是由于第三方支付者的欺诈索赔、侵犯行为或非法侵害行为引起的。虽然针对患者的侵害或非法侵害投诉很少见，但被视为威胁的过度强迫可能被解释为侵害，并且在未经知情同意的情况下对患者进行程序可能被解释为非法侵害。

民事投诉最有可能发生在医疗过程中出现不良结果的情况下。在创面护理的背景下，压力性损伤、败血症或受影响身体部位的截肢都可能成为民事投诉的焦点。知情同意和医师与患者之间良好的关系会降低民事投诉的可能性。在民事诉讼中获得判决可以依赖于与文件记录相关的4个要素。第一个要素是责任的存在。如果医师同意为患者提供护理，那么第一个要素就被满足了。例如，成为养老院居民的人已经达成了一项协议，即养老院将提供可接受的护理水平。养老院现在对该居民有责任。第二个要素是责任的违反。违反责任可能是未能提

烫伤补充表格

创面管理回顾工具

指标：有创面的患者将得到适当的护理，具体体现在以下指标

门槛：目标是达到总指标的85%

样本量：每个患者100%或10张表一季度

年：_____

季度：1—3月　4—6月　7—9月　10—12月

	Yes	No	N/A
1.创面评估			
A.已填写成果和评估信息集的皮肤部分	___	___	___
B.已使用创面评估表	___	___	___
C.已计算布拉登比例值	___	___	___
D.已填写接触点皮肤区域	___	___	___
1.如果布拉登比例值＜12，填写"皮肤完整性可能受损，表现在"			
2."问题"部分中的创面，用位置、种类、分期或部分/全厚皮层厚度，以及厘米大小来描述			
3.创面管理的步骤在"与医学博士的交流"以及护理计划"表现"部分有涉及。创面护理单要与伤口评估表的治疗部分相匹配，包括教导其他护理人员			
E. 485上的创面护理指令包括技术、用品、频率、是否会向任何护理人员教授	___	___	___
F. 485包括"2周内由经认证的创面、造口、护理护士进行咨询"	___	___	___
2.在专业护士出诊记录中记录一致、准确的伤口评估和与伤口相关的教学内容			
A. 创面敷料变化记录			
1.创面床描述	___	___	___
2.引流描述	___	___	___
3.周围组织描述	___	___	___
4.感染迹象提及或记录	___	___	___
5.患者对创面护理的回复记录	___	___	___
6.创面护理步骤记录	___	___	___
7.创面位置及类型描述	___	___	___
B.每周进行精确创面测量			
1.长宽、深度都以厘米为单位测量	___	___	___
2.包括测量最深的损伤和损伤位置	___	___	___
3.创面描述按照上述2A标准	___	___	___
4.创面护理现状描述	___	___	___
5.专业护士出诊记录合理记录教授创面护理，油品，压迫预防和/或皮肤护理	___	___	___
3.所有创面护理方法及频率的变化必须在以为医学博士的指导下以及护理指南指引下进行	___	___	___
4.所有医学指导都有签名及回访	___	___	___

图 19-14　用于确保完整记录家庭保健访问的工具（梅根·修斯作）

供预期的护理或者实施损害患者的行为。以相同的例子，未能评估风险因素并提供预防压力性损伤的干预措施即构成违反责任。第三个要素是由责任违反造成的伤害。必须证明违反责任与患者伤害之间存在直接的因果关系。直接因果关系表明责任违反与伤害之间存在直接联系。原告必须证明医师的行为或疏忽是导致患者伤害的重要因素，并且如果没有医师的过失，伤害不会发生。由于缺乏风险评估和预防措施而引起的压力性损伤符合第三个标准。第四部分是实际损害发生了。如果给予的护理水平不足以导致患者受伤，则无法赢得诉讼。如果缺乏翻身或适当的位置安置并没有导致压力性损伤，那么可能不会被判定有损害。原告的律师认为必须通过更多的证据证明被告对原告的损害负有责任。损害可能包括原告因被告的疏忽护理而造成的工资损失、原告承担的费用（主要但不仅限于医疗费用），以及由于被告的过失护理而导致的精神痛苦和心理痛苦。在这个例子中，压力性损伤造成的经济损失和养老院居民所经历的痛苦和痛苦代表了原告寻求的损害赔偿。

对初步评估的记录建立了临床医师的责任。未能提供知情同意并记录患者的状况和风险因素会为以后的问题埋下伏笔。发现任何可能导致不良结果的患者行为都应该在发现时进行记录。这些信息可能来自患者口头陈述或观察。例如，记录患者正在进行的任何替代治疗（如让狗舔伤口、用硫酸镁

浸泡或使用生鸡蛋）。

Teichman 提出了一种修改 SOAP 病历记录格式的建议，作为明确记录知情同意的手段。Teichman 描述了一个 SOOOAAP 的首字母缩写，包括主观、客观、意见、选择、建议和达成的计划。虽然主观和客观与 SOAP 格式相同，但评估部分被分解为 3 个部分，直接适用于知情同意的概念。意见部分强调临床医师正在使用可用信息来对患者的状况做出结论，同时降低了每位患者都能提供确诊的预期。选择部分详细描述了可能的行动方案。与明确规定一个治疗计划的 SOAP 格式不同，选择意味着患者已经得到了所有可能的信息，可以基于这些信息制订行动方案。建议部分描述了临床医师认为的最佳行动方案。最后，达成的计划强调了临床医师和患者一起制订护理计划。这种措辞上的微妙变化向任何第三方传递了一个强烈的信息，即患者已经充分知情，已经讨论了选项并基于可用证据做出了选择。在 SOOOAAP 病历记录中的信息流可以与典型的 SOAP 病历记录相对比，在典型的 SOAP 病历记录中，临床医师似乎拥有所有权力。如果发生负面结果，临床医师掌握所有权力的观念很容易导致第三方的结论是患者是受害者，从而增加了诉讼的可能性。相比之下，使用 SOOOAAP 格式元素编写的病历记录显示患者不仅被告知了证据、选项和建议，而且还参与了决策过程。

总结

文档记录的重要性显而易见，不仅可以最大限度地实现报酬，避免民事诉讼，而且在完成得当的情况下，它为护理过程提供了一份路线图。从病史部分获取的信息指导了体格检查，而且医师评估的结合信息有助于制订诊断和预后。诊断和预后反过来指导了护理计划。护理计划包括沟通和协调护理、患者教育和直接干预。患者无法遵循护理计划需要修改患者教育、改变直接干预，或者咨询社会工作者或其他合适的专业人员来管理资源，以便患者能够遵循护理计划。患者的生活方式、工作、学校或娱乐活动也需要在护理计划中加以考虑。摄影可以用来传达创面的视觉方面，文字可能无法捕捉

到。对患者相关特征和创面的文档记录可以降低支付拒绝和民事诉讼的可能性。

问题

1. 为什么文档记录对于良好的结果至关重要？
2. 记录病史的作用是什么？
3. 在多名临床医师与同一患者合作时，这一点为何如此重要？
4. 体格检查与病史有何关联？
5. 解释在一个明显诊断和一个没有明确诊断的情况下，体格检查可能有何不同。
6. 将 SOAP 笔记的主观部分与病史和体格检查的客观部分进行对比。

参考文献

[1] Teichman PG. Documentation tips for reducing malpractice risk. *Fam Pract Manag*. 2000;7(3):29–33.

参考书目

[1] Brown G. Wound documentation: managing risk. *Adv Skin Wound Care*. 2006;19(3):155–167. doi:10.1097/00129334–200604000–00011.

[2] Centers for Medicare & Medicaid Services. Local coverage determination (LCD): wound care (L35125): general information. 2017. Accessed October 17, 2022. www.cms.gov/medicare–coverage–database/details/lcd–details.aspx?LCDId=35125.

[3] Classen NS. The basics of medical photography. *Acute Care Perspect*. 2000;8(2):7–11.

[4] Hampton S. Accurate documentation and wound measurement. *Nurs Times*. 2015;111(48):16–19.

[5] Hess CT. Understanding your documentation requirements. *Adv Skin Wound Care*. 2018;31(3):144. doi:10.1097/01.ASW.0000530374.61754.a3.

[6] Kinnunen UM, Saranto K, Ensio A, Iivanainen A, Dykes P. Developing the standardized wound care documentation model: a Delphi study to improve the quality of patient care documentation. *J Wound Ostomy Continence Nurs*. 2012;39(4):397–408. doi:10.1097/WON.0b013e318259c45b.

[7] Levine JM, Savino F, Peterson M, Wolf CR. Risk management for pressure ulcers: when the family shows up with a camera. *J Am Med Dir Assoc*. 2008;9(5):360–363.

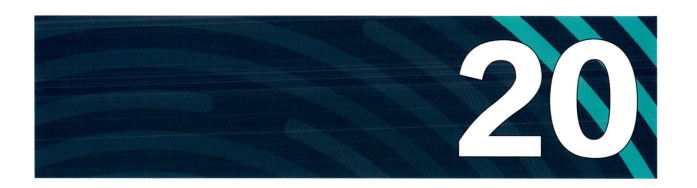

护理方案

目 标

- 讨论身体损伤与护理方案之间的关系。
- 讨论损伤、功能限制和护理方案之间的关系。
- 根据损伤、功能限制和残疾情况调整护理方案，以预防和治疗创面。
- 为具有不同能力和残疾、生活方式和资源的患者设定目标，并确定适当的效果。
- 讨论针对老年患者的必要干预措施的调整。
- 说明老年人皮肤损伤的预防措施。
- 讨论优化儿童创面护理的方法。
- 确定何时需要转诊给其他卫生保健提供者。
- 确定为患者提供教育的适当主题和方式。
- 利用国际功能、残疾和健康分类模型制订护理方案。

ICF 模型术语

在过去的岁月里，为患者制定的目标都是基于对已记录的损伤的补救。例如，活动范围不足的补救措施是增加活动范围。然而，随着时间的推移，人们开始质疑仅仅为了修复而进行的缺陷矫正。物理治疗师被推动朝着制订功能性目标的方向发展。例如，肩关节活动范围的改善可以使患者在家庭、工作或社区中完成必要的工作，如穿衣、操作仪器和照顾孩子。护理方案变成了要同时实现损伤修复和功能康复目标的"大杂烩"。许多临床医师开始自觉或不自觉地将残疾模型纳入护理方案的制订中。1997 年 11 月，美国物理治疗协会出版了《物理治疗师实践指南》（以下简称指南）。第二版于 2001 年 1 月出版。《指南》3.0 版于 2016 年更新，基于《国际功能、残疾和健康分类》（ICF），该分类将在本章后面介绍。2023 年 4 月，《指南》4.0 在线发布，更多关注理疗领域中的最新问题。

一个患者可能在损伤、功能限制或残疾的连续阶段接受临床医师的治疗。根据《指南》中的定义，损伤是指生理、心理或解剖结构或功能的丧失或异常；功能受限是指在整个个体的水平上，以高效的、通常预期的或胜任的方式完成某项身体动作、活动或任务的能力受到限制；残疾则是指在特定的背景和物理环境中，无法扮演特定年龄、特定性别或特定生物属性的角色。在医患交互中，损伤的修复不是基于损伤本身，而是为了克服功能限制和预防残疾。交互也可能是为了让患者适应功能限制，以防止或尽量减少残疾，或在残疾后重新训练患者以适应新的角色。就创面管理而言，护理方案不应局限于患者身上的"伤口"，而应着眼于"整个患者"。护理方案的最终目的是防止或尽量减少因皮肤损伤而导致的功能限制和残疾，并预防继发性损伤。继发性损伤是由其他损伤直接或间接造成的。例如，因神经性溃疡而卧床休息的患者可能会因卧床而发展出心肺功能障碍。心肺功能减退或心肺疾病都属于继发性损伤。使用全接触石膏固定或通过其他方法让患者保持行动自如，就是预防继发性损伤的一个案例。

卧床和全接触石膏固定这两种干预措施可以解决相同的损伤问题，但其中一种干预措施由于可以预防继发性损伤而更胜一筹。通常情况下，创面预示着继发性损伤。心肺功能、肌肉骨骼或神经肌肉损伤导致的行动不便可能会造成皮肤损伤（创面）。例如，脊髓损伤的个体有很高的压疮发展风险。临床医师的一个重要职责就是通过确定心肺、肌肉骨骼或神经肌肉损伤引起的皮肤风险，从而预防这些继发性皮肤损伤。然后，临床医师会制订护理方案，以修复对皮肤造成风险的损伤，并防止出现创面这一继发性损伤。

国际功能、残疾和健康分类

ICF 是世界卫生组织（WHO）进行的全球合作努力，旨在促进多学科卫生保健。该体系以生物－心理－社会模式为基础，旨在提供一种跨国家、跨语言、跨学科的健康通用语言。《指南》是基于残疾模型建立的。残疾模型的建立是为了鼓励临床医师在治疗计划中考虑超出患者病因学的因素。与此相对的，传统的医学模型包括获取病史和体格检查、开展系统评价，以及进行特殊测试以辅助诊断。确诊后，通过药物或手术对确诊的疾病进行标准治疗。残疾模型应用的关键点在于防止损伤发展为残疾、残疾发展为残障或损伤直接发展为残障。残疾模型纳入了个人状况的元素，这些元素可能导致损伤发展为残疾或残障，或导致残疾发展为残障。

残疾模型有几个缺点。它没有明确指示临床医师关注个人和环境因素。它没有指明哪些活动对特定的个人来说是重要的。它没有指出个体参与活动的程度如何，同时缺乏量化个人状况或跨临床医师、设施、环境和国家比较数据的手段。虽然残疾模型比传统医学模型有所改进，但其最大的不足仍然是临床医师的表达方式非统一化，即使是在残疾模型下描述患者的问题时也是如此。传统的医疗模型和残疾模型均缺乏对个人和环境因素进行编码的标准，也没有明确的交流活动和参与方式。相反，临床医师倾向于发展他们自己的表达方式。如果将同一学科成员在特定机构内的表达方式与不同类型机构和不同学科成员的表达方式进行比较，表达差异往往会趋于扩大。言语表达上的差异很可能导致难以解读他人的文件，并耗费时间向其他临床医师求证。

创建 ICF 的目的是促进学科内和学科间临床医师的交流。它还旨在成为一种系统性语言，作为分析卫生统计数据的基础。与国际疾病分类代码不同，ICF 代码独立于病因学或卫生保健提供者。与残疾模型相比，ICF 模型的改进之处包括更加强调个人对特定疾病的反应、更加强调以患者为中心的护理、改善跨学科交流，以及与生物－心理－社会模式的更好整合。在 ICF 模型框架内，残疾可以指身体、情感或社会损伤，表现为活动限制和参与限制。ICF 模型本质上创造了一种以患者为中心的方法。ICF 模型为康复中常用的术语提供了非常具体的定义。WHO 对 ICF 术语的官方定义见表20-1。

ICF 模型遵循少数几个原则。这个模型不是在健康和残疾个体之间做出任意区分，而是基于一种连续性概念，包括身体结构、机能、活动限制和参与限制。例如，一个人如果不能作为赛马骑师、职业篮球运动员、拼字比赛选手或歌剧演唱家参与某

表 20-1　世界卫生组织对 ICF 模型所用术语的定义
• 身体功能：身体系统的生理功能（包括心理功能） • 身体结构：身体的解剖部位，如器官、肢体及其组成部分 • 损伤：身体功能或结构问题，如明显偏差或缺失 • 活动：个人执行一项任务或行动 • 参与：投入到一种生活情境中 • 活动限制：个人在开展活动时可能遇到的困难 • 参与限制：个人在投入生活情境中时可能遇到的问题 • 环境因素：影响人们生活和行为的物理环境、社会环境和态度环境
数据来源：Steiner 等，2002；世界卫生组织，2002。

助性、辅助性或适应性设备的使用并不影响评定结果。

　　然而，是否能够获得帮助以及是否使用辅助设备会影响活动表现。根据这一模型，身体结构或功能的改变、活动限制、个人因素或环境因素都可能限制活动的进行。不过，请注意，如图 20-1 所示，身体结构 / 功能、活动限制和参与限制之间的箭头是双向的。同时，情景性因素也通过箭头与这 3 个核心要素相连。举例来说，如果为患者提供减压设备、助行器和个人协助，他们就可以前往医疗机构，接受创面护理，得以让神经性溃疡愈合。

使用 ICF 模型作为护理方案的框架

　　通过讨论患者的问题和治疗目标以及 SF-36（简式健康调查表）等有效工具，确定患者的需求和偏好。访谈内容为开放式问题，答案由患者自己书写。这些问题直接以 ICF 模型为基础（即身体功能出现了哪些问题，涉及哪些身体结构，活动受到哪些限制，参与重要任务或行动是否受到限制，以及哪些环境因素或个人因素是障碍或促进因素）。

　　在访谈和通过标准化书面工具收集数据之后，医疗团队的相关成员会进行指导性体格检查。然后将所发现的损伤情况分为以下 3 类：①身体结构 / 功能；②活动；③参与。Steiner 等人专门为 ICF 模型开发了一种表格，称为康复问题解决表（RPS 表）。或者，也可以创建一个简单的三行网格，前两行三列，第三行两列（图 20-1）。网格的顶行将访谈和书面数据划分到 3 个核心类别中。通过体格检查获得的信息被归入中间一行相应的 3 个核心类别。第三行包括个人因素和环境因素。然后，单个临床医师或更理想地是一个医疗团队在网格上的 8 个区块或所使用的 RPS 表格之间寻找联系。在表格上画圈和连线以帮助直观显示各个块之间的关系，对可能导致或促成所列问题的任何个人因素或环境因素进行评估。检查完成的表格应该能够提醒临床医师哪些个人和环境因素可能影响表格或网格上项目之间的联系。临床医师可能会找出可以利用

些事务，那么他就存在某种程度的障碍。第二个主要原则是，任何特定的损伤在不考虑其病因的情况下都是等同的（公平 / 均等原则）。无论是由于创伤、动脉疾病、感染还是先天异常导致的足部截肢，在模型中都被相同对待。从理论上讲，一个人受伤的方式与他的状况或问题没有直接关联。然而，病因可能会通过所谓的"情景性因素"产生间接影响。例如，一个人的心理反应可能会根据创面的病因而有所不同，这反过来可能影响与身体结构或功能改变相关的任何活动限制或参与限制。

　　情景性因素分为个人因素和环境因素。WHO 列举的个人因素包括性别、年龄、其他健康状况、应对方式、社会背景、教育、职业、过去的经历和性格倾向。WHO 认为，环境因素包括产物和技术、自然环境以及人为改变的环境、支持和人际关系、态度、服务、系统和政策。使用 ICF 模型的重点是了解该模型的 3 个核心部分——身体结构 / 功能、活动和参与之间的关系，以及情境因素对它们的影响。活动和参与被分为 9 个具体类别：①学习和应用知识；②一般任务和要求；③交流；④运动；⑤自我保健；⑥家庭生活领域；⑦人际交往；⑧主要生活领域；⑨社区、社会和公民生活。

　　在 ICF 模型中，为了帮助传达个人的健康状况，对损伤进行了能力限制和表现限制的评定。能力限定值指的是一个人在理想情况下实际执行任务或行动的能力，而表现限定值指的是一个人在个人处境中实际所做的事情。在评定能力时，个人协

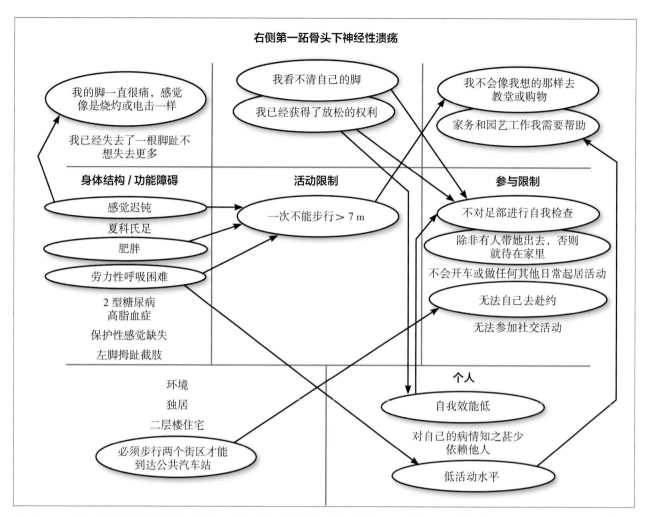

右侧第一跖骨头下神经性溃疡

图 20-1　使用 ICF 模型制订护理方案。该工具用于发现患者的潜在问题，以便有效解决这些问题。患者的参与限制均可追溯到少数潜在问题（为使本图更清晰，其中两个问题未在本例中列出）。由于糖尿病视网膜病变和自我效能低下，她无法对自己的双脚进行自我检查。除非有人接送，否则她就待在家里，这导致她错过了预约的医疗服务。她身体肥胖，无法行走超过 7 m，劳动时会出现呼吸困难，并抱怨脚痛。由于这些身体问题，她的活动水平很低，无法进行任何日常生活中的工具性活动。最后，她的自我效能感很低，这是由于身体机能退化和与世隔绝对她的自尊心造成了负面影响。这些基本问题导致了活动减少、身心的急剧下降。通过这种方法揭示的潜在问题包括需要更多的社会支持来提高她的自我效能感，并陪同她前往医疗预约。通过药物治疗她的感觉迟钝，包括物理治疗，使她更愿意进行站立活动。理疗增加了她的活动能力，打破了活动减少和身体恶化的恶性循环。由于解决了这 3 个问题，患者现在有能力走出家门，参加社交活动，进行轻微购物活动，并更好地控制自己的健康问题。现在，她对家庭护理的依赖减少了，精神面貌也变得更加乐观。除了创面护理外，由于这些变化，她的神经性溃疡已经愈合，而且不太可能再发展更多溃疡。作为一项练习，完成本图中剩余项目的连接。然后，回想一下当前或过去的患者，再填充一个网格，直到你准备好使用这个工具来处理新患者

的促进因素或可以在特定环境因素存在时克服的障碍。针对个人问题及其影响因素（而非原因）之间的因果关系，制订并批判性分析相关假设。当确定了造成任何结构性或功能性损伤、活动限制或参与限制的直接或间接因素后，就可以随时制订护理方案，以解决可改变的物理、个人或环境因素。表格或网格的顶部部分有助于协调患者与临床医师之间的期望差异。患者可能有过高、过低或在临床医

师看来偏离目标的期望。然后，患者和临床医师必须找到一个合适的解决方案来解决期望值之间的冲突。使用可视化工具直接与患者一起回顾这些关系可能会加快冲突的解决。

护理方案的组成部分

护理方案是通过系统的检查、评估、诊断和预

后分析的过程制订的（图 20-2）。通过体格检查确定特定的功能障碍，并通过评估这些障碍对患者角色、生活方式、家庭、资源和可获援助的影响来评估功能限制和残疾的风险。临床医师负责详细收集病史，其中可能包括一般的人口统计学信息、社会史、职业 / 就业、生长发育和生活环境。此外，在确定诊断时还要考虑当前病症的病史、当前和之前的功能状态和活动水平、当前用药、当前病症的既往史、既往内外科病史、家族史、健康状况和社交习惯（图 20-3）。在《指南》中，诊断被定义为一组体征和症状、综合征或类别。与医师使用的以病理学为导向的诊断类别不同，《指南》中描述的诊断是以损伤为导向的。基于病史和诊断，制订预后。《指南》中定义的预后包括预测的功能改善的最佳水平以及达到该水平所需的时间。预后还可能包括对治疗过程中不同时间间隔可能达到的改善水平的预测。护理计划描述了将要使用的干预措施、目标和干预结果。在这个模型中，"目标"特指修复损伤和最小化功能限制、优化健康状态，以及预防残疾相关的成果。

临床医师的预期目标是预防残疾，虽然《指南》中没有具体涉及，但成果可能仅限于最大限度地减少残疾，而不是预防残疾。图 20-4 展示了创面管理的常见成果。护理方案可能还包括患者教育、制订维护计划和定期重新评估维护计划。

程序性干预

在皮肤完整性方面，临床医师需采取的程序性干预措施包括识别创面的原因及如何预防其再次发生，找出影响愈合的因素，恰当选择和使用创面护理产品，适当清创（如有必要）以及根据需要选择辅助疗法。干预措施的类别如图 20-5 所示。

体液平衡

在创面愈合过程中，如果能优化创面微环境，则能达到最佳的愈合效果。这种优化包括保持适当的湿度。干燥的创面需要增加湿度，而渗液量大的创面则需要通过吸收过多的水分或减少液体分泌来

进行管理。创面中产生的大分子物质，包括糖胺聚糖、纤维连接蛋白、胶原蛋白和生长因子，需要保留在创面中，同时还要确保非致病性微生物处于机体可接受水平，并防止环境中的病原体侵入。适当的微环境通常是通过使用封闭敷料来实现的，这种敷料可以保留创面中的液体，同时吸收或蒸发过多的水分。将创面温度保持在接近核心体温的水平，可使成纤维细胞的增殖达到最佳状态。创面湿度对上皮细胞的迁移、酶、生长因子和结构分子的移动尤为重要。然而，过度的湿润会导致浸渍，损害重建创面表面所需的上皮细胞来源。由于尿液和粪便的酸性，失禁造成的问题更为严重。

曾经有一种观点认为保持创面干燥有助于预防感染，但随着研究表明干燥的创面床会阻碍愈合，这种做法已被废弃。虽然干燥的纤维蛋白和血液可作为敷料保持创面下方的湿度并阻挡病原体，但结痂会减缓上皮细胞的迁移，因为这迫使上皮细胞在一个干燥的坏境中向深处迁移。结痂主要是直径大于几毫米的创面所面临的问题。对于狭窄的创面，尤其是只需极少上皮细胞迁移的线状创面，结痂这一问题就变得次要。对于浅表创面，再上皮化可以从附属器和创面边缘发生，但对于涉及真皮全厚皮层的深层创面，上皮化只能从创面边缘进行，直径大于几厘米的全厚皮层创面可能需要手术修复。全厚皮层或更深的创面在再上皮化前会填充有肉芽组织。湿润的创面床有助于成纤维细胞的迁移和增殖以及上皮化。

菌群平衡

第二个考量点是菌群平衡问题。菌群平衡需要对于感染、污染和定植等概念的理解。所有慢性开放性创面都有微生物定植，但临床医师在维持创面清洁方面不应马虎。创面的污染可能会增加感染风险。创面的污染可能会增加感染风险。尽管免疫系统和微生物的平衡可能会阻止特定病原体在创面中增殖，但引入新的细菌或改变创面环境可能会导致某种细菌迅速繁殖并损伤创面细胞。某些微生物可能会开始消化间质空间，产生蜂窝织炎，并向皮下扩散，形成窦道和额外的脓肿。虽然闭合环境可

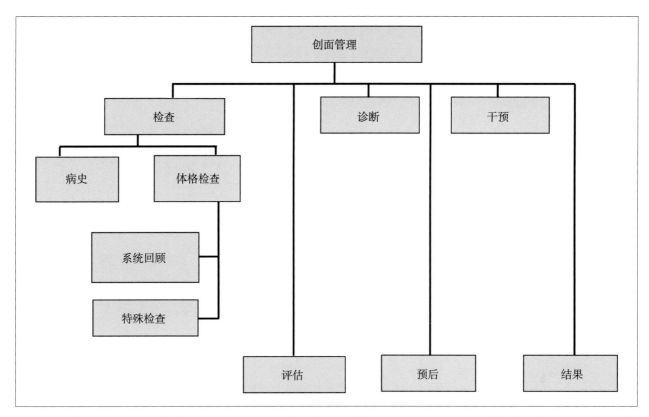

图 20-2 护理方案始于收集数据。检查包括病史和体格检查、系统回顾，以及用来确认或排除疑似创面原因的特殊检查。收集数据后，临床医师对数据进行思维处理。这一过程被称为评估。根据数据，临床医师按照《指南》中描述的过程进行损伤驱动诊断。虽然并非每位患者都必须，但临床医师也可能寻求确认或反驳以病理为驱动的诊断。预后是基于从病史和体格检查中得出的诊断和患者独特的情况组合制订的。干预措施是基于检查、诊断、预后，以及患者偏好和资源设计的。在与患者、家属、护理人员和其他相关临床医师协商后，得出适当的结果

促进创面愈合所需的细胞生长，但也同样会促进某些类型细菌在创面中的生长，因此，感染创面不应封闭。严重污染的创面和疑似感染的创面，至少在初期应允许其实现二期愈合，直到创面清洁稳定。任何组织的腔隙都为细菌过度生长提供了有利环境，并阻止了对创面的观察。暴露于空气和冲洗可以减少细菌数量，但也会导致创面干燥，从而延缓愈合。因此，临床医师必须根据预防 / 治疗感染还是促进肉芽生长和上皮化的目标，随时准备调整治疗计划。当目标是促进愈合且创面无感染时，应指示使用封闭敷料。在感染创面或高风险感染创面（如严重污染的创面）应使用非封闭性敷料。在细菌计数降低到足以使用封闭敷料之前，应使用非封闭性敷料。

渗出液管理

引流管理是创面管理的第三个重要考虑因素。

临床医师或护理人员粗暴处理创面造成的渗出液经常被忽视。减少对创面的处理就能减少炎症。清创、过度冲洗和频繁换药引起的炎症会导致水肿、浆液性渗出和愈合减慢。减少引流液的一个方法是尽可能迅速地清除坏死组织。长期清创、每天1次甚至每天2次粗暴地处理创面，以及坏死组织的持续存在都会促进炎症并导致渗出液。市面上有多种敷料可吸收不同程度的渗出液。与其他敷料相比，海藻酸钠 / 亲水纤维敷料和泡沫敷料可以更长时间地吸收中等至大量的渗出液，从而减少更换频率。当炎症和渗出液减少到适当水平时，可以使用水胶体薄膜和半渗透膜来保持适当的湿度数天。然而，脓性渗出是停止封闭创面的明确信号。脓液应该用纱布或海藻酸钠等敷料吸收。虽然积极地锐性清创是首选，如果存在其他因素指示，也可使用浸有抗生素的纱布填充创面。粗暴处理所致的慢性炎症引起的另一个问题是纤维蛋白原渗入创面

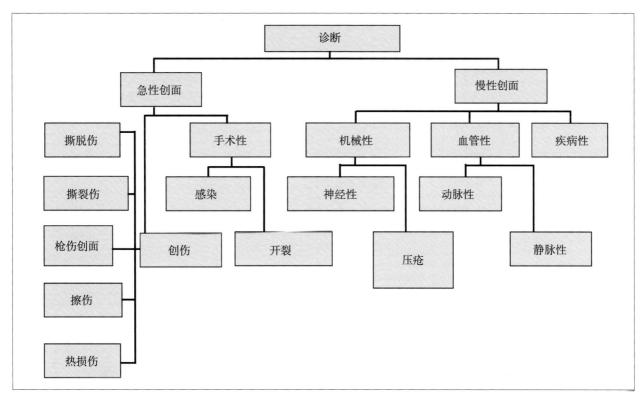

图 20-3　评估创面病因的流程图。首先将创面分为急性和慢性。在急性创面类别中，病因分为外伤性和手术性，这两种创面最有可能被转诊给非外科医师的临床医师。在慢性创面类别中，又分为机械性、血管性和疾病性亚类。尽管存在许多其他原因的创面，但出于该流程图的目的，仅展示了最常见的原因

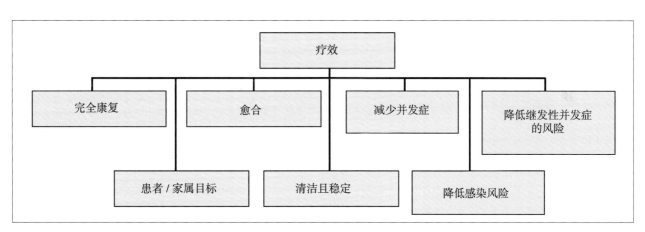

图 20-4　制订治疗效果的流程图及其精选样本。在了解患者的独特情况（如资源、生活方式和身体状况），以及患者、家属和护理人员的目标后，可得出切合实际的疗效。可能的疗效包括从完全治愈到降低继发性并发症的风险，这些并发症可能会加重绝症患者的病情

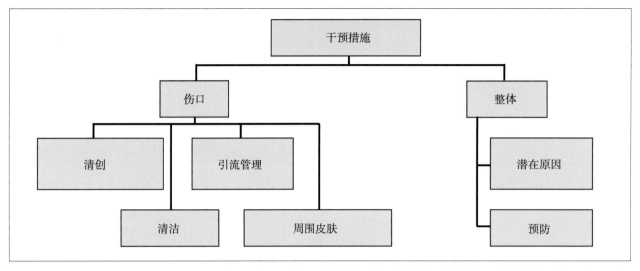

图 20-5 创面管理的干预措施包括治疗"患者的伤口"和"全身情况"。针对创面本身的干预措施包括清创、清洁、处理引流，以及优化创面周围皮肤的健康。为了使患者整体受益，需针对创面的潜在原因进行处理，并采取预防措施，以防止创面复发或在其他部位发展新的创面

床。纤维蛋白原可能在创面转化为纤维蛋白，导致创面形成硬黄色物质。这种焦痂特别难以清除。可以使用刮治术、超声清创或酶类清创剂来清除创面上的这种物质。在干燥的创面中，可以通过在创床上使用非结晶型水凝胶和封闭敷料来增加并保持湿度。保持创面湿润时，一些水分可能会溢出到周围皮肤，导致浸渍。使用锁水保湿霜或皮肤封闭剂可以有效预防浸渍。

制订护理方案

护理方案需要基于之前讨论的内容来制订。即使是两位具有相同特征的患者，也可能需要两种不同的护理方案。护理方案中的差异应被视为对患者独特特征组合的适应，包括身体状况、文化信仰和行为、资源以及生活方式。护理方案需要反映出适当的创面护理的最佳组合以及该方案是否适合该患者。除了考虑到创面特征以外的其他情况，治疗计划还需遵循 4 个基本决策点。这 4 个基本决策点包括：①存在、怀疑或合理预期即将发生的感染；②适合患者及创面的清创类型；③组织损失的深度；④渗出及周围皮肤的管理。

存在、怀疑或合理预期即将发生的感染

在已知存在感染、怀疑存在感染或有理由怀疑会发生感染的情况下，治疗决策的主要目标是控制感染。事实上，旨在消除感染的干预措施可能会延缓创面愈合。然而，感染的严重性足以使其优先于创面管理的其他方面。我们不会忽视其他方面，而是通过优先处理其他某些方面来解决创面不同方面管理中的潜在冲突。感染有多种处理方法。至关重要的是要牢记坏死组织的存在与感染之间的关系。坏死组织为致病菌提供了立足点，而这些细菌在相对清洁的创面上原本是可以控制的。基于这个原则，可以通过锐性清创或其他快速清创手段来管理感染。美国压力性损伤咨询委员会建议对潜在感染的压疮进行锐性清创。美国糖尿病协会建议对神经性溃疡进行积极的锐性清创。除了使用锐利的器械外，还可以使用脉冲灌洗、冲洗或其他形式的水疗来辅助清除坏死组织和细菌。对于因枪伤、机动车事故以及农业和工业事故造成严重污染且有感染风险的急性创面，可能适合短期使用抗生素或表面抗菌剂。急性创面，尤其是数小时内未接受治疗的创面，需要积极冲洗、清创，并可能需要使用抗生素治疗。美国压力性损伤咨询委员会只推荐对未对最

佳护理做出反应的压疮进行短期的表面治疗尝试。而美国糖尿病协会则完全不建议进行表面处理，而是倡导进行锐性清创和针对已鉴定病原体选择静脉抗生素治疗。

所需的清创类型

第二个决策点是采用的清创类型。有多个因素需要考虑。这些因素可能包括医疗环境的经济状况、患者满意度、患者/护理者技能及临床医师技能。对于任何含有坏死组织的创面，清创都是必要的。然而，清创的类型需要根据一系列机构、个人和创面特点来决定。在急症护理环境中，出院与否取决于创面是否清洁和稳定，因此必须快速清创。一些临床医师可能会选择进行非特异性的机械清创，通常使用水疗法。临床医师如果掌握了锐性清创的技巧，就能比单纯使用水疗法更快地达到清洁、稳定创面的目的。在许多情况下，尤其是神经性溃疡，一次就诊即可完成锐性清创。可能需要对创面进行监测，如果需要等待一轮静脉抗生素治疗的完成才能出院，则可能需要进一步对创面进行轻微清创。不过，患者出院回家后还可以接受家庭卫生护理，以完成一个疗程的抗生素静脉注射治疗。如果临床医师的技能或患者偏好不支持锐性清创，脉冲灌洗配合同步吸引可能是一个合理的替代方案。然而，涡流疗法通常不是合理的替代方法。对于表面积较大、需要低水平搅动的创面，以及需要清除磺胺嘧啶银等残留物的轻度烧伤创面，涡流疗法可能是首选。浸泡创面以软化坏死组织，并使用镊子每日 1~2 次移除松散的组织，是一种常规的治疗做法，但与锐性清创或同时配合吸引的脉冲灌洗相比，并无优势。涡流搅动通常无法有效清创皮下受累区域、溃疡和窦道，并有可能使创面受到身体其他浸没区域菌群的污染。在大约 20 cm 的有限深度内，脉管灌洗器的柔性尖端可以很容易地到达这些区域。

静脉疾病引起的创面也应避免使用涡流疗法。将肢体置于依赖体位，大腿压迫在水池边缘，温水会增加患肢的血流量，从而加剧水肿。此外，典型涡流疗法的温度升高会增加外周动脉疾病患者对血流的需求，并在热伤害和感觉减退的皮肤中增加进一步组织损伤的风险。特别是在老年患者中，薄弱的皮肤可能会因为浸泡肢体 20 min 造成的搅动和浸渍而受损。

如果时间并不紧迫，或者生活质量并不依赖于快速清创，那么自溶性清创和化学清创是合理的。然而，患者或护理人员必须具备判断创面是否发生感染的能力。若有感染，应立即进行锐性清创。在门诊或家庭医疗环境中，患者由于担心疼痛或受社会心理因素的影响而倾向选择自溶性清创或化学清创方法。在长期护理环境中，如果锐性清创不会影响生活质量，患者和临床医师可能会倾向于采用更持久但创伤更小的清创程序。例如，一个患有开放性足跟溃疡且卧床不起的个体，仅仅通过锐性清创并不能使其恢复行走能力。另外，对于那些需要恢复行走能力并且如果脚部创面得到妥善处理就能够行走的患者，可能会选择进行锐性清创以及全接触石膏固定或其他替代性疗法，以便更快地恢复行走。清创程序的流程图如图 20-6 所示。

组织损失深度

第三个决策点是皮下组织是否缺损，包括创面侵蚀、穿孔和窦道。当出现感染或正在进行清创时，通常会用纱布材料填充这些组织缺损。通常使用浸有生理盐水或抗生素溶液的敷料来填充这些缺损。对于穿孔和窦道，可使用含碘或不含碘的填充条。填充条有各种宽度，通常需要在放入穿孔或窦道时进行折扇式摆放。虽然棉质材料可能会促进创面组织发炎，但吸收感染性渗出物和防止细菌生长的优点使其成为主要治疗方式。防止创面在皮下缺损处过早闭合尤为重要。理想情况下，创面应完全填满肉芽组织并重新上皮化。然而，某些患者可能会过快地重新上皮化。患者可能会为创面闭合而高兴，但皮下坏死组织闭塞和化脓很可能会在不久的将来导致皮肤脓肿。这类创面必须用引流条保持开放，并尽可能多地冲洗，使其在闭合前完全肉芽化。较大的皮下凹陷区域和简单的皮下组织缺损区域可以用浸湿的 10 cm × 10 cm 或 5 cm × 5 cm 纱布海绵或绷带卷填塞，直到感染风险降到最低。但要

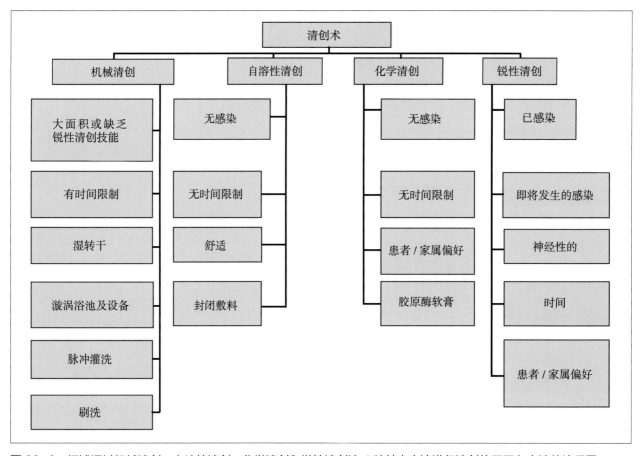

图 20-6 概述通过机械清创、自溶性清创、化学清创和锐性清创这 4 种基本方法进行清创的原因和方法的流程图

注意的是，纱布海绵和绷带卷不是为填充创面而设计的。专门制作的引流条在填充创面时不会发生纤维脱落。因其设计，5 cm 的碘伏纱条比 5 cm 的绷带卷更不容易引起炎症。

一旦创面稳定，应替换为非刺激性填充材料。海藻酸钠敷料、亲水性纤维敷料，以及与胶原蛋白的组合物是填充这些皮下缺损的良好选择。

海藻酸钠敷料、亲水性纤维敷料均有片状和条状 / 绳状形式可供选择。这些材料在吸收渗出物的同时保持其拉伸强度，并且可以从创面中轻松移除，甚至从穿孔和窦道中取出。材料中的胶原蛋白可被创面吸收，从而加快创面愈合。根据渗出物的情况和所需的换药频率，需要在创面上放置合适的次要敷料。

引流管理

第四个决策点是根据引流情况和所需的换药频率来确定的。如果皮下组织缺损，则需要选择主要敷料和次要敷料。对于较简单的全厚或断层创面，主敷料可能就足够了。选择哪种敷料必须基于多种因素，同样也要按照前面讨论的优先顺序——感染、清创、皮下受累和引流。如果创面受到感染并填满了纱布，则需要使用非封闭性的次要敷料。典型的选择包括绷带卷、自粘绷带和覆盖皮肤保护剂的腹部敷垫。绷带卷可用于身体的任何部位，并且可以折扇式展开以增加吸收能力。腹垫可从一角（或更多，如有必要）轻轻拉回并重新贴合，便于检查创面。有时，这些吸收性材料可用于覆盖诸如海藻酸钠或亲水性纤维等材料，以吸收大量渗出液，直至炎症消退。然而，初期渗出液可能会超过大多数闭合性敷料的吸收能力，需要使用腹部敷垫、多层纱布海绵和绷带卷的组合。

当创面闭合适宜时，必须考虑渗出量、患者特点和敷料特性。脱水的创面可通过覆盖无定形水凝胶的简单敷料（如半透膜）进行重新水合。无皮下组织受累的断层或全厚创面轻微渗出液可用半透膜处理。水胶体是最具有封闭性的创面敷料，适合于干净稳定的创面，因此只需加以保护即可。理想情况下，水胶体敷料应保持在位 5 天或更长时间。根据渗出液情况和皮下受累程度，可能需要在水胶体敷料下面使用海藻酸钠、亲水纤维或泡沫敷料。水胶体敷料的更换间隔为 5～7 天，如果敷料发白且膨胀，则应提前更换。过度水合的封闭敷料放置时间过长，有可能导致周围组织的溃疡。水凝胶片具有舒缓作用，是治疗擦伤、化学烧伤和辐射烧伤的常用敷料。水凝胶中释放的水分会浸渍周围皮肤，如果放置时间过长，水凝胶敷料中的水分蒸发会导致创面床干燥。当创面准备闭合，但渗出液对于水胶体片来说过多时，泡沫敷料材料是一个不错的选择。对于皮下受累、引流严重的创面，可将泡沫敷料放入创面中作为主要敷料，亲水胶体作为次要敷料。这种类型的创面也可以使用由接触材料和吸水材料以及防水外层组成的复合敷料。复合泡沫敷料和薄膜敷料也很有用，但可能无法维持医师所期望的天数。除了敷料材料的特性外，还必须考虑患者的特点和创面的位置。不应在容易与衣物、鞋子或其他环境中的物品摩擦的区域放置过于厚重的敷料。如果患者需要淋浴，薄膜、泡沫或水凝胶敷料可能无法保持原位。水胶体敷料外侧是防水的，如果避免直接喷水，即使在淋浴过程中也可以维持数天。渗出管理流程图如图 20-7 所示，周围皮肤管理流程图如图 20-8 所示。

护理老化皮肤的方法

在老年皮肤的护理中，首先，选择用于老年患者皮肤的创面护理产品必须考虑到他们皮肤的脆弱性。此外，由于炎症，营养不良和脱水的风险增大，临床医师必须假定创面愈合的时间更长。因此，必须谨慎使用或避免使用需要经常更换或黏性较强的敷料。必须谨慎使用各种胶带。尤其不应使用丝质和塑料胶带。应考虑使用非胶带替代品，如弹性网状绷带。在选择封闭敷料时，只有在不适合使用非黏附性泡沫或水凝胶薄片的情况下，才可使用亲水纤维敷料和半透膜。如果要使用薄膜或水胶体薄片，则需要在周围皮肤上涂抹皮肤保护剂。此外，还需要优化敷料的吸收性。虽然使用较薄的水胶体敷料能更好地观察创面，但为了延长更换敷料的间隔时间，可能有必要使用较厚的水胶体敷料。用海藻酸钠或亲水纤维敷料等吸水材料填充创面也可以延长水胶体和半透膜敷料的磨损时间。移除这些敷料时，必须小心以避免损伤皮肤。在移除敷料时，不应拉扯皮肤。如第 16 章所述，在固定皮肤的过程中，轻柔地剥离水胶体片或在固定皮肤的同时将半透膜沿皮肤表面拉伸，可以减少受伤风险。此外，除了谨慎选择创面护理产品外，还应考虑多种其他形式的皮肤保护。老年人的皮肤容易变得干燥和脆弱，可能会因轻微外伤而裂开或撕裂。在冬季或低湿度环境下，可能需要使用治疗性保湿剂。应检查床架和扶手是否有锋利的边缘，并根据需要加垫。

老年患者的创面清洁需要尽可能温和地进行。脉冲灌洗配合吸引可能需要以较低的冲击压力进行，或必要时用温和的冲洗替代。剧烈的涡流疗法用于清洁或非选择性清创可能会导致机械性损伤和浸渍。对于许多老年患者，临床医师必须考虑不同类型清创的风险和益处。在老年患者的创面处理方面，涡流疗法和湿转干敷料的医嘱十分常见。涡流池中的添加剂或创面上的外用药剂可能会对创面或周围皮肤造成严重伤害。处于疾病晚期的老年患者可能无法从临床医师提供的全部治疗选项中获益。临床医师必须确定患者能从任何特定干预中获得哪些益处。通常情况下，由于患者的营养或心肺功能状况，创面无法愈合，因此治疗目标仅限于降低感染风险、处理创面渗液和气味。如果锐性清创没有任何益处，可以采用优化自溶性清创的治疗方案。

优化儿童创面愈合

与成人相比，儿童的撕裂伤修复效果更好。儿童的创面感染率较低（2.1% & 4.1%），且与成人相比拥有更佳的愈合质量。与成人的撕裂伤相比，儿童的创面冲洗频率较低（53% & 77%），而刷洗频率更高（50% & 45%）。比较儿童与成人创面的特点，儿童的创面更有可能发生在头部

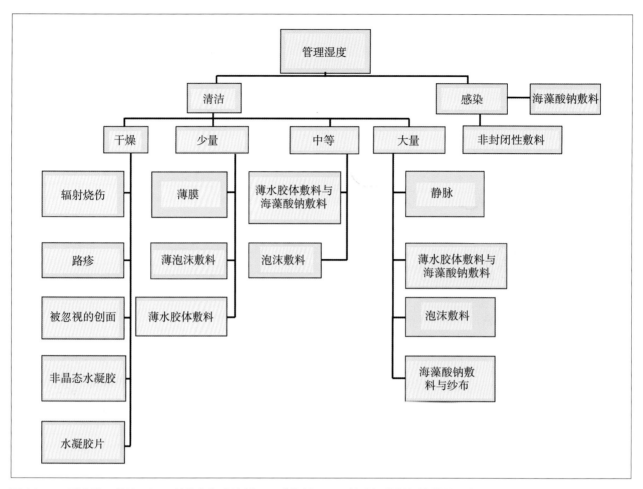

图 20-7 引流管理的流程图。首先分为清洁创面和感染创面，只能选择非封闭性敷料或海藻酸钠敷料。清洁创面根据引流量分类。列出了典型观察到不同引流级别的创面和适用于该引流量的主要敷料的选定示例

（86% & 38%），形状更倾向于直线且较短，被污染的可能性较低，并且更常由钝力创伤引起。儿童创面多发生在血管丰富的头部，这可能是感染率较低的原因，而不是儿童和成人创面愈合的内在差异。尽管普遍认为儿童比成人具有更强的愈合能力，但一些与儿童有关的因素可能会减慢愈合过程。儿童（尤其是新生儿）的体表面积与体重比更大，体温调节比成人更困难，这可能会影响创面愈合。与老年成人一样，幼儿在消化疾病或早产的情况下更容易营养不良。早产儿的皮肤比足月婴儿更脆弱，因此细胞间连接较弱，更易受到伤害。由于新生儿重症监护病房所需的大量仪器，早产儿在处理过程中极易发生皮肤损伤。此外，由于新生儿缺乏自主活动能力，多管路和设备可能会使其面临因这些器械造成压力伤害的风险。尤其是婴儿，由于头部大小不成比例，很容易受到枕部压疮伤害。重症监护患儿的风险因素包括年龄小于 36 个月、室间隔缺损（研究涉及接受开胸手术的患儿），插管时间超过 7 天，以及重症监护时间超过 8 天。婴儿的会阴部皮肤长期接触尿液和粪便，也有可能造成皮肤损伤。

患者教育

除了程序性干预、文档记录、沟通以及患者护理的协调之外，《指南》还特别将患者教育作为治疗师与患者 / 家属互动的组成部分之一。每位患者都有其独特的教育背景和自我效能水平。有些个体需要直接监督并执行大部分自我护理，而另一些个体则完全依赖他人来制订和执行护理计划。因此，临床医师必须与患者、家属和护理人员面谈，以确定他们对创面形成过程以及如何促进创面愈合的了解程度。讨论的主题包括创面的病因、创面愈合的

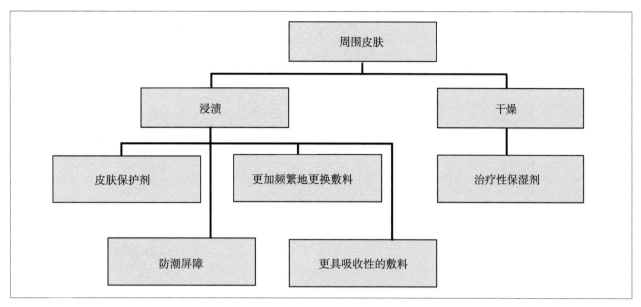

图 20-8　对周围皮肤的护理分为浸渍和干燥两类，以及优化周围皮肤湿度的可能解决方案

基本原则、任何干预措施的目的和作用机制以及预期结果。大多数人无法一次性处理所有这些信息，因此需要定期强化，包括为患者提供在每次就诊时讨论进展和提问的机会。临床医师还应定期评估患者或护理人员的认知（知识）、精神运动（应用知识的能力）和情感（对过程的态度）学习情况。

协调与沟通

每个临床医师都有道德义务在其知识、技能和能力范围内提供最佳治疗。作为这项义务的一部分，临床医师有义务将患者转诊给具备相应知识、技能和能力的临床医师，以便为患者提供最佳治疗。就外周动脉疾病而言，患者显然需要血管外科医师的服务。如果创面发生感染或锐性清创无法控制感染，则有必要转诊至传染病专科医师或外科医师。如果创面需要更广泛的清创，而没有手术室，需要全身麻醉，或者患者有穿孔或窦道需要开放，则需要转诊至外科医师处。如果临床医师缺乏锐性清创的技能，那么这一护理方面就需要转交给技术娴熟的人员。如果临床医师希望继续接诊可能需要锐器清创的患者，则应接受适当的培训，并确保此类干预措施受到其执业环境内法律法规和指南的支持。其他需要转诊的潜在情况包括复杂的营养风险病例、大小便失禁管理、夹板需求、适应性或辅助

性设备、矫形器、假肢、活动或日常生活训练、心理咨询、协助获得经济资源和护理人员、职业培训，或在支付者施加的限制内制订护理方案。

总结

护理方案是基于患者的病史和体格检查、创面愈合原因的诊断以及愈合预后制订的干预措施蓝图。该方案会根据与患者遵循计划的能力相关的独特情况进行修改。决策点包括治疗感染的需求、所需的清创类型、填充皮下缺损以及管理渗出以优化创面湿度的同时保持周围皮肤的完整性。由于解剖和生理差异，老年人和新生儿的皮肤更容易受伤。老年人的皮肤接触面积较小，厚度和血流量减少，且易于撕裂和出血。新生儿，尤其是早产儿，存在多种受伤风险因素。体温调节能力降低、营养不良的潜在风险、无法自行改变体位，以及多条导管和设备的存在增加了受伤和愈合缓慢的风险。婴儿和老年人都需要轻柔处理以避免皮肤损伤。ICF模型被描述为通过识别身体损伤、活动限制、参与限制，以及个人和环境因素之间的关系，从而用于治疗计划的工具。

问题

1. 护理环境如何影响护理方案？
2. 行动不便的晚期病患者与能够行走的患者的足部创面的护理方案有何不同？
3. 敷料在管理创面引流中执行的两项关键功能是什么？
4. 执行锐性清创的关键原因是什么？
5. 在什么情况下不能执行锐性清创？
6. 在选择患者需要在家更换的敷料时，需要考虑哪些特性？
7. 解释老年人皮肤更易撕裂和出血的风险。
8. 描述可以采取的步骤以减少对婴儿和老年患者皮肤的损伤。
9. 列出在早产儿中常见的皮肤受伤和创面愈合缓慢的风险因素。

参考文献

[1] Steiner WA, Ryser L, Huber E, Uebelhart D, Aeschlimann A, Stucki G. Use of the ICF model as a clinical problem-solving tool in physical therapy and rehabilitation medicine. *Phys Ther.* 2002;82(11):1098-1107.

参考书目

[1] American Physical Therapy Association. *Guide to Physical Therapist Practice.* Accessed October 17, 2022. http://guidetoptpractice.apta.org/.
[2] Dijkers MP, Hart T, Whyte J, Zanca JM, Packel A, Tsaousides T. Rehabilitation treatment taxonomy: implications and continuations. *Arch Phys Med Rehabil.* 2014;95(1 Suppl):S45-54.e2. doi:10.1016/j.apmr.2013.05.033.
[3] Gordon A, Kozin ED, Keswani SG, et al. Permissive environment in postnatal wounds induced by adenoviral-mediated overexpression of the anti-inflammatory cytokine interleukin-10 prevents scar formation. *Wound Repair Regen.* 2008;16(1):70-79.
[4] Helgeson K, Smith AR. Process for applying the international classification of functioning, disability and health model to a patient with patellar dislocation. *Phys Ther.* 2008;88(8):956-964.
[5] Hollander JE, Singer AJ, Valentine S. Comparison of wound care practices in pediatric and adult lacerations repaired in the emergency department. *Pediatr Emerg Care.* 1998;14(1):15-18.
[6] Jette AM. Toward a common language for function, disability and health. *Phys Ther.* 2006;86(5):726-734.
[7] Johnson AM, Woltenberg LN, Heinss SH, Carper R, Taylor S, Kuperstein J. Whole person health: using experiential learning and the ICF model as a tool for introductory interprofessional collaborative practice. *J Allied Health.* 2020;49(2):86-91.
[8] Malloy-McDonald MB. Skin care for high-risk neonates. *J Wound Ostomy Continence Nurs.* 1995;22(4):177-182.
[9] Neidig JRE, Kleiber C, Oppliger RA. Risk factors associated with pressure ulcers in the pediatric patient following open-heart surgery. *Prog Cardiovasc Nurs.* 1989;4(3):99-106.
[10] Pieper B, Templin T, Dobal M, Jacox A. Prevalence and types of wounds among children receiving care in the home. *Ostomy Wound Manage.* 2000;46(4):36-42.
[11] Roaldsen KS, Rollman O, Torebjörk E, Olsson E, Stanghelle JK. Functional ability in female leg ulcer patients—a challenge for physiotherapy. *Physiother Res Int.* 2006;11(4):191-203.
[12] Verbrugge LM, Jette AM. The disablement process. *Soc Sci Med.* 1994;38(1):1-14.
[13] World Health Organization. *Towards a common language for functioning, disability and health.* 2002; Author.

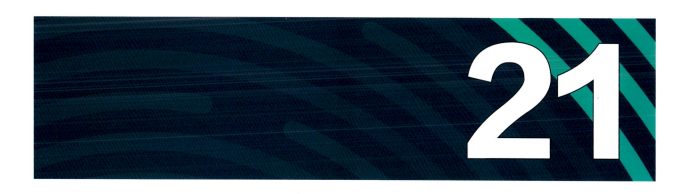

规章制度与报销

目 标

- 讨论与创面管理相关的医疗保险和典型州级许可的规章制度。
- 探讨创面管理服务报销的相关问题。
- 描述如何组建创面管理团队以优化创面管理。

尽管本章讨论的问题存在着争议性和易变性，但这对于保持一个健康实践，使我们的患者从我们的服务中受益是相当重要的。遗憾的是，在许多读者翻阅本文材料之前，关于报销方面的最佳的或已有的详细解释可能已不再适用。原因在于联邦立法和政府机构〔如医疗保险和医疗补助服务中心（Centers for Medicare & Medicaid Services，CMS）〕的规则发生了变化。审慎要求每个机构都有一个负责分析可能影响报销的众多医疗规则和法规的人员。并且根据各个机构病例组合的情况，可能需要调整人员配置。我们将讨论在后续不太可能改变的一般原则。

规章

监管和报销问题通常是相关联的，因为医疗保险作为最大的第三方支付者，而其他支付者通常遵循 CMS 政策，所以 CMS 制定的法规对报销产生了深远影响。公益案件是我们社会责任的重要组成部分，然而，在制订护理计划时，所提供的创面护理产品和服务在绝大多数情况下都需要财政报销。2021 年，CMS 在医疗保险和医疗补助上花费的金额超过 1.6 万亿美元。因为花费的金额巨大，为了最有效地使用资金，相关部门需要制定大量的法规。其实 CMS 法规在各州、运营商或财政中介机构（签约管理医疗保险 A 和 B 部分的公司）之间没有差异。但是，法规的实施可能会有很大差异，比如某一个州可能不包含一个州或某个 CMS 承包商所涵盖的服务。尽管只有少数保险公司作为医疗保险承包商，但不同州的员工可能对特定的医疗保险规则有不同的解释。在给定的承包商内，不同的人员可能对同一规则有不同的解释。这些公司内部的人员流动又加剧了上述情况。CMS 承包商工作的员工可以接受培训学习来掌握不同干预措施对不同情况患者的作用。然而，该员工流失后，临床医师不得不对另一名员工重新进行培训。CMS 试图通过定期就某些问题向其承包商发出明确的指示来提高统一性。尽管这些规定往往显得随意，并且在特定的环境和提供者上更有优势，但我们必须学会在这些规定范围内工作，同时提供适当且在财政上负责任的护理，并在需要时倡导政策变革。

医疗保险要求创面管理所涉及的评估和干预措施由经过适当的培训和有相关执照的专业人士执行。在某些情况下，州法律在很大程度上可能允许指派人员指导患者护理。无论法律条文如何规定，人事决策都必须适用伦理、道德和风险管理原则。无论个别州的执业法规可能允许什么情况，通过将患者护理直接分配给缺乏适当培训或执照的个人，这所带来的潜在风险永远都是不合理的。此外，收费标准是基于使用适当的人员；由缺乏医疗保险要求规定的培训的个人直接提供的患者护理账单可能被裁定为医疗保险欺诈，并将承担严重的后果。

国家许可要求通常在两点问题上引起争论。首先，患者是否可以直接获得您的服务，或者必须通过家庭医师或其他医学专家进行转诊？第二个问题是国家如何为不同的提供者撰写清创术的相关规定。每个州的个人都需要确定转诊和锐性清创术的现行规定。一般来说，医师（包括足病医师）、医师助理和物理治疗师可以进行锐性清创术。在特定州的法规下，高级执业护士和其他医疗服务者可能也允许执行。

报销问题

一般可获得 CMS 报销的直接干预费用包括评估、清创术、高压脉冲电流或脉冲电磁场刺激创面和负压治疗，以及传统上用于除创面本身治疗之外的费用。根据清创术的报销规定，只有特定类型的创面才能报销。这些创面类型是必须保持开放性愈合的手术创面、感染开放性创面、由创伤或手术引起的创面或与"复杂代谢、血管或压力因素"相关的创面。本列表涵盖了第 11~14 章中讨论的最常见创面，以及第 18 章中描述的几乎所有由异常原因造成的创面。其中简单的擦伤和撕裂伤被特别排除在外。另外 CMS 不认为除清创术、负压治疗、高压氧、高压脉冲电流和脉冲电磁刺激以外的其他治疗方法在医学上是必要的。

美国医学会（American Medical Association, AMA）与 CMS 合作，开发了一种被称为通用程序术语（Common Procedural Terminology, CPT）的服务计费编码系统。术语 CPT 是美国医学会的注册商标，美国医学会保留了术语 CPT 和每个编码的单独解释的所有权利。由于 CPT 是受版权保护的材料，除美国医学会的官方年度出版物《CPT 当前程序术语》和名为 CPT Assistant 的月刊外，其他出版物只允许对每个编码进行简短描述。本文中讨论的各个 CPT 编码的描述不是完整的官方描述，但 AMA 的缩短版本是可以接受的。AMA 可以每年添加、删除编码或修改说明。CMS 发出通知后，报销金额和要求也可能发生变化。关于任何给定 CPT 编码的使用，可以从 AMA 官方来源或 CMS 承包商的网站获得更完整的解释和要求。CMS 为物资、设备和临时或异常情况建立医疗保健通用程序编码系统（Healthcare Common Procedure Coding System, HCPCS）编码。在撰写本文时，HCPCS 编码有 3 个级别。第一级包括 CPT 编码，由 AMA 委员会编写，以帮助医疗保险管理。第二级代表 CMS 临时或用于处理耐用医疗设备（如专用床和外科用品，以及创面敷料和压缩绷带）而开发的编码。第三级是为了处理特殊情况而开发的。

CPT 编码最初的理念是，支付将基于所提供的服务，而不是提供商。然而，这一理念首先随着评估编码而发生了变化，目前这些编码依赖于提供商。直到 2000 年，清创术编码只存在于外科部分的编码之下。一些 CMS 承包商根据手术编码 11040~11044，向非医师工作者支付了锐性清创术费用。然而，尽管裁决允许物理治疗师、足病医师、内科医师和受过专业培训的高级执业护士支付医疗保险费用，但其他承包商不会付款。根据其他计划或作为诊断相关小组（Diagnosis-related Group, DRG）的一部分进行的付款可以允许其他人进行锐性清创术。基于外科手术规范进行报销的主要问题是确定了将清创术作为外科手术进行报销的成本，并且缺乏在非手术环境中提供清创术较低成本的规范编码。在 2001 年的修订中，实施了 CPT 编码 97601，用于在无麻醉的情况下通过选择性清创从创面中移除失活组织。在本规范的描述中，允许的清创术包括选择性和非选择性清创术。以漩涡式、脉动灌洗和选择性锐性清创术（剪刀、手术刀和钳子）为例子。该编码下的报销捆绑了每次治疗的任何局部应用、创面评估和持续护理说明，而不是执行服务所花费的时间。此外，对于报销，预计每届会议都会有一个评价部分。同时，CPT 编码 97602 创建用于指定非选择性清创术，该技术不需要专门技能服务。截至 2019 年，该编码在医疗保险下不单独支付，因为它被视为非技能服务。湿或干敷料、酶解脱脂剂和擦洗的应用包括在本规范中。一些 CMS 承包商可能认为漩涡式疗法属于这一类，如果根据编码 97597 或 97598 提交漩涡式疗法账单，则会拒绝报销。

2005 年实施了"主动创面护理管理"的新规范，其中描述了选择性清创术。2 个编码 97597 和 97598 包含相同的服务，仅在创面大小上不同，并且仅限于去除坏死组织，该过程可以选择性地进行（选择性清创术）。表面积 ≤ 20 cm^2 创面选择性清创术编码为 97597；表面积 > 20 cm^2 创面编码为 97598。97598 的报销金额高于 97597，但到 2019 年的时候两者都增加到了一样的金额。当清创面积 > 20 cm^2 创面时，97597 和 97598 都计费。但是没有任何一个编码是根据时间来报销的。无论时间、敷料和其他用品的成本或提供服务所需的援助金额如何，报销金额都是相同的。然而，在医师诊所就诊的门诊护理患者可以通过办公室就诊编码 99201 ~ 99215 进行计费。CPT 编码 99201 ~ 99205 涉及新患者的 5 个护理级别，分别为问题聚焦型、扩展型、详细型、全面型和高复杂型，这 5 个描述词被分配给这 5 个编码。编码 99211 ~ 99215 用于已就诊患者的门诊就诊，使用同样的 5 个描述词。根据用于办公室就诊的时间和其他资源，为新患者或已确诊患者选择 5 个级别中的 1 个。例如，对患者进行一次简单的随访检查，费用为 99211。广泛的、耗时的清创术和昂贵的敷料的使用可能为 99215。可用于创面护理的其他 CPT 编码为 16020、16025 和 16030，用于部分厚度烧伤（小、中、大）的清创术，以及用于负压治疗的编码为 97605 和 97606。当对清创术进行计费时，同一创面不能在

同一天使用切除性清创术（11040 系列）和选择性清创术的编码（97597 和 97598）。适当使用这两套编码是由外科医师在第一天进行切除性清创术，然后第二天由理疗师、高级执业护士或医师助理进行选择性清创术。2008 年，为"低频、非接触、非热超声"开发了第三类 CPT，编码为 0183T。T 码本质上是临时跟踪码，CMS 在一段时间内"跟踪"这些编码，以查看它们的使用频率，并确定是否应分配 I 类 CPT 编码。2014 年，0183T 编码被 97610 编码取代。CPT 编码 97610 可以为独立编码，然而，当与清创术一起进行时，不单独支付。

11040 系列中的编码涉及以手术切除组织作为清创术的一个手段，并且还可能需要麻醉。当所提供的服务与物理治疗师或护士提供的相同时，医师将使用选择性清创术编码 97597/8。然而，当涉及活组织，如皮下组织、肌肉或骨骼（切除清创术）时，外科医师必须使用 11040 系列。

足部护理（CPT 编码 11055 ~ 11057）和指甲护理（CPT 编码 11720 和 11721）都有编码，但足部护理通常被视为一种保养服务。除 CMS 根据其常规足部护理政策（ARA-02-043）规定的特殊情况外，医疗保险将不包括在内。该政策列出了许多病症，如果没有适当的足部护理，就可能会对足部健康造成威胁。病症包括糖尿病和大量其他神经性和代谢性疾病。常规足部护理包括指甲清创术，但系统性疾病的常规足部护理政策除外。

CMS 将指甲清创术定义为"将指甲的厚度和长度显著减少到患者的承受能力内，目的是让患者能够无痛行走"。然后，该定义进一步加以限定，指出通过切割或研磨进行的简单修剪不被视为清创。不引起显著症状的浅表真菌感染的情况不包括在内。如果患者没有行动能力，CMS 将只覆盖真菌性指甲的指甲清创术，其真菌性感染指甲可导致疼痛或由营养不良的指甲导致继发性感染。

如果患者在 6 个月内没有得到"足部护理专家"的检查，则一些有保护性感觉丧失记录的患者，其医疗保险涵盖足部检查，并包括 6 个月一次的相关治疗。CMS 要求通过 5.07 单丝的标准化测试来确定保护性感觉丧失的诊断，包括每个足底表面的 5 个部位。不需要美国糖尿病协会认可的全

10 分检测。美国足病医学协会的标准是被认可的。该标准要求在两只脚上测试的 5 个位置中，有 2 个或多个位置检测不到 5.07 塞姆斯 - 温斯坦单丝。CMS 要求的检查包括患者病史和最低限度的足部目视检查、单丝测试、足部结构、生物力学、血管状况检查以及特殊鞋需求。半年就诊的费用包括患者教育、浅表创面的局部护理、骨痂清创术，以及指甲修剪和清创术。包括足部护理和指甲清创术在内的政策中包含了大量限定词。读者可直接访问 CMS 网站查看这些详细信息。

如果在选择性清创术过程中进行胼胝去除，则仅通过 97597 或 97598 提供付款。11055～11057 项下的额外付款申请将不予通过。同样，如果只进行骨痂去除，选择性清创术的主张将被驳回。因此，进行选择性清创术的诊所会获得需要去除胼胝组织的额外患者资源。由于 CPT 编码的局限性，对于 10 cm^2 神经性溃疡，45～60 min 的创面和组织清创的报销费用将低于 22cm^2 创面 15 min 手术的报销费用。表 21-1 逐字列出了覆盖范围和医疗必要性的具体适应证和限制，以及清创 CPT 编码的指南。

与电刺激和脉冲电磁场相关的医疗保险法规（表 21-1）要求"适当的标准创面护理已经尝试了至少 30 天并且没有可测量愈合迹象"。短语"适当的标准创面护理"含糊其词，但意味着如果文件不支持预期的护理水平，CMS 则有权拒绝承保。同样，"没有可衡量的治愈迹象"这句话也很含糊。创面尺寸未能减小不太可能满足要求，还必须考虑创面的质量。在为创面愈合而开始电刺激前 30 天内，有文件证明生物负荷减少、周围皮肤质量和创面床改善可能会导致拒绝付款。此外，一旦创面床 100% 重新上皮化，CMS 将否认任何电刺激的说法。此外，请注意，CMS 仅涵盖慢性创面的电刺激，具体为"第 3 阶段和第 4 阶段压力性损伤、动脉溃疡、糖尿病溃疡和静脉瘀血溃疡"。表 21-2 提供了 CMS 的文件管理指南。

表 21-3 列出了被视为创面管理的 CPT 编码。每年都会推出新的设备和技术，这些设备和技术将被称为创面愈合的终极技术。临床医师必须进行尽职调查，了解该技术以及支持该技术的任何研究或

证据。此外，CMS 可能不涵盖许多新技术，或者可能只涵盖非常具体的诊断，因此临床医师在使用该技术之前必须全面调查和了解该技术。

现在大量 CPT 编码可用在基于细胞和（或）组织的产品中。这一数字反映了日益增长的技术进步和皮肤替代品种类。不同范围的 CPT 编码可用于活体、非活体、同种移植物、异种移植物和无细胞基质产品的不同组合。使用这些编码需要医师采集移植物（视情况而定）并护理供体部位。皮肤置换或替代应用需要"外科"固定，这意味着外科医师必须参与进来。这种固定可能包括 U 形钉、缝合线或黏合剂。使用创面敷料将材料固定到位不符合使用 CPT 规范的要求。每种材料的一系列 CPT 编码用于描述部位和皮肤替代品的尺寸。当对这些材料的应用进行计费时，不允许同时对外科清创术（11040～11042）或受体部位的创建（15000）进行计费，因为预期在放置皮肤替代品之前要进行创面床准备。

CMS 的一个趋势是将执行任务所需的用品纳入给定 CPT 编码的支付中，这被称为捆绑。在计费时，必须了解捆绑了哪些供应商。编码所涵盖的任务和用品或单个任务的计费称为拆分计费。使用一个比 CMS 认为适当护理水平支付更高费率的编码被称为上行编码。CMS 认为分拆和升级都是欺诈形式。

CMS 要求对具有双侧性质的医疗程序给予折扣。CMS 特别指出的是使用 Unna 氏靴（29580）。对于使用两个 Unna 氏靴（每条腿一个）的情况，CMS 不会支付双倍费用，而是对第二个程序支付 50% 的费用，并且使用修饰符"-50"来表示双侧应用。如果有大量文件记录，在不同日期对两条腿分别进行两次单独应用的必要性是可以被接受的（如第二条腿的静脉疾病诊断是在稍后做出的）。后续就诊在医学可行的情况下都需要双侧应用。

在医师监督下进行的门诊或家庭服务属于"附带服务"规则。附带服务规则适用于医疗保险 B 部分，费用支付给医师，就好像是医师在进行护理一样。此规则不适用于住院医院、技能护理机构和医院门诊部。附带服务规则要求所提供的服务是医师专业服务的"不可或缺"的部分，是患者护理计

表 21-1 CMS 覆盖适应证、限制和（或）医疗必要性

区域覆盖决议（Local Coverage Determination, LCD）为创面护理提供了覆盖适应证和指南，这些创面护理包括清创术、电刺激和电磁治疗、负压创面治疗、低频、非接触、非热超声治疗（MIST 疗法），以及局部氧疗（Topical Oxygen Therapy, TOT）。

在该 LCD 中，创面护理被定义为由于创面本身的性质或由于复杂的代谢和（或）生理因素而难以愈合或具有复杂愈合周期的创面的护理。

积极的创面护理程序是去除坏死组织和（或）失活组织以促进愈合。医疗服务提供者有责任确定医疗必要性，并使用适当的 CPT/HCPCS 现行编码提供服务。请查阅当前的 AMA CPT 手册，了解所实施程序的完整编码描述，以便提交索赔申请。

本 LCD 补充但不取代、修改现有的医疗保险适用的国家覆盖决议（National Coverage Determinations, NCDs）或额外创面护理的支付政策规则和条例。关于医疗服务的提供和支付的联邦法规和随后的医疗保险法规是冗长的。本 LCD 补充但不取代、修改现有的医疗保险适用的 NCDs 或额外创面护理的支付政策规则和条例。医疗保险支付政策规则和本 LCD 均不取代、修改有关医疗实践或其他医疗实践专业法案、定义和（或）执业范围的适用州法规。所有报告医疗保险支付服务的提供者必须完全理解并遵守所有现有的针对额外创面护理疗程的医疗保险支付的相关法律、法规和规则，并且必须正确地仅为他们提交有效的索赔报告。请审查并理解这些规定，并在手册规则的背景下应用政策中的医疗必需品规定。CMS 国家覆盖政策部分提供了相关的 CMS 手册说明和政策。

该政策不涉及有代谢活性的人体皮肤等效或替代的敷料、烧伤、皮肤癌或高压氧治疗。

清创术

清创是指从创伤或感染创面或其附近清除异物和（或）失去活力或受污染的组织，直到暴露出周围健康组织。该 LCD 适用于局部区域（如创面和溃疡）的清创术。仅仅清除分泌物及清洁创面并不代表清创术范畴。

必须存在并记录以下至少一种情况：
- 压力性损伤，2、3 或 4 期。
- 静脉或动脉功能不全性溃疡。
- 椎间盘突出创面。
- 硬组织或骨骼暴露的创面。
- 神经性溃疡。
- 神经缺血性溃疡。
- 糖尿病足溃疡。
- 手术或创伤的并发症，其中一些需要加速肉芽治疗，而其他可用的局部创面治疗无法实现。

如果深层组织压力性损伤或第 2 阶段损伤发展到不稳定、第 3 阶段或第 4 阶段需要清创术，则医疗记录中必须包括支持这一点的文件。

清创目标

去除失活组织
降低感染风险
促进创面愈合
防止进一步的并发症

清创可分为选择性清创或非选择性清创

选择性清创术是指沿着活组织的边缘从创面上清除特定的、有针对性的失活或坏死组织区域。偶尔可能会出现出血和疼痛。常规应用局部麻醉剂并不能将积极的创面护理管理上升至外科清创术。选择性清创术包括通过锐性分离选择性去除坏死组织，包括使用剪刀、手术刀和钳子，以及通过高压水射流选择性地去除坏死组织。选择性清创术只能在医师的特殊命令下进行。

创面护理非选择性清创包括以下内容

- 清创手术是切除或广泛切除所有坏死或失活组织，可能包括切除存活的创面边缘。这通常是由外科医师在手术室进行的，通常需要麻醉。清创手术经常用于深层组织感染、脓肿或受累肌腱鞘的引流或骨清创术。
- 锐性清创是指去除存活组织之上的坏死或异物，在办公室或患者床旁进行，可使用或不使用局部麻醉。锐性清创的侵袭性不如外科清创术，但具有快速改善溃疡愈合条件的优点。这些通常是复发的、表面的或重复的创面护理服务。
- 酶清创术是指当要从创面中去除的坏死物质是蛋白质、纤维和胶原蛋白时，使用局部酶进行清创术。制造商的产品说明书包含适应证、禁忌证、预防措施、剂量和给药指南。
- 湿性敷料是用来保持创面湿润的。这种敷料用于去除创面的渗出和坏死组织。

如有需要，必须明智地间隔适当的时间对创面进行清创。在适当的护理下，在没有情有可原的医疗或手术并发症或失误的情况下，创面体积或面积范围应随着时间的推移而减少或者创面应有肉芽组织。尽管进行了适当的治疗，但在 2 ~ 4 周时未能表现出明显缩小的创面不太可能愈合。也有文献支持，4 周时静脉性溃疡和糖尿病溃疡的减少率分别低于 40% 和 50% 是治愈结果的总体预测指标。

如果无法实现适当的愈合，创面护理治疗计划将进行修改。清创应由医疗保健专业人员在其法律权限范围内进行。

改善的证据包括以下可衡量的变化（减少）

- 渗出（颜色、数量、稠度）。
- 炎症。
- 肿胀。
- 疼痛。
- 创面尺寸（直径、深度、隧道）。
- 坏死组织。

评估和管理（E/M）编码与清创术（S）的结合使用

患有慢性创面的患者可能经常有潜在的医疗问题，需要同步进行治疗才能闭合创面。此外，在清创术的术前和术后阶段，患者可能需要教育、其他服务和协调护理。与清创术在同一天提供和记录的 E/M 服务只有在文件明确规定该服务是合理、必要的"可单独识别的服务"，并且与所提供的清创术不同时，才可纳入医疗保险。

生物物理制剂

生物物理制剂或模式（如电刺激、诱导电刺激、负压创面治疗、高压氧、非接触、非热超声）都为创面床增加了某种形式的能量，有助于促进愈合过程，尤其是在容易受到压力性损伤的患者受损组织中。

电刺激与电磁治疗

请参阅 CMS 出版物 100–03《医疗保险国家覆盖决议手册》第 1 章第 4 部分：电刺激和电磁疗法治疗创面。

负压创面治疗

负压创面治疗（Negative Pressure Wound Therapy，NPWT）使用耐用或一次性医疗设备，包括对适当处理的创面腔施加受控或间歇性负压。在不透气的创面敷料下进行抽吸（负压），以促进对先前治疗有耐性的开放性创面的愈合。传统 NPWT 设备、装置、类型或用品的覆盖范围属于 DME，应咨询其 DME LCD 以了解具体的覆盖范围、参数和指南。

低频、非接触、非热超声（MIST 治疗）

低频、非接触、非热超声是一种使用连续低频超声能量雾化液体并将连续低频超声输送到创面床的系统。这种方式通常被称为"MIST 治疗"。

在 6 次 MIST 治疗后，创面应该有明显的改善。

改善包括疼痛、坏死组织或创面大小的减少或肉芽组织的改善。对 6 次治疗后没有改善的创面继续进行 MIST 治疗被认为是不合理和不必要的。在 6 周内，不超过 18 次的 MIST 治疗服务将被视为合理和必要的。此外，如果不进行其他积极的创面管理和（或）创面清创，MIST 治疗将单独计费。

局部氧疗

参见变更申请（Change Request, CR）10220，高压氧（Hyperbaric Oxygen, HBO）治疗，C 节，局部氧疗。

转载自医疗保险和医疗补助服务中心。局部覆盖决议（LCD）：创面护理（L35125）。General information. 2017. Accessed October 19, 2022. www.cms.gov/medicare–coverage–database/details/lcd–details.aspx?LCDId=35125.

表 21-2　CMS 文件指南

文件

医疗记录必须清楚地表明已满足覆盖适应证、限制和（或）医疗必要性下的标准。医疗记录必须包括一份经认证的护理计划，其中包含一份治疗计划，包括目标、医师随访、技术治疗的预期频率和持续时间以及治愈的可能性。随着治疗计划的继续，需要有持续的证据证明该计划的有效性，包括溃疡面积和深度的减少、周围红斑和（或）创面渗出物的消退、症状的减少，以及对创面状态（如稳定、改善、恶化等）的全面评估。当创面无法改善时，必须证明对治疗计划进行了适当的修改。记录必须记录创面愈合的复杂因素，以及当清创术是计划的一部分时为控制这些复杂因素而采取的措施。医疗记录必须按要求提供给医疗保险。

患者的医疗记录必须包含每次就诊时创面对治疗反应进展的明确记录证据。该文件必须至少包括：

- 当前创面体积（创面面积和深度）。
- 是否存在明显的感染迹象（及程度）。
- 创面中是否存在坏死、失活或无法存活的组织或其他材料（以及程度），这些组织或材料预计会抑制愈合或促进邻近组织坏死。

当报告清创术时，清创术程序说明应包括清创术前后的组织去除（即皮肤、全部或部分厚度、皮下组织、肌肉和（或）骨骼）、清创所用的方法（如静水压、锐性、钝性等），以及创面的特征（包括术前术后的创面尺寸、存在的坏死物质的描述及清创术后所移除组织的描述，包括以 cm^2 为单位的组织量、上皮化程度等）。手术记录还应包括组织破坏、损伤或窦道、坏死、感染或循环减少的证据。

当对单个创面进行清创时，使用切除的组织的最深水平报告深度。在多个创面中，计算相同深度的创面的表面积之和，但不要将不同深度的面积相加。有关编码指南，请参阅当前的 CPT 手册。

主动清创必须像任何其他治疗服务一样，在治疗计划下进行，包括具体目标、持续时间、频率、模式、预期终点和其他可能适用的相关因素。必须记录偏离此计划的情况。

超过使用指南的清创术文件必须包括创面的完整描述、愈合进展、延迟愈合的并发症，以及预计需要的额外治疗次数。

应根据病情或因素的性质，在记录中间隔一段时间对影响创面愈合过程的致残性疾病或其他因素（如营养状况或其他易感疾病）进行适当评估和管理。

对于长期或重复的清创，建议提供清创前后创面的照片记录，保险机构可能会要求提供照片记录以支付索赔。

当治疗师为住院和门诊创面提供创面护理时，医疗记录需要有以下文件：

- 必须尽快或在 30 天内开具治疗或创面护理服务的医嘱并签署治疗计划（也称为护理计划），详细说明治疗或创面护理服务的治疗方式。
- 治疗或创面护理服务的初步评估。
- 创面特征，如直径、深度、颜色、是否有渗出物或坏死。
- 既往的创面护理服务，包括治疗日期和方式。
- 进度记录包括每 10 天的创面状态、测量值（包括大小和深度）和提供的治疗。
- 用于选择性或锐性清创术的器械描述（如钳子、手术刀、剪刀、镊子、高压射流装置等）。
- 治疗或创面护理服务的认证或新认证。
- 为每项计时服务或 HCPCS 提供的实际分钟数。

使用指南

长期、重复的清创服务要求提供充分的文件记录，说明有理由需要额外服务的复杂情况。记录必须清楚地记录创面未能改善的情况，以支持为复杂的创面管理切除肌肉和（或）骨骼的医疗必要性。

传统负压创伤治疗设备、装置、类型或用品的保险范围在耐用医疗设备福利《社会保障法》下，医疗服务提供者应查阅其 DME LCD 以了解具体的保险范围、参数和指南。

负压创面疗法只有在继续满足医疗需求且有文件证明已提供的 NPWT 治疗有明显益处的情况下才能获得承保。

在姑息治疗计划中（即当创面预计不会愈合或患者处于临终状态时），创面的清创术和 NPWT 的频率和持续时间应当与姑息治疗一致。

根据对患者病情、诊断和治疗计划的书面医学评估，所提供的服务范围和数量应在医学上是必要和合理的。

只有当继续满足医疗需要，并且有文件证明所提供的服务明显有益时，才应继续提供服务。根据数据分析，当提供的服务超过预期的同行标准时，可能会对这些服务进行医疗审查。

评论期证据汇编（09/26/2019—11/10/2019）
总体结论： 该 LCD 中包括对 2 期压力性损伤、糖尿病足溃疡（Diabetic Foot Ulcers, DFU）和慢性非压力性溃疡进行清创术的修订，这些溃疡的严重程度仅限于出现生物膜或失活时的皮肤破损。很明显，创面的标准治疗包括对坏死、感染、脱落、碎片和异常肉芽组织等失活组织进行清创，这一点从未被重新考虑过。在重新考虑之前，清创术仅限于第 3 期和第 4 期的压力性损伤。复议要求增加 2 期 DFU（除神经缺血性溃疡外列出）和皮肤有限破损的非压力性创面。 尽管直接讨论 2 期压力性损伤和清创术价值的文献可能是有限的，但我们接受国家压疮咨询小组的前提，即"尽管缺乏直接比较人类受试者清创术与不清创术的随机对照试验，这在伦理上可以理解，但临床有充分的共识支持清创术在创面床准备中的作用"。有充分的证据表明，无论溃疡分期如何，只要有生物膜或脱落组织，都要进行清创。因此，清创治疗是合理的，也是医学上必要的，并且被认为是医学上公认的治疗标准。生物膜和失活组织可以在创面表面和创面深处找到。接受具有生物膜和失活组织的创面需要清创术的前提，然后接受 2 期压力性损伤和具有有限皮肤破损的非压力性创面可能需要清创以促进创面愈合。
DFU 需要清创是标准创面愈合实践的一部分，这已经并将继续被接受。在此次重新审议申请之前，DFU 被归类为神经缺血性溃疡的一部分，因为大多数糖尿病创面由血管或神经病因引起。复议中的请求是将 DFU 明确纳入承保范围。经审查的文献和评论支持糖尿病足损伤的病因不只是神经或缺血性损伤，其他病因包括畸形、踝关节活动范围有限、足底压力高、轻微创伤、既往溃疡或截肢以及视力障碍。有证据表明，糖尿病足溃疡清创术与糖尿病足溃疡的标准创面护理相结合，可以促进愈合过程。考虑到并非所有的糖尿病足溃疡都是神经缺血性的，并且清创是创面治疗的重要组成部分，LCD 已进行了修改，确定糖尿病足溃疡的承保范围独立于神经和缺血性损伤。
转载自医疗保险和医疗补助服务中心。局部覆盖决议（LCD）：创面护理（L35125）。General information. 2017. Accessed October 19, 2022. www.cms.gov/medicare–coverage–database/details/lcd–details.aspx?LCDId=35125.

表 21-3　与创面管理相关的 CPT 规范	
29445	石膏的应用
29581	膝盖以下多层压缩
29582	膝盖以上多层压缩
97610	低频非接触式超声
97597	适用于使用高压水射流（带或不带吸力）或锐性器械进行切除清创。这包括局部应用、创面评估、持续护理指导（患者教育）。任何漩涡的使用都将捆绑在收费中。这为初始 20 cm^2 的创面提供了补偿
97598	添加编码以接收每增加 20 cm^2 的付款
97602	用于无麻醉的非选择性清创术的编码。提供的实例包括湿性敷料、酶清创术、磨蚀术和幼虫治疗。这也包括任何局部应用和持续护理的说明
97605	用于使用可重复使用设备对 < 50 cm^2 的创面进行负压治疗的编码。它还包括患者教育和局部应用
97606	> 50 cm^2 的创面使用编码，代替 97605
97607	使用一次性非耐用设备治疗 ≤ 50 cm^2 创面的编码
97608	> 50 cm^2 的创面使用编码，代替 97607
G0239	电磁疗法治疗压力性溃疡、糖尿病溃疡、静脉溃疡和动脉溃疡
G0281	压力、糖尿病、静脉和动脉溃疡的无人值守电刺激
G0282	对上述以外的创面进行无人值守电刺激
编码 11042 ~ 11047 适用于外科清创术（切口清创术）。11042 适用于皮下组织，11043 适用于肌肉和（或）筋膜，11044 适用于骨骼，所有这些都适用于 < 20 cm^2。11045 用于 20 cm^2 的额外增量。	
CPT® 是美国医学会的商标。现行医疗程序术语 © 2017 美国医学会，保留所有权利。本出版物中出现的描述为可接受的简写版本。如需完整描述，请查阅 CPT 官方出版物。	

划的组成部分，医师执行初始服务，并且医师始终积极参与患者的护理。这些要求意味着附带服务是在既定护理计划到位的情况下对既定患者提供的。根据该规则，由非医师提供的服务必须是通常不单独计费或包含在医师收费中的服务，如换药和应用酶清创剂，否则这些服务将由医师作为收费的一部分进行。那些被允许提供附带服务的人必须被视为医师的员工，无论是直接受雇还是与医师签约。提供服务的人员和医师之间的关系必须是文件里的一部分。医师必须在附近（如在同一间办公室套房内），但不需要出现在提供治疗的房间内。此外，在特定情况下，为医师工作的个体非医师人员可以根据自己的国家提供者识别码（National Provider Identifier，NPI）为其执业范围内的服务进行计费。这些服务必须是对医师提供相同服务也应支付费用的服务，提供者必须有自己的 NPI，并且必须符合州法律 / 法规。如果满足这些条件，则无须医师在场。然而，如果非医师人员的 NPI 用于计费，CMS 将以较低的费率支付。

尽管医疗保险涵盖了大部分昂贵的促进创面愈合的技术和用品，但仍需要支付门诊就诊、治疗程序，以及从耐用医疗设备供应商处获得的用品的自付费用。昂贵的敷料和治疗程序的共同付费可能会阻碍患者或临床医师的使用。不收取自付费用以激励患者使用服务是不被允许的。诊所和耐用医疗设备供应商都被要求"尽一切努力"收取自付费用。如果不这样做，CMS 可能会采取惩罚性措施，包括减少付款、暂停参与 CMS 项目，甚至被排除在外。在制订治疗计划时，必须考虑较高的自付费用。如果患者能够更快康复，并且与更长的疗程相比能够省钱，那么他们可能愿意承担更高的就诊自付费用。临床医师也可能建议患者获得二次保险，以覆盖医疗保险不支付的 20%。除了自付费用外，临床医师还必须考虑福利上限的可能性。患者将被要求支付超过上限金额的治疗服务费用。国会要求 CMS 对治疗服务设置上限，但这一规定在 2018 年被取消。尽管 CMS 的服务上限已经取消，但临床医师必须注意私人保险公司为那些除了医疗保险或医疗补助以外有保险覆盖的患者所设置的上限。

ICD-10 编码

国际疾病分类的数量有限，第 10 次修订的临床改良（ICD-10CM）编码可用于患者的诊断，根据清创术编码获得报销。2019 年新的 ICD-10 创面护理的规范于 2018 年 10 月 1 日生效。考虑到用于患者诊断的 ICD-10 编码，使用软件来确定用于计费的 CPT 编码是否合适。如果不存在适当的 ICD-10 编码，则 CPT 编码 11042、11043、11044、16020、16025、16030、97597、97598、97605 和 97606 将自动拒绝索赔。随着 ICD-10 的发展，为创面添加了许多新的编码，允许对创面进行更具体的描述。例如，ICD-9 编码 891.0，膝盖、腿（大腿除外）和脚踝的开放性创面，未提及并发症，现在在 ICD-10 中更详细，将其分解为 S81.009A，未指定的开放性创伤，未指定膝盖，初次接触；S81.809A，未指定开放性创面，未指定小腿，初次接触；或 S91.0091，未指定开放性创面，未指定脚踝，初次接触。更准确地说，应该指定左与右，以降低拒绝的风险。此外，还应指定首次遇到 A、随后遇到 D 或后遗症遇到 S。Sequela 用于因某种情况而出现的并发症或情况，如烧伤后形成的瘢痕。

在与创面管理相关的 CPT 编码下，其他可用于支付的诊断包括气性坏疽、"四肢动脉"动脉粥样硬化、下肢静脉疾病、皮肤感染、坏死性筋膜炎和坏疽。物理治疗评估的报销申请必须附带更严格的规范。在支付选择性清创术费用的同时，可接受的物理治疗评估报销 ICD-10 编码包括烧伤（二度或三度）、压力性损伤和下肢慢性溃疡。

满足医疗保险报销文件要求

根据现行法规，需要 3 个关键项目来满足医疗保险的文件要求：医疗必要性、进展和涉及医院应用的进展。首先要记录的项目是患者的病情是否符合所提供的护理水平。患者的病情，以及影响干预选择的任何复杂因素都应包括在内。除了记录需求外，文件还应支持干预，该干预应根据干预没有进行时可能发生的情况、由合适的人正在进行干预以及干预成功的可能性。例如，坏死的创面被感染或有感染风险，都需要物理治疗师、高级执业护士、足病医师或内科医师进行锐性清创术干预。还应讨论感染扩散、无法治愈和可能截肢的风险。此外，假设由于患者或患者护理人员护理创面的能力有限，需要更频繁的门诊就诊。在这种情况下，应提供文件以支持更多的就诊次数。尽管对创面进行了至少 30 天的适当治疗，但仍需通过记录在案的未愈合情况来支持额外的电刺激。

第二个要记录的项目是患者对干预的反应如何。需要在进度报告中描述患者对治疗的反应。仅仅提及患者对治疗反应良好是不够的。记录在案的进展应与初步评估中列出的预期结果或目标直接相关。文件应说明改善的客观措施，包括去除坏死组织、创面床外观、渗出和创面尺寸。可能需要有表明愈合改善或有愈合潜力的描述，例如周围皮肤的改善。简单的创面测量可能不足以捕捉创面状况的真正改善，尤其是在治疗计划的早期，因为创面实际上可能会随着清创术而增大。

第三个需要记录的项目是所使用的资源是否适合观察治疗进展。如果治疗计划未能取得进展，则需要记录解释为什么会发生这种情况以及克服障碍的步骤，包括改变治疗计划。例如，如果患者无法或不愿意进行所需的换药或加压治疗，则需要写一篇简短的叙述，解释并发症并定义新的疗程。所有这 3 个问题都将得到照片文档的支持。表 21-2 给出了医疗保险文件要求的确切措辞。

按照当今的标准，向 CMS 收取服务费用需要一个计算机化的计费系统和接受过使用该软件培训的个人。例如，门诊部的计费规定要求输入几个编码来描述所执行的服务。当在门诊预期支付系统下的医院门诊设置中提供服务时，用于计费的其他编码包括根据医疗保险医师费用表接收付款的治疗收入编码，称为综合门诊编码编辑器的软件，由 CMS 管理，然后确定适当的门诊付款分类。

敷料和局部用药

根据门诊付款分类规则，所使用的任何敷料或外用剂的费用都包含在所执行手术的付款中。如果患者接受了任何家庭使用的敷料或药物，则不得用于门诊治疗。此外，不允许使用分发给诊所的免费样本。

尽管换药本身是不收费的，因为这不是一项技能服务，但换药材料以及患者在家使用的化学清创剂都是根据适当的 HCPCS 编码收费的。根据联邦医疗保险 B 部分，外科或创面敷料（主要和次要）包含在特定标准中——这些敷料在治疗外科手术引起的或通过外科手术治疗的创面时，或者在医学上需要对创面进行清创时是必要的。第 1 阶段压力性损伤或一度（浅表）烧伤不包括敷料。不支付皮肤密封剂或屏障、皮肤清洁剂、冲洗溶液或用于湿润纱布的溶液、局部防腐剂和局部抗生素或酶解除皱剂的费用。订单必须由卫生保健从业者签署（见前面的讨论），包括敷料类型、尺寸、每次使用的数量、换药频率和预期持续时间。如果添加了新的敷料和数量，则需要新的订单。每使用一种敷料，还需要每 3 个月进行一次新的订购。耐用医疗设备地区承运商（durable medical equipment regional carrier，DMERC）条例提供了使用指南，因此，在订购时，换药频率应与这些指南相匹配。指南列在第 16 章中。您应该咨询您的 DMERC 专家以了解当前 DMERC 指南。

CMS 确定的一个问题与含银或蜂蜜敷料的使用有关。CMS 裁定无论是否存在银或蜂蜜，含银或蜂蜜敷料的编码都将基于敷料的材料和特性，就像其他敷料一样。因此，敷料必须根据现有 HCPCS 编码定义向 DMERC 计费。含有其他成分的更昂贵的敷料可能不具有成本效益，因为 CMS 不会支付这些费用。然而，如果它们能加速愈合，那么使用更昂贵的敷料是谨慎和合乎情理的。

"入院时在场"和 TAG F-314

目前，已有新的法规来激励医疗机构降低成本。2007 年，CMS 决定不再支付因住院期间发生的特定并发症而产生的任何额外费用。这些感染包括与膀胱导管插入术、血管通路和正中胸骨切开术相关的感染。该指令中包括的其他问题包括血液不相容、空气栓塞、跌倒、压力性损伤，以及手术后留在患者体内的物体。特别令人注意的是，需要记录入院后 48 h 内出现的任何压力性损伤。CMS 将不支付与 48 h 内未记录的压力性损伤发展相关的费用。在长期护理机构中，CMS 将针对压力性损伤的法规标记为 F-314。具体而言，它指出，"根据对居民的综合评估，设施必须确保：①没有压疮的居民不会患上压疮，除非个人的临床状况表明压疮是不可避免的；②促进预防压疮的发展；③促进存在的压疮的愈合（包括尽可能预防感染）；④防止形成额外的压疮"。

成本效益

这个话题往往让临床医师感到不舒服，也是临床医师和管理人员之间看似无休止的战场。然而，几项研究表明，最佳的创面护理往往比每次就诊的低成本替代方案更具成本效益。例如，Bolton 等的研究显示，与临床上更加谨慎选择的水胶体敷料相比，在各种类型的溃疡上使用纱布敷料的护理成本高 53%～615%。通常，对给定类型干预的争论是根据材料成本，而不是劳动力成本或实现干预目标的可能性。单次使用纱布的成本远低于水胶体敷料，但在 5 天内每天将纱布应用到创面 3～4 次的成本远大于单次使用水胶体敷料的成本。即使是被认为更便宜材料的成本也会变得更高，这取决于换药的频率和每次换药所用的纱布数量。其次，需要针对不同选择，分析创面护理中的直接成本和间接成本。直接成本包括初级和次级敷料的材料；用于创面清洁、清创和换药的材料，如盐水瓶、额外的纱布、手套、长袍、口罩、鞋套和胶带；这些活动所涉及的劳动力，包括设置和清洁的成本，尤其是在考虑漩涡式治疗时。与其他创面管理相比，大量的水、填充水箱、消毒水箱和感染控制质量检查的成本可能会变得非常高。其他设备可能包括减压装置、手术室时间、外科手术和药房。潜在的间接成本包括延长治疗时间（住院天数增加，家庭健康或门诊就诊次数增加）、患者未工作天数、治

疗愈合较慢的并发症、更频繁地换药导致的废物处理成本增加，以及如果遵循次优计划，可能会引起相关诉讼。一个常见的例子是涡流疗法与脉冲灌洗的比较。尽管脉动灌洗的材料成本高于旋涡疗法，但临床医师的时间成本要高得多，而且可能实现相同结果的速度较慢，这可能会使旋涡疗法更加昂贵。

另一个例子是锐性清创术。一次锐性清创可能比一次水动力清创更昂贵，但与使用水动力和一次性或可消毒器械在几天内清除少量坏死组织相比，锐性清创术能更快地达到治疗预期，这使得选择性锐性清创的成本要低得多。尽管每个临床单位都必须就治疗的成本效益做出自己的决定，但生活质量问题必须与更典型的问题一起考虑，如创面缩小、疼痛缓解、清创术和降低感染风险等。

创面管理团队

患者创面的成功管理，尤其是那些在 DRG 下管理的患者，需要协调、沟通和合作。急症护理机构的团队通常由一名医师、物理治疗师、临床营养师和造口护士组成。一些机构可能包括职业治疗师和其他人员，如护理助理或患者护理助理。这些人是团队不可或缺的一部分，因为他们往往最频繁地与患者接触，并协助如厕、个人卫生和日常行走。团队中的每个人都发挥着重要作用，这是因为他们在各自的学科和个人经验中进行了独特的训练。成功的关键是提前确定团队中每个成员的职责。等到项目开始后再分配责任，很可能会在团队内部产生不好的情绪，可能会产生围攻心理并分裂团队。成员需要清楚地阐述他们的个人技能是什么，以及临床医师所熟悉的患者群体。根据这些信息设计的流程图允许每位临床医师确定计划中的下一步流程，并在必要时参考不同的学科。

一个常见的问题是假设团队中存在等级性的知识结构。一个人不太可能拥有其他临床医师的所有知识和技能。最佳的人员配置将包括足够数量的不同学科和专业的临床医师，因此任何给定的患者都可以由创面护理团队的一名成员或成员组合进行检查，他们具有针对每种情况的适当知识和技能。因

此，任何患者都将接受所有必要的评估、教育和直接干预，从而获得最佳护理。一个团队可能有几个成员具有基本重叠的知识或能力，还有一小部分成员具有高度专业化的技能。

每个团队都需要一位领导者发挥作用。团队领导者不一定是医师，但应该是一个具有团队运作所需的远见、激情、承诺和人际交往技能的人。在许多诊所，团队负责人是物理治疗师、护士或营养师，他们受到其他团队成员和机构其他关键负责人的尊重。这个人很可能认识到如何在不创造压力环境的情况下消除效率低下并提高患者满意度。需要组建一个代表典型学科的初步团队，每个学科成员的感知角色需要与其他成员共享。通常，一个学科的成员对其他成员的培训和经验了解甚少。确定创面护理团队每个成员角色的初步流程图应由团队中的少数成员设计，并提交给整个团队审批。整个团队设计流程图不太可能取得全票支持。一个超过 4 个人的小组可能会在细节上陷入困境，而一个少于 3 个人的小组则可能会忽视一些细节。与整个开发团队共享小组的工作将用于改进产品。地盘之争仍可能出现。因此，这些委员会的首要议程项目之一是开展一系列团队建设活动和制定会议行为规则。与多数程序相反，同意协商一致的程序也可以改善小组的运作。当制订流程图时，可以使用对先前病例或假设（"书面"）患者的回顾来确定所需的修改。为了微调团队的流程，可能需要进行几轮次练习。

在组建真正的团队时，团队领导者必须认识到，某个学科的成员过多或过少会造成不健康的环境和派系发展带来的破坏性。任何对团队小组"联合起来"的看法都会迅速破坏客观性，破坏团队内部建立的任何信任。发展委员会的会议需要以最佳间隔定期安排。通常每周召开 1 次会议。这段时间可以在会议之间完成个人工作，并进行有意义的反思。间隔时间过长会导致成员失去注意力，其他事件会优先于委员会的工作。在任何环境中，尤其是在 DRG 环境中，如急性护理医院，团队的有效性可能决定住院时间，团队的成本效益很重要。一般来说，DRG 环境鼓励医疗机构尽快让患者出院，这可能需要在出院后继续护理。缺乏对患者护理的协调和等待医嘱可能会推迟出院或导致患者提前出院。通常，以家庭医疗、门诊物理治疗或住院康复的形式进行持续护理是必要的。

因此，患者管理人员应该是团队的成员。有一个具有自主权的创面护理团队更有可能达到及时和适当的护理水平。在没有明确团队的机构中，冲突是很常见的。个别医师可能会为过时、不恰当或低效的治疗计划开具医嘱。当被要求修改医嘱时，一些医师可能会产生防御或敌对心理。冲突也可能源于涉及医师与个别患者的多样性。初级保健医师、普通外科医师、整形外科医师、内分泌学家、传染病专家、内科专家和其他人可能参与创面患者的护理。如果没有创面护理团队管理患者创面的权力，不同的医师可能会制订相互矛盾的计划，或者没有一位医师真正对创面负责。因此，所有涉及创伤患者的医师都必须愿意将患者转诊到团队中，而无须任何微观管理。转诊医师的意见对团队制订和执行护理计划的能力非常重要。然而，他们必须不受个别医师的限制。

总结

护理计划的执行必须考虑几个非患者问题，包括对提供服务的人员的法律限制、CMS 法规，以及 CMS 和其他支付人提供的服务付款。CMS 规则极其复杂，适用于不同类型设施和医疗服务提供者的缩略语似乎无穷无尽。计费 CMS 服务需要最新 ICD 和 CPT 编码、专用软件和人员的工作知识。我们必须了解 CPT 编码中包含的内容，以及 CMS 是否认为根据 CPT 编码提供的服务在医学上对给定的 ICD 编码是必要的。未能正确使用编码可能导致拆分和升级，进而导致 CMS 采取惩罚性措施。CMS 服务与几家私营公司签订了合同，这些公司的员工可能对 CMS 法规有不同的解释。与承包商建立良好的工作关系可以大大减少拒付的可能性。CMS 承包商和医疗保健服务提供商可以共同努力，确保患者获得最合适的护理，并支付公平的报销。护理的成本效益和创面护理团队的发展对于优化护理和财政责任是必要的。个别医疗机构的文化可能会破坏创面护理团队的自主权，扰乱士气，甚至导致团队解散。克服医疗机构的文化可能成为一项艰巨的任务，需要一位强有力的领导者，在医疗机构最高管理层的支持下，让患者获得最佳护理。

问题

1. 谁决定物理治疗师可以进行哪些干预？
2. 在大多数州，哪些专业人员仅凭执照就可以进行锐性清创术？
3. 物理治疗许可证是否允许在您所在的州或您可能练习的其他州进行锐性清创术？
4. 美国理疗协会关于对理疗助理进行锐性清创的立场声明意味着什么？
5. 谁可以由理疗师进行创面管理的转诊？
6. 在急诊护理中，一般的付款依据是什么？
7. 在急诊护理中，如何支付创面管理费用？
8. 在急诊护理中使用更昂贵的干预措施意味着什么？
9. 在门诊环境中，将支付创面管理的哪些方面的费用？
10. 门诊费用的支付依据是什么？
11. 在门诊物理治疗中，使用更昂贵的干预措施意味着什么？
12. 在哪种情况下，更昂贵的干预措施可以获得更高的支付率？
13. 在什么情况下，理疗师可以获得清创和治疗方式之外的创面干预费用？
14. 在什么情况下换药是收费的？
15. 独立诊所的医师可以获得哪些类型的付款？
16. 理疗师在什么情况下可以获得这些付款？

参考文献

[1] Bolton LL, van Rijswijk L, Shaffer FA. Quality wound care equals cost-effective wound care: a clinical model. *Adv Wound Care*. 1997;10(4):33–38.

参考书目

[1] Centers for Medicare & Medicaid Services. Local Coverage Determination (LCD): Wound Care (L35125): General information. 2017. Accessed October 19, 2022. www.cms.gov/medicare-coverage-database/details/lcd-details.aspx?LCDId=35125.
[2] de Leon J, Bohn GA, DiDomenico L, et al. Wound care centers: critical thinking and treatment strategies for wounds. *Wounds*. 2016;28(10):S1–S23.
[3] Demiralp B, Soltoff S, Koenig L. Hospital patients with severe wounds: early evidence on the impact of Medicare payment changes on treatment patterns and outcomes. *J Med Econ*. 2019;22(3):266–272. doi:10.1080/13696998.2018.1559599.
[4] Fife CE, Walker D, Farrow W, Otto G. Wound center facility billing: a retrospective analysis of time, wound size, and acuity scoring for determining facility level of service. *Ostomy Wound Manage*. 2007;53(1):34–44.
[5] Nussbaum SR, Carter MJ, Fife CE, et al. An economic evaluation of the impact, cost, and Medicare policy implications of chronic nonhealing wounds. *Value Health*. 2018;21(1):27–32. doi:10.1016/j.jval.2017.07.007.

创面护理资源

机构

- Alliance of Wound Care Stakeholders: https://www.woundcarestakeholders.org/.
- APTA Section on Clinical Electrophysiology and Wound Management: http://www.aptasce-wm.org/.
- American Professional Wound Care Association (APWCA): http://www.apwca.org/.
- Amputee Coalition of America: http://www.amputee-coalition.org/.
- Association for the Advancement of Wound Care (AAWC): https://aawconline.memberclicks.net/.
- National Pressure Injury Advisory Panel (NPIAP): http://www.npiap.com.
- Undersea & Hyperbaric Medical Society (UHMS): http://uhms.org/.
- Wound, Ostomy and Continence Nurses Society: http://www.wocn.org/.
- Wound Healing Society: http://woundheal.org/.

资格认证

- American Board of Physical Therapy Specialties: https://specialization.apta.org/become-a-specialist/wound-management.
- American Board of Wound Management: https://abwmcertified.org (multidisciplinary accreditation in wound management).
- National Alliance of Wound Care (NAWC): http://www.nawccb.org/ (national wound care credentialing).

- Wound Care Plus: https://mywoundcareplus.com/ (education and certification in wound care).
- Wound Ostomy Continence Nursing Certification Board (WOCNCB): http://www.wocncb.org/.

教育会议

- Symposium for Advanced Wound Care: http://www.sawc.net/ (official meeting site for the AAWC).
- European Wound Management Association: https://ewma.org.

杂志

- *Advances in Skin & Wound Care* (Lippincott Williams & Wilkins): http://www.woundcarejournal.com/.
- *American Journal of Infection Control*: www.apic.org.
- *Journal of the American Podiatric Medical Association*: http://www.japmaonline.org.
- *Journal of Wound Care*: http://www.journalofwoundcare.com/.
- *Journal of WOCN*: www.jwocnonline.com.
- *Open Access Journal of Plastic Surgery*: http://www.eplasty.com/.
- *Podiatry Today:* www.podiatrytoday.com.
- *Wound Repair and Regeneration*: https://onlinelibrary.wiley.com/journal/1524475x.
- *Wounds*: www.woundsresearch.com.

教育网站

- APTA Evidence-Based Resources: https://www.apta.org/patient-care/evidence-based-practice-resources.
- Lab Tests Online: http://www.labtestsonline.org/ (information on interpretation of lab test results and listing of lab tests appropriate for given conditions).
- National Guideline Clearinghouse: http://www.guidelines.gov/ (searchable database of clinical guidelines, including those related to skin and wound care).
- RxList. The Internet Drug Index: https://www.rxlist.com.
- Worldwide Wounds: http://www.worldwidewounds.com/.
- Wound Care Education Institute: https://www.wcei.net/.
- Wound Care Learning Network: https://www.hmpgloballearningnetwork.com/site/woundcare.
- Wound Management & Prevention: https://www.hmpgloballearningnetwork.com/site/wmp.